冠状动脉钙化基础与临床

主编 吴新华 陈章荣 刘 宏

科学出版社

北 京

内 容 简 介

冠状动脉钙化是冠状动脉粥样硬化的标志，与冠心病临床诊疗密切相关；冠状动脉钙化积分与斑块负荷有关，冠状动脉钙化评估可预测未来的心血管事件；冠状动脉钙化不是斑块易损性的标志，但严重的血管钙化给冠状动脉介入治疗带来了挑战。全书共分 5 章，包括概述、冠状动脉钙化的基础研究、冠状动脉钙化的检查、冠状动脉钙化的治疗和冠状动脉钙化的常见临床问题。

本书在系统、全面地介绍了冠状动脉钙化最新研究进展基础上，融入了编者团队的研究成果，可作为心血管疾病领域科研人员、临床工作者及研究生的参考用书。

图书在版编目（CIP）数据

冠状动脉钙化基础与临床 / 吴新华，陈章荣，刘宏主编. —北京：科学出版社，2019.8

ISBN 978-7-03-061919-8

Ⅰ．①冠… Ⅱ．①吴… ②陈… ③刘… Ⅲ．①冠状血管-动脉疾病-诊疗 Ⅳ．①R543.3

中国版本图书馆 CIP 数据核字（2019）第 154330 号

责任编辑：车宜平 沈红芬 / 责任校对：张小霞
责任印制：李 彤 / 封面设计：吴朝洪

科学出版社 出版
北京东黄城根北街 16 号
邮政编码：100717
http://www.sciencep.com

北京建宏印刷有限公司 印刷

科学出版社发行 各地新华书店经销

*

2019 年 8 月第 一 版 开本：787×1092 1/16
2019 年 8 月第一次印刷 印张：22
字数：500 000

定价：**128.00 元**
（如有印装质量问题，我社负责调换）

《冠状动脉钙化基础与临床》编写人员

主　审　方唯一
主　编　吴新华　陈章荣　刘　宏
副主编　张　宏　杨　瑛　董　榆
编　委（按姓氏汉语拼音排序）

陈保林　贵州省人民医院
陈炳秀　贵州医科大学附属医院
陈平坤　大理大学第一附属医院
陈章荣　大理大学第一附属医院
戴翠莲　厦门大学附属心血管病医院
董　榆　大理大学第一附属医院
杜双青　大理大学第一附属医院
付彩军　大理大学第一附属医院
郜俊清　上海市普陀区中心医院
关星绘　昆明医科大学第二附属医院
郭瑞威　中国人民解放军联勤保障部队第九二〇医院
何　泉　重庆医科大学附属第一医院
匡时权　大理大学第一附属医院
李　伟　贵州医科大学附属医院
李海瑞　暨南大学附属第一医院
李昊洋　大理大学第一附属医院
李自成　暨南大学附属第一医院
林　志　昆明医科大学第二附属医院
刘　宏　大理大学第一附属医院
刘权仪　大理大学第一附属医院
刘宗军　上海市普陀区中心医院
罗开良　重庆医科大学附属第二医院
吕晋琳　大理大学第一附属医院
吕晓明　大理大学第一附属医院
马国菲　大理大学第一附属医院

聂如琼　中山大学附属第二医院
欧阳天昭　大理大学第一附属医院
彭　媛　大理大学第一附属医院
孙　彪　大理大学第一附属医院
孙　林　昆明医科大学第二附属医院
谭隆旺　中国人民解放军联勤保障部队第九二〇医院
万家溪　大理大学第一附属医院
王立英　大理大学第一附属医院
王永洁　昆明医科大学第二附属医院
吴新华　大理大学第一附属医院
徐洪繁　大理大学第一附属医院
杨　斌　大理大学第一附属医院
杨　帆　昆明医科大学第二附属医院
杨　伟　大理大学第一附属医院
杨　瑛　大理大学第一附属医院
杨丽霞　中国人民解放军联勤保障部队第九二〇医院
于甜乐　大理大学第一附属医院
张　宏　云南省第一人民医院
张　奇　同济大学附属东方医院
张瑞岩　上海交通大学医学院附属瑞金医院
张琬婷　大理大学第一附属医院
张文俐　上海交通大学医学院附属瑞金医院
张志超　大理大学第一附属医院
赵　燕　云南省第一人民医院
赵秋燕　大理大学第一附属医院
周青青　大理大学第一附属医院
周泽南　中山大学附属第二医院
朱　娜　大理大学第一附属医院
Rebert C. Detrano　加州大学洛杉矶分校医学中心
Yongjian Geng　得克萨斯大学休斯顿健康科学中心

序　言

　　长期以来，血管钙化一直被认为是一种被动过程，属于与年龄有关的血管退行性变，有时也与代谢紊乱有关，如慢性肾功能不全或高磷酸盐血症等。根据这种传统观点，血管钙化是一种不受调节的生理过程。然而，在过去的二三十年中，关于这一领域的深入研究突破了人们以往对血管钙化的理解和认识，冠状动脉钙化现在被认为是一种主动的、可调节的过程。冠状动脉钙化检测具有较高的心血管风险预测价值，冠状动脉钙化的病理生理与动脉粥样硬化斑块形成、进展密切相关。深入研究冠状动脉钙化的发病特点对冠心病发病机制、诊断及治疗有重要意义。

　　冠状动脉钙化的机制复杂，其临床指导意义、防治方法仍扑朔迷离。国内曾发表过《冠状动脉钙化病变诊治中国专家共识》及冠状动脉钙化方面的论文，但尚缺乏对冠状动脉钙化机制、诊断治疗系统深入的阐述。由大理大学第一附属医院吴新华教授等主编、国内外多位心血管病学专家参与编写的《冠状动脉钙化基础与临床》一书就冠状动脉钙化的流行病学特征、基础研究、临床检查及治疗方法的国内外进展进行了总结。该书层次分明、内容翔实，适合作为相关学科基础研究人员、临床医师的参考书。相信该书的出版会增进广大医务工作者对冠状动脉钙化的进一步认识，并促进该领域的研究和发展。

同济大学副校长
中国科学院院士

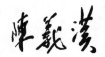

2019 年 2 月 13 日于上海

前　言

　　冠状动脉疾病是威胁人类健康的一大疾病，21世纪我国冠心病发病率居高不下，高发病率在给我国人民群众带来巨大健康威胁的同时，对我国经济也造成巨大的损失。约50%的首次冠状动脉事件发生在健康人群，且没有前驱症状。其中的25%是突然死亡或非致命性心肌梗死，因此早期识别亚临床冠心病状态非常重要。冠状动脉钙化是冠状动脉粥样硬化的重要标志，也是一个最易行、可靠的筛查指标。流行病学数据显示，冠状动脉钙化是心血管疾病和全因死亡率的一个强有力的独立预测因子，冠状动脉钙化积分为0的个体心血管事件的发生率很低。除了冠状动脉钙化检测带来的心血管风险预测价值，冠状动脉钙化的病理生理基础研究对进一步探讨冠心病发病机制及预后也有重要意义。

　　本书为国家自然科学基金资助项目（81560073）的成果，由大理大学第一附属医院心血管内科联合国内外众多心血管疾病专家共同编撰。全书共分5章，分别从冠状动脉钙化概述、冠状动脉钙化的基础研究、冠状动脉钙化的检查、冠状动脉钙化的治疗及冠状动脉钙化的常见临床问题等方面进行了阐述。

　　希望本书能对冠状动脉钙化基础研究与临床诊疗产生推动作用。由于编者水平有限，书中难免有疏漏之处，望广大读者多提宝贵意见，以便再版时完善。

　　本书得到著名心血管病专家、同济大学副校长、中国科学院院士陈义汉作序，著名心血管病专家、上海交通大学附属胸科医院方唯一教授主审，在此表示衷心感谢！同时感谢本书编写人员的辛勤劳动，使本书如期出版。

吴新华　陈章荣　刘　宏

2019年2月

目　　录

第一章　冠状动脉钙化概述

早在 18 世纪，德国著名的病理学家 Rudolph Virchow 首先发现血管钙化。到了 20 世纪 40 年代，冠状动脉钙化已经被认为是一个潜在的冠状动脉疾病的预测因子，心脏病学家戴着大红色的护目镜，以维持暗适应，使他们可以在透视屏幕看到患者的冠状动脉钙化情况[1]。随着冠状动脉钙化检测手段的丰富，越来越多的流行病学研究将钙化与冠状动脉事件和死亡率联系起来，随之人们进行了大量的冠状动脉钙化基础研究。本书对冠状动脉钙化基础及临床进行总结，希望给冠状动脉疾病的预防和治疗带来新的思路。

一、冠状动脉钙化的流行病学调查

冠状动脉钙化（coronary artery calcification，CAC）是冠状动脉粥样硬化的重要标志，大多数关于 CAC 的流行病学资料来源于 CT 检测及尸检。早年的研究发现 CAC 的患病率与年龄和性别明确相关，在 60～69 岁无症状人群中，83%的男性及 71%的女性存在 CAC；在 70 岁以上的人群中，90%的男性和 75%的女性存在 CAC[2, 3]。2000 年开始的多种族动脉粥样硬化研究（MESA）[4]是一项前瞻性多中心队列研究，样本包括 6814 名 45～84 岁健康人群，大约38%的被招募参与者为高加索人，28%为非洲裔美国人，22%为西班牙人，12%为亚洲人（其中大部分具有中国血统）。研究发现高加索人 CAC 发病率高于其他 3 个种族，亚裔位居第二，研究提示不同种族之间的差异不能完全由传统的风险因素差异来解释，这表明需要寻找新的钙化预测指标。另一项基于大规模人群的 HNR[5]（Heinz Nixdorf Recall）研究从德国 3 个城市的居民登记处随机抽取了 4487 名 45～74 岁（平均 52 岁）受试者，结果提示 CAC 阳性的男性（82%）明显高于女性（55%）。Framingham 心脏研究[6]对白种成年人［男性>35 岁，女性>40 岁，平均（49±10.9）岁］研究得出的 CAC 阳性率分别为 40.5%及 20.6%。除此之外，传统的动脉粥样硬化危险因素如体重指数增加、高血压、血脂异常、血糖异常（空腹血糖异常和餐后血糖受损）、吸烟等都与 CAC 发病率有关[7]；也与新的危险因素如 C 反应蛋白（CRP）[8]、血清半胱氨酸蛋白酶抑制剂 C[9]和低脂连蛋白[10]、同型半胱氨酸[11]等相关。

二、冠状动脉钙化发病机制

CAC 是包括遗传、后天获得性疾病和环境因素等许多复杂生物过程的结果，是冠状动脉粥样硬化（atherosclerosis，AS）总负担的替代指标和晚期慢性 AS 的主要组成部分。它在无症状个体中的存在表明了其亚临床冠状动脉疾病（coronary artery disease，CAD）状态，钙化积分高低（或量化）反映了血管壁病变的程度和时间。

血管钙化是一种类似骨形成的主动过程，CAC 是在多种促 CAC 因素（如性别、年龄、血脂、血压等）的作用下，引起体内多种调节分子如骨钙素、胎球蛋白、骨抑素等的变化，从而导致冠状动脉内血管平滑肌细胞、周细胞及钙化的血管细胞在内的多种骨样来源细胞产生基质小泡，并由基质小泡生成磷灰石结晶的生物矿化过程。其启动有 4 个学说：①动脉粥样硬化斑块内坏死炎症细胞释放凋亡小体和坏死碎片形成钙磷结晶的核心体；②基质小泡局部或循环释放的结晶体形成钙复合结晶体；③动脉粥样硬化斑块局部的矿化抑制因子减少［如骨保护素（OPG）、基质γ-羧基谷氨酸（Gla）蛋白、胎球蛋白 A 等］；④血管周细胞及血管平滑肌细胞向成骨细胞的转化[12]。血管钙化病变过程中，动脉粥样硬化斑块内细胞表型、功能会发生改变，如果斑块内炎症减轻，T 淋巴细胞类型可由 Th1 细胞转化为 Th2 细胞[13]，同时巨噬细胞（Mac）从前感染阶段的 M1 表型转化为修复型的 M2 表型[14]，使血管平滑肌细胞存活，促进斑块纤维化使斑块稳定；相反，如果持续向成骨方向转化，血管平滑肌细胞则持续朝着软骨/类软骨细胞表型转化。这些细胞精细调节矿化，形成大块的钙化屏障来稳定斑块并阻止炎症扩散[15]。最终钙化的结局也是由炎症反应决定的：研究发现，在载脂蛋白（Apo）E 缺陷小鼠高脂喂养起始阶段，仅观察到炎症加重。第二阶段，与微钙化成骨活性有关，炎症和钙化重叠，表明这 2 个过程并行发展。持续炎症促进斑块钙化，钙化加重炎症反应，钙化和炎症循环促进疾病进展。抗炎治疗减轻炎症反应，在此阶段可延缓成骨和随后钙化。在终末期，矿化作用异常活跃，而炎症作用变得有限。炎症作为动脉钙化的始动因素和扩展因素持续于整个钙化过程，如果炎症持续，巨噬细胞、血管平滑肌细胞凋亡和微钙化的形式将继续，微钙化将进一步明确影响动脉硬化斑块纤维帽的稳定性，驱动向易损斑块进展。如果炎症减轻，微钙化逐渐合并，形成大的钙化，病变就将趋于稳定[16]。逆转晚期钙化是困难的，完整的巨噬细胞和平滑肌细胞含有钙化抑制剂，包括基质 Gla 蛋白、胎球蛋白 A 等，能够充分抑制钙化，促进此类细胞的快速凋亡及吞噬作用，这些细胞的功能异常，将可能导致抑制剂的缺乏进而形成钙化。

三、冠状动脉钙化检测

CAC 的检测方法包括计算机断层扫描（CT）、磁共振成像（MRI）、血管内超声（IVUS）、光学相干断层成像（OCT）及正电子发射断层成像（PET）等检测，其有创性、分辨率及应用有所不同（表 1-1-1）；相关内容在本书将分章节详细介绍，在此不再阐述。需要指出的是，CAC 检测手段的丰富将对指导 CAC 的病因探讨及临床实践具有重要意义。

表 1-1-1   CAC 检测方法

方法	最大空间分辨率	有创与否	特点
CT	临床型：0.4~0.6mm 研究型：2.1μm	否	检测微钙化、大钙化的最佳模式。但由于空间分辨率的特点，临床 CT 成像能够检测粗大钙化，但不能可靠地检测微小钙化
MRI	临床型：1.3~1.8mm 研究型：250μm	否	研究性 MRI 可检测微钙化，但临床 MRI 不能可靠地检测微钙化
IVUS	临床型：100~200μm 具有后向反射功能的 IVUS：<40μm	是	优点：分辨率高；缺点：IVUS 不透钙化，产生后回声阴影；可能高估钙化
OCT	临床型：15~20μm 科研型：<5μm	是	非常高的分辨率，适合微钙化点检测
近红外显像 （NIR-Image）	临床型：1mm 科研型：100μm	否	可使用显影剂对钙化进行标记；临床只能用近红外光谱
分子成像	临床型：3~5mm 研究型：900μm	否	可使用显影剂对钙化进行标记；虽然分辨率不高，但可对炎症、凋亡和早期钙化进行识别

四、冠状动脉钙化的临床价值

（一）冠状动脉钙化对初级预防的价值

冠状动脉钙化积分（coronary artery calcification score，CACS）最重要的临床价值是用于早期亚临床 CAD 的诊断。这有助于更恰当地选择那些在未来的心血管事件中处于最高风险的人群，从而进行更好的预防工作。在不同人群中进行了多项前瞻性群体研究验证了 CACS 优于经典和新的危险因素评分[17, 18]。此外，CAC 测量对高危人群如糖尿病（DM）患者[19, 20]、高血压患者[21]、老年人[22]和吸烟者[23-25]进行了进一步的危险分层；在无症状的患者或者高危人群中，只要 CAC 阴性，都提示有较好的预后[26, 27]。最近一项前瞻性研究报道显示，CACS 为 0 的低至中度风险患者 15 年心血管疾病累积死亡率低，且这个结果不受年龄或性别影响；研究还发现，即便是临床风险评分较高的个体中，CACS 为 0 的患者也比处于任何 CACS 的低至中度风险个体生存率更高。因此在 2010 年，CAC 评估被纳入美国心脏病学会（ACC）/美国心脏协会（AHA）指南，并具有 IIa 级地位（推荐有用/有效）。在中度风险无症状成人、40 岁及以上糖尿病患者中，CAC 检测被认为是较合理的心血管（cardiovascular，CV）事件风险评估方法[28]。2012 年欧洲心脏病学会颁发了一份类似的 IIa 类建议，并推荐 CAC 检测用于中危无症状者的心血管事件风险评估[29]。

CAC 阳性的预测能力又如何呢？研究者为风险预测定义了一些 CACS 的绝对阈值，范围从极低风险到极高风险（CACS 为 0、1～99、100～399、400～999 和＞1000），CACS＞400 的无症状个体与那些已确诊冠心病患者具有相近的风险；而具有 0 种危险因素和 CACS＞300 的个体心血管事件发生率是具有 3 种危险因素而 CACS=0 个体的 3.5 倍（10.9 比 3.1）[30]。CAC 已成为明显优于常规危险因素预测能力的指标。Becker 等已经证明 CACS 高于第 75 百分位数的人群心血管死亡和心肌梗死的发生率显著高于 CACS 低于第 75 百分位数的患者[31]。而且，对 4609 名无症状受试者进行了 3.1 年的冠状动脉 CT 随访，CAC 的进展（定义为 CACS 大于 30）和整体斑块体积具有严重的不良后果[32]。

（二）冠状动脉钙化对急性冠脉综合征的预测价值

是否 CAC 存在、程度越高或者进展就预示着更高的心血管风险，诸如高的急性冠脉综合征（acute coronary sydrome，ACS）发病率？2003 年 Shemesh 等[33]对 149 例患者的冠状动脉形态采用 CT 进行评估，结果显示广泛的钙化是慢性稳定型心绞痛患者冠状动脉的特征，而急性心肌梗死（AMI）通常发生在轻度钙化或非钙化的罪犯血管，这一结果引起心血管学界的关注，CAC 的影响又变得扑朔迷离。随着 IVUS、OCT 等检测手段的丰富，人们对 ACS 过程中易损斑块、斑块破裂过程有了进一步的了解，研究发现，CAC 更像是炎症性动脉粥样硬化斑块慢性愈合过程的一部分或结果，CAC 能够使冠状动脉粥样硬化斑块变得稳定。虽然 CAC 与冠状动脉粥样硬化斑块稳定性有关，但 CAC 不能预测将要破裂的斑块。

Mizukoshi 等[34]使用 OCT 对 AMI、不稳定型心绞痛（UAP）、稳定型心绞痛（SAP）的 CAC 特征进行了评估，发现 AMI 组和 UAP 组的钙含量、面积和钙长度均明显小于 SAP 组；且 AMI 组和 UAP 组每例患者的点状钙沉积明显大于 SAP 组，分析认为斑块破裂概率与点状钙沉积数呈正相关，与大面积钙沉积数呈明显负相关。在临床事件中，一项前瞻性研究[35]对随访了 68 个月，在基线测量的受试者中极高 CACS（CACS≥1000，n=257）和高 CACS（CACS 为 400～999，n=420）的冠心病危险因素和事件发生率进行比较，结果发现极高 CACS 的患者更可能出现心绞痛，但不太可能出现心肌梗死、心搏骤停或冠心病死亡。另一项前瞻性研究[36]也证实了这一观察结果，该研究跟踪了 667 例接受 CT 检查的 CAC 患者，他们在（6.3±3.4）年的平均随访期间进行了年度评估。该研究表明，广泛CAC 者并不首先表现为急性冠脉事件，而是呈现出高水平的慢性冠心病相关事件。相反，第一次急性冠心病相关事件主要发生在轻度和中度 CAC 的受试者身上。以上相关结果均提示 CAC 可能是稳定 AS 斑块及愈合过程的一部分，高 CACS 患者不容易发生 ACS。

以上均提示 CACS 最重要的临床价值是早期亚临床 CAD 的诊断，这有助于更恰当地选择那些在未来的心血管事件中处于最高风险的人，从而进行更有力的预防工作。CAC 程度与冠状动脉斑块稳定性明确相关，影像学上片状、块状钙沉积提示斑块稳定，ACS 中斑块破裂多发生于点状钙沉积及轻中度 CAC 者。CAC 是否可能为稳定冠状动脉易损斑块提供治疗思路，值得进一步深入研究。

五、冠状动脉钙化的干预

尽管 CAC 与心血管事件相关，但实际上，目前没有明显有效的药物控制钙化。针对独立钙化机制的特定药物可能具有价值，特别是在血管钙化的早期阶段产生微钙化和斑块不稳定的情况下，可能对降低冠心病近期心血管事件发生率有所帮助。

作为冠心病治疗基石的他汀类药物，能够明确改善 AS 斑块的进展、总的冠心病预后，但对于 CAC 的改善情况如何，一直存在争议。1998 年《新英格兰杂志》研究报道 β-羟基-β-甲戊二酸单酰辅酶 A（HMG-CoA）还原酶抑制剂能够改善患者 CT 检测的 CACS[37]。2006年欧洲爱丁堡大学 104 例随机双盲的试验发现，阿托伐他汀能够明显降低血浆低密度脂蛋白胆固醇（LDL-C）浓度及 CRP 等系统炎症因子，但对 CAC 无明显作用[38]。2015 年克里夫兰临床研究中心总结 8 个中心的钙化 IVUS 研究发现，高剂量他汀相对于低剂量他汀或者安慰剂而言，能够明显减缓斑块的进展，但却增加了 CACS[39]。基础研究认为他汀使斑块变得致密钙化，从而更稳定，不易破裂。然而，关于新型降脂药物前蛋白转化酶枯草杆菌蛋白酶 kexin（PCSK）-9 抑制剂对 CAC 作用的最新研究发现，合用他汀后（1 年），PCSK-9 抑制剂能够减少他汀带来的钙化积分的升高（14.3%比 29.7%）[40]。传统的降脂药物对钙化的影响值得进一步研究。

以下为 CAC 通路中几个重要的抑制因素，可能成为针对独立钙化机制的潜在治疗靶点。

（1）基质 Gla 蛋白γ-羧基谷氨酸（matrix γ-carboxyl glutamic acid protein，MGP）途径：MGP 需要维生素 K 激活，华法林（维生素 K 抑制剂）治疗后就是通过阻断这一途径导致和加速血管钙化的[41]。激活后的 MGP 会抑制骨形成蛋白、下游 Smad（把信号从细胞表面受体传导至细胞核过程中的关键蛋白）、Runt 相关转录因子（Runt-related transcription factor-2，Runx2）等，促进血管钙化因子的活性，所以，MGP 是抑制细胞钙化的一个靶点。骨形成蛋白、Smad、Runx2 也是 MGP 影响血管钙化的重要下游分子[42, 43]。这条代谢途径是目前在血管钙化领域研究最活跃的课题。使用维生素 K_1 或维生素 K_2 会增加 MGP 的分泌，包括随机对照试验在内的一些研究目前正在进行，用于检测维生素 K 激动剂对血管钙化的影响[44, 45]。因此,补充维生素 K 这种相对简单、安全和具有成本效益的营养治疗是否对 CAC 及患者预后有影响,还需拭目以待。

(2)焦磷酸盐可能是另一种有前途的治疗血管钙化的药物。焦磷酸盐是无机焦磷酸盐的不可水解的激动剂,能够抑制磷酸钙的沉淀[46]。一项来自 MESA 的研究显示,双膦酸盐可降低 65 岁以上女性 CAC,但仍无法抑制 65 岁以下女性 CAC 的增加[47]。在 Kawahara 等[48, 49]的一项随机对照试验中,显示依替膦酸和阿托伐他汀联合应用较单用阿托伐他汀对 MRI 评估的改善动脉粥样硬化的疗效更好。司维拉姆是一种磷酸盐螯合剂,用于慢性肾功能不全,以降低血清磷酸盐浓度。一些前瞻性随机试验显示慢性肾病患者使用司维拉姆可延缓 CAC 进展[50, 51];而司维拉姆对没有慢性肾病的钙化疗效如何尚不得知。

(3)其他的主要钙抑制因子还有雌激素、胎球蛋白 A、骨桥蛋白、抗衰老基因、骨保护素等。绝经期妇女的雌激素替代治疗在一定程度上能够降低血管钙化[52];胎球蛋白 A 可防止细胞内磷酸钙的增长并降低钙诱导的血管平滑肌细胞凋亡而抑制血管钙化[53]。磷酸化的骨桥蛋白能够抑制细胞内钙引起的基质小泡形成,抑制钙化[54]。抗衰老基因 *Klotho* 可抑制钠磷共转运体 1/2(PiT-1/2)和磷吸收,抑制血管平滑肌细胞钙化[55]。核因子κb(NF-κb)受体激活蛋白(RANK)-核因子κb 受体激活蛋白配体(RANKL)相互作用是诱导非骨化细胞向成骨细胞分化活化的重要机制,骨保护素是 RANKL 受体的诱饵蛋白,能够抑制 RANK 受体的促血管钙化作用[56];以上相关内容将分章节详细展开介绍。

(4)介入治疗 CAC 发展到晚期容易形成大片的、CT 及冠状动脉造影可见的形态,虽然基础研究认为这个时期的钙化提示相对稳定的冠状动脉粥样斑块,但这个时期的 CAC 在需要血运重建介入治疗过程中成为介入医师较棘手的病变。一项涵盖了 7 项 CACS 对经皮冠脉介入术(percutaneous coronary intervention,PCI)后预后影响的随机对照试验荟萃分析结果显示,6296 例患者在平均随访 3 年期间,严重 CAC 导致血运重建不完全(48%比 55.6%,$P<0.001$),并有较高的病死率(10.8%比 4.4%,$P<0.001$)、较高的死亡率和心肌梗死率(23.2%比 10.9%,$P<0.001$)及较高的冠状动脉血运重建率(31.8%比 22.4%,$P<0.001$)[57]。CAC 的介入治疗包括球囊扩张术(普通半顺应性球囊、非顺应性球囊、切割球囊、棘突球囊、药物球囊)、冠状动脉旋磨术、冠状动脉支架治疗、激光治疗、斑块旋切术等,相关内容将在"第四章 冠状动脉钙化的治疗"中详细讨论,在此不做赘述。需要指出的是,在 CAC 合并斑块病变导致管腔狭窄需要进行血管重建治疗时,中重度 CAC 的患者存在介入的挑战,治疗中常需要高压扩张或出现支架置入困难,无疑增加了手术并发症的风险,如夹层、穿孔、无复流、血栓形成和再狭窄等,改进 PCI 策略有助于显著提高手术成功率。

六、总结

众多的研究明确了 CAC 不是一个被动的血管老化和退行性改变,而是一个主动、有规律的调节过程。迄今为止,尽管 CAC 的机制仍未完全清楚,基础研究也未提供有益的手段完全阻止 CAC 进程,但相信随着各领域对 CAC、冠状动脉粥样硬化疾病机制的深入研究,CAC 的基础和临床将会有重大突破。

(吴新华 刘 宏)

参 考 文 献

[1] Oliver M F，Samuel E，Morley P，et al. Detection of coronary-artery calcification during Life. Lancet，1964，1（7339）：891-895.

[2] Wong N D，Kouwabunpat D，Vo A N，et al. Coronary calcium and atherosclerosis by ultrafast computed tomography in asymptomatic men and women: relation to age and risk factors. Am Heart J，1994，127（2）：422-430.

[3] Goel M，Wong N D，Eisenberg H，et al. Risk factor correlates of coronary calcium as evaluated by ultrafast computed tomography. Am J Cardiol，1992，70（11）：977-980.

[4] Bild D E，Detrano R，Peterson D，et al. Ethnic differences in coronary calcification: the Multi-Ethnic Study of Atherosclerosis（MESA）. Circulation，2005，111（10）：1313-1320.

[5] Erbel R，Mohlenkamp S，Moebus S，et al. Coronary risk stratification，discrimination，and reclassification improvement based on quantification of subclinical coronary atherosclerosis: the Heinz Nixdorf Recall study. J Am Coll Cardiol，2010，56（17）：1397-1406.

[6] Ferencik M，Pencina K M，Liu T，et al. Coronary artery calcium distribution is an independent predictor of incident major coronary heart disease events: results from the framingham heart study. Circ Cardiovasc Imaging，2017，10（10）：e006592.

[7] Kronmal R A，McClelland R L，Detrano R，et al. Risk factors for the progression of coronary artery calcification in asymptomatic subjects: results from the Multi-Ethnic Study of Atherosclerosis（MESA）. Circulation，2007，115（21）：2722-2730.

[8] McEvoy J W，Blaha M J，Defilippis A P，et al. Coronary artery calcium progression: an important clinical measurement? A review of published reports. J Am Coll Cardiol，2010，56（20）：1613-1622.

[9] Maahs D M，Ogden L G，Kretowski A，et al. Serum cystatin C predicts progression of subclinical coronary atherosclerosis in individuals with type 1 diabetes. Diabetes，2007，56（11）：2774-2779.

[10] Maahs D M，Ogden L G，Kinney G L，et al. Low plasma adiponectin levels predict progression of coronary artery calcification. Circulation，2005，111（6）：747-753.

[11] Sun Q，Jia X，Gao J，et al. Association of serum homocysteine levels with the severity and calcification of coronary atherosclerotic plaques detected by coronary CT angiography. Int Angiol，2014，33（4）：316-323.

[12] Nakahara T，Dweck M R，Narula N，et al. Coronary artery calcification: from mechanism to molecular imaging. JACC Cardiovasc Imaging，2017，10（5）：582-593.

[13] Mantovani A，Sica A，Sozzani S，et al. The chemokine system in diverse forms of macrophage activation and polarization. Trends Immunol，2004，25（12）：677-686.

[14] Tabas I，Bornfeldt K E. Macrophage phenotype and function in different stages of atherosclerosis. Circ Res，2016，118（4）：653-667.

[15] Shanahan C M. Inflammation ushers in calcification: a cycle of damage and protection? Circulation，2007，116（24）：2782-2785.

[16] New S E，Aikawa E. Molecular imaging insights into early inflammatory stages of arterial and aortic valve calcification. Circ Res，2011，108（11）：1381-1391.

[17] Budoff M J，Shaw L J，Liu S T，et al. Long-term prognosis associated with coronary calcification:

observations from a registry of 25 253 patients. J Am Coll Cardiol，2007，49（18）：1860-1870.

［18］Raggi P，Gongora M C，Gopal A，et al. Coronary artery calcium to predict all-cause mortality in elderly men and women. J Am Coll Cardiol，2008，52（1）：17-23.

［19］Kramer C K，Zinman B，Gross J L，et al. Coronary artery calcium score prediction of all cause mortality and cardiovascular events in people with type 2 diabetes：systematic review and meta-analysis. BMJ，2013，（346）：f1654.

［20］Agarwal S，Cox A J，Herrington D M，et al. Coronary calcium score predicts cardiovascular mortality in diabetes：diabetes heart study. Diabetes Care，2013，36（4）：972-977.

［21］Shemesh J，Motro M，Morag-Koren N，et al. Relation of coronary artery calcium to cardiovascular risk in patients with combined diabetes mellitus and systemic hypertension. Am J Cardiol，2012，109（6）：844-850.

［22］Elias-Smale S E，Proenca R V，Koller M T，et al. Coronary calcium score improves classification of coronary heart disease risk in the elderly：the Rotterdam study. J Am Coll Cardiol，2010，56（17）：1407-1414.

［23］Watts J R Jr，Sonavane S K，Snell-Bergeon J，et al. Visual scoring of coronary artery calcification in lung cancer screening computed tomography：association with all-cause and cardiovascular mortality risk. Coron Artery Dis，2015，26（2）：157-162.

［24］Shemesh J，Henschke C I，Shaham D，et al. Ordinal scoring of coronary artery calcifications on low-dose CT scans of the chest is predictive of death from cardiovascular disease. Radiology，2010，257（2）：541-548.

［25］Leigh A，McEvoy J W，Garg P，et al. Coronary artery calcium scores and atherosclerotic cardiovascular disease risk stratification in smokers：MESA. JACC Cardiovasc Imaging，2019，12（5）：852-861.

［26］Blaha M，Budoff M J，Shaw L J，et al. Absence of coronary artery calcification and all-cause mortality. JACC Cardiovasc Imaging，2009，2（6）：692-700.

［27］Rijlaarsdam-Hermsen D，Kuijpers D，van Dijkman P R. Diagnostic and prognostic value of absence of coronary artery calcification in patients with stable chest symptoms. Neth Heart J，2011，19（5）：223-228.

［28］Greenland P，Alpert J S，Beller G A，et al. 2010 ACCF/AHA guideline for assessment of cardiovascular risk in asymptomatic adults：a report of the American College of Cardiology Foundation/American Heart Association Task Force on Practice Guidelines. J Am Coll Cardiol，2010，56（25）：e50-e103.

［29］Perk J，De Backer G，Gohlke H，et al. European Guidelines on cardiovascular disease prevention in clinical practice（version 2012）. The Fifth Joint Task Force of the European Society of Cardiology and Other Societies on Cardiovascular Disease Prevention in Clinical Practice（constituted by representatives of nine societies and by invited experts）. Eur Heart J，2012，33（13）：1635-1701.

［30］Greenland P，LaBree L，Azen S P，et al. Coronary artery calcium score combined with Framingham score for risk prediction in asymptomatic individuals. JAMA，2004，291（2）：210-215.

［31］Becker A，Leber A，Becker C，et al. Predictive value of coronary calcifications for future cardiac events in asymptomatic individuals. Am Heart J，2008，155（1）：154-160.

［32］Budoff M J，Hokanson J E，Nasir K，et al. Progression of coronary artery calcium predicts all-cause mortality. JACC Cardiovasc Imaging，2010，3（12）：1229-1236.

［33］Shemesh J，Apter S，Itzchak Y，et al. Coronary calcification compared in patients with acute versus in those with chronic coronary events by using dual-sector spiral CT. Radiology，2003，226（2）：483-488.

［34］Mizukoshi M，Kubo T，Takarada S，et al. Coronary superficial and spotty calcium deposits in culprit coronary lesions of acute coronary syndrome as determined by optical coherence tomography. Am J Cardiol，2013，112（1）：34-40.

［35］Coylewright M，Rice K，Budoff M J，et al. Differentiation of severe coronary artery calcification in the Multi-Ethnic Study of Atherosclerosis. Atherosclerosis，2011，219（2）：616-622.

［36］Shemesh J，Tenenbaum A，Fisman E Z，et al. Coronary calcium in patients with and without diabetes：first manifestation of acute or chronic coronary events is characterized by different calcification patterns. Cardiovasc Diabetol，2013，（12）：161.

［37］Callister T Q，Raggi P，Cooil B，et al. Effect of HMG-CoA reductase inhibitors on coronary artery disease as assessed by electron-beam computed tomography. N Engl J Med，1998，339（27）：1972-1978.

［38］Houslay E S，Cowell S J，Prescott R J，et al. Progressive coronary calcification despite intensive lipid-lowering treatment：a randomised controlled trial. Heart，2006，92（9）：1207-1212.

［39］Puri R，Nicholls S J，Shao M，et al. Impact of statins on serial coronary calcification during atheroma progression and regression. J Am Coll Cardiol，2015，65（13）：1273-1282.

［40］Ikegami Y，Inoue I，Inoue K，et al. The annual rate of coronary artery calcification with combination therapy with a PCSK9 inhibitor and a statin is lower than that with statin monotherapy. NPJ Aging Mech Dis，2018，（4）：7.

［41］Luo G，Ducy P，McKee M D，et al. Spontaneous calcification of arteries and cartilage in mice lacking matrix GLA protein. Nature，1997，386（6620）：78-81.

［42］Herrmann S M，Whatling C，Brand E，et al. Polymorphisms of the human matrix gla protein（MGP）gene，vascular calcification，and myocardial infarction. Arterioscler Thromb Vasc Biol，2000，20（11）：2386-2393.

［43］Cranenburg E C，Vermeer C，Koos R，et al. The circulating inactive form of matrix Gla Protein（ucMGP）as a biomarker for cardiovascular calcification. J Vasc Res，2008，45（5）：427-436.

［44］Holden R M，Booth S L，Day A G，et al. Inhibiting the progression of arterial calcification with vitamin K in HemoDialysis patients（iPACK-HD）trial：rationale and study design for a randomized trial of vitamin K in patients with end stage kidney disease. Can J Kidney Health Dis，2015，（2）：17.

［45］Vossen L M，Schurgers L J，van Varik B J，et al. Menaquinone-7 supplementation to reduce vascular calcification in patients with coronary artery disease：rationale and study protocol（VitaK-CAC Trial）. Nutrients，2015，7（11）：8905-8915.

［46］O'Neill W C，Lomashvili K A，Malluche H H，et al. Treatment with pyrophosphate inhibits uremic vascular calcification. Kidney Int，2011，79（5）：512-517.

［47］Elmariah S，Delaney J A，O'Brien K D，et al. Bisphosphonate use and prevalence of valvular and vascular calcification in women MESA（The Multi-Ethnic Study of Atherosclerosis）. J Am Coll Cardiol，2010，56（21）：1752-1759.

［48］Kawahara T，Nishikawa M，Kawahara C，et al. Atorvastatin，etidronate，or both in patients at high risk for atherosclerotic aortic plaques：a randomized，controlled trial. Circulation，2013，127（23）：2327-2335.

［49］Kawahara T，Nishikawa M，Furusawa T，et al. Effect of atorvastatin and etidronate combination therapy on regression of aortic atherosclerotic plaques evaluated by magnetic resonance imaging. J Atheroscler Thromb，2011，18（5）：384-395.

［50］Chertow G M，Raggi P，McCarthy J T，et al. The effects of sevelamer and calcium acetate on proxies of atherosclerotic and arteriosclerotic vascular disease in hemodialysis patients. Am J Nephrol，2003，23（5）：307-314.

［51］Block G A，Spiegel D M，Ehrlich J，et al. Effects of sevelamer and calcium on coronary artery calcification in patients new to hemodialysis. Kidney Int，2005，68（4）：1815-1824.

［52］Manson J E，Allison M A，Rossouw J E，et al. Estrogen therapy and coronary-artery calcification. N Engl J Med，2007，356（25）：2591-2602.

［53］Jahnen-Dechent W，Heiss A，Schafer C，et al. Fetuin-A regulation of calcified matrix metabolism. Circ Res，2011，108（12）：1494-1509.

［54］Jono S，Peinado C，Giachelli C M. Phosphorylation of osteopontin is required for inhibition of vascular smooth muscle cell calcification. J Biol Chem，2000，275（26）：20197-20203.

［55］Kuro-o M. Klotho，phosphate and FGF-23 in ageing and disturbed mineral metabolism. Nat Rev Nephrol，2013，9（11）：650-660.

［56］Sandberg W J，Yndestad A，Oie E，et al. Enhanced T-cell expression of RANK ligand in acute coronary syndrome：possible role in plaque destabilization. Arterioscler Thromb Vasc Biol，2006，26（4）：857-863.

［57］Bourantas C V，Zhang Y J，Garg S，et al. Prognostic implications of coronary calcification in patients with obstructive coronary artery disease treated by percutaneous coronary intervention：a patient-level pooled analysis of 7 contemporary stent trials. Heart，2014，100（15）：1158-1164.

第二章　冠状动脉钙化的基础研究

第一节　血管平滑肌细胞钙化机制

血管钙化是非常普遍的，当存在血管钙化尤其是 CAC 时，会增加心血管事件发生率和死亡率。血管平滑肌细胞向成骨样细胞分化，产生基质小泡，作为钙化灶诱导钙磷沉积于血管壁，因此，血管平滑肌细胞在血管钙化过程中起重要作用。过去认为血管钙化是钙磷被动沉积于血管壁所致，随着血管钙化机制研究的不断深入，发现遗传因素、激素、细胞信号转导通路、循环中钙化抑制剂等可调控钙化过程，现在观点认为血管钙化是一个复杂且高度调控的过程，对血管平滑肌细胞钙化的干预可能减少血管壁矿化，从而降低心血管风险。

一、血管平滑肌细胞参与内膜和中膜钙化

（一）血管平滑肌参与内膜钙化

血管钙化可定位于动脉粥样硬化斑块，以分散的点状或斑状晶体形式发生。内膜钙化早期阶段通常为微钙化，微钙化范围在 0.5~15μm，通常在动脉粥样硬化新生内膜中被检测到，可能发展为钙化结节和骨形成。微钙化被认为源自凋亡平滑肌细胞或由细胞释放的基质小泡，并且发生在内部弹性层附近。动脉粥样硬化斑块血管钙化还与新生内膜中的脂质沉积和炎症相关[1]。

（二）血管平滑肌参与中膜钙化

血管钙化也可能发生在血管的中膜（Monckeberg 中膜硬化），存在于平滑肌细胞周围，并呈结晶状沿弹性薄板分布。高发于老年、糖尿病和慢性肾脏病（chronic kidney disease，CKD）患者的中膜钙化能够明显降低血管顺应性[2]。血管中膜钙化的发病机制尚未完全清楚，但与新生内膜钙化相似，该过程被认为是骨形成的重现[2]。在单基因血管钙化疾病、与血管钙化相关的人类疾病的动物模型研究中，证实了血管钙化是一个极其复杂且可调节的过程。一部分血管平滑肌细胞钙化的机制在血管内膜和中膜钙化中均起作用，包括血管平滑肌细胞表型分化为成骨样细胞表型、血管平滑肌细胞产生的钙化基质小泡在血管壁中沉积的过程。此外，钙化抑制剂缺失，血管平滑肌细胞氧化剂和（或）内质网应激增加，DNA 损伤反应信号转导，细胞凋亡和磷酸钙稳态失调，系统激素调节异常在上述过程中也起重要作用。

二、血管平滑肌细胞分化为成骨细胞样表型

血管平滑肌细胞具有分化为成骨细胞样细胞能力，并能制定介导血管中骨基质沉积的

细胞程序。在钙化血管中，血管平滑肌细胞中可检测到骨相关转录因子，包括上调骨和软骨细胞蛋白的 Msx2、Sox9、Runx2 和 Osterix，这些转录因子的调节对成骨细胞分化和表型都有重要的作用。促骨形成因子如骨形成蛋白和炎症介质如肿瘤坏死因子α（TNF-α）可以激活 Msx2 和 Wnt 信号转导，进一步上调转录因子 Runx2 和 Osterix 的表达。反过来，Runx2 也能增加骨相关蛋白骨钙素、硬化蛋白和 RANKL 受体激活剂的表达。作为 Runx2 下游的 Osterix，可增加其他骨相关蛋白，如骨涎蛋白和碱性磷酸酶的表达[2-4]。

　　体内实验已经证实血管平滑肌细胞可向成骨样细胞分化，成骨样细胞表达成骨细胞转录因子和骨基质相关蛋白，促进血管钙化。体外实验表明暴露于 TNF-α 的主动脉肌成纤维细胞的 Msx2 表达增加，这与 Wnt3a、Wnt7a 的上调有关，可增加碱性磷酸酶释放，促进血管钙化[5]。这在血管钙化的糖尿病低密度脂蛋白受体（LDLR）敲除小鼠模型中得到证实，在该模型中，高脂饮食增加血清 TNF-α 水平，TNF-α 与骨形成蛋白 2（bone morphogenetic protein-2，BMP-2）、Msx2、Wnt3a 和 Wnt7a 及主动脉钙化的主动脉表达增加有关[6]。将血管平滑肌细胞置于高磷酸盐环境中，类似于 CKD 患者可能发生的情况，平滑肌细胞会丧失收缩蛋白 SM22α 和 α-平滑肌肌动蛋白（α-SMA）的表达能力，转化为表达 Runx2、骨桥蛋白、骨钙素和碱性磷酸酶的骨标志物[7]。MGP 敲除小鼠模型中进行的谱系示踪研究也明确证实了血管平滑肌细胞转化过程，该类小鼠缺乏钙化抑制剂 MGP，并且易于出现早期和严重的血管钙化。该研究显示，血管钙沉积之前，血管平滑肌细胞通过心肌素的下调和 Runx2 表达增加而向成骨细胞样细胞分化，研究特别指出，Runx2 表达的增加，而不是心肌素和平滑肌细胞收缩蛋白的下调，是成骨细胞样细胞转化、钙化的重要因素[8]。以上研究均明确显示：造成血管钙化的是血管平滑肌细胞，而不是骨髓来源的祖细胞。

　　尽管目前还在进行积极的研究，但已经明确了血管平滑肌细胞遗传重编程为成骨细胞样细胞的几种机制。胞外信号调节激酶（extracellular signal-regulated kinase，ERK）是将信号从表面受体传导至细胞核的关键，它正常定位于胞质，当激活后转位至胞核，调节转录因子活性，产生细胞效应。ERK 信号转导的磷酸化激活对于成骨细胞分化是重要的，实验发现在心肌素下调之前就存在血管平滑肌细胞中 ERK 的磷酸化[8]。kruppel 样转录因子 4（kruppel-like factor 4，KLF-4）也通过抑制血管平滑肌细胞收缩基因而促成暴露于高磷酸盐的血管平滑肌细胞的分化。升高的磷酸盐水平会诱导 KLF-4 表达，而后者又会与编码收缩蛋白 SM22α 和 SMα-actin 的基因启动子结合，从而抑制转录[9]。

　　在促进钙化条件下，通过调节基因表达，微小 RNA（microRNA，miRNA）已成为血管平滑肌细胞向成骨细胞样细胞分化的关键调节剂。miRNA 是约 22 个核苷酸的非编码 RNA，与靶 mRNA 的 3′非翻译区中的互补种子序列结合，通过降解 mRNA 或限制翻译来沉默靶基因表达。miRNA 通常调节许多基因的表达，现已表明在疾病状态下这些基因可能存在共同的信号转导途径。早期研究报道了血管平滑肌细胞收缩蛋白的 miRNA 表达增加，以及靶向成骨细胞分化标志物的 miRNA 表达降低，促血管钙化的 miRNA 促使血管平滑肌细胞向成骨样细胞分化[10]。例如，在钙化条件下，调节血管平滑肌细胞分化标志物和 KLF-4 表达的 miRNA-143/145 复合物下调。其他研究表明，血管平滑肌细胞中 miRNA-204、miRNA-205、miRNA-133a 或 miRNA-30b/c 的下调发生在血管钙化之前，并且上调 Runx2 表达[11, 12]。调节 Ets-1 和 Osterix 的 miRNA-125b，于血管平滑肌细胞暴露于成骨培养基后 21 天出现下调[13]。另一系列 miRNA，如 miRNA-135a、miRNA-762、miRNA-714、miRNA-712 等也能够通过调控细胞钙通道蛋白（NCX1、PMCA1、NCKX4）影响细胞钙化。尽管这些早期研究多为一种 miRNA 和一种蛋白质靶标之间的关联，但也表明了 miRNA 在血管平滑肌细胞分化为成骨细胞样表型中的重要性。

三、基质小泡、外泌体和钙蛋白复合物

血管平滑肌细胞产生的膜外小体或基质小泡是主要的矿物成核位点，并负责血管中钙和磷酸盐的初始沉积。暴露于高水平磷酸盐的血管平滑肌细胞在大量摄取磷酸盐后，容易向成骨细胞样细胞分化并表达成骨细胞转录因子 Runx2。这些血管平滑肌细胞产生基质小泡，基质小泡沉积于血管壁中成核并形成钙化。这些膜结合的基质小泡包括用于钙和磷酸盐转运的蛋白质如膜联蛋白、氧化应激蛋白、细胞骨架蛋白，并且涉及细胞外基质矿化。

基质小泡来源于去分化或钙化的血管平滑肌细胞，其形成可能是降低细胞内高钙水平的机制[14]。胞质钙水平增高促进膜联蛋白（annexin I～annexin VI）活性增加［主要是膜联蛋白VI（An-VI）］，向细胞膜转运 Ca^{2+} 增加。这触发了囊泡的释放并将它们转化为具有 Ca^{2+}-Pi-磷脂酰丝氨酸复合物作为成核核心有矿化能力的基质小泡。研究表明，微管动力学也在血管平滑肌细胞基质小泡释放中起作用。在暴露于高磷酸盐的小鼠平滑肌细胞中，用紫杉醇稳定微管可以防止基质小泡的释放和钙化[15]。

运用质谱分析鉴定出血管平滑肌细胞衍生的基质小泡中 79 种蛋白质，包括与钙化、细胞外基质和钙通道相关的蛋白质，运输和细胞骨架蛋白，氧化剂和内质网应激相关蛋白。基质小泡也具有增加谷氨酰胺转氨酶-2 表达和活性的能力，谷氨酰胺转氨酶-2 是促进细胞外基质交联的钙依赖性酶，也能增加基质金属蛋白酶（MMP）-2 表达[16, 17]。这些细胞外基质修饰酶的存在表明基质参与血管结构的破坏，释放基质小泡作为钙化的病灶起源。

CD63、CD9、CD81 和主要组织相容性复合体（MHC）-I 细胞富含外来体，外来体是真核细胞释放的，含有多种细胞膜分子及相关蛋白的小囊泡。由细胞内的多泡体（multivesicular body，MVB）膜与细胞膜融合后释放到细胞外环境中的囊泡状结构，称为外来体。越来越多的证据表明，基质小泡是多泡体分泌的。这些外来体样结构的分泌受鞘磷脂磷酸二酯酶 3 的调节，并且该酶的抑制可防止血管钙化。血管平滑肌细胞在钙化条件下产生的外泌体被发现含有无定形磷酸钙晶体，并且已在钙化部位的血管中检测到。

钙化蛋白复合物不同于基质小泡和外来体，当存在病理性血管钙化时，可检测到这些复合物的循环水平[18]。钙化蛋白颗粒直径为 50～300nm，含有肝脏来源的蛋白质胎球蛋白 A，它是一种矿物质载体蛋白，可结合钙、磷酸盐，最终结合酸性蛋白质如白蛋白，使过饱和的胎球蛋白 A 作为胶体[19]。尽管高水平的钙蛋白复合物与血管钙化有关，但是这些钙蛋白复合物是否直接促成血管钙化尚不清楚。

四、调节平滑肌细胞钙化的过程

平滑肌细胞分化为成骨细胞样细胞和产生基质小泡的细胞是多因素的。在细胞水平，促钙化条件是细胞内应激反应增强的结果。类似的，如钙化循环抑制剂的丧失，或钙和磷酸盐稳态激素调节剂水平的变化等因素也促进血管平滑肌细胞分化和血管钙化。基于调节血管钙化系统的复杂性，很可能许多因素同时起作用。

五、氧化应激和内质网应激

氧化应激和内质网应激都与血管钙化有关，并能促进血管平滑肌细胞分化。增加的 NADPH 氧化酶活性和升高的过氧化氢水平通过上调 Runx2 表达启动血管平滑肌细胞分化[20, 21]。同样，晚期糖基化终产物受体（RAGE）增加 NADPH 氧化酶活性，增强血管平滑肌细胞氧化剂应激，使 Runx2 表达增加、碱性磷酸酶活性增强，加速血管平滑肌细胞转变为成骨细胞样表型。有研究发现使用抗 RAGE 抗体抑制 RAGE 能够通过影响 Runx2 表达降低氧化应激[22]。其他研究发现吡哆胺和 alagebrium，即晚期糖基化终产物的抑制剂，可预防实验性糖尿病相关血管钙化大鼠模型中的钙化[23]。脉管系统中的甲状旁腺激素受体（PTH1R）的组成型活化也已经显示出部分通过降低氧化应激来限制钙化的作用。在具有组成型活性血管 PTH1R 的血管特异性表达的糖尿病小鼠模型中，与对照相比，主动脉超氧化物水平降低，这与主动脉壁厚度、胶原和血管钙化的减少相关[24]。饱和脂肪酸还通过增加氧化应激的机制刺激血管钙化。喂食富含棕榈酸饮食的小鼠表现出血管中膜钙化增加，并受到抗氧化剂夹竹桃麻素共同给药的限制。在血管平滑肌细胞中进行的体外研究证实，棕榈酸酯增加了活性氧的产生和钙化[25]。

氧化应激可以激活内质网（endoplasmic reticulum，ER）应激，这是血管平滑肌细胞分化为成骨细胞样细胞的另一种机制。在人类血管平滑肌细胞中，骨形成蛋白 2（bone morphogenetic protein 2，BMP-2）能够增加 NADPH 氧化酶活性和活性氧物质产生以激活 ER 应激。ER 应激增加转录因子 XBP-1 的表达，该转录因子能够与 Runx2 启动子结合，启动血管平滑肌细胞分化，并增加血管平滑肌细胞钙化。其他研究也发现血管平滑肌细胞骨转化过程和钙化主动脉中 ER 应激蛋白激活转录激活因子 4（ATF4）增加[26]。在这项研究中，ATF4 的干扰小 RNA（siRNA）降低了 ER 应激、细胞凋亡和血管平滑肌细胞钙化[27]。TNF-α 也被证明通过激活 ER 应激和 PERKeIF2α-ATF4-CHOP 信号通路诱导血管钙化[28]。肾功能不全患者血清中氧化甾醇水平升高，可激活 ER 应激，辛伐他汀治疗可降低 ER 应激，抑制钙化[29]。

六、DNA 损伤反应、自噬和细胞凋亡

长时间的细胞应激可以激活稳态修复过程，或者细胞在应激不堪重负的情况下导致细胞凋亡的过程。DNA 损伤反应信号通路作为一种修复机制，与血管平滑肌细胞钙化有关。前体核纤层蛋白 A（prelamin A，PA），作为核纤层蛋白 A 的前体蛋白，通过抑制有丝分裂诱导血管平滑肌细胞衰老和 DNA 损伤。PA 在钙化血管平滑肌细胞中累积，会带来 DNA 损伤的增加和损伤应答突变能力的下降。DNA 损伤应答信号转导会刺激血管平滑肌细胞成骨分化和肿瘤抑制基因 *p16* 诱导的细胞衰老，这一过程也伴随着血管平滑肌细胞获得衰老相关的分泌表型及碱性磷酸酶活性增加。

自噬是一种分解代谢过程，是对细胞应激的适应性反应，现研究发现自噬可通过抑制基质小泡释放来抑制血管平滑肌细胞钙化。在高磷酸盐（3mmol/L）条件下，自噬导致血管平滑肌细胞钙沉积增加。自噬的下调也与血管平滑肌细胞收缩蛋白的丧失有关，但与基因向成骨表型的分化无关。然而，抑制自噬确实增加了具有高水平碱性磷酸酶活性的特异性基质小泡的释放[30]。因此，干扰自噬的因素可能会增加血管平滑肌细胞钙化

和血管钙化。

细胞凋亡也与血管平滑肌细胞钙化有关。早期研究表明，血管平滑肌细胞可能会释放与基质小泡相似的凋亡小体并浓缩钙[31]。相反，磷酸钙晶体也可能导致血管平滑肌细胞死亡，其效力取决于它们的大小和晶体组成；这些 $1\mu m$ 的晶体通过可能涉及溶酶体内晶体溶解的机制导致细胞内钙和细胞凋亡的快速增加[32]。

七、异位血管钙化的抑制剂

局部和循环抑制剂的存在阻止了异位血管钙化，抑制了血管的矿化。任何这些抑制剂（遗传或获得性）的表达或活性降低都会改变血管钙化的环境。基质γ-羧基谷氨酸蛋白（MGP）是 N 端γ-羧化蛋白，通过限制血管壁中磷酸钙的沉淀来抑制钙化。MGP 需要 3 个丝氨酸残基的磷酸化用于分泌和γ-羧化、5 个谷氨酸残基用于分泌和活化。γ-羧化过程需要维生素 K 作为辅助因子，这就解释了为什么维生素 K 缺乏或高剂量维生素 K 拮抗剂华法林的使用与血管钙化有关[33]。血管平滑肌细胞表达 MGP，当 MGP 缺乏时钙化明显，比如在 MGP 敲除小鼠模型中，存在严重的血管钙化和早期死亡。研究发现由血管平滑肌细胞产生的基质小泡缺乏 MGP，表明该抑制剂缺失增加了细胞钙化潜力[16, 34]。也有证据表明在 CKD 中 MGP 去磷酸化或者羧化不足将使得该抑制剂效果降低[35]。

另一种关键抑制剂是由胞外 ATP 酶膜外核苷酸焦磷酸酶/磷酸二酯酶 1（ENPP1）产生的细胞外焦磷酸盐，可以阻止羟基磷灰石的形成和增加。ENPP1 限制血管钙化的作用在机体内非常重要，有实验将 *ENPP1* 敲除小鼠的主动脉移植到野生型小鼠中，结果表明正常水平的细胞外焦磷酸盐足以阻止钙化（野生型小鼠中的 ENPP1 主动脉），而系统性 ENPP1 缺陷即使在正常血管焦磷酸盐生成的背景下也能够产生血管钙化（ENPP1 敲除小鼠中的 WT 主动脉）。同样在早老症（又称 Hutchinson-Gilford 综合征）中，焦磷酸盐代谢缺陷也被认为是血管钙化的机制之一[36]。

在 ATP 结合盒亚家族 C6（*ABCC6*）基因中鉴定的错义突变，与弹性假黄瘤一样，与结缔组织钙化有关。在 *ABCC6* 敲除小鼠中，动脉钙积累比在野生型小鼠中观察到的高 1.5～2.0 倍，并且成骨和软骨形成标志物 Runx2 和 Sox9 的血管表达存在于钙化血管中[37]。在 CKD 的大鼠模型中，存在 ABCC6 蛋白水平降低的证据表明 CKD 诱导获得性 ABCC6 转运蛋白缺陷[38]。基因 *NT5E* 也与血管钙化有关，该基因编码糖基-磷脂酰肌醇连接的质膜 CD73 胞外酶，CD73 位于 ENPP1 的下游并将 AMP 水解为腺苷。腺苷作为调节碱性磷酸酶表达的重要因素，参与了羟基磷灰石形成和血管矿化的重要步骤[39]。

胎球蛋白 A 是半胱氨酸蛋白酶抑制剂超家族的成员，由肝脏合成，通常被认为是钙化的循环抑制剂[40]。胎球蛋白 A 形成体外抑制钙磷灰石形成的钙蛋白复合物。骨保护素是 TNF-α超家族的成员，抑制破骨细胞分化，抑制骨重塑和钙及磷酸盐释放到循环中。骨保护素是 RANKL 的诱饵受体，并且减少 RANK 信号转导的激活。缺乏骨保护素的小鼠通过激活骨形成蛋白 4 和替代 NF-κB 信号转导及血管平滑肌细胞钙化中 RANKL-白细胞介素（IL）-6 信号转导的机制发展自发性动脉钙化[41, 42]。

八、激素调节平滑肌钙化

血管钙化也受到包括性激素在内的多种激素调节。雌激素抑制血管钙化，有研究发现暴露于钙化条件的雌性猪主动脉血管平滑肌细胞钙化较卵巢切除雌性猪明显减轻，且具有更高的骨保护素水平，提示雌激素对血管钙化有抑制作用[43]。雌激素还可通过雌激素受体-α抑制人血管平滑肌细胞中的 RANKL 信号转导。在接受雌激素替代的切除卵巢的 *ApoE* 敲除小鼠中，由于雌激素介导的骨形成蛋白和 Smad1/5/8 信号转导的抑制及钙化抑制剂 MGP 的增加，血管钙化明显减少。睾酮对血管钙化的争议较大。一项研究发现小鼠动脉粥样硬化血管钙化增加 3～4 倍，与雄激素受体上调有关，并且与性别无关[44]。另一项研究报道睾酮抑制磷酸盐刺激的平滑肌细胞凋亡和雄激素钙化受体介导的生长停滞特异性基因的反式激活[45, 46]。

钙离子型甲状旁腺激素（PTH）在血管钙化中的作用也存在争议。早期在甲状旁腺切除术后接受 PTH 替代治疗的 CKD 大鼠模型中发现显著的主动脉内膜钙化，表明 PTH 在促进血管钙化方面具有直接作用[47]。相反，其他研究从血管平滑肌细胞高表达的 PTH1 受体的活化情况发现 PTH 可以阻止血管钙化。为了检查血管平滑肌细胞 PTH1 受体激活对血管钙化的影响，一种新的转基因小鼠模型，其具有平滑肌细胞限制性表达的组成型活性形式的 PTH1 受体［*SM22-PTH1R（H223R）；LDLR*⁻/⁻］应用发现，与非转基因小鼠相比，［*SM22-PTH1R（H223R）；LDLR*⁻/⁻］小鼠表现出主动脉氧化应激减少，Wnt/β-联蛋白（catenin）信号通路活性抑制[24]。其他研究人员发现 PTH（1-34）替代治疗可减少尿毒症大鼠血管钙化[48]。

维生素 D 状态与血管钙化之间的关系似乎与剂量相关，其生理水平是保护性的，而药理学水平可诱导血管钙化。在表达维生素 D 受体的血管平滑肌细胞中，维生素 D 可抑制基质矿物质血管平滑肌细胞分化为成骨细胞样细胞。在血管平滑肌细胞中，骨化三醇［1, 25-(OH)₂D₃］可以增加或减少血管钙化，这取决于所涉及的细胞过程。骨化三醇调节钙和磷酸盐水平及支持血管钙化的成骨细胞基因的血管平滑肌细胞表达，但可以阻止平滑肌细胞矿化的抗炎作用。在维生素 D 受体敲除小鼠中，血管平滑肌细胞中受损的维生素 D 信号转导与血管平滑肌细胞分化和血管钙化增加有关[49]。

Klotho 是一种由肾脏和血管表达的跨膜蛋白，与血管钙化有关[50]。Klotho 作为成纤维细胞生长因子 23（FGF-23）的共同受体，维持循环钙和磷酸盐的平衡[51]。维生素 D 受体的激活通过下调磷酸钠转运蛋白 Slc34A1/NaPi-2a 和 Slc34A3/NaPi-2c 来增加 Klotho 和 FGF-23 的表达，从而增加肾磷酸盐排泄。Klotho 通过阻止平滑肌细胞分化来抑制血管钙化，同时 Klotho-FGF-23 信号转导的破坏导致高磷血症和异位钙化。在 Klotho hypomorphic 小鼠（kl/kl）中的研究发现这些小鼠具有醛固酮增多症。在体外，醛固酮增加了磷酸转运蛋白 PiT-1 和成骨细胞基因的平滑肌细胞表达，以上情况在螺内酯处理后均受到了抑制[52]。醛固酮先前已显示在钙化中上调血管平滑肌细胞碱性磷酸酶活性和增加 TNF-α 的表达，通过 NF-κB p65 和 Msx2 参与平滑肌细胞分化，诱导 Runx2、Wnt/β-catenin 信号转导和碱性磷酸酶的表达[52, 53]。

九、总结

血管平滑肌细胞在异位动脉钙化中起着不可或缺的作用[10]（图 2-1-1）。当收缩性血管平滑肌细胞暴露于高浓度磷酸盐环境中时，在各种促进钙化条件下，血管平滑肌细胞分化成为成骨细胞样细胞，并表达 Runx2 及其他骨相关蛋白，同时伴有血管平滑肌细胞收缩蛋白的下调。在这些调节后，平滑肌细胞可产生基质小泡和外来体，从而启动钙化过程。遗传、代谢和激素信号参与调节血管平滑肌细胞钙化过程，尽管这些调节剂之间的确切信号转导途径和相互作用仍未完全证实，但未来的研究可能将集中于确定平滑肌细胞分化和矿化过程的关键点及相关信号转导途径之间的相互作用。

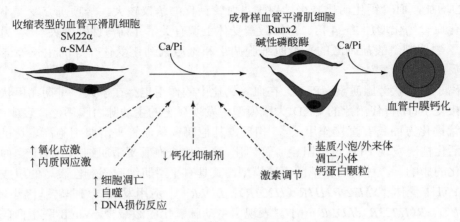

图 2-1-1　血管平滑肌细胞钙化的机制

（陈章荣　罗开良）

参 考 文 献

［1］ Otsuka F，Sakakura K，Yahagi K，et al. Has our understanding of calcification in human coronary atherosclerosis progressed? Arterioscler Thromb Vasc Biol，2014，34（4）：724-736.

［2］ Bostrom K I，Rajamannan N M，Towler D A. The regulation of valvular and vascular sclerosis by osteogenic morphogens. Circ Res，2011，109（5）：564-577.

［3］ Nakashima K，Zhou X，Kunkel G，et al. The novel zinc finger-containing transcription factor osterix is required for osteoblast differentiation and bone formation. Cell，2002，108（1）：17-29.

［4］ Zhu F，Friedman M S，Luo W，et al. The transcription factor osterix（SP7）regulates BMP6-induced human osteoblast differentiation. J Cell Physiol，2012，227（6）：2677-2685.

［5］ Shao J S，Cheng S L，Pingsterhaus J M，et al. Msx2 promotes cardiovascular calcification by activating paracrine Wnt signals. J Clin Invest，2005，115（5）：1210-1220.

［6］ Al-Aly Z，Shao J S，Lai C F，et al. Aortic Msx2-Wnt calcification cascade is regulated by TNF-alpha-dependent signals in diabetic Ldlr$^{-/-}$ mice. Arterioscler Thromb Vasc Biol，2007，27（12）：2589-2596.

［7］ Steitz S A，Speer M Y，Curinga G，et al. Smooth muscle cell phenotypic transition associated with calcification：upregulation of Cbfa1 and downregulation of smooth muscle lineage markers. Circ Res，2001，89（12）：1147-1154.

［8］ Speer M Y，Yang H Y，Brabb T，et al. Smooth muscle cells give rise to osteochondrogenic precursors and chondrocytes in calcifying arteries. Circ Res，2009，104（6）：733-741.

［9］ Yoshida T，Yamashita M，Hayashi M. Kruppel-like factor 4 contributes to high phosphate-induced phenotypic switching of vascular smooth muscle cells into osteogenic cells. J Biol Chem，2012，287（31）：25706-25714.

［10］Leopold J A. MicroRNAs regulate vascular medial calcification. Cells，2014，3（4）：963-980.

［11］Goettsch C，Hutcheson J D，Aikawa E. MicroRNA in cardiovascular calcification：focus on targets and extracellular vesicle delivery mechanisms. Circ Res，2013，112（7）：1073-1084.

［12］Balderman J A，Lee H Y，Mahoney C E，et al. Bone morphogenetic protein-2 decreases microRNA-30b and microRNA-30c to promote vascular smooth muscle cell calcification. J Am Heart Assoc，2012，1（6）：e003905.

［13］Goettsch C，Rauner M，Pacyna N，et al. miR-125b regulates calcification of vascular smooth muscle cells. Am J Pathol，2011，179（4）：1594-1600.

［14］Demer L L，Tintut Y. Inflammatory，metabolic，and genetic mechanisms of vascular calcification. Arterioscler Thromb Vasc Biol，2014，34（4）：715-723.

［15］Lee K，Kim H，Jeong D. Microtubule stabilization attenuates vascular calcification through the inhibition of osteogenic signaling and matrix vesicle release. Biochem Biophys Res Commun，2014，451（3）：436-441.

［16］Kapustin A N，Davies J D，Reynolds J L，et al. Calcium regulates key components of vascular smooth muscle cell-derived matrix vesicles to enhance mineralization. Circ Res，2011，109（1）：e1-12.

［17］Chen N X，O'Neill K，Chen X，et al. Transglutaminase 2 accelerates vascular calcification in chronic kidney disease. Am J Nephrol，2013，37（3）：191-198.

［18］Herrmann M，Schafer C，Heiss A，et al. Clearance of fetuin-A—containing calciprotein particles is mediated by scavenger receptor-A. Circ Res，2012，111（5）：575-584.

［19］Jahnen-Dechent W，Heiss A，Schafer C，et al. Fetuin-A regulation of calcified matrix metabolism. Circ Res，2011，108（12）：1494-1509.

［20］Byon C H，Javed A，Dai Q，et al. Oxidative stress induces vascular calcification through modulation of the osteogenic transcription factor Runx2 by AKT signaling. J Biol Chem，2008，283（22）：15319-15327.

［21］Sutra T，Morena M，Bargnoux A S，et al. Superoxide production：a procalcifying cell signalling event in osteoblastic differentiation of vascular smooth muscle cells exposed to calcification media. Free Radic Res，2008，42（9）：789-797.

［22］Wei Q，Ren X，Jiang Y，et al. Advanced glycation end products accelerate rat vascular calcification through RAGE/oxidative stress. BMC Cardiovasc Disord，2013，（13）：13.

［23］Brodeur M R，Bouvet C，Bouchard S，et al. Reduction of advanced-glycation end products levels and inhibition of RAGE signaling decreases rat vascular calcification induced by diabetes. PLoS One，2014，9（1）：e85922.

［24］Cheng S L，Shao J S，Halstead L R，et al. Activation of vascular smooth muscle parathyroid hormone receptor inhibits Wnt/beta-catenin signaling and aortic fibrosis in diabetic arteriosclerosis. Circ Res，2010，107（2）：271-282.

［25］Brodeur M R，Bouvet C，Barrette M，et al. Palmitic acid increases medial calcification by inducing oxidative stress. J Vasc Res，2013，50（5）：430-441.

［26］Liberman M，Johnson R C，Handy D E，et al. Bone morphogenetic protein-2 activates NADPH oxidase to increase endoplasmic reticulum stress and human coronary artery smooth muscle cell calcification. Biochem Biophys Res Commun，2011，413（3）：436-441.

［27］Duan X H，Chang J R，Zhang J，et al. Activating transcription factor 4 is involved in endoplasmic reticulum stress-mediated apoptosis contributing to vascular calcification. Apoptosis，2013，18（9）：1132-1144.

［28］Masuda M，Miyazaki-Anzai S，Levi M，et al. PERK-eIF2alpha-ATF4-CHOP signaling contributes to TNFalpha-induced vascular calcification. J Am Heart Assoc，2013，2（5）：e000238.

［29］Miyazaki-Anzai S，Masuda M，Demos-Davies K M，et al. Endoplasmic reticulum stress effector CCAAT/enhancer-binding protein homologous protein（CHOP）regulates chronic kidney disease-induced vascular calcification. J Am Heart Assoc，2014，3（3）：e000949.

［30］Dai X Y，Zhao M M，Cai Y，et al. Phosphate-induced autophagy counteracts vascular calcification by reducing matrix vesicle release. Kidney Int，2013，83（6）：1042-1051.

［31］Proudfoot D，Skepper J N，Hegyi L，et al. Apoptosis regulates human vascular calcification in vitro：evidence for initiation of vascular calcification by apoptotic bodies. Circ Res，2000，87（11）：1055-1062.

［32］Ewence A E，Bootman M，Roderick H L，et al. Calcium phosphate crystals induce cell death in human vascular smooth muscle cells：a potential mechanism in atherosclerotic plaque destabilization. Circ Res，2008，103（5）：e28-34.

［33］Schurgers L J，Spronk H M，Skepper J N，et al. Post-translational modifications regulate matrix Gla protein function：importance for inhibition of vascular smooth muscle cell calcification. J Thromb Haemost，2007，5（12）：2503-2511.

［34］Kapustin A N，Shanahan C M. Calcium regulation of vascular smooth muscle cell-derived matrix vesicles. Trends Cardiovasc Med，2012，22（5）：133-137.

［35］Lomashvili K A，Wang X，Wallin R，et al. Matrix Gla protein metabolism in vascular smooth muscle and role in uremic vascular calcification. J Biol Chem，2011，286（33）：28715-28722.

［36］Villa-Bellosta R，Rivera-Torres J，Osorio F G，et al. Defective extracellular pyrophosphate metabolism promotes vascular calcification in a mouse model of Hutchinson-Gilford progeria syndrome that is ameliorated on pyrophosphate treatment. Circulation，2013，127（24）：2442-2451.

［37］Kauffenstein G，Pizard A，Le Corre Y，et al. Disseminated arterial calcification and enhanced myogenic response are associated with abcc6 deficiency in a mouse model of pseudoxanthoma elasticum. Arterioscler Thromb Vasc Biol，2014，34（5）：1045-1056.

［38］Lau W L，Liu S，Vaziri N D. Chronic kidney disease results in deficiency of ABCC6，the novel inhibitor of vascular calcification. Am J Nephrol，2014，40（1）：51-55.

［39］Nitschke Y，Baujat G，Botschen U，et al. Generalized arterial calcification of infancy and pseudoxanthoma elasticum can be caused by mutations in either ENPP1 or ABCC6. Am J Hum Genet，2012，90（1）：25-39.

［40］Westenfeld R，Schafer C，Smeets R，et al. Fetuin-A（AHSG）prevents extraosseous calcification induced by uraemia and phosphate challenge in mice. Nephrol Dial Transplant，2007，22（6）：1537-1546.

［41］Callegari A，Coons M L，Ricks J L，et al. Increased calcification in osteoprotegerin-deficient smooth muscle cells：Dependence on receptor activator of NF-kappaB ligand and interleukin 6. J Vasc Res，2014，51（2）：118-131.

［42］Panizo S，Cardus A，Encinas M，et al. RANKL increases vascular smooth muscle cell calcification through a RANK-BMP4-dependent pathway. Circ Res，2009，104（9）：1041-1048.

［43］Rzewuska-Lech E，Jayachandran M，Fitzpatrick L A，et al. Differential effects of 17beta-estradiol and raloxifene on VSMC phenotype and expression of osteoblast-associated proteins. Am J Physiol Endocrinol Metab，2005，289（1）：E105-112.

［44］McRobb L，Handelsman D J，Heather A K. Androgen-induced progression of arterial calcification in apolipoprotein E-null mice is uncoupled from plaque growth and lipid levels. Endocrinology，2009，150（2）：841-848.

［45］Son B K，Akishita M，Iijima K，et al. Androgen receptor-dependent transactivation of growth arrest-specific gene 6 mediates inhibitory effects of testosterone on vascular calcification. J Biol Chem，2010，285（10）：7537-7544.

［46］Rennenberg R J，Kessels A G，Schurgers L J，et al. Vascular calcifications as a marker of increased cardiovascular risk：a meta-analysis. Vasc Health Risk Manag，2009，5（1）：185-197.

［47］Neves K R，Graciolli F G，dos Reis L M，et al. Vascular calcification：contribution of parathyroid hormone in renal failure. Kidney Int，2007，71（12）：1262-1270.

［48］Sebastian E M，Suva L J，Friedman P A. Differential effects of intermittent PTH（1-34）and PTH（7-34）on bone microarchitecture and aortic calcification in experimental renal failure. Bone，2008，43（6）：1022-1030.

［49］Hruska K A，Mathew S，Lund R J，et al. The pathogenesis of vascular calcification in the chronic kidney disease mineral bone disorder：the links between bone and the vasculature. Semin Nephrol，2009，29（2）：156-165.

［50］Lim K，Lu T S，Molostvov G，et al. Vascular Klotho deficiency potentiates the development of human artery calcification and mediates resistance to fibroblast growth factor 23. Circulation，2012，125（18）：2243-2255.

［51］Norman P E，Powell J T. Vitamin D and cardiovascular disease. Circ Res，2014，114（2）：379-393.

［52］Voelkl J，Alesutan I，Leibrock C B，et al. Spironolactone ameliorates PIT1-dependent vascular osteoinduction in klotho-hypomorphic mice. J Clin Invest，2013，123（2）：812-822.

［53］Jaffe I Z，Tintut Y，Newfell B G，et al. Mineralocorticoid receptor activation promotes vascular cell calcification. Arterioscler Thromb Vasc Biol，2007，27（4）：799-805.

第二节 冠状动脉钙化相关信号通路

冠状动脉钙化（CAC）是伴发于动脉粥样硬化过程中的类似骨骼生长的主动性代谢过程，与细胞变性坏死、矿化、脂质沉积、钙盐沉积等有关。然而 CAC 的过程涉及细胞信号传递，并且细胞信号传递系统在 CAC 的发生、发展过程中起重要作用。其主要涉及的信号通路有受体酪氨酸蛋白激酶途径，非受体酪氨酸蛋白激酶途径；G 蛋白介导的细胞信号转导途径；氧化应激途径；细胞内信号转导途径等。细胞信号转导的研究不仅可以明确 CAC 的内在分子机制，而且为 CAC 的治疗及预防提供了新的思路。

一、冠状动脉钙化的发生机制

CAC 同时伴发于动脉粥样硬化过程中，是一个受多种因素调控的主动性代谢过程。CAC 是动脉粥样硬化的标志，其与动脉粥样硬化的严重程度成正比。过去认为 CAC 是一个被动的磷酸钙盐沉积过程，而最近的研究认为其是一个类似于骨骼生长的积极、可调控过程[1]。有动物研究表明，严重的骨质疏松症会导致破骨细胞活化显著增加，而且有 2/3 的动物有严重的血管内钙化[2]。这一过程由多种复杂的骨形成蛋白、信使 RNA（mRNA）、Gla 蛋白（γ-carboxyl glutamic acid）、γ-谷氨酸羧化酶（γ-glutamate carboxylase）、骨保护素（OPG）等参与，这些促骨形成蛋白主要包括骨形成蛋白 2（BMP-2）、骨桥蛋白（osteopontin）、骨钙素（osteocalcin，OC）等。从病理角度看，CAC 形成机制比较复杂，首先，与细胞变性坏死有关，血管壁平滑肌细胞内的蛋白质受到外界侵袭因素的破坏后暴露出反应基团，并与磷酸盐和钙结合沉淀在血管壁。其次，与脂质的沉积有关。在多数进展性病变中，当矿化（mineralization，Min）现象占主导时，显示有包含脂质的成分发生沉淀和纤维组织增加，使动脉内膜形成局部性内突出的纤维斑块，而钙主要沉积于斑块的深部，从而进展为斑块破裂及血栓形成。

二、冠状动脉钙化相关的信号转导途径

（一）受体酪氨酸蛋白激酶途径

1. Gas6/PI3K/AKT 信号转导途径　磷脂酰肌醇 3-激酶（phosphatidylinositol 3-kinase，PI3K）和 AKT 信号转导途径是癌症中常见的一种调控性信号通路，该通路在调节细胞的生长和增殖方面有着重要的作用，其通过调控细胞代谢、凋亡、增殖和分化的相关蛋白，抑制细胞凋亡并促进肿瘤生长。现有研究表明 Gas6/PI3K/AKT 信号转导途径参与 CAC 的相关过程。

Gas6 是一种由 678 个氨基酸组成的分子量为 75×10^3 的分泌性蛋白，属于维生素 K 依赖性的蛋白质，是 Axl（anexeleto）、Sky（Tyro3）和 Met（methionine）等受体酪氨酸蛋白激酶亚家族（TAM）成员的配体[3]。Gas6 和 Axl 在动脉内膜球囊损伤后，可参与调节多种细胞功能，如细胞分化、黏附、迁移、增殖等。Bo-Kyung Son[4] 使用无机磷酸盐（Pi）诱导血管平滑肌钙化后，使用他汀类药物可以使 Gas6 和 Axl 的表达上调，使 AKT、Bcl-2、Bad 磷酸化水平降低，对预防血管上皮细胞钙化有重要作用。

PI3K 是一个复杂的大家族，根据结构和功能不同可分为 3 类：Ⅰ类、Ⅱ类、Ⅲ类，其中研究最广泛的为Ⅰ类 PI3K。此类 PI3K 是由一个调节亚基和一个催化亚基组成的异源二聚体，调节亚基通常被称为 p85，含有 2 个 Src 同源结构域，即 SH2 和 SH3 区域，并被卷曲螺旋 iSH2 区域分开。在正常细胞中，PI3K 的活性受到许多机制的严格调控，一般是配体介导的激酶活化后促进细胞膜表面的酪氨酸残基磷酸化，产生信号蛋白的结合位点。PI3K 被激活后在细胞膜上生成 PIP₃，然后以其作为第二信使激活下游蛋白。

最早发现的丝氨酸/苏氨酸激酶 AKT 蛋白是 AKT1 和 AKT2，其为反转录病毒癌基因 *v-AKT* 编码产物，随后发现编码其同源物的蛋白激酶与蛋白激酶 C（PKC）和蛋白激酶 A（PKA）具有相似性，故也被称为蛋白激酶 B（PKB），目前已知的 AKT 家族包括 AKT1、AKT2、AKT3，它们在氨基酸序列上有 80%同源性，但 3 种基因在不同细胞内表达有很大不同，AKT1 和 AKT2 在生物体内分布极为广泛，而 AKT3 只在特定组织内表达。AKT 蛋白家族主要结构分为激酶催化结构域、调控区及 PH 结构域，PH 结构域大约由 100 个氨基酸残基组成，为介导 AKT 与 PI3K 结合的关键位点。PI3K 激活产生第二信使 PIP₃ 与 PH

结构域结合，后激活与 PH 结构域紧邻的激酶催化结构域，在这个区域中存在一个 AKT 活化必需的苏氨酸残基，而在调节区中的第二个磷酸化位点（Ser473）可使 AKT 活性达到最大值。AKT 蛋白已经成为一个在高等真核生物细胞信号转导的生长因子、细胞因子和下游其他细胞刺激中重要的信号节点，是 PI3K 下游主要的效应物，而且在人体生理与疾病的核心机制中成为一个最重要的和多功能的蛋白激酶。AKT 可以被细胞生长因子、细胞活性物质、激素和细胞外基质成分等激活，活化的 AKT 可以调节宿主蛋白参与细胞存活、生长、增殖、血管生成、代谢和迁移等过程[5]。

多种生长因子和信号转导复合物，如血管内皮生长因子（VEGF）、成纤维细胞生长因子（FGF）、血管生成素 1（Ang1）起始激活 PI3K，这些因子刺激受体酪氨酸激酶（RTK），从而引起自磷酸化。PI3K 激活的结果是在质膜上产生第二信使 PIP_3，PIP_3 与细胞内含有 PH 结构域的信号蛋白 AKT 结合，促使 AKT 活化。研究表明 PI3K/AKT 信号通路为 Gas6、Axl 提供了一个互动的靶标，同时减弱 AKT 磷酸化，从而诱导细胞钙化和凋亡。通过 PI3K 信号通路升高的 Ca^{2+} 在成骨细胞中的磷酸化和激活多种蛋白中起关键作用[6]。在小鼠口腔上皮细胞的研究中，PI3K/AKT 信号通路调控 Runx2 的表达，Runx2 是牙胚发育和钙盐沉积的关键因素[7]。Runx 家族由 Runx1、Runx2、Runx3 三个紧密联系的转录因子组成，这些基因是由高度保守的 128 个氨基酸 DNA 结合蛋白质相互作用域构成的，这个作用域称为矮小同源域[8]。Runx2/核心结合因子β（CBFB）在骨骼发育中扮演着必不可少的角色，在成骨细胞分化的早期阶段起到促进作用，而在晚期阶段又转化为抑制作用[9]。目前，许多研究支持血管钙化是以血管平滑肌细胞成骨分化为特征的主动细胞驱动过程。大量研究表明，Runx2 是促进体外血管平滑肌钙化的必要因子，并且 Runx2 所表达的 RANKL 在血管平滑肌细胞中起着促进巨噬细胞浸润血管内膜和促巨噬细胞破骨分化等关键作用[10]，但 RANKL 单独并不能诱导动脉钙化，它可以引起骨相关基因的表达，增加钙化结节和成骨诱导培养基中的平滑肌细胞数，随后促进血管平滑肌细胞向成骨细胞分化[11]。现已证实 Runx2 在动脉粥样硬化钙化血管组织标本和在小鼠钙化的主动脉平滑肌细胞中有表达[12]；体外实验表明 Runx2 的表达增加与血管平滑肌细胞钙化相关[13]；临床研究发现动脉钙化与骨质疏松和骨流失增多的疾病相关[14]。氧化应激诱导的骨标志物的表达和下调平滑肌细胞标志物积累是血管钙化类似的成骨过程证据[15]，Byon 等[16]用 shRNA 沉默 *Runx2* 基因也证明了 Runx2 在体外氧化应激诱导的血管平滑肌细胞钙化的重要作用，并且单独 Runx2 就足以诱导血管平滑肌细胞钙化。在血管平滑肌细胞钙化中，Runx2 的表达与碱性磷酸酶（ALP）、骨钙素（OC）的表达成正比。

笔者团队在国家自然科学基金资助下也进行了雌激素通过 PI3K/AKT 信号转导途径抑制 CAC 作用机制的相关研究，使用大鼠主动脉血管平滑肌细胞（A7r5），应用 $CaCl_2$ 水溶液建立大鼠血管钙化模型方案，诱导激活 PI3K/AKT 信号调节途径，激动 Runx2 的表达和转录活性及检测血管平滑肌细胞钙化因子的相关表达。结果表明：$CaCl_2$ 培养液诱导 A7r5 细胞钙化过程中可检测到信号通路调节蛋白 P-AKT 的活化，加入相应的抑制剂后特异转录因子 Runx2 mRNA 及 Runx2 的蛋白水平下降，表明钙剂诱导的 A7r5 细胞钙化与 PI3K/AKT 信号通路的激活有更明显的关系；钙化模型使用雌激素刺激后，同时检测到雌激素对信号通路调节蛋白 P-AKT 的抑制，结果表明雌激素通过抑制 PI3K/AKT 信号通路的激活这一关键分子生物学机制来抑制血管钙化，如图 2-2-1 所示。

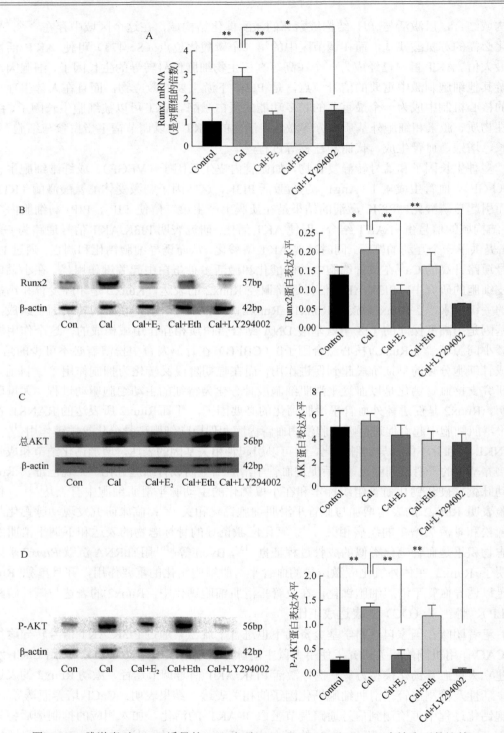

图 2-2-1 雌激素对 CaCl$_2$ 诱导的 A7r5 细胞 Runx2、AKT 及 P-AKT 表达水平的比较

A. 雌激素对 CaCl$_2$ 诱导的 A7r5 细胞 Runx2 mRNA 表达水平的比较；B. 雌激素对 CaCl$_2$ 诱导的 A7r5 细胞 Runx2 蛋白表达水平的比较；C、D. 雌激素对 CaCl$_2$ 诱导的 A7r5 细胞 AKT、P-AKT 蛋白表达水平的比较。Control（Con）：对照组；Cal：钙化组；Cal+E$_2$：钙化模型+雌激素组；Cal+Eth：钙化模型+乙醇组；Cal+LY294002：钙化模型+LY294002 组；*$P<0.05$，**$P<0.01$。β-actin：肌动蛋白

总之，PI3K/AKT 信号转导途径在调节 Runx2 诱导的血管平滑肌细胞钙化中有着关键作用，Gas6/PI3K/AKT 信号通路与 CAC 关系如图 2-2-2 所示。

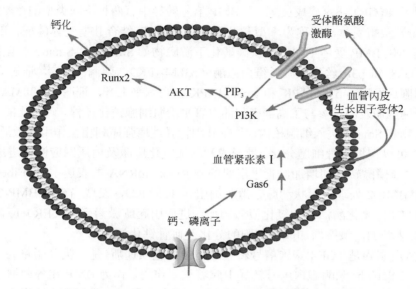

图 2-2-2　Gas6/PI3K/AKT 信号转导途径与 CAC 的关系

2. ILK/PI3K/AKT/mTOR/HIF-1α信号途径　整合素连接激酶（integrin-linked kinase，ILK）是运用酵母双杂交计算得到的一种由约 59kDa 的丝氨酸/苏氨酸蛋白激酶构成的新的蛋白质，其主要包含 3 个结构域：C 端的激酶催化结构域，磷酸肌醇结构域和 N 端的锚蛋白重复序列。目前在人、小鼠、果蝇中均发现了其同源蛋白[17]。研究发现 ILK 在细胞周期、细胞凋亡、细胞迁移侵袭中发挥了重要作用。其主要介导缺氧时血管内皮生长因子、基质细胞衍生因子-1 和细胞间黏附分子-1 的表达[18]。Fazli 等[19]也证明，在肿瘤血管生成机制中，活化的 ILK/AKT/mTOR 也依赖调节血管表皮生长因子发挥作用。

哺乳动物西罗莫司靶蛋白（mammalian target of rapamycin，mTOR）是在分析不同啤酒酵母突变体对西罗莫司抵抗作用的差别时发现的，是一种丝氨酸/苏氨酸蛋白激酶，属于 PI3K 蛋白家族。人的 mTOR 翻译后蛋白质有 2549 个氨基酸残基，分子结构复杂，主要有 HEAT 结构域、激酶结构域、FRB（FKBP12-rapamycin binding）结构域[20]。

mTOR 在细胞生长、增殖、分化、细胞周期调控等多个方面起到重要作用。在肿瘤细胞的研究中发现，mTOR 可以抑制肿瘤的转移生长和肿瘤血管生成，这种效应与血管内皮生长因子（VEGF）的表达下降有关。

ILK/PI3K/AKT/mTOR 信号通路途径具体为缺氧刺激增加 ILK 激酶活性，ILK 通过调节促进 AKT 磷酸化及其下游通路对 mTOR 产生作用，而 mTOR（细胞质丝氨酸激酶）的激活可以刺激成骨细胞分化。通过 siRNA 沉默 ILK 后 BMP-2 表达增强也可以说明 ILK 的激活参与了缺氧诱导成骨细胞 BMP-2 的表达。这些过程影响 ILK/AKT 和依赖 mTOR 激活的因素，从而诱导 BMP-2 表达。

众所周知，BMP-2 在骨形成和骨重塑过程中起着重要的作用，并有研究表明低氧介导 BMP-2 在成骨细胞中的表达[21]。所以这些结果表明，缺氧能影响 ILK/PI3K/AKT/mTOR

信号通路，从而诱导成骨细胞 BMP-2 表达导致动脉钙化。

3. BMP-2/Smad/Runx2/Osterix 信号途径 BMP-2 是存在于骨基质的酸性糖蛋白，是转化生长因子（TGF）-β家族成员之一，BMP 信号转导中有两种不同类型的丝氨酸（Ser）/苏氨酸（Thr）激酶受体，被称为 I 型和 II 型受体。BMP 结合 II 型受体磷酸化的 I 型受体激酶，继而活化 BMP 受体 I 型，依次磷酸化下游底物如 Smad（R-Smad），包括 Smad1、Smad5、Smad8 和 p38 丝裂原激活蛋白激酶（p38MAPK）。郭润民等[22]通过高糖诱导血管平滑肌细胞后发现 p-p38MAPK 和 t-p38MAPK 蛋白水平上升，证明了 p38MAPK 通路通过激活内质网应激及凋亡参与了高糖引起的血管平滑肌细胞钙化过程。磷酸化的 R-Smad 形成异源复合物和 Smad4 进入细胞核内，与靶基因特异性增强序列相互作用并激活基因表达。

BMP-2 可以调控成骨细胞分化、骨形成和增加氧化应激及内质网应激促进成骨细胞的分化，还可调节磷酸转运和增加血管平滑肌细胞 Runx2 mRNA 的表达水平。Liberman 等[23]使用外源性 BMP-2 处理人冠状动脉平滑肌细胞（HCSMC），发现当激活 BMP-2 和 Smad1 信号后，NADPH 氧化酶活性和氧化应激增加，进而引起雌激素受体（ER）应激反应，导致 Runx2 表达增加，最终增加成骨细胞的分化及血管钙化沉积。

Smad 蛋白家族是 TGF-β家族信号转导通路中的胞质递质，是一类分子量为 42～60kDa 的蛋白质，在 Ser/Thr 激酶胞内信号转导中起着重要作用。作为 BMP 在各种细胞中的信号转导蛋白，分为 9 个亚型，其根据功能又可分为 3 个亚组。I 类 Smad 被称为受体激活的 Smad，包括 Smad1、Smad2、Smad3、Smad5、Smad8，其可直接与 Ser/Thr 激酶受体结合，随后被受体 Ser/Thr 蛋白激酶（PSTK）磷酸化激活，接着与 Smad4 形成二聚体转入核内，形成活性的转录复合物，促进靶基因的转录。II 类 Smad 被称为辅 Smad（Smad4），通过参与 I 类 Smad 形成二聚体参与 TGF-β信号转导。III 类 Smad 被称为抗 Smad，主要作用为抑制 TGF-β家族所引发的信号转导，有研究表明，Smad6 优先抑制 BMP 信号转导，而 Smad7 则抑制 TGF-β信号转导，表明 Smad 可作为 TGF-β信号转导通路中的一种负反馈信号[24,25]。

Smad 所介导的信号通路众多，主要包括 TGF-β途径、Acticin 途径及 BMP 途径，TGF-β途径、Acticin 途径与本文关系不大，暂不予详述。证据表明，BMP 信号通路促进 Smad 多种表型（包括 Smad1、Smad5、Smad8 和 p38MAPK）的表达，与磷酸化的 R-Smad 形成异源复合物，再与 Smad4 结合进入细胞核内，进而诱导 Runx2 的表达。Nojima 等[26]研究表明 Smad 信号通路参与了 BMP-2 诱导成骨细胞分化，BMP-2 激活 Smad1 的诱导作用并在 Smad4 和 Runx2 合作下使 C2C12 细胞向成骨细胞分化。Runx2 是 BMP-2 信号的靶基因之一，研究发现在人冠状动脉平滑肌细胞中 BMP-2 可以通过 BMP-2 受体和 Smad 信号通路的激活增加 NADPH 氧化酶的活性和氧化应激作用的发生，从而增加 Runx2 的表达，促进血管平滑肌细胞钙化。

成骨细胞特异性转录因子（osteoblast-specific transcription factor，Osterix）是 SP1 转录因子家族的成员，为锌指结构的成骨细胞特异性转录因子。2002 年，Nakashima 等[27]首次在诱导 C2C12 细胞 ALP 活性和 OC 的表达中发现 Osterix，*Osterix* 基因包含两个外显子，其 C 端有 3 个 C2C12 型锌指结构。人类的 Osterix 位于 12q13 的近 *SP1* 基因处，其表达受到多种因素的调控，包括 BMP-2 及 Msx2。Msx2 在骨骼发育中起着重要作用，在其作用下 Osterix 表达可上调 10 倍。Msx2 与 BMP-2 可协同增强成骨分化，Msx2 通过 BMP-2/Msx2 信号转导调节主动脉肌成纤维细胞的成骨和成脂分化，并有助于血管钙化[28]。

同时，Nishio 等[29]也证实 Osterix 在体外和体内调节骨形成和成骨细胞分化，并指出 *Osterix*
启动子近端 852kb 的结构域活性最高，Runx2 显著激活 *Osterix* 启动子至少达 2 倍。小鼠
Osterix 基因的缺失结果显示骨形成的停止和骨细胞完全缺失，Osterix 被认为在骨形成和
成骨细胞中发挥着不可或缺的作用。Matsubara 等[30]在间充质细胞 C3H10T1/2 和 C2C12
中使用外源性 BMP-2 和 siRNA 后测定 *Osterix* 基因的表达，发现 BMP-2 处理诱导了 Runx2
缺陷小鼠骨髓间充质细胞的 Osterix 表达。

　　BMP-2/Smad/Runx2/Osterix 导致 CAC 的通路有两条（图 2-2-3）。第一条途径：BMP-2
通过结合靶细胞表面的 Ser/Thr 受体后，受体发生自身磷酸化再通过 Smad1、Smad5、Smad8
使其活化；第二条途径：TGF-β 自体磷酸化后与 Smad2 和 Smad3 结合；上述两条途径在
Smad4 的共同作用下进入细胞核发挥相应的基因转录功能，激活 *Runx2* 基因的表达。刘中
博[31]在鼠的间充质干细胞（MSC）中发现 Runx2 的过度表达可以诱导 Osterix，表明 Osterix
是 Runx2 下游因子，*Osterix* 是 Runx2 的靶基因。综上所述，BMP-2/Smad/Runx2/Osterix
信号途径是促进动脉平滑肌钙化的信号通路之一。

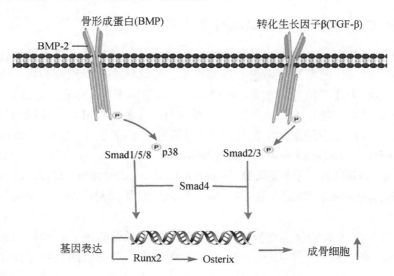

图 2-2-3　BMP-2/Smad/Runx2/Osterix 信号途径与 CAC 的关系

（二）非受体酪氨酸蛋白激酶信号转导途径

1. 内皮素-1（ET-1）　　内皮素（endothelin）是由 21 个氨基酸组成的多肽，分子量为
2492Da，N 端由两个二硫键将两个半胱氨酸连接起来，C 端是一些疏水性氨基酸的残基。
N 端结构决定其与受体的亲和力，C 端结构决定其与受体的结合位置。ET-1 另有两个同分
异构体家族即 ET-2、ET-3，其差别在于个别氨基酸的残基。对心血管起主要作用的是 ET-1。
有研究表明，ET-1 不但影响急性血管收缩（如肺动脉高压），而且参与了血管疾病相关的
增殖反应。

　　内皮素-1 刺激 *c-fos*、*c-jun* 和 *c-myc* 基因的表达，并引起血管平滑肌细胞、毛细血管
内皮细胞和成纤维细胞的增殖。内皮素被认为参与了血管再狭窄，特别是在血管成形术或

经皮腔内冠状动脉成形术（PTCA）后的血管病变。ET-1 水平升高与许多疾病如主动脉、冠状动脉粥样硬化有关，在动脉粥样硬化的内皮细胞和血管内膜平滑肌细胞中观察到其参与了免疫反应[32]。有研究发现在人冠状动脉平滑肌细胞中 ET-1 可以引起 Ca^{2+} 的增加，并且 ET-1 在血管收缩和血管平滑肌细胞增殖中发挥作用[33]。

2. 肿瘤坏死因子（TNF-α）　是一种由巨噬细胞产生的多效性细胞因子，大约有 171 个单体氨基酸序列。C 端含有较多的疏水性氨基酸，在维持立体结构上有重要作用，而 N 端有较多亲水性氨基酸，构成 TNF 受体相互作用的表面。而形成三聚体结构为 TNF 的生物活化形式，包含 4 个外显子和 1 个内含子[34]。

体外实验表明，TNF-α 是调节骨形成和血管钙化的重要因子。通过 TNF-α 介导的牛主动脉平滑肌细胞亚群向成骨细胞分化和矿化的过程发现，TNF-α 引起血管钙化细胞从细长形到立方形的变化，同时还发现了 TNF-α 与成骨细胞成骨分化的标志物 ALP 呈剂量依赖性关系。有证据表明，在血管钙化细胞中 TNF-α 通过环腺苷酸信号途径促进 ALP 表达和活性的增加，从而发挥调节作用[35]。

（三）IP₃/CaN/NFAT2 信号通路传导途径

机体内细胞对各种信息的加工及传递贯穿于生命活动的始终，第二信使作为这些信息分子的一部分，对机体的新陈代谢起着重要作用。生物体细胞受到刺激后，通常先以第一信使的形式产生胞内化学信号如激素、神经递质、细胞因子等，然后与特异性的受体结合，被激活的受体通过刺激特定的效应酶或离子通道而产生胞内信号，通过胞内信号将信息传递到特定部位而发挥相应的生物学活性，此胞内信号分子称为第二信使（second massager）。一般包含环磷腺苷（cyclic adenosine monophosphate，cAMP），环磷鸟苷（cyclic guanosine monophosphate，cGMP），三磷酸肌醇（inositol-1,4,5-triphosphate，IP_3），钙离子（Ca^{2+}），二酰甘油（diacylglycerol，DG），花生四烯酸（AA）及其代谢产物二十碳烯酸类，一氧化氮等。

20 世纪 70 年代，人们认为细胞内的 Ca^{2+} 信号的来源是胞外 Ca^{2+} 跨膜电流，后来发现胞内钙库的 Ca^{2+} 释放是另一个来源，当 IP_3 通过作用于内质网上的特异受体使其内部 Ca^{2+} 释放，引起细胞内 Ca^{2+} 水平增加，即通过依赖 Ca^{2+}、钙结合蛋白所结合的酶类来调节生理过程。IP_3 主要是由酪氨酸激酶（PTK）偶联受体和 G 蛋白偶联受体两个途径形成，通过 G 蛋白介导，激活磷脂酶 C（PLC），由 4，5-二磷酸磷脂酰肌醇（PIP_2）在 PLC 的催化作用下，水解形成 IP_3 和 DAG。IP_3R 是 IP_3 生成后结合于内质网专一受体上的产物，IP_3R 是包含四个亚单位的四聚体结构，IP_3R 家族是由 IP_3R1、IP_3R2、IP_3R3 三个亚型构成的，而 IP_3R1 在小脑中表达丰富，在血管平滑肌细胞也有表达[36]。

钙调磷酸酶（calcineurin，CaN）是迄今所知的唯一受钙调蛋白（CaM）调节的丝氨酸/苏氨酸蛋白磷酸酶，是由 19kDa 的调节亚单位（CNB）和 16kDa 的催化亚单位（CNA）组成的异源二聚体，CaN 分为三种亚型——α型、β型、γ型，其中β型与心肌重构有关[37]。CaN 的主要功能表现在通过调节 IL-2、IL-4 的 CD40 配体来抑制免疫系统的免疫反应；调节神经递质和激素的释放、神经突触的生长发育及可塑性调节；在心血管系统，其主要与人心肌肥大的病理改变有关[38]。

激活 T 细胞核因子（nuclear factor of activated T cell，NFAT）最初作为转录因子与活

化 T 细胞 IL-2 启动子结合而被发现，包含 5 个成员：NFAT1、NFAT2、NFAT3、NFAT4、NFAT5。而 NFAT2 主要调节细胞的增殖和凋亡，在免疫过程及诱导基因转录过程中起着重要作用[39]。

IP$_3$/CaN/NFAT2 信号通路的信号传递过程：IP$_3$R 在结合由 PLC 活化后形成的 IP$_3$ 后，引起构型改变，使配体门控钙通道激活，释放 Ca^{2+} 到胞质中，从而引起一系列的信号转导和细胞内各种酶及功能蛋白的改变，进而引起细胞特定的生物效应。CaN 的活化依赖 Ca^{2+}，因为一些尚未阐明的机制诱导细胞膜上的钙通道（CRAC）开放，Ca^{2+} 进入细胞内，迅速提升细胞内钙浓度，细胞内的 Ca^{2+} 与钙调蛋白结合引起 CaN 调节区发生构象变化，减轻自抑区活性，从而使 CaN 活化。CaN 与 NFAT 的结合位点主要位于其调节结构域的 N 端，促进调节区多个磷酸丝氨酸脱磷酸化，暴露原来掩盖的核定位位点（NLS）[40]。

最近的研究表明，成骨细胞和破骨细胞之间的胞间信号通过 Ca^{2+} 震荡/Ca^{2+} 依赖性及独立的信号转导通路传导，可以高效地促进破骨细胞的增殖。而 IP$_3$R 在破骨细胞的生成中起着重要作用[41]。Hirotani 等[42]通过免疫抑制剂环孢素 A、FK506 抑制 CaN 和反转录病毒介导的方法处理 RAW264.7 细胞，发现由 RANK 介导的 IP$_3$/CaN/NFAT2 途径中 NFAT2 激活后启动转录，可以调节破骨细胞的分化。

IP$_3$/CaN/NFAT2 的信号转导通路可概括为 RANK→Src→PLC→IP$_3$→Ca^{2+}→CaN→NFAT2→OC 分化（图 2-2-4）。

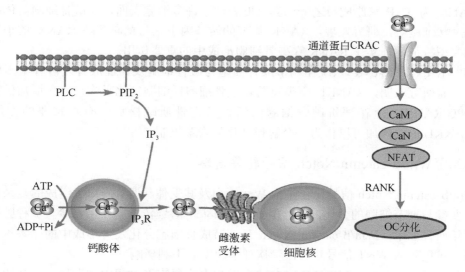

图 2-2-4　IP$_3$/CaN/NFAT2 信号通路传导途径

许多证据表明雌激素或孕激素的使用会减少骨折和冠心病的风险。Miyauchi 等[43]研究发现雌激素的缺乏导致缺氧诱导因子-1α（hypoxia-inducible factor 1α，HIF-1α）的不稳定，进而促进破骨细胞的表达。而雌激素也能通过作用于胞膜钙通道，导致 Ca^{2+} 内流，后者作为第二信使引起进一步效应；雌激素的胞膜结合位点将雌激素信号传递给膜内 G 蛋白，激活 PLC，进而产生 IP$_3$ 和 DAG，激活 IP$_3$/CaN/NFAT2 信号转导途径，从而发挥细胞效应[44]。前文已经明确骨钙素与动脉钙化之间的关系，可以推测 IP$_3$/CaN/NFAT2 的信号转导通路为 CAC 相关通路之一。

（四）OPG/RANKL/RANK 信号途径

骨保护素（osteoprotegerin，OPG）最早是于 1998 年测序小鼠小肠 cDNA 时发现的一段序列，是 TNF-R 家族成员，与 TNF-R 超家族的其他膜结合成员相比，OPG 缺乏跨膜结构域，这表明它是以可溶性非膜蛋白分泌，然后成为骨细胞外微环境中的自分泌或旁分泌因子。OPG 在许多组织都有表达，如心脏、肾脏、肝脏、脾脏等，在啮齿动物中，OPG 在正常大鼠中主要可抑制破骨细胞分化，增加骨密度，并防止卵巢切除引起的骨丢失。相比之下，敲除 OPG 基因的小鼠会发生严重的早发性骨质疏松症[45]。有研究表明，OPG 可竞争性地与 RANKL 结合从而占领 RANKL 与破骨细胞表面 RANK 结合位点，抑制骨钙素的分化成熟。

RANKL 为 Ⅱ 型跨膜蛋白，与 TNF 相关激活诱导细胞其他因子具有同源性，RANKL 在体内有三种存在方式，第一种为 40～45kDa 的三聚体，其他两种分别为 31kDa 可溶性形式及同源氨基酸裂解产生，其中以第一种存在最为广泛[46]。RANKL 是在破骨细胞的骨吸收和随后的一系列骨疾病中的重要细胞因子，可诱导 OPG 防止骨质流失，是骨重塑和调节血管钙化的关键监管机制。而巨噬细胞集落刺激因子（M-CSF）和 RANKL 是启动破骨细胞分化过程必不可少的环节之一，M-CSF 先增加破骨前体细胞池，而 RANKL 结合到破骨前体细胞和成熟骨钙素表面表达的 RANK 受体上，促进骨钙素的分化、活化并抑制其凋亡。

RANK 为 TNF 家族成员之一，其高度表达于许多细胞表面，如破骨细胞前体细胞、成熟树突状细胞等，研究发现，RANK 突变的转基因小鼠与靶向敲除 RANK 的小鼠具有相同的表型特征，证实了 RANK 在破骨细胞形成中的重要作用。

OPG/RANKL/RANK 系统在调节成骨细胞与破骨细胞及保证成骨及破骨平衡中有重要作用。有研究表明，RANKL 下调可防止破骨细胞样细胞钙化吸收，从而增加矿物质沉积。OPG/RANKL 值在评价破骨细胞的活性及在骨质疏松症中有着重要的作用，而 OPG/RANKL 值的增加可以作为一个解释钙化的隐藏机制[47]。

（五）Wnt/β-catenin/Notch 信号转导通路

Wnt/β-catenin/Notch 信号途径是由 Wnt 蛋白及其受体、调节蛋白等组成的复杂信号通路，主要参与调节细胞的分化，Wnt/β-catenin/Notch 信号转导途径主要参与多种肿瘤的发生。近年研究显示，Wnt/β-catenin/Notch 是调节成骨细胞分化及骨形成中的一条重要的信号通路，过度刺激 WNT 信号对心血管病理学改变有不利影响[48]。

Wnt 基因（Wingless Int），又称 Int-1，首先在小鼠克隆过程中被发现，后从线虫到人类克隆出许多 Wnt 基因家族的成员。Wnt 基因编码长度为 350～400 个氨基酸的分泌型糖蛋白，含有 22～24 个半胱氨酸残基的保守序列[49]。Wnt 信号蛋白主要分为经典 Wnt 蛋白和非经典 Wnt 蛋白，其中经典 Wnt 蛋白由 T 细胞因子（TCF）通过 Armadillo（Arm）/β-catenin 相互作用并激活 Wnt/β-catenin 经典途径。在成骨细胞中，Wnt 蛋白作为经典 Wnt 信号通路的起始因子，能够影响成骨细胞的分化、增殖过程[50]。Carrion 等[51] 在主动脉瓣钙化研究中发现，Wnt、LGR4、LGR5 基因在正常和骨性关节炎患者的成骨细胞中明显表达。

β-联蛋白（β-catenin）是抑制细胞骨架蛋白，在果蝇中又称 Armadillo（Arm）蛋白。β-catenin 分子量约 94kDa，包括 N 端、C 端、中心区域的 12 个不完全重复序列。β-catenin

是 Wnt 经典通路中的关键因子，在细胞质中含量最高，细胞膜及细胞核中也有发现[52]。当 Wnt 蛋白作用于细胞膜上的 Fz 受体后，会影响细胞质内β-catenin 降解复合物的生成，从而导致细胞质内β-catenin 的积累，进而使得β-catenin 进入细胞核内，促进基因的转录[53]。

Notch 信号通路（Notch signaling pathway，NSP）由一组高度保守的蛋白质构成，包括受体（Notch1、Notch2、Notch3、Notch4）、配体（DSL 蛋白）、相关转录因子、靶基因及调节因子等，当 Notch 信号通路激活后，主要是受体和配体相结合，产生旁抑制效应，对早期造血和早期 B/T 淋巴细胞特化的调节发挥作用。近来，有研究显示冠状动脉和心脏瓣膜钙化过程受包括 Notch、Wnt 和β-catenin 通路在内的信号通路的网络调节，心脏瓣膜狭窄和钙化个体中 Notch1 突变失活率很高。遗传和体外研究表明 Notch 信号在巨噬细胞激活和心血管钙化的调节中起重要作用[54]。

具体的信号转导途径：Wnt 信号蛋白与其跨膜受体 Frizzled 结合，将信号由细胞表面传至细胞核内，Tcf/Lef 是 Wnt 信号通路中重要的中间介质，当它与β-catenin 形成转录复合物后，激活 Notch 信号并与 DNA 相关序列相结合调节基因转录。研究发现[55]，Tcf/Lef 能够与细胞核内的β-catenin 结合成异源二聚体，并通过与 DNA 结合后激动 Notch 信号通路、Notch 和 Wnt 途径之间的平衡，以及炎症分子、TGF-β 及 BMP 的相互调节作用，控制血管平滑肌细胞的增殖和分化。

三、总结与展望

CAC 是动脉粥样硬化的标志，其在诊断及早期预防动脉粥样硬化中起着越来越重要的作用。随着 Gas6/PI3K/AKT 信号转导途径在 CAC 中分子生物学机制的深入研究，针对信号转导途径抑制的靶向药物也取得了一定的进展。新一代的 PI3K 抑制剂 BKM120 已发展进入临床试验阶段，AKT 抑制剂 Palomid529（P529）和哌立福辛在临床研究中显示出抗肿瘤和辐射敏感性的作用。目前已经开发了多种 PI3K/AKT 信号通路抑制剂，但因患者耐受性差和严重的毒副作用，进入临床使用的药物有限。干预时患者已处病变进展期和作用靶点不明确可能是疗效不佳的重要原因。随着对动脉钙化机制的深入研究，针对不同种类的信号途径及其特定靶点的靶向治疗或许会在预防和治疗心血管钙化疾病中达到理想效果。

（万家溪 吴新华）

参 考 文 献

[1] Wexler L，Brundage B，Crouse J，et al. Coronary artery calcification：pathophysiology，epidemiology，imaging methods，and clinical implications. A statement for health professionals from the American Heart Association Writing Group. Circulation，1996，94（5）：1175-1192.

[2] Bucay N，Sarosi I，Dunstan C R，et al. Osteoprotegerin-deficient mice develop early onset osteoporosis and arterial calcification. Genes Dev，12：1260-1268.

[3] Nagata K，Ohashi K，Nakano T，et al. Identification of the product of growth arrest-specific gene 6 as a common ligand for Axl，Sky，and Mer receptor tyrosine kinases. J Biol Chem，271（47）：30022-30027.

[4] Son B K，Kozaki K，Iijima K，et al. Gas6/Axl-PI3K/Akt pathway plays a central role in the effect of statins

on inorganic phosphate-induced calcification of vascular smooth muscle cells. Eur J Pharmacol，2007，556（1）：1-8.

[5] Manning B D，Cantley L C. AKT/PKB signaling：navigating downstream. Cell，2007，129（7）：1261-1274.

[6] Danciu T E，Adam R M，Naruse K，et al. Calcium regulates the PI3K-Akt pathway in stretched osteoblasts. FEBS Letters，2003，536（1-3）：193-197.

[7] Someya H，Fujiwara H，Nagata K，et al. Thymosin beta 4 is associated with RUNX2 expression through the Smad and Akt signaling pathways in mouse dental epithelial cells. Int J Mol Med，2015，35（5）：1169-1178.

[8] Cohen-Solal K A，Boregowda R K，Lasfar A. RUNX2 and the PI3K/AKT axis reciprocal activation as a driving force for tumor progression. Mol Cancer，2015，（14）：137.

[9] Komori T. Requisite roles of Runx2 and Cbfb in skeletal development. J Bone Miner Metab，21（4）：193-197.

[10] Sun Y，Byon C H，Yuan K，et al. Smooth muscle cell-specific runx2 deficiency inhibits vascular calcification. Circ Res，2012，111（5）：543-552.

[11] Osako M K，Nakagami H，Koibuchi N，et al. Estrogen inhibits vascular calcification via vascular RANKL system：common mechanism of osteoporosis and vascular calcification. Circ Res，2010，107（4）：466-475.

[12] Steitz S A，Speer M Y，Curinga G，et al. Smooth muscle cell phenotypic transition associated with calcification：upregulation of Cbfa1 and downregulation of smooth muscle lineage markers. Circ Res，2001，89（12）：1147-1154.

[13] Chen N X，Duan D，O'Neill K D，et al. The mechanisms of uremic serum-induced expression of bone matrix proteins in bovine vascular smooth muscle cells. Kidney Int，2006，70（6）：1046-1053.

[14] Banks L M. Effect of degenerative spinal and aortic calcification on bone density measurements in post-menopausal women：links between osteoporosis and cardiovascular disease? Eur J Clin Inves，1994，24（12）：813-817.

[15] Boström K，Watson K E，Stanford W P. Atherosclerotic calcification：relation to developmental osteogenesis. Am J Cardiol，1995，75（6）：88B-91B.

[16] Byon C H，Javed A，Dai Q，et al. Oxidative stress induces vascular calcification through modulation of the osteogenic transcription factor Runx2 by AKT signaling. J Biol Chem，2008，283（22）：15319-15327.

[17] Hannigan G E，Bayani J，Weksberg R，et al. Mapping of the gene encoding the integrin-linked kinase，ILK，to human chromosome 11p15. 5–p15. 4. Genomics，1997，42（1）：177-179.

[18] Wu C，Dedhar S. Integrin-linked kinase（ILK）and its interactors：a new paradigm for the coupling of extracellular matrix to actin cytoskeleton and signaling complexes. J Cell Biol，2001，155（4）：505-510.

[19] Fazli L，Costello P，Sutton K，et al. Regulation of tumor angiogenesis by integrin-linked kinase（ILK）. Cancer Cell，2004，5（1）：79.

[20] 郑鹏生，冀静. mTOR 信号通路与肿瘤的研究进展. 西安交通大学学报（医学版），2010，31（1）：1-9.

[21] Tseng W P，Yang S N，Lai C H，et al. Hypoxia induces BMP-2 expression via ILK，Akt，mTOR，and HIF-1 pathways in osteoblasts. J Cell Physiol，2010，223（3）：810-818.

[22] 郭润民，刘畅，吴子君，等. p38 MAPK 通路激活内质网应激参与高糖诱导血管平滑肌细胞钙化. 广东医学院学报，2016，34（3）：225-229.

［23］Liberman M，Johnson R C，Handy D E，et al. Bone morphogenetic protein-2 activates NADPH oxidase to increase endoplasmic reticulum stress and human coronary artery smooth muscle cell calcification. Biochem Biophys Res Commun，2011，413（3）：436-441.

［24］Hata A，Chen Y G. TGF-β signaling from receptors to smads. Cold Spring Harb Perspect Biol，2016，8（9）：a022061.

［25］黄文林，朱孝峰. 信号转导与疾病. 北京：人民卫生出版社，2012.

［26］Nojima J，Kanomata K，Takada Y，et al. Dual roles of smad proteins in the conversion from myoblasts to osteoblastic cells by bone morphogenetic proteins. J Biol Chem，2010，285（20）：15577-15586.

［27］Nakashima K，Zhou X，Kunkel G，et al. The novel zinc finger-containing transcription factor osterix is required for osteoblast differentiation and bone formation. Cell，2002，108（1）：17-29.

［28］Cheng S L，Shao J S，Charlton-Kachigian N，et al. MSX2 promotes osteogenesis and suppresses adipogenic differentiation of multipotent mesenchymal progenitors. J Biol Chem，2003，278（46）：45969-45977.

［29］Nishio Y，Dong Y，Paris M，et al. Runx2-mediated regulation of the zinc finger Osterix/Sp7 gene. Gene，2006，（372）：62-70.

［30］Matsubara T，Kida K，Yamaguchi A，et al. BMP2 regulates osterix through Msx2 and Runx2 during osteoblast differentiation. J Biol Chem，2008，283（43）：29119-29125.

［31］刘中博. Runx2 能诱导 Osterix 在非成骨细胞内的基因表达. 长春：东北师范大学，2005.

［32］Goto K，Hama H，Kasuya Y. Molecular pharmacology and pathophysiological significance of endothelin. Jpn J Pharmacol，1996，72（4）：261-290.

［33］Inui D，Yoshizumi M，Okishima N，et al. Mechanism of endothelin-1-（1-31）-induced calcium signaling in human coronary artery smooth muscle cells. Am J Physiol，1999，276（6 Pt 1）：E1067.

［34］王良斌，侯水薇，吴文鹃. 肿瘤坏死因子（TNF）的分子结构和生物学活性. 新疆师范大学学报（自然科学版），1994，（2）：74-78，92.

［35］Tintut Y，Patel J，Parhami F，et al. Tumor necrosis factor-alpha promotes in vitro calcification of vascular cells via the cAMP pathway. Circulation，2000，102（21）：2636.

［36］Karatas A，Hegner B，de Windt L J，et al. Deoxycorticosterone acetate-salt mice exhibit blood pressure-independent sexual dimorphism. Hypertension，2008，51（4）：1177-1183.

［37］Guerini D. Calcineurin：not just a simple protein phosphatase. Biochem Biophys Res Commun，1997，235（2）：271-275.

［38］符民桂，唐朝枢. 钙调神经磷酸酶的研究进展. 生物化学与生物物理进展，2000，（2）：157-161.

［39］Oh-Hora M，Rao A. The calcium/NFAT pathway：role in development and function of regulatory T cells. Microbes Infect，2009，11（5）：612-619.

［40］Hogan P G，Chen L，Nardone J，et al. Transcriptional regulation by calcium，calcineurin，and NFAT. Genes Dev，2003，17（18）：2205-2232.

［41］Kuroda Y，Hisatsune C，Nakamura T，et al. Osteoblasts induce Ca^{2+} oscillation-independent NFATc1 activation during osteoclastogenesis. Proc Natl Acad Sci USA，2008，105（25）：8643-8648.

［42］Hirotani H，Tuohy N A，Woo J T，et al. The calcineurin/nuclear factor of activated T cells signaling pathway regulates osteoclastogenesis in RAW264. 7 cells. J Biol Chem，2004，279（14）：13984.

［43］Miyauchi Y，Sato Y，Kobayashi T，et al. HIF1α is required for osteoclast activation by estrogen deficiency in postmenopausal osteoporosis. Proc Natl Acad Sci USA，2013，110（41）：16568-16573.

［44］王凌，李大金. 雌激素受体亚型对成骨细胞的调控作用. 中华老年医学杂志，2005，24（9）：715-717.

［45］Hofbauer L C，Dunstan C R，Spelsberg T C，et al. Osteoprotegerin production by human osteoblast lineage cells is stimulated by vitamin D，bone morphogenetic protein-2，and cytokines. Biochem Biophys Res Commun，1998，250（3）：776-781.

［46］Lum L，Wong B R，Josien R，et al. Evidence for a role of a tumor necrosis factor-alpha（TNF-alpha）-converting enzyme-like protease in shedding of TRANCE，a TNF family member involved in osteoclastogenesis and dendritic cell survival. J Biol Chem，1999，274（19）：13613-13618.

［47］Choi B G，Vilahur G，Cardoso L，et al. Ovariectomy increases vascular calcification via the OPG/RANKL cytokine signalling pathway. Eur J Clin Invest，2008，38（4）：211-217.

［48］Foulquier S，Daskalopoulos E P，Lluri G，et al. WNT signaling in cardiac and vascular disease. Pharmacol Rev，2018，70（1）：68.

［49］Andy J C，Erin C M，Anke S L，et al. Activated Wnt/beta-catenin signaling in melanoma is associated with decreased proliferation in patient tumors and a murine melanoma model. Proc Natl Acad Sci USA，2009，106（4）：1193-1198.

［50］Martineau X，Abed É，Martel-Pelletier J，et al. Alteration of Wnt5a expression and of the non-canonical Wnt/PCP and Wnt/PKC-Ca2+ pathways in human osteoarthritis osteoblasts. PLoS One，2017，12（8）：e0180711.

［51］Carrion K，Dyo J，Patel V，et al. The long non-coding HOTAIR is modulated by cyclic stretch and WNT/β-CATENIN in human aortic valve cells and is a novel repressor of calcification genes. PLoS One，2014，9（5）：e96577.

［52］Hans A K，Michael K. From individual Wnt pathways towards a Wnt signalling network. Philos Trans R Soc Lond B Biol Sci，2008，363（1495）：1333-1347.

［53］任翔，吴剑，李嘉航，等. Wnt/β-catenin 通路在成骨细胞中的作用. 现代生物医学进展，2014，14（25）：4991-4993.

［54］Rusanescu G，Weissleder R，Aikawa E. Notch signaling in cardiovascular disease and calcification. Curr Cardiol Rev，2008，4（3）：148-156.

［55］Mccarthy H S，Marshall M J. Dickkopf-1 as a potential therapeutic target in Paget's disease of bone. Expert Opin Ther Targets，2010，14（2）：221-230.

第三节 血管钙化的炎症、代谢和遗传机制

一、前言

血管钙化导致血管顺应性降低、血管舒缩运动受限、斑块稳定性下降，均与心血管疾病死亡相关。血管钙化广泛存在，其过程是一个复杂的、受主动调控的过程。十多年前，血管钙化被认为是一种奇怪的、不被理解的、"营养不良"的过程，不涉及生物机制。尽管血管钙化过程是否有价值或存在优势仍有争议，但血管钙化生理机制的研究已取得了重大进展，炎症、代谢和遗传作用明显。不同类型的钙化病变在骨矿化过程中又存在平行机

制，如膜内骨化和软骨内骨化。最近研究证实，炎症、脂质氧化、弹性蛋白、碱性磷酸酶、骨祖细胞、MGP、谷氨酰胺转氨酶、破骨细胞调节因子、磷酸调节激酶受体、细胞凋亡、自噬、类似于骨基质小泡的微泡和微颗粒等在血管钙化过程中起重要调节作用。最近研究显示在 MGP、维生素 K、华法林和转运蛋白之间存在相互作用。在血管钙化的遗传表型方面也确定了相关基因及部分基因表型重叠。

二、冠状动脉钙化的生理学意义

血管通过收缩和舒张功能来维持正常的血流动力学，从而自我调节血管舒缩活动。因此，动脉壁内钙盐的沉积会对血液循环产生重要的生物力学效应。在兔子的体内实验中，血脂异常将会使沉积的钙盐发生切应力的改变，从力学的角度来看将增加血管壁僵硬度和脆性[1]。僵硬度增加会影响血管收缩功能。动脉粥样硬化中斑块破裂将导致严重后果，生物力学分析表明，膨胀材料中的坚硬包裹物，就如动脉血管中的钙沉积物，破坏主应力方向，增加斑块破裂的风险[2]。有人通过使用钙元素分析表明当两个类似的钙元素接近时，破裂的风险会进一步增加[3]。当心脏瓣膜钙化时将阻塞左心室流出道，从而严重影响血流动力学，如钙化引起的主动脉瓣狭窄。总之，血管钙化对临床事件产生了严重后果，包括收缩期高血压、左心室肥厚、冠脉缺血、充血性心力衰竭，引起斑块破裂、血栓形成、心肌梗死等。

三、血管钙化过程

（一）血管钙化类似于骨形成的过程

虽然绝大部分血管钙沉积似乎是无定形钙的沉积，只有大约 15% 的钙盐能成形，结构性骨组织包括骨样、骨小梁、骨细胞、破骨细胞和骨髓。多种形式的钙化途径也是骨形成的一个特征。例如，膜内骨形成而产生的颅骨和锁骨；软骨内骨形成，形成长骨；骨折的修复中骨痂的形成。膜内化骨是由骨髓间充质细胞矿化所产生的。另一方面，软骨内骨化是以软骨为中间步骤发生的。例如，在长骨生长板中，软骨细胞在骨形成中占据主要部分，软骨细胞成熟阶段包括增殖、肥大、化生和凋亡。凋亡小体是磷酸钙晶体的主要成分，产生钙化软骨[4]。当钙化软骨基质形成时，微血管侵入软骨基质后，内皮细胞和周细胞包绕其周围。当钙化软骨细胞溶解后产生单核细胞，微血管周细胞在接触这种钙化基质时，谷氨酰胺转氨酶使成骨分化，形成骨基质、基质小泡和新的羟基磷灰石矿物来替代软骨。

当细胞分化为成骨细胞或软骨细胞时，通过表达成骨基因并释放一种称为基质小泡的膜内微颗粒形成细胞外环境。这些基质小泡含有多种酶和因子，包括碱性磷酸酶和膜联蛋白，通过使钙盐聚集形成羟基磷灰石矿物结晶。随着时间的推移，羟基磷灰石晶体聚集在基质小泡中不断扩大，直到破坏囊泡膜，并以某种方式与现有的骨矿物结合。基质小泡本身是由多种机制产生的。Anderson 指出，基质小泡可能是由质膜出芽或细胞退化而形成的，多种机制可能在同一组织中发挥作用[5]。基质小泡是一种微颗粒，主要在骨基质和骨细胞培养中发现。在其他组织同样发现了相似的结构，如血管组织和其他细胞（内皮细胞、树突状细胞和平滑肌细胞）。这些通常被称为细胞外小泡、凋亡小体和微囊泡。

（二）血管钙化与骨矿化的不同

血管中的基质小泡类似于骨组织中的基质小泡。基质小泡由血管平滑肌细胞产生，就像骨基质小泡一样，含有碱性磷酸酶和膜联蛋白，是细胞内钙化的主要组成部分[6, 7]。上述两项研究均显示血管平滑肌细胞基质小泡中的碱性磷酸酶活性受细胞外钙浓度和β-甘油磷酸酯的调节。血管平滑肌细胞可能像成骨细胞一样，在原代成骨分化或退化过程中产生有核小泡。Aikawa 等[8]的最新研究表明炎症细胞（如巨噬细胞）释放的囊泡具有矿化的能力。与周细胞一样，羟基磷灰石的破裂可诱导血管平滑肌细胞的成骨分化[9]。

当细胞外液中的钙磷浓度接近磷酸钙晶体自发沉淀所需的浓度时，这些抑制因子将会在基线水平进行控制。除骨的钙化外，骨外组织的矿化可能不仅与促钙化因子的上调有关，还可能是抑制钙化因子的下调所致。有些形式的血管钙化很可能仅仅是由激活剂所诱导，另一些则是由抑制剂的缺失所驱动，而有些则可能是两者结合。许多寄生虫和细菌感染所带来的进化压力可能激活了免疫和炎症反应。软组织脓肿、溃疡和其他慢性炎症病变经常导致异位骨化，这些异位骨化部位通过包裹有毒部位而形成骨墙。通过对抗普通免疫防御而形成一种终极免疫防御。

四、血管钙化的炎症、代谢和遗传机制

（一）炎症

慢性炎症被认为是导致软组织钙化的主要因素，而血管中慢性炎症的部位已被证实为小鼠动脉粥样硬化钙化的部位[10]。这一现象已经在人类断层扫描研究的层面上得到了证实。Abdelbaky 等[11]评估了 137 例患者 1～5 年的影像学数据，发现通过氟-18-脱氧葡萄糖 PET 扫描（^{18}F-deoxyglucose PET scanning）检测到的局部主动脉炎症部位与 CT 扫描发现的钙化部位密切相关。这些发现支持人类的动脉粥样硬化钙化是由慢性炎症引起的。血管慢性炎症最常见的来源是动脉粥样硬化，其潜在的致病因素是脂质氧化的聚集。早期的研究表明，鱼油如二十碳五烯酸（eicosapentaenoic acid，EPA）可以抑制脂质氧化，从而抑制血管钙化[12]。关于这种作用的机制，Kageyama 等[13]最近发现，在血管平滑肌细胞所诱导的成骨细胞分化和钙化过程中，游离棕榈酸主要通过长链脂酰辅酶 3 合成酶和 NF-κB 被 EPA 阻断。这些发现提示脂质氧化对血管钙化有正调节作用，而抗氧化脂对血管钙化有负调节作用。

Sun 等[14]在体内证明了成骨分化在高脂血症血管钙化中有重要作用，通过基因缺陷使小鼠出生时特异性缺乏成骨分化的主调节因子 Runx2，这种缺陷明显抑制了高脂饮食引起的血管钙化，研究者还观察到巨噬细胞浸润减少，成骨细胞向破骨细胞分化。这可能对我们理解在动脉血管中成骨细胞和破骨细胞之间的偶联有重要的意义，类似于这些细胞在骨骼中的相关联系。

（二）碱性磷酸酶代谢

组织非特异性碱性磷酸酶（tissue-nonspecificity alkaline phosphatase，TNAP）是一种分解矿化抑制剂焦磷酸盐（pyrophosphate，PPi）的磷酸酶[15]。最近 Millán 小组[16]在基质小

泡中发现了另外一种磷酸酶 PHOSPHO1。其研究证明，缺乏 PHOSPHO1 的小鼠有骨骼异常，包括骨软化和血浆 TNAP 及 PPi 水平的降低；缺乏 PHOSPHO1 但过表达 TNAP 的突变小鼠在骨骼中没有正确的骨表型。而同时缺乏 PHOSPHO1 和 TNAP 的突变小鼠则完全没有骨骼矿化。通过以上研究发现可以得出，PHOSPHO1 作为矿化的诱导剂，具有重要作用。最近体外实验研究也表明，抑制血管平滑肌细胞中的 PHOSPHO1 能抑制基质钙化[17]。

（三）MGP 和谷氨酰胺转氨酶-2

MGP 是公认的血管钙化的关键抑制剂，其功能受炎症状态的影响[18]。众所周知，MGP 缺乏的小鼠会快速而广泛地形成血管钙化[19]。最近的研究表明，MGP 可以结合和抑制 BMP[20] 及钙本身。主动脉无钙化的小鼠可能存在 BMP 活性异常或矿物质生长异常[21]。这两种因子的存在可能在血管钙化中有一定作用，当这两种因子存在时，小鼠在 9 天内就会发生主动脉钙化，并在 5 天后表达骨软骨生成因子[22]。因此，成骨细胞的分化可能是由 BMP 活性引起的，也可能是矿物质生长形成的结果，这可能是由于细胞内钙结晶影响基因的表达造成的[9]。

MGP 需要的翻译后修饰为维生素 K 依赖的γ-谷氨酰基羧化[23]。一些流行病学证据支持维生素 K 在血管钙化中的作用[24, 25]。缺乏维生素 K 的 CKD 大鼠血管钙化会加重，补充维生素 K 可减轻血管钙化[26]。华法林通过抑制维生素 K 还原酶抑制维生素 K 的活性[27]。通过干扰 MGP γ-谷氨酰基羧化作用，可诱导 DBA/2J 大鼠血管钙化，而经过维生素 K 处理可减轻血管钙化[28]。在γ-羧化反应中，维生素 K 被氧化为活性维生素 K，然后又通过还原酶转化为维生素 K[27]。最近，Schurgers 等[23] 扩展了这一实验模型，在动脉粥样硬化钙化的模型中诱导高脂血症发生，研究表明华法林能明显加重高脂血症小鼠的血管钙化。临床目前正在研究华法林在人血管和瓣膜钙化中的作用。目前这些发现支持维生素 K 缺乏促进血管钙化，其主要通过 MGP 翻译后修饰缺陷引起。这可能具有重要的临床应用价值。

另一研究发现华法林诱导血管钙化的机制可能与谷氨酰胺转氨酶-2（TG2）有关，TG2 是一种已知的交联基质蛋白，是软骨内骨化中间阶段的关键，在钙化软骨基质产生过程中 TG2 主要由肥大的软骨细胞释放[29]。交联基质蛋白似乎使机体更易受矿物沉积的影响，可能是通过增加或增强成核中心来实现的。这与另一种交联剂戊二醛处理的生物假体瓣膜钙化的增加是一致的[30]。

通过对 *TG2* 基因缺失纯合体小鼠的血管平滑肌细胞和主动脉环的器官培养，Johnson 等[31] 发现 *TG2* 基因缺失对磷酸盐诱导的钙沉积有明显的抑制作用，表明 TG2 在血管钙化中起着重要的作用。TG2 的抑制剂可以阻断华法林诱导的大鼠体内和体外血管钙化，这可能与 MGP 的作用无关[32, 33]。Chen 等[34] 发现 CKD 大鼠组织中 TG2 水平将升高，TG2 抑制剂对大鼠主动脉环的体内或体外钙化有抑制作用。这些研究共同支持 TG2 在华法林和 CKD 所引起的血管钙化代谢中的作用。

（四）弹性蛋白、弹性假黄色瘤、婴儿期广泛性动脉钙化、ABCC6 和 ENPP1

人类血管钙化的早期发生在弹性蛋白纤维的边缘和磨损的弹性蛋白纤维末端[35]。如前所述，在 MGP 缺乏的小鼠中弹性蛋白单倍体功能不全可减少血管钙化[22]。MGP 可以保护弹性蛋白上的矿化起始点，或者改变细胞外基质。在 MGP 不足的情况下，弹性蛋白钙化是起源于代谢性的，而代谢矿化可能导致骨软骨分化。结果显示钙化减少，寿命延长[22]。

弹性蛋白在代谢性血管钙化中作用的线索来自遗传性人类疾病弹性假黄色瘤（PXE）。PXE 的特征是弹性蛋白在动脉和结缔组织中的碎裂和钙化，以及皮肤的变化。PXE 是常染色体隐性遗传病，来源为基因 ABCC6 的突变，使多药耐药蛋白 MRP6 缺失或失活。MRP6 是一种主要存在于肾脏和肝脏的跨膜有机阴离子转运体[36, 37]。有证据表明 PXE 是一种系统性疾病，而不是局部疾病。在疾病部位未发现 ABCC6 存在，疾病的表达要求肝脏中缺乏 ABCC6，提示其机制与某些未知因素从肝脏向周围转运有关。Jiang 等[38]在最近的研究中观察到患有 PXE 疾病的小鼠出现了结缔组织的钙化现象。在 ABCC6 基因缺乏的小鼠和野生型小鼠中移植包括腮须在内的鼻组织，当裸鼠的含口鼻的皮肤移植到 ABCC6 基因缺乏的小鼠时发生了钙化，而在野生型小鼠上则没有钙化。相反，来自野生型小鼠的皮肤移植到裸鼠上时，发生了钙化，表明钙化取决于全身状况，而不是局部条件[38]。

基于这一点，以上述维生素 K 效应的证据，Borst 等[39]提出了一个令人兴奋的理论，即 PXE 疾病中的血管钙化是由于缺乏能直接将维生素 K 转运至外周的因子。这增加了维生素 K 治疗 PXE 的可能性。维生素 K 作为一种脂溶性维生素，必须用脂蛋白携带到外周，这种脂蛋白由肝脏产生，而脂蛋白水平则受 ABCC6 缺乏的影响[40]。他们的后续研究继续测试维生素 K 治疗的可能性，并发现其对某些类型的血管钙化有好处，但对 PXE 小鼠却没有作用[41, 42]。

在另一个实验中发现，ABCC6 的突变基因产生了不一样的结果，令人困惑的是，遗传性血管钙化障碍现在又被称为婴儿期广泛性动脉钙化（GACI）[35]，以前被认为是由编码焦磷酸酶的基因 ENPP1 突变引起的。GACI 和 PXE 在表型上有很大的重叠，有形成弥漫性血管钙化的共同途径，但其严重程度各不相同。更值得注意的是，每种疾病的全部特征都可能是由这两种基因的突变引起的：一些 GACI 病例是由 ABCC6 突变引起的，而一些 PXE 病例则是由 ENPP1 突变引起的。

（五）骨祖细胞

动脉血管壁中的骨祖细胞可能有几个潜在的来源，其中大部分都已得到证实。包括祖细胞、骨髓基质的间充质干细胞、内皮周细胞、钙化血管细胞（亦称血管间充质细胞）、成纤维细胞、平滑肌细胞、已成熟的血管平滑肌细胞（包括去分化和再分化细胞）和内皮细胞在内的这些细胞都经历了上皮间充质的转化。成熟的平滑肌细胞是否具有去分化和再分化的可塑性目前仍存在争议[43-45]。其中许多细胞在体外发现矿化。在周细胞和钙化的血管细胞中，矿物在三维细胞聚集体中形成，称为结节。通过扩散、细胞分裂[46]、对称机制[47]完成。

血管内皮细胞以前被认为与血管钙化无紧密关联，最近研究表明，血管内皮细胞与血管钙化有关，Wnt7 抑制剂 Dkk-1 的过表达促进上皮间充质转化及成骨分化[48]。另一项研究表明：糖尿病小鼠模型中 MGP 基因缺失纯合体小鼠和 Ins2Akita 基因缺陷小鼠，具有共同内皮标记的细胞与成骨标记细胞，MGP 在人脐静脉内皮细胞中的过表达抑制了成骨分化[49]。Yang 等[50]的研究结果证明了多能造血细胞是外膜的主要来源。总之，这些发现开始描绘一个类似于肠上皮和皮肤分化及再生的过渡阶段的情景。

（六）RANKL 和 OPG

RANKL 是参与脂质氧化和氧化应激介导破骨细胞骨吸收活化的关键驱动因素。Byon 等[51]证明，氧化应激通过 Runx2 诱导小鼠血管平滑肌细胞 RANKL 的表达。同样，Maziere 等[52]表明脂质氧化在人血管细胞中以一种剂量依赖型的方式上调 RANKL 的表达，这可能是通过增加活性氧来实现的。早期的研究表明，缺乏 RANKL、OPG 受体的小鼠会发生广泛血管钙化[53]，OPG 可减少高脂血症小鼠的血管钙化[54]。OPG 的这种作用可能是通过下调 Notch1-RBP-Jκ 通路和下游介质 Msx2 及碱性磷酸酶而产生的[55]。为了确定 *OPG* 基因缺失纯合体小鼠的血管钙化是骨组织中矿物质丢失引起的，过度的破骨细胞分化促进了骨吸收，Callegari 等[56]进行了相关研究，实验表明将野生型纯合体小鼠 OPG 骨髓移植至基因缺失纯合体缺陷小鼠中，其血管钙化明显减轻。将血管紧张素Ⅱ注射给高脂血症小鼠会增加 RANKL 的表达和钙化[57]。

（七）CKD、FGF-23、Klotho

高磷血症是一种在 CKD 中几乎普遍存在的代谢紊乱，它作为负反馈回路的一部分刺激骨细胞分泌激素 FGF-23。FGF-23 和 Klotho 在血管钙化中起一定的作用，但无论是直接作用还是间接作用，其机制仍在探索中。FGF-23 与一种辅助性受体 Klotho 一起作用于肾脏中的 FGF 受体，通过减少肾脏对磷酸盐的吸收，从而降低维生素 D 的活化，这两种作用都有助于降低血清磷酸盐。Klotho 缺乏与早老症有关[58]。作为 Klotho 在 CKD 相关血管钙化中作用的证据，Hu 等[59]表明在 CKD 诱导小鼠血管钙化中 Klotho 的过表达能降低血管脆性，反之小鼠缺乏 Klotho 则钙化血管脆性将增加。有人认为 CKD 诱导血管钙化表现为 Klotho 缺乏症的一种状态。Lim 等[60]的研究表明，在血管平滑肌细胞中敲除 *Klotho* 基因会加快细胞钙化，主要通过 Runx2 和肌钙蛋白应答因子依赖途径。一些研究者已经证实了内源性 Klotho 在人血管平滑肌细胞和动脉中的表达，以及对 FGF-23 的应答[60]；也有发现在人或小鼠血管平滑肌细胞或动脉中既无 Klotho 表达，也无 FGF-23 应答[61]。

在临床研究中，对 2000 多例动脉粥样硬化患者的横断面分析显示，FGF-23 与 CAC 呈正相关[62]。然而，在一项对 1500 多例 CKD 患者的研究中发现，FGF-23 水平与 CAC 之间存在独立相关性，而调整心血管危险因素后其相关性就失去了意义[61]。这些不一样的发现在一定程度上可以解释为不同的患者群体，动脉粥样硬化和 CKD 之间存在差异。另一个需考虑的因素是，统计调整包括几个因素，这些因素可能存在于 FGF-23 与钙化之间的因果通路上，如既往有心血管疾病、糖尿病、高血压、吸烟史等。

（八）糖尿病

糖尿病患者也容易出现血管钙化，虽然没有 CKD 患者那样突出[63]，鉴于这类患者数量庞大且不断增加，其机制也需要明确。一是晚期糖基化终产物的形成。这些晚期糖基化终产物受体（RAGE）在动脉粥样硬化中起作用，在人颈动脉钙化的标本中，RAGE 与炎症细胞共同定位于血管微钙化的不稳定区域[64]。在饮食诱导的糖尿病小鼠中，RAGE 表达上调，并与血管平滑肌细胞发生骨软骨分化[65]。RAGE 配体可与其可溶性受体（sRAGE）结合，血液透析患者中这种受体水平与血管钙化呈负相关[66]。此外，高脂血症小鼠过表达细胞外 RAGE 结合蛋白 S100A12，在血管平滑肌细胞中能加速血管钙化，这在一定程度上是由氧化应激介导的[67]。糖尿病可能影响血管钙化的另一机制是通过促进骨髓中骨祖细胞释放进入血液循环而诱导钙化。最近两项研究发现，具有成骨标记的循环祖细胞比例在糖尿病患者中显著增加[68,69]。另一种机制认为，在链脲佐菌素治疗的大鼠模型中，糖尿病能促进血管钙化，通过减少维生素 K 依赖的钙化抑制剂激活 MGP[70]。一些影响糖尿病的因素可能共同促进血管钙化。例如，高血糖和弹性蛋白降解产物的结合，再加上 TGF-β_1（在糖尿病患者中普遍升高）使成骨标志物增加，如血管细胞中的碱性磷酸酶、骨钙素和 Runx2[71]。以上机制可能解释了糖尿病患者易发生血管钙化的原因。这些也是目前糖尿病促进血管钙化的特征。一项针对大约 200 名糖尿病退伍军人的研究表明，使用降胆固醇的他汀类药物后，其冠状动脉血管钙化进展得更快[72]。尽管他汀类药物有望减少炎症，但因为它们能促进骨骼生长，从退伍军人的研究中得出了相反的结论，即在成骨分化中，当血管钙沉积达到一定程度的聚集时，他汀类药物可能会促进钙化进展[73]。

（九）凋亡、DNA 损伤、重组核纤层蛋白前体 A、自噬和基质小泡

慢性炎症通常包括细胞损伤和死亡，其中有 DNA 损伤、自噬和凋亡。在细胞凋亡过程中，血管平滑肌细胞释放出基质小泡和比基质小泡还大的其他微粒，如凋亡小体，这些物质有多种功能，包括浓缩钙离子和形成有核磷酸钙晶体[4]。在与细胞损伤有关的进一步研究中，Liu 等[74]研究表明，重组核纤层蛋白前体 A 的过表达，能阻断 DNA 损伤修复，诱导血管细胞成骨分化和矿化。这一研究表明 DNA 损伤信号可以诱导成骨细胞的表达。另一个重要发现表明，在软骨细胞成熟过程中瞬间观察到的自噬反应，能减少过量磷酸盐作用下细胞基质小泡的释放，防止体外血管钙化，证明了基质小泡释放是高磷诱导血管钙化过程的关键步骤[75]。

（十）血管钙化与骨质疏松症的关系

一些流行病学研究发现，血管钙化与骨质疏松症的相关性和年龄无关[76,77]。这种与年龄无关的联合机制尚不清楚。其可能原因为，在血管钙化过程中与骨组织脱矿有相同的触发基础。众所周知，慢性炎症对软组织和硬组织有相反的作用，前者促进矿化，后者促进钙丢失。临床病例中存在肌腱炎和骨髓炎的钙化。因此，在骨组织和动脉血管壁中高脂血症和糖尿病将促进全身和局部炎症反应，主要通过脂质的糖苷化修饰，从而促进血管钙化，导致骨质疏松。骨组织中存在脂质沉积和氧化现象[78-80]。在血管钙化代谢过程中，CKD 会促进甲状旁腺功能亢进，引起骨丢失，这个过程被称为"CKD-矿物质和骨代谢失调"。

人们常有骨质疏松中钙的丢失是否被转移到血管中的疑问。理论上来说这是不太可能的，因为循环血中的钙水平受到甲状旁腺激素和肾脏排泄的严格调控，也因为在血液循环过程中有大量的钙抑制剂，如胎球蛋白[81]。相比之下，CKD 患者，由于在治疗过程中存在甲状旁腺功能亢进症常常导致钙磷代谢失调，而出现低钙高磷。

（赵秋燕　杨瑛）

参 考 文 献

［1］ Demer L L. Effect of calcification on in vivo mechanical response of rabbit arteries to balloon dilation. Circulation，1991，83（6）：2083-2093.

［2］ Hoshino T，Chow L A，Hsu J J，et al. Mechanical stress analysis of a rigid inclusion in distensible material：a model of atherosclerotic calcification and plaque vulnerability. Am J Physiol Heart Circ Physiol，2009，297（2）：H802-810.

［3］ Kelly-Arnold A，Maldonado N，Laudier D，et al. Revised microcalcification hypothesis for fibrous cap rupture in human coronary arteries. Proc Natl Acad Sci U S A，2013，110（26）：10741-10746.

［4］ Proudfoot D，Skepper J N，Hegyi L，et al. Apoptosis regulates human vascular calcification in vitro：evidence for initiation of vascular calcification by apoptotic bodies. Circ Res，2000，87（11）：1055-1062.

［5］ Anderson H C. Mineralization by matrix vesicles. Scan Electron Microsc，1984，Pt 2：953-964.

［6］ Kapustin A N，Davies J D，Reynolds J L，et al. Calcium regulates key components of vascular smooth muscle cell-derived matrix vesicles to enhance mineralization. Circ Res，2011，109（1）：e1-12.

［7］ Chen N X，O'Neill K D，Chen X，et al. Annexin-mediated matrix vesicle calcification in vascular smooth muscle cells. J Bone Miner Res，2008，23（11）：1798-1805.

［8］ New S E，Goettsch C，Aikawa M，et al. Macrophage-derived matrix vesicles：an alternative novel mechanism for microcalcification in atherosclerotic plaques. Circ Res，2013，113（1）：72-77.

［9］ Sage A P，Lu J，Tintut Y，et al. Hyperphosphatemia-induced nanocrystals upregulate the expression of bone morphogenetic protein-2 and osteopontin genes in mouse smooth muscle cells in vitro. Kidney Int，2011，79（4）：414-422.

［10］ Aikawa E，Nahrendorf M，Figueiredo J L，et al. Osteogenesis associates with inflammation in early-stage atherosclerosis evaluated by molecular imaging in vivo. Circulation，2007，24（116）：2841-2850.

［11］ Abdelbaky A，Corsini E，Figueroa A L，et al. Focal arterial inflammation precedes subsequent calcification in the same location：a longitudinal FDG-PET/CT study. Circ Cardiovasc Imaging，2013，6（5）：747-754.

［12］ Abedin M，Lim J，Tang T B，et al. N-3 fatty acids inhibit vascular calcification via the p38-mitogen-activated protein kinase and peroxisome proliferator-activated receptor-gamma pathways. Circ Res，2006，98（6）：727-729.

［13］ Kageyama A，Matsui H，Ohta M，et al. Palmitic acid induces osteoblastic differentiation in vascular smooth muscle cells through ACSL3 and NF-kappa B，novel targets of eicosapentaenoic acid. PLoS One，2013，8（6）：e68197.

［14］ Sun Y，Byon C H，Yuan K，et al. Smooth muscle cell-specific runx2 deficiency inhibits vascular calcification. Circ Res，2012，111（5）：543-552.

［15］ Hessle L，Johnson K A，Anderson H C，et al. Tissue-nonspecific alkaline phosphatase and plasma cell membrane glycoprotein-1 are central antagonistic regulators of bone mineralization. Proc Natl Acad Sci USA，2002，99（14）：9445-9449.

［16］ Yadav M C，Simao A M，Narisawa S，et al. Loss of skeletal mineralization by the simultaneous ablation of PHOSPHO1 and alkaline phosphatase function：a unified model of the mechanisms of initiation of skeletal calcification. J Bone Miner Res，2011，26（2）：286-297.

[17] Kiffer-Moreira T，Yadav M C，Zhu D，et al. Pharmacological inhibition of PHOSPHO1 suppresses vascular smooth muscle cell calcification. J Bone Miner Res，2013，28（1）：81-91.

[18] Ueland T，Dahl C P，Gullestad L，et al. Circulating levels of non-phosphorylated undercarboxylated matrix Gla protein are associated with disease severity in patients with chronic heart failure. Clin Sci（Lond），2011，121（3）：119-127.

[19] Luo G，Ducy P，McKee M D，et al. Spontaneous calcification of arteries and cartilage in mice lacking matrix GLA protein. Nature，1997，386（6620）：78-81.

[20] Bostrom K，Tsao D，Shen S，et al. Matrix GLA protein modulates differentiation induced by bone morphogenetic protein-2 in C3H10T1/2 cells. J Biol Chem，2001，276（17）：14044-14052.

[21] Wallin R，Cain D，Hutson S M，et al. Modulation of the binding of matrix Gla protein（MGP）to bone morphogenetic protein-2（BMP-2）. Thromb Haemost，2000，84（6）：1039-1044.

[22] Khavandgar Z，Roman H，Li J，et al. Elastin haploinsufficiency impedes the progression of arterial calcification in MGP-deficient mice. J Bone Miner Res，2014，29（2）：327-337.

[23] Schurgers L J，Joosen I A，Laufer E M，et al. Vitamin K-antagonists accelerate atherosclerotic calcification and induce a vulnerable plaque phenotype. PLoS One，2012，7（8）：e43229.

[24] Shea M K，Booth S L，Miller M E，et al. Association between circulating vitamin K1 and coronary calcium progression in community-dwelling adults：the Multi-Ethnic Study of Atherosclerosis. Am J Clin Nutr，2013，98（1）：197-208.

[25] Boxma P Y，van den Berg E，Geleijnse J M，et al. Vitamin K intake and plasma desphospho-uncarboxylated matrix Gla-protein levels in kidney transplant recipients. PLoS One，2012，7（10）：e47991.

[26] McCabe K M，Booth S L，Fu X，et al. Dietary vitamin K and therapeutic warfarin alter the susceptibility to vascular calcification in experimental chronic kidney disease. Kidney Int，2013，83（5）：835-844.

[27] Furie B，Bouchard B A，Furie B C. Vitamin K-dependent biosynthesis of gamma-carboxyglutamic acid. Blood，1999，93（6）：1798-1808.

[28] Kruger T，Oelenberg S，Kaesler N，et al. Warfarin induces cardiovascular damage in mice. Arterioscler Thromb Vasc Biol，2013，33（11）：2618-2624.

[29] Nurminskaya M，Kaartinen M T. Transglutaminases in mineralized tissues. Front Biosci，2006，（11）：1591-1606.

[30] Vyavahare N R，Hirsch D，Lerner E，et al. Prevention of calcification of glutaraldehyde-crosslinked porcine aortic cusps by ethanol preincubation：mechanistic studies of protein structure and water-biomaterial relationships. J Biomed Mater Res，1998，40（4）：577-585.

[31] Johnson K A，Polewski M，Terkeltaub R A. Transglutaminase 2 is central to induction of the arterial calcification program by smooth muscle cells. Circ Res，2008，102（5）：529-537.

[32] Beazley K E，Banyard D，Lima F，et al. Transglutaminase inhibitors attenuate vascular calcification in a preclinical model. Arterioscler Thromb Vasc Biol，2013，33（1）：43-51.

[33] Beazley K E，Eghtesad S，Nurminskaya M V. Quercetin attenuates warfarin-induced vascular calcification in vitro independently from matrix Gla protein. J Biol Chem，2013，（288）4：2632-2640.

[34] Chen N X，O'Neill K，Chen X，et al. Transglutaminase 2 accelerates vascular calcification in chronic kidney disease. Am J Nephrol，2013，37（3）：191-198.

［35］Li Q，Jiang Q，Uitto J. Ectopic mineralization disorders of the extracellular matrix of connective tissue: molecular genetics and pathomechanisms of aberrant calcification. Matrix Biol，2014，（33）：23-28.

［36］Pomozi V，Le Saux O，Brampton C，et al. ABCC6 is a basolateral plasma membrane protein. Circ Res，2013，112（11）：e148-151.

［37］Martin L J，Lau E，Singh H，et al. ABCC6 localizes to the mitochondria-associated membrane. Circ Res，2012，111（5）：516-520.

［38］Jiang Q，Endo M，Dibra F，et al. Pseudoxanthoma elasticum is a metabolic disease. J Inves Dermatol，2009，129（2）：348-354.

［39］Borst P，van de Wetering K，Schlingemann R. Does the absence of ABCC6（multidrug resistance protein 6）in patients with pseudoxanthoma elasticum prevent the liver from providing sufficient vitamin K to the periphery? Cell Cycle，2008，7（11）：1575-1579.

［40］Wang J，Near S，Young K，et al. ABCC6 gene polymorphism associated with variation in plasma lipoproteins. J Hum Genet，2001，46（12）：699-705.

［41］Jiang Q，Li Q，Grand-Pierre A E，et al. Administration of vitamin K does not counteract the ectopic mineralization of connective tissues in Abcc6（−/−）mice，a model for pseudoxanthoma elasticum. Cell Cycle，2011，10（4）：701-707.

［42］Gorgels T G，Waarsing J H，Herfs M，et al. Vitamin K supplementation increases vitamin K tissue levels but fails to counteract ectopic calcification in a mouse model for pseudoxanthoma elasticum. J Mol Med（Berl），2011，89（11）：1125-1135.

［43］Tang Z，Wang A，Yuan F，et al. Differentiation of multipotent vascular stem cells contributes to vascular diseases. Nat Commun，2012，（3）：875.

［44］Nguyen A T，Gomez D，Bell R D，et al. Smooth muscle cell plasticity: fact or fiction? Circ Res，2013，112（1）：17-22.

［45］Tang Z，Wang A，Wang D，et al. Smooth muscle cells: to be or not to be? Response to Nguyen et Al. Circ Res，2013，112（1）：23-26.

［46］Wong M N，Nguyen T P，Chen T H，et al. Preferred mitotic orientation in pattern formation by vascular mesenchymal cells. Am J Physiol Heart Circ Physiol，2012，303（12）：H1411-1417.

［47］Chen T H，Hsu J J，Zhao X，et al. Left-right symmetry breaking in tissue morphogenesis via cytoskeletal mechanics. Circ Res，2012，110（4）：551-559.

［48］Cheng S L，Shao J S，Behrmann A，et al. Dkk1 and MSX2-Wnt7b signaling reciprocally regulate the endothelial-mesenchymal transition in aortic endothelial cells. Arterioscler Thromb Vasc Biol，2013，33（7）：1679-1689.

［49］Yucheng Y，Medet J，Albert L，et al. A role for the endothelium in vascular calcification. Circ Res，2013，113（5）：495-504.

［50］Yang S，Eto H，Kato H，et al. Comparative characterization of stromal vascular cells derived from three types of vascular wall and adipose tissue. Tissue Eng Part A，2013，19（23-24）：2724-2734.

［51］Byon C H，Sun Y，Chen J，et al. Runx2-upregulated receptor activator of nuclear factor kappaB ligand in calcifying smooth muscle cells promotes migration and osteoclastic differentiation of macrophages. Arterioscler Thromb Vasc Biol，2011，31（6）：1387-1396.

[52] Maziere C，Salle V，Gomila C，et al. Oxidized low density lipoprotein enhanced RANKL expression in human osteoblast-like cells. Involvement of ERK，NF kappa B and NFAT. Biochim Biophys Acta，2013，1832（10）：1756-1764.

[53] Bucay N，Sarosi I，Dunstan C R，et al. osteoprotegerin-deficient mice develop early onset osteoporosis and arterial calcification. Genes Dev，1998，12（9）：1260-1268.

[54] Morony S，Tintut Y，Zhang Z，et al. Osteoprotegerin inhibits vascular calcification without affecting atherosclerosis in ldlr（-/-）mice. Circulation，2008，117（3）：411-420.

[55] Zhou S，Fang X，Xin H，et al. Osteoprotegerin inhibits calcification of vascular smooth muscle cell via down regulation of the Notch1-RBP-Jkappa/Msx2 signaling pathway. PLoS One，2013，8（7）：e68987.

[56] Callegari A，Coons M L，Ricks J L，et al. Bone marrow-or vessel wall-derived osteoprotegerin is sufficient to reduce atherosclerotic lesion size and vascular calcification. Arterioscler Thromb Vasc Biol，2013，33（11）：2491-500.

[57] Osako M K，Nakagami H，Shimamura M，et al. Cross-talk of receptor activator of nuclear factor-kappa B ligand signaling with renin-angiotensin system in vascular calcification. Arterioscler Thromb Vasc Biol，2013，33（6）：1287-1296.

[58] Kuro-o M，Matsumura Y，Aizawa H，et al. Mutation of the mouse klotho gene leads to a syndrome resembling ageing. Nature，1997，390（6655）：45-51.

[59] Hu M C，Shi M，Zhang J，et al. Klotho deficiency causes vascular calcification in chronic kidney disease. J Am Soc Nephrol，2011，22（1）：124-136.

[60] Lim K，Lu T S，Molostvov G，et al. Vascular Klotho deficiency potentiates the development of human artery calcification and mediates resistance to fibroblast growth factor 23. Circulation，2012，125（18）：2243-2255.

[61] Scialla J J，Lau W L，Reilly M P，et al. Fibroblast growth factor 23 is not associated with and does not induce arterial calcification. Kidney Int，2013，83（6）：1159-1168.

[62] Xiao Y，Peng C，Huang W，et al. Circulating fibroblast growth factor 23 is associated with angiographic severity and extent of coronary artery disease. PLoS One，2013，8（8）：e72545.

[63] Everhart J E，Pettitt D J，Knowler W C，et al. Medial arterial calcification and its association with mortality and complications of diabetes. Diabetologia，1988，31（1）：16-23.

[64] Menini S，Iacobini C，Ricci C，et al. The galectin-3/RAGE dyad modulates vascular osteogenesis in atherosclerosis. Cardiovasc Res，2013，100（3）：472-480.

[65] Nguyen N，Naik V，Speer M Y. Diabetes mellitus accelerates cartilaginous metaplasia and calcification in atherosclerotic vessels of LDLr mutant mice. Cardiovasc Pathol，2013，22（2）：167-175.

[66] Kim H S，Chung W，Kim A J，et al. Circulating levels of soluble receptor for advanced glycation end product are inversely associated with vascular calcification in patients on haemodialysis independent of S100A12（EN-RAGE）levels. Nephrology（Carlton），2013，18（12）：777-782.

[67] Hofmann Bowman M A，Gawdzik J，Bukhari U，et al. S100A12 in vascular smooth muscle accelerates vascular calcification in apolipoprotein E-null mice by activating an osteogenic gene regulatory program. Arterioscler Thromb Vasc Biol，2011，31（2）：337-344.

[68] Fadini G P，Albiero M，Menegazzo L，et al. Procalcific phenotypic drift of circulating progenitor cells in

type 2 diabetes with coronary artery disease. Exp Diabetes Res，2012：921685.

[69] Flammer A J，Gossl M，Li J，et al. Patients with an HbA1c in the prediabetic and diabetic range have higher numbers of circulating cells with osteogenic and endothelial progenitor cell markers. J Clin Endocrinol Metab，2012，97（12）：4761-4768.

[70] Doyon M，Mathieu P，Moreau P. Decreased expression of gamma-carboxylase in diabetes-associated arterial stiffness：impact on matrix Gla protein. Cardiovasc Res，2013，97（2）：331-338.

[71] Sinha A，Vyavahare N R. High-glucose levels and elastin degradation products accelerate osteogenesis in vascular smooth muscle cells. Diab Vasc Dis Res，2013，10（5）：410-419.

[72] Saremi A，Bahn G，Reaven P D，et al. Progression of vascular calcification is increased with statin use in the Veterans Affairs Diabetes Trial（VADT）. Diabetes Care，2012，35（11）：2390-2392.

[73] Mundy G，Garrett R，Harris S，et al. Stimulation of bone formation *in vitro* and in rodents by statins. Science，1999，286（5446）：1946-1949.

[74] Liu Y，Drozdov I，Shroff R，et al. Prelamin A accelerates vascular calcification via activation of the DNA damage response and senescence-associated secretory phenotype in vascular smooth muscle cells. Circ Res，2013，112（10）：e99-109.

[75] Dai X Y，Zhao M M，Cai Y，et al. Phosphate-induced autophagy counteracts vascular calcification by reducing matrix vesicle release. Kidney Int，2013，83（6）：1042-1051.

[76] Farhat G N，Cauley J A，Matthews K A，et al. Volumetric BMD and vascular calcification in middle-aged women：the Study of Women's Health Across the Nation. J Bone Miner Res，2010，21（12）：1839-1846.

[77] Hak A E，Pols H A，van Hemert A M，et al. Progression of aortic calcification is associated with metacarpal bone loss during menopause：a population-based longitudinal study. Arterioscler Thromb Vasc Biol，2000，20（8）：1926-1931.

[78] Kawai K，Maruno H，Watanabe Y，et al. Fat necrosis of osteocytes as a causative factor in idiopathic osteonecrosis in heritable hyperlipemic rabbits. Clin Orthop Relat Res，1980，153：273-282.

[79] Watanabe Y，Kawai K，Hirohata K. Histopathology of femoral head osteonecrosis in rheumatoid arthritis：the relationship between steroid therapy and lipid degeneration in the osteocyte. Rheumatol Int，1989，9（1）：25-31.

[80] Yin T，Sean M，Demer L L. Hyperlipidemia promotes osteoclastic potential of bone marrow cells *ex vivo*. Arterioscler Thromb Vasc Biol，2004，24（2）：e6.

[81] Cora S，Alexander H，Anke S，et al. The serum protein alpha 2-Heremans-Schmid glycoprotein/fetuin-A is a systemically acting inhibitor of ectopic calcification. J Clin Invest，2003，112（3）：357.

第四节　骨形成蛋白与冠状动脉钙化

冠状动脉钙化（CAC）是指钙磷酸盐沉积于血管壁，临床上常见于动脉粥样硬化、糖尿病血管病变等多种疾病，它可导致高血压和脑卒中，是心血管疾病的危险因素。CAC 曾被认为是一种被动、退化的过程。现在它已经被证明是一个活跃的过程，与动脉粥样硬化相关，其机制类似于骨骼的发育过程[1]。其分子机制较为复杂，在正常情况下，血管受到一些活性物质（钙化抑制因子）的保护，使其不受过饱和浓度的血清钙和磷的影响，防止血管组织不正常矿物沉积。骨形成蛋白（bone morphogenetic protein，BMP）是原位骨形成的重要调节因子，在 CAC 过程中扮演着重要的角色。BMP-2、BMP-4、BMP-7 是 BMP 家族被研究最多的成员，现分别阐述上述调节因子与 CAC 的相关性。

一、BMP 概述

多年来，人们对骨愈合进行了深入的研究，发现了几种重要的蛋白质。在 1965 年，Urist[2] 通过将脱钙骨基质植入不同实验动物的肌肉组织中，发现脱钙骨基质的成骨潜能，并在肌内部位发现了新的骨生成。他后来将这种物质命名为脱钙骨基质中的骨形成蛋白（BMP）。目前 20 多个已知的 BMP 配体组成 TGF-β 家族的一个子集，由细胞膜表面 BMP Ⅰ 型和Ⅱ型丝氨酸/苏氨酸激酶受体的杂合复合物识别[3]。BMP 配体在动脉粥样硬化、糖尿病和慢性肾脏病（CKD）相关的血管钙化性病变中高表达，BMP 可调控骨特异性基质调节蛋白及具有成骨细胞和软骨细胞表型特征的细胞[4-8]。此外，BMP 配体是发育过程中细胞和胚胎发育的关键信号，并促进不同组织的重塑[9]。BMP 家族成员众多，主要包括三个亚家族：BMP-5、BMP-6 和 BMP-7，BMP-2 和 BMP-4，BMP-3 和 BMP-3b；以及生长分化因子（GDF-5、GDF-6 和 GDF-7）；成骨蛋白[9]。

二、骨形成蛋白的受体及相关信号通路

BMP 受体（BMPR）与信号级联：BMP 是二聚体配体。BMP 与Ⅰ型和Ⅱ型 BMPR（BMP 受体）相互作用，BMPR-Ⅱ磷酸化 BMPR-Ⅰ的 GS 结构域，Ⅰ型和Ⅱ型受体的协同作用形成了信号转导复合物。BMPR-Ⅰ激酶复合物，磷酸化三聚体信号底物 Smad1 或 Smad5。这种磷酸化被 Smad6 和 Smad7 所抑制和调控。磷酸化的 Smad1 或 Smad5 与 Smad4（功能伙伴）相互作用，并进入细胞核，激活 BMP 早期反应基因的转录机制[9]。

三、BMP-2、BMP-4、BMP-7 的分子结构

BMP-2：Wang 等[10] 早在 1988 年首次分离纯化出天然的 BMP-2，它是一种分子量约为 30kDa 的蛋白质，可降解成分子量为 30kDa、18kDa、16kDa 的分子，其中 30kDa 分子以二聚体形式存在，是天然 BMP-2 的主要形式。4 个 β 股形成 2 个反向平行的 β 片层向外延伸形成类似翅膀的二聚体核心，并使二聚体的空间结构弯曲成蝴蝶形。

BMP-4：BMP-4 和 BMP-2 的结构和功能非常相似，属于同一亚组，同时，也是促进成骨表型转化的生长因子，参与正常骨和软骨的形成、骨折修复，异位成骨[11]。*BMP-4* 基因位于第 14 号染色体，BMP-4 的 DNA 编码区为 1.22kb，编码含 408 个氨基酸残基的蛋白质。BMP-4 合成时为前体蛋白，包括 N 端疏水分泌性引导序列、中间区域的前肽和 C 端的成熟区域。其中 C 端成熟区域内的 7 个高度保守的半胱氨酸可能参与了分子间二聚体的形成[12]。

BMP-7：*BMP-7* 基因位于第 20 号染色体，全长 1293bp，编码由 431 个氨基酸构成的 BMP-7 前体蛋白，此前体蛋白可分为信号肽、前导肽和成熟肽 3 部分。BMP-7 成熟肽形成同源二聚体，在结构上呈"蝴蝶"状紧密折叠，是由二硫键连接的较稳定的蛋白质分子[13]。

四、BMP-2、BMP-4、BMP-7 与冠状动脉钙化的研究

（一）BMP-2 与冠状动脉钙化

1. BMP-2 在冠状动脉钙化中的作用　　BMP-2 是 TGF 超家族成员之一，在常规成骨和异位成骨中起重要作用[14,15]。越来越多的证据表明 BMP-2 信号在血管疾病中起着重要作用，包括动脉粥样硬化、斑块不稳定[16,17]、血管钙化和炎症[18,19]。炎症和非典型细胞分化是动脉粥样硬化病变发展的标志，其受全身和局部因素的调控[20]。Liberman 等[21]用 BMP-2（100ng/ml）处理人冠状动脉平滑肌细胞，发现 NADPH 氧化酶活性增加。BMP-2 增加了氧化应激和内质网应激，增加了 Runx2 的表达，促进了冠状动脉血管平滑肌细胞钙化。Zhang 等[22]研究了 BMP-2 与 2 型糖尿病（T2DM）的关系及其在冠状动脉疾病（CAD）中的作用，纳入研究对象 124 例，其中 T2DM 和 CAD 29 例，T2DM 无 CAD 26 例，CAD 无 T2DM 36 例，T2DM 或 CAD 34 例（对照组），通过冠状动脉造影和血管内超声（IVUS）评估冠状动脉病变的严重程度。结果发现：与对照组比较，T2DM 伴或无 CAD 患者血浆 BMP-2 水平显著升高，T2DM 和 CAD 与 BMP-2 呈显著正相关，血浆 BMP-2 水平与斑块负荷和斑块钙化呈正相关。T2DM 患者血液中 BMP-2 水平高于正常对照组。T2DM 患者血浆 BMP-2 水平与斑块负荷及钙化呈正相关。

2. BMP-2 在冠状动脉钙化中的可能机制

（1）BMP-2/Wnt/β-catenin 信号通路与血管钙化：CAC 是血管平滑肌细胞向成骨细胞转换，是加速动脉粥样硬化进程的危险因素之一。BMP-2 不仅与骨形成密切相关，而且在血管钙化过程中扮演重要角色，研究发现血管钙化的区域存在 BMP-2 的高表达[23]。Rong 等[24]发现 BMP-2 诱导血管平滑肌细胞钙化，上调 β-catenin、Runx2 的表达，当沉默 β-catenin 后，BMP-2 诱导血管平滑肌细胞的凋亡及钙化的作用随之消失。Malhotra 等[25]也发现 BMP 信号通路的抑制导致小鼠血管钙化减轻。BMP-2 可能通过 Wnt/β-catenin 信号通路影响血管钙化过程。

（2）BMP-2 诱导细胞凋亡促进血管钙化：目前关于 BMP-2 信号途径在血管钙化中的作用已经逐渐明确。在血管钙化过程中，由于局部的组织缺氧、应激、氧化型脂质、慢性炎症导致肿瘤坏死因子 α（TNF-α）的增多，使血管内皮细胞、血管平滑肌细胞、泡沫细胞（FC）的 BMP 表达增加[26]。近年来钙化周围凋亡小体在动脉粥样硬化作用已被阐明，血管平滑肌细胞凋亡、死亡是血管钙化启动和发展的关键因素[27]。Hyzy 等[28]研究发现 BMP-2 可诱导成骨细胞凋亡，因此 BMP-2 可能通过促进血管平滑肌细胞凋亡，促进血管钙化。

（3）BMP-2 诱导 *ATF6* 基因的表达，增加 OC 的表达，促进钙化：BMP-2 亦可增强转录激活因子 6（ATF6）的表达，诱导 OC 的表达，调节骨细胞的分化。ATF6 为内质网上的一种感受蛋白，是内质网应激引起的细胞凋亡和自噬途径中一个重要的调节因子。ATF6 介导 BMP-2 诱导成骨细胞的分化，而 *OC* 是 ATF6 的一个重要的靶基因[29]。OC 是矿化调节的一个重要因子，Idelevich 等[30]发现 OC 具有促进血管钙化的作用。也有研究表明急性心肌梗死患者中 OC 阳性的 CD133+/CD34-/KDR+ 内皮祖细胞（EPC）含量显著增加，并且与 CAC 呈正相关[31]。Flammer 等[32]发现动脉粥样硬化过程中血管内皮祖细胞迁移至

血管受损部位，大量表达 OC 加剧血管钙化。所以 BMP-2 可能是 OC 上游的一个调节因子，通过诱导 ATF6 的基因的表达，增加 OC 的表达，促进血管钙化。

（4）BMP-2 下调 miRNA-30b 和 miRNA-30c 表达，增加 Runx2 表达，促进钙化：microRNA（miRNA）是一种小的非编码核苷酸序列，它与 mRNA 的 3′非翻译区（Utrs）结合，通过抑制翻译或促进目标 mRNA 的降解来沉默基因的表达。miRNA antagomir 是经过特殊化学修饰的 miRNA 拮抗剂，通过与体内的成熟 miRNA 强竞争性结合，阻止 miRNA 与其靶基因 mRNA 的互补配对，抑制 miRNA 发挥作用。Balderman 等[33]通过 BMP-2（100ng/ml）处理人冠状动脉平滑肌细胞 24 小时后，Runx2 蛋白表达增加 1.7 倍。实时聚合酶链反应证明 BMP-2 降低了 miRNA-30b 和 miRNA-30c 的表达；荧光素酶报告实验表明 miRNA-30b 和 miRNA-30c 都与 Runx2 mRNA 的 3′非翻译区结合，以调节其表达。人冠状动脉平滑肌细胞（human coronary artery smooth muscle cell，HCASMC）用 miRNA 拮抗剂（miRNA antagomir）转染，miRNA-30b、miRNA-30c 的表达下调，Runx2 表达增加，细胞内钙沉积和矿化增加。相反，通过转染 premiRNA-30b、premiRNA-30c 来强制表达 miRNA-30b、miRNA-30c，可阻止 Runx2 表达的增加和血管平滑肌细胞的矿化。在钙化的冠状动脉中，BMP-2 的水平高于非钙化的冠状动脉，且 miRNA-30b 的水平低于未钙化的冠状动脉。因此，BMP-2 下调 miRNA-30b 和 miRNA-30c 的表达，增加细胞内 Runx2 的表达，促进血管钙化。

（5）BMP-2/Smad1/5/8 信号通路与血管钙化：在血管钙化中存在 BMP-2-Smad1/5/8 信号通路的激活，当抑制该通路时可有效抑制血管钙化[34]。研究发现成纤维细胞生长因子 21（FGF-21）对血管平滑肌细胞钙化有影响，在β-甘油磷酸所诱导血管平滑肌细胞钙化模型中，予以 FGF-21 干预，通过钙定量和茜素红染色检测钙化程度。FGF-21 抑制血管平滑肌细胞的钙化；FGF-21 抑制 BMP-2/Smad 信号通路及成骨细胞分化标志的激活，抑制体外血管钙化。BMP-2/Smad 信号通路参与血管钙化的过程[35]。

（二）BMP-4 与冠状动脉钙化

1. BMP-4 在冠状动脉钙化中的作用　BMP-4 属于 TGF-β超家族，在胚胎发育、软骨形成和骨矿化中起着重要作用[3, 5, 36]。在早期动脉粥样硬化病变中发现 MGP 与其他骨形成和破骨调节因子的组成活化，以及 BMP-2、BMP-4 水平升高[37]。Park 测定了 1044 例择期冠状动脉造影和经皮冠状动脉介入治疗的患者血清 BMP-4 浓度，CAD 的严重程度根据显示的病变直径狭窄 50%血管的数目来估计，结果显示血清 BMP-4 水平与 CAD 的严重程度独立相关。Stahls 等[38]通过研究 BMP-4 探讨 CKD 与 CAD 及 CAC 的关系，结果提示 CAD 和 CKD 患者的 BMP-4 明显高于仅有一种或没有疾病的人。在调整其他危险因素后，BMP-4 仍与这两种疾病的存在有关。为了确定 BMP-4 是否与 CAC 有关，研究者分别对受试者的冠状动脉钙化积分和 BMP-4 进行比较，发现 CAC 与 BMP-4 之间呈正相关。CAD 和 CKD 患者 BMP-4 均升高，与 CAC 呈正相关，提示 BMP-4 在 CKD 患者 CAD 风险增高中起一定作用。

2. BMP-4 在冠状动脉钙化中的可能机制

（1）BMP-4 与 pSmad1/5/8 信号通路：研究发现 BMP-4 信号通路在 CKD 早期血管钙化形成中扮演重要角色。研究者采用 1.8%高磷饮食和 2.5%腺嘌呤悬液灌胃建立 CKD 大鼠血管钙化模型，通过测定血清 BMP-2、BMP-4 水平及主动脉钙含量明确其相关性。BMP 信号通路的激活参与了 CKD 大鼠血管钙化的早期发展。血清 BMP-2 和 BMP-4 与主动脉钙含量呈正相关，它们可作为血管钙化的血清标志物[39]。为了探讨 BMP 信号在钙化主动脉瓣病（CAVD）发生中的作用。Gomez-Stallons 等[40]通过用 *Klotho*−/− 小鼠（*Klotho* 是新发现的一种抗衰老基因）诱导的体外血管钙化模型和离体猪主动脉血管平滑肌细胞钙化模型证实了 BMP 的信号转导和骨软骨生成基因激活，且证实了 pSmad1/5/8 激活会增强 BMP-2 和 BMP-4 表达。因此 BMP-4 可能通过 pSmad1/5/8 信号通路诱导血管钙化过程。

（2）BMP-4 与细胞凋亡：BMP-4 在微血管和内皮细胞中有效地诱导细胞凋亡[41]，研究表明 Smad6 和 Smad7 是 BMP 启动的 Smad1、Smad5 和 Smad8 信号级联的负调节因子[42]。此外，BMP-4 对 Smad6 或 Smad7 表达的细胞中胱天蛋白酶-3（caspase-3）表达有强烈的抑制作用[41]。BMP-4 诱导内皮细胞凋亡，通过激活 NADPH 氧化酶，诱导活性氧产生增加，使 caspase-3 的表达增加。同时也引起上游信号通路 p38MAPK 和 c-Jun N 端激酶（C-Jun N-terminal kinase，JNK）的激活[43]。血管钙化不是一个被动的过程，而是由细胞介导的高度可调的过程，其可能机制有平滑肌细胞表型转化、凋亡、自噬等，平滑肌细胞凋亡在许多血管钙化疾病的病理过程中起关键作用[44]。BMP-4 可通过诱导细胞凋亡，促进血管钙化过程。

（三）BMP-7 与血管钙化

1. BMP-7 在血管钙化中的作用　BMP-7 是 TGF-β 超家族的成员之一，在胚胎生长过程中广泛表达，与哺乳动物的发育相关。BMP-7 除了在骨形成中起重要的作用外，还与血管钙化密切相关[45]。Freedman 等[46]通过研究单核苷酸多态性与血管钙化的关系，分别在 *BMP-2* 基因中检测 4 个单核苷酸多态性（SNP），BMP-4 中检测 2 个 SNP，BMP-7 中检测 16 个 SNP，用 CT 来评估（冠状动脉、颈动脉、腹主动脉）钙化程度。研究发现在欧洲裔美国人中，*BMP-7* 基因多态性与冠状动脉、颈动脉和腹主动脉中的骨矿化与血管钙化程度成反比。

此外，BMP-7 也是肾脏发育和分化的关键因素。动物实验也证明 BMP-7 缺失小鼠因肾发育不良导致围生期肾衰竭死亡。在骨架中，BMP-7 缺乏会产生基因缺陷，致前体细胞缺乏，影响成骨细胞分化与矿化程序[47-49]。BMP-7 还是慢性肾衰竭（这是一种常伴有血管钙化的疾病）的重要调节因子。BMP-7 治疗已被证明能有效地防止血管钙化。因此，BMP-7 单独作为一种潜在的治疗药物，可以减少血管钙化[50]。

2. BMP-7 在血管钙化中的可能机制

（1）BMP-7 促进血管平滑肌细胞的分化，降低血管成骨基因表达，减轻钙化：BMP-7 可能在维持血管平滑肌细胞分化和防止血管平滑肌细胞转分化为成骨细胞表型方面发挥作用。在一项研究中，BMP-7 上调了 α 平滑肌肌动蛋白在小管周围毛细血管中的表达[51]。Kang 等通过研究 BMP-7 对小鼠血管钙化的影响，采用在大剂量维生素 D 诱导小鼠血管钙化模型，外源性予以 BMP-7 干预。检测小鼠胸主动脉切片中成骨细胞表型标志骨桥蛋白和骨钙素的免疫组织化学及钙化染色。研究发现：BMP-7 可有效减轻血管钙化，并且血管平滑肌细胞具有显著的表型，防止它们向成骨细胞表型转换，减轻血管钙化。因此 BMP-7 可能有效地防止血管平滑肌细胞表型向成骨细胞转变，从而减轻血管钙化[52]。

（2）BMP-7 通过减轻 OC、骨桥蛋白的表达减轻钙化：Kang 等[52] 研究了 BMP-7 在大剂量维生素 D 或磷酸盐所诱导的钙化模型中的作用，对 C57BL/6 小鼠在重组人 BMP-7（rhBMP-7）存在或不存在的情况下，分别给予高维生素 D［500 000IU/（kg·d）］治疗 3 天。后采用免疫组织化学或蛋白印迹法检测成骨细胞表型标志物：骨桥蛋白和骨钙素的表达水平。研究发现：大剂量维生素 D 诱导小鼠胸主动脉，增加骨桥蛋白和骨钙素表达。当予以 rhBMP-7［10μg/（kg·d）］治疗 3 天后，可消除大剂量维生素 D 介导的上述参数的增加。

此外，Kang 等[52] 将人主动脉平滑肌细胞（HASMC）与磷酸盐供体高β-甘油磷酸酯共培养 2 周，研究证实了高β-甘油磷酸酯可提高 HASMC 组织中骨桥蛋白和骨钙素的表达水平及钙化程度，但 BMP-7 可减轻上述参数变化。因此，BMP-7 抑制与大剂量维生素 D 或磷酸盐相关的血管钙化。

（3）BMP-7 可通过降低血磷减轻钙化：Davies 等[50] 提出，BMP-7 对低密度脂蛋白受体缺失型 CKD 小鼠血管钙化的形成有预防作用。BMP-7 可促进血管平滑肌细胞的分化，降低血管成骨细胞基因的表达，降低血管钙化。这种保护作用背后的机制还不完全清楚，尽管研究的证据表明，这种效应至少在一定程度上改善 CKD 相关骨损害，纠正高磷血症。Davies 等在此之前，发现 BMP-7 可通过增加磷酸盐池向骨架的交换来降低血浆中的磷含量，这可能是 BMP-7 观察到的动脉钙化减少的原因[53]。

（4）BMP-7 通过减轻纤维原基因的表达改善血管钙化：Gravesen 等[54] 通过诱导鼠尿毒症和大剂量阿法骨化醇建立大鼠血管钙化模型，并外源性予以 BMP-7 干预，研究 BMP-7 治疗对尿毒症大鼠所建立的血管钙化是否具有潜在可逆性，通过将尿毒症大鼠等基因移植健康对照组来研究尿毒症环境正常化是否逆转血管钙化。研究发现，大鼠 5/6 肾切除、高磷饮食可引起尿毒症和血管钙化，尿毒症和阿法骨化醇导致主动脉纤维化及与纤维化相关的基因（纤维连接蛋白、膜蛋白）和上皮间充质转换相关基因、成骨转化和细胞外基质钙化相关基因的表达增加。当予以外源性 BMP-7 干预可显著降低主动脉前纤维化基因和上皮间充质转换相关基因的表达。BMP-7 可引起血浆磷酸盐显著下降，尽管 BMP-7 导致原纤维原基因表达减少，但主动脉的总钙含量却没有变化。

BMP-7 是 TGF-β超家族成员，也是 TGF-β信号转导的拮抗剂，能够抑制肾、肺、肝和心脏等多个器官的纤维化[55]。研究发现，钙化血管中出现了 TGF-β信号增强、细胞外基质组成改变和上皮细胞向间充质细胞转化改变，表明纤维性改变在尿毒症所诱导的血管钙化中起重要作用[56]。因此，BMP-7 对预防血管钙化有重要作用，其可降低大鼠主动脉原纤维基因表达，一定程度上改善血管钙化，但不能逆转已建立的血管钙化。

目前，对于 CAC 尚无有效的药物，并且在 CAC 过程中仍有众多未解之谜。CAC 抑制因子可能成为潜在干预靶点，但还需要进行更多的体内及体外实验来研究 BMP 与 CAC 关系及相关分子机制，旨在为临床防治心血管钙化提供新的理论和实验依据，为冠心病的检测、预防和治疗提供新的方法和思路。

（杨 伟 何 泉）

参 考 文 献

［1］ Andrews J，Psaltis P J，Bartolo B，et al. Coronary arterial calcification：a review of mechanisms，promoters and imaging. Trends Cardiovasc Med，2018，28（8）：491-501.

［2］ UristM R. Bone：formation by autoinduction. Science，1965，150（3698）：893-899.

［3］ Massagué J. How cells read TGF-beta signals. Nat Rev Mol Cell Biol，2000，1（3）：169-178.

［4］ Boström K，Watson K E，Horn S，et al. Bone morphogenetic protein expression in human atherosclerotic lesions. J Clin Invest，1993，91（4）：1800-1809.

［5］ Dhore C，Cleutjens J，Lutgens E，et al. Differential expression of bone matrix regulatory proteins in human atherosclerotic plaques. Arterioscler Thromb Vasc Biol，2001，21（12）：1998.

［6］ Neven E，Dauwe S，De Broe M E，et al. Endochondral bone formation is involved in media calcification in rats and in men. Kidney Int，2007，72（5）：574.

［7］ Sage A P，Tintut Y，Demer L L. Regulatory mechanisms in vascular calcification. Nat Rev Cardiol，2010，7（9）：528.

［8］ Samara S，Dailiana Z，Varitimidis S，et al. Bone morphogenetic proteins（BMP）expression in the femoral heads of：patients with avascular necrosis. Mol Biol Rep，2013，40（7）：4465-4472.

［9］ Reddi A H，Iwasa K. Morphogenesis，Bone Morphogenetic Proteins，and Regeneration of Bone and Articular Cartilage，Principles of Regeneration Medicine. Academic Press，2019：405-416.

［10］ Wang E A，Rosen V，Cordes P，et al. Purification and characterization of other distinct bone-inducing factors. Proc Natl Acad Sci USA，1988，85（24）：9484-9488.

［11］ 贝抗胜，吴礼杨，孙庆文，等. BMP4 促进人骨膜来源细胞体外成软骨细胞分化. 中华显微外科杂志，2013，36（5）：469-774.

［12］ Leong L M，Brickell P M. Bone morphogenic protein-4. Int J Biochem Cell Biol，1996，28（12）：1293.

［13］ Groppe J，Greenwald J，Wiater E，et al. Structural basis of BMP signaling inhibition by Noggin，a novel twelve-membered cystine knot protein. J Bone Joint Surg Am，2003，85（3）：52-58.

［14］ BoströmK，Tsao D，Shen S，et al. Matrix GLA protein modulates differentiation induced by bone morphogenetic protein-2 in C3H10T1/2 cells. J Biol Chem，2001，276（17）：14044-14052.

［15］ Sage A，Tintut Y，Garfinkel A，et al. Systems biology of vascular calcification. Trends Cardiovasc Med，2009，19（4）：118-123.

［16］ Hayashi K，Nakamura S，Nishida W，et al. Bone morphogenetic protein-induced MSX1 and MSX2 inhibit myocardin-dependent smooth muscle gene transcription. Mol Cell Biol，2006，26（24）：9456-9470.

［17］ Sato A Y S，Bub G L，Campos A H. BMP-2 and-4 produced by vascular smooth muscle cells from atherosclerotic lesions induce monocyte chemotaxis through direct BMPRII activation. Atherosclerosis，2014，235（1）：45-55.

［18］ Lagna G，Ku M M，Nguyen P H，et al. Control of phenotypic plasticity of smooth muscle cells by bone morphogenetic protein signaling through the myocardin-related transcription factors. J Biol Chem，2007，282（51）：37244-37255.

［19］ Yao Y，Bennett B J，Wang X，et al. Inhibition of bone morphogenetic proteins protects against atherosclerosis and vascular calcification. Circ Res，2010，107（4）：485-494.

［20］Csiszar A，Smith K E，Koller A，et al. Regulation of bone morphogenetic protein-2 expression in endothelial cells: role of nuclear factor-kappa B activation by tumor necrosis factor-alpha，H_2O_2，and high intravascular pressure. Circulation，2005，111（18）：2364-2372.

［21］Liberman M，Johnson R C，Handy D E，et al. Bone morphogenetic protein-2 activates NADPH oxidase to increase endoplasmic reticulum stress and human coronary artery smooth muscle cell calcification. Biochem Biophys Res Commun，2011，413（3）：436-441.

［22］Zhang M，Sara J D，Wang F，et al. Increased plasma BMP-2 levels are associated with atherosclerosis burden and coronary calcification in type 2 diabetic patients. Cardiovasc Diabetol，2015，14（1）：64.

［23］Qin C，Wei X，Gong C P，et al. Expression of BMP-2/Smad1/Runx2 signal pathway in renal artery of rat with vascular calcification. Sichuan Da Xue Xue Bao Yi Xue Ban，2016，47（2）：180-183.

［24］Rong S，Zhao X，Jin X，et al. Vascular calcification in chronic kidney disease is induced by bone morphogenetic protein-2 via a mechanism involving the Wnt/β-catenin pathway. Cell Physiol Biochem，2014，34（6）：2049-2060.

［25］Malhotra R，Burke M F，Martyn T，et al. Inhibition of bone morphogenetic protein signal transduction prevents the medial vascular calcification associated with matrix gla protein deficiency. PLoS One，2015，10（1）：e0117098.

［26］Chasseraud M，Liabeuf S，Mozar A，et al. Tumor necrosis factor-related apoptosis-inducing ligand and vascular calcification. Ther Apher Dial，2011，15（2）：140-146.

［27］Ponnusamy A，Sinha S，Hyde G D，et al. FTI-277 inhibits smooth muscle cell calcification by up-regulating PI3K/Akt signaling and inhibiting apoptosis. PLoS One，2018，13（4）：e0196232.

［28］Hyzy S L，Olivares-Navarrete R，Schwartz Z，et al. BMP-2 induces osteoblast apoptosis in a maturation state and noggin-dependent manner. J Cell Biochem，2012，113（10）：3236-3245.

［29］Jang W G，Kim E J，Kim D K，et al. BMP-2 protein regulates osteocalcin expression via Runx2-mediated Atf6 gene transcription. J Biol Chem，2012，287（2）：905-915.

［30］Idelevich A，Rais Y，Monsonego-Ornan E. Bone gla protein increases HIF-1alpha-dependent glucose metabolism and induces cartilage and vascular calcification. Arterioscler Thromb Vasc Biol，2011，48（9）：S141.

［31］Zhang H，Wang L，Si D，et al. Correlation between osteocalcin-positive endothelial progenitor cells and spotty calcification in patients with coronary artery disease. Clin Exp Pharmacol Physiol，2015，42（7）：734-739.

［32］Flammer A J，Gössl M，Widmer R J，et al. Osteocalcin positive CD133$^+$/CD34$^-$/KDR$^+$ progenitor cells as an independent marker for unstable atherosclerosis. Eur Heart J 2012，33（23）：2963-2969.

［33］Balderman J A F，Lee H Y，Mahoney C E，et al. Bone morphogenetic protein-2 decreases microRNA-30b and microRNA-30c to promote vascular smooth muscle cell calcification. J Am Heart Assoc，2012，1（6）：1225-1226.

［34］Wang S，Hu S，Wang J，et al. Conditioned medium from bone marrow-derived mesenchymal stem cells inhibits vascular calcification through blockade of the BMP-2–Smad1/5/8 signaling pathway. Stem Cell Res Ther，2018，9（1）：160-162.

［35］Liu X，Cao F，Liu S，et al. BMP-2/Smad signaling pathway is involved in the inhibition function of fibroblast growth factor 21 on vascular calcification. Biochem Biophys Res Commun，2018，503（2）：930-931.

［36］Hogan B L. Bone morphogenetic proteins in development. Curr Opin Genet Dev，1996，6（4）：432-438.

［37］Park C S，Hong O K，Kim M K，et al. Serum bone morphogenic protein-4 contributes to discriminating coronary artery disease severity. Medicine，2015，94（39）：e1530.

［38］Stahls P F，Lightell D J，Moss S C，et al. Elevated serum bone morphogenetic protein 4 in patients with chronic kidney disease and coronary artery disease. J Cardiovasc Transl Res，2013，6（2）：232-238.

［39］Wei X，Wu W，Li L，et al. Bone morphogenetic proteins 2/4 are upregulated during the early development of vascular calcification in chronic kidney disease. Biomed Res Int，2018，2018：8371604.

［40］Gomez-Stallons M V，Wirrig-Schwendeman E E，Hassel K R，et al. BMP signaling is required for aortic valve calcification. Arterioscler Thromb Vasc Biol，2016，36（7）：1398.

［41］Kiyono M，Shibuya M. Inhibitory smad transcription factors protect arterial endothelial cells from apoptosis induced by BMP4. Onco Gene，2006，25（54）：7131-7137.

［42］Massagué J. TGF-beta signal transduction. Annu Rev Biochem，1998，67（1-2）：753-791.

［43］Tian X Y，Yung L H，Wong W T，et al. Bone morphogenic protein-4 induces endothelial cell apoptosis through oxidative stress-dependent p38MAPK and JNK pathway. J Mol Cell Cardiol，2012，52（1）：237-244.

［44］张东雪，李同妙，高少辉，等. 干扰 SET8 调节血管平滑肌细胞增殖、凋亡促进血管钙化. 中国动脉硬化杂志，2018，（1）：41-45.

［45］Helder M N，Ozkaynak E，Sampath K T，et al. Expression pattern of osteogenic protein-1（bone morphogenetic protein-7）in human and mouse development. J Histochem Cytochem，1995，43（10）：1035-1044.

［46］Freedman B I，Bowden D W，Ziegler J T，et al. Bone morphogenetic protein 7（BMP7）gene polymorphisms are associated with inverse relationships between vascular calcification and BMD：the diabetes heart study. J Bone Miner Res，2010，24（10）：1719-1727.

［47］Dudley A T，Lyons K M，Robertson E J. A requirement for bone morphogenetic protein-7 during development of the mammalian kidney and eye. Genes Dev，1995，9（22）：2795-2807.

［48］Jena N，MartãN-Seisdedos C，Mccue P，et al. BMP7 null mutation in mice：developmental defects in skeleton，kidney，and eye. Exp Cell Res，1997，230（1）：28-37.

［49］Luo G，Hofmann C，Bronckers A L，et al. BMP-7 is an inducer of nephrogenesis，and is also required for eye development and skeletal patterning. Genes Dev，1995，9（22）：2808-2820.

［50］Davies M R，Lund R J，Hruska K A，BMP-7 is an efficacious treatment of vascular calcification in a murine model of atherosclerosis and chronic renal failure. J Am Soc Nephrol，2003，14（6）：1559-1567.

［51］Dorai H，Vukicevic S，Sampath T K. Bone morphogenetic protein-7（osteogenic protein-1）inhibits smooth muscle cell proliferation and stimulates the expression of markers that are characteristic of SMC phenotype in vitro. J Cell Physiol，2000，184（1）：37-45.

［52］Kang Y H，Jin J S，Yi D W，et al. Bone morphogenetic protein-7 inhibits vascular calcification induced by high vitamin D in mice. Tohoku J Exp Med，2010，221（4）：299-307.

［53］Davies M R. Low turnover osteodystrophy and vascular calcification are amenable to skeletal anabolism in an animal model of chronic kidney disease and the metabolic syndrome. J Am Soc Nephrol, 2005, 16（4）: 917-928.

[54] Gravesen E, Mace M L, Nordholm A, et al. Exogenous BMP7 in aortae of rats with chronic uremia ameliorates expression of profibrotic genes, but does not reverse established vascular calcification. PLos One, 2018, 13（1）: e0190820.

[55] Weiskirchen R, Meurer S K, Gressner O A, et al. BMP-7 as antagonist of organ fibrosis. Front Biosci, 2009, 14（13）: 4992-5012.

[56] Ruiz-Ortega M, Rodríguez-Vita J, Sanchez-Lopez E, et al. TGF-beta signaling in vascular fibrosis. Cardiovasc Res, 2007, 74（2）: 196-206.

第五节 骨钙素与冠状动脉钙化

冠状动脉钙化（CAC）是心血管疾病的发病和死亡的主要危险因素，也是全因死亡的一个重要因素。骨钙素（OC）亦称骨γ-羧基谷氨酸蛋白（bone γ-carboxy glutamic acid protein, BGP），是由成骨细胞产生的一种激素，不仅参与骨形成，而且在钙化血管中普遍存在，在血管钙化过程中扮演着重要的角色，但其具体作用尚未完全阐明。

随着生活水平的提高，我国心血管发病人数呈逐年上升趋势，其死亡率居首位，高于肿瘤及其他疾病[1]。CAC 是以动脉壁矿物质的病理沉积为特征的，CAC 曾被认为是一种被动的、退化的、静止的过程。现在它已经被证明是一种活跃的过程，与动脉粥样硬化相关，其机制类似于骨骼的发育[2]。它可促使冠脉壁僵硬、顺应性降低，增加动脉粥样硬化斑块破裂风险，是冠心病患者经皮冠脉介入术（percutaneous coronary intervention, PCI）后心血管事件的重要决定因素[3]。OC 作为评估骨形成的重要标志物，在 CAC 过程中扮演重要角色[4]，但其作用机制仍不清楚，因此深入研究 OC 在血管钙化发生中的作用显得尤为重要。

一、骨钙素概述

OC 是骨细胞外基质中最丰富的非胶原蛋白，是具有维生素 K 依赖性的蛋白，占人体总蛋白的 1%～2%。早在 1975 年，由 Hauschka 等[5] 从鸡的骨髓中分离出来，1976 年 Price 等[6] 又从牛的骨髓中提取获得，现从其他脊椎动物如犬、猴、硬骨鱼及人等的骨髓中亦可提取得到[7]。

OC 依种属的不同由 46～50 个氨基酸组成，其在脊椎动物中高度保守。由 3 个α螺旋，2 个β转角和一个 aβ折叠形成一个疏水核及紧密的球状结构[8]。

3 个螺旋中的 H1 和 H2 通过 aβ折叠形成 v 形排列，3 个α螺旋形成一个紧密的疏水核和以 H1 为中心的广泛的带负电表面。与羟基磷灰石结合有关的 3 个重要的谷氨酸残基都位于 H1 的同一表面上。其中二硫键在第 23、29 位形成，有 3 个羧化的谷氨酸残基分别位于第 17、21、24 位。在 Ca^{2+} 参与的前提下，将 OC 的第 16～25 位氨基酸残基羧化形成一个紧密的α螺旋结构，构象特殊使得 3 个谷氨酸残基凸向同一方向排列，促进与羟基磷灰石结合[9]，从而参与血管钙化过程。

人源的 OC 主要由三部分组成：第一部分为含有 26 个氨基酸残基的信号肽，其被内质网膜上的受体识别并结合，使翻译合成的前体肽定位到内质网上进行剪切；第二部分为含有 23 个氨基酸残基的信号肽，可将内质网上剪切后的肽段定位到细胞膜上；最后一部分是含有 49 个氨基酸残基的成熟形式[10]，成熟形式的 OC 一部分直接分泌到细胞外，另一部分在分泌之前，会在第 17、21 和 24 位 3 个谷氨酸的位点被羧基化修饰[11]。OC 包括羧化完全骨钙素（cOC）和羧化不全骨钙素（ucOC）两种形式，cOC 是骨基质的组成蛋白，不仅由骨产生，而且也在钙化血管壁中高表达，cOC 与羟基磷灰石结合促进骨形成与骨矿化，而 ucOC 被认为是一种激素，具有调节葡萄糖稳态的作用[12]。cOC 和 ucOC 生物学功能的差异可能与其结构及与 Ca^{2+} 结合能力有关，在 Ca^{2+} 缺乏的情况下，OC 主要是一个随机线圈结构，当其与 Ca^{2+} 结合后发生构象转变，但是 ucOC 的 α 螺旋变化幅度仅为 cOC 的 1/4[4]。此外，cOC 可以通过不同程度的（0～2 个羧基）脱羧转变为 ucOC，ucOC 对羟基磷灰石的亲和性较低，比 cOC 更易释放到循环中[13]。

OC 的合成由多种因素参与，如维生素 K、维生素 D、生长激素等均可以促进 OC mRNA 的表达，而糖皮质激素则可以抑制 OC 的表达。

二、骨钙素的调节

（一）维生素 K

OC 是由成骨细胞分泌的小蛋白，维生素 K 参与其翻译后修饰，在维生素 K 的作用下其中 3 个 γ-谷氨酸（Glu）残基发生羧化反应生成 cOC，羧化后的 OC 与 Ca^{2+} 有很高的亲和性，且能够与羟基磷灰石结合，促进骨矿化。当维生素 K 缺乏时，会导致 ucOC 的生成。ucOC 不具有生物活性，与羟基磷灰石的结合力也较低，从而对骨骼的矿化有不利影响[14]。

（二）维生素 D

OC 启动子中含有维生素 D 应答元件，维生素 D 可通过与该应答元件结合使 OC 表达水平上调。维生素 D 与其核内受体（维生素 D 受体）结合形成激素-受体复合物后，维生素 D 受体上的 DNA 结合区再和靶基因启动子附近的反应元件（VDRE）相互作用，从而改变局部超螺旋状态，调节基因的表达。研究表明 OC 突变基因 VDRE 缺失后，OC 基础表达水平降低，此外维生素 D 的诱导增强作用也会丧失，当恢复该序列后 OC 基因则可重新获得表达活性，维生素 D 的诱导增强作用也恢复[15]。研究发现：在维生素 D 诱导大鼠血管钙化中，OC 表达水平上调，并在钙化血管壁内聚集[16]。

（三）甲状旁腺激素

甲状旁腺激素（parathyroid hormone，PTH）是调节骨形成和成骨细胞活性的重要多肽类激素，可促使成骨细胞合成和分泌 OC，PTH 与成骨细胞膜上的 PTH 受体蛋白（G 蛋白偶联受体）偶联结合后，通过 cAMP 依赖性 PKA 及 cAMP 依赖性 PKC 细胞酶信号转导途径来调节 OC 的表达。研究表明，甲状腺功能亢进患者 PTH 分泌过多，增加机体的新陈代谢率，使骨形成增加、骨转换加速，导致 OC 水平增高[17]。此外 PTH 可增加人牙乳头间充质细胞矿化结节和基质小泡的数目，影响 OC 的合成，以及牙乳头间充质细胞的分化和矿化，促进牙本质或牙本质样基质的形成[18]。

（四）生长激素

生长激素（GH）是人体生长发育重要的影响因子，能促进骨骼、内脏和全身生长，促进蛋白质合成，影响脂肪和矿物质代谢，研究发现其可与胰岛素样生长因子-1（IGF-1）相互作用，从而促进 OC 的合成。GH 缺乏症患者较同龄正常人相比血清 OC 明显偏低，当使用 GH 治疗后，其血清 OC 增高[19]。

（五）糖皮质激素

糖皮质激素（GC）长期使用会引起骨质疏松，其主要原因是 GC 可抑制骨钙素的合成导致成骨细胞凋亡、破骨细胞生成增加[20]。傅淑霞等[21]通过研究 GC 治疗对肾小球疾病患者骨代谢影响，发现患者使用 GC 治疗后，OC 浓度显著降低。此外研究发现[22]小鼠骨钙素基因 5'端存在糖皮质激素反应元件（GRE）。GC 通过作用于 *OC* 基因启动子的 GRE 下调 OC 的表达，同时 GC 可以抑制成骨增强子 Egr2/Krox20 结合位点，该增强子紧邻小鼠 *OC* 基因启动子 Runx2 位点的上游，从而抑制 OC 的表达。

三、骨钙素与冠状动脉钙化相关性

新西伯利亚研究所 Polonskaya 等[23]对 65 例 46～79 岁接受冠状动脉旁路手术的男性患者行冠状动脉内膜切除术，将所获得的标本纵向和横向对称切割成碎片，进行组织学和生化研究。研究发现，CAC 时 OC 水平明显升高，重度动脉钙化可作为动脉粥样硬化的非特异性标志。有研究也表明急性心肌梗死患者中 OC 阳性的 CD133$^+$/CD34$^-$/KDR$^+$内皮祖细胞含量显著增加，并且与 CAC 呈正相关[24]。Choi 等[25]通过研究冠状动脉钙化积分（CACS）与血清 OC 浓度的关系，发现 OC 的升高与 CAC 有显著的相关性。然而也有研究[26]发现低水平的血清 OC 与冠心病的发生密切相关，与对照组相比，冠心病患者血清 OC 水平降低。Confavreux 等[27]发现血清 OC 水平的降低可增加腹主动脉钙化的进展率和死亡率。Yamashita 等[28]在对 126 例心血管事件的多元 Cox 比例风险分析中发现，血清 OC 水平的降低与心血管事件发生呈正相关。然而 OC 在循环中与 CAC 呈负相关，而在局部血管组织中可促进 CAC。上述不同的病理改变可能是循环和局部 OC 活动失衡所致[29]。

笔者课题组采用大剂量维生素 D 和雌激素缺失所诱导的大鼠钙化模型，发现雌性大鼠卵巢切除后予以大剂量维生素 D 干预，动脉钙化加重。钙化的动脉组织中 OC 的基因及蛋白表达均明显增高，说明动脉钙化与 OC 密切相关。为确定是动脉钙化导致 OC 表达增加，还是 OC 表达增加导致动脉钙化，笔者课题组采用 OC 基因沉默方法，发现 OC 沉默后动脉钙化减轻，说明 OC 参与动脉钙化的过程，结果见图 2-5-1 和图 2-5-2。

这种生物学功能的差异可能与其结构及与 Ca^{2+}结合的能力有关，但机制尚不明确，还需要进行更多的研究。

四、骨钙素与冠状动脉钙化相关分子学机制

CAC 是多因素参与的积极主动的过程，而 OC 与 CAC 密切相关，其可能通过缺氧诱导因子（hypoxia-inducible factor，HIF）、Runx2、骨形成蛋白（bone morphogenetic protein）2、基质γ-羧基谷氨酸蛋白（MGP）等信号通路促进 CAC。

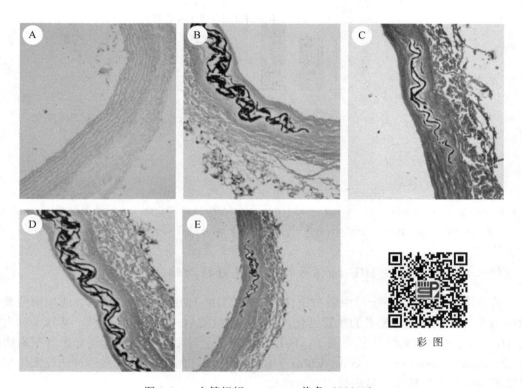

图 2-5-1　血管组织 von Kossa 染色（200×）

A. Control：对照组；B. OVX+VD：去势+钙化组；C. Sham+VD：假手术+钙化组；D. OVX+VD+SCsiRNA：沉默阴性对照组

E. OVX+VD+ BGPsiRNA：BGP 沉默组；

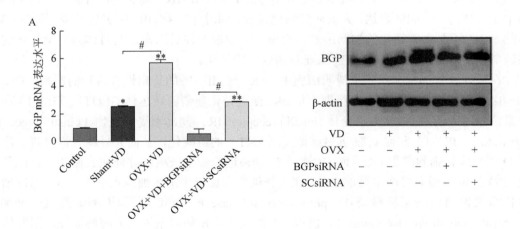

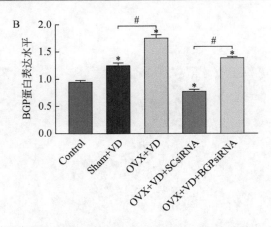

图 2-5-2　大鼠血管中 BGP 的基因及蛋白表达量

Control：对照组；OVX：去势组；Sham+VD：假手术+钙化组；OVX+VD：去势+钙化组；OVX+VD+BGPsiRNA：BGP 沉默组；OVX+VD+SCsiRNA：沉默阴性对照组。与 Control 比较，$*P<0.05$，$**P<0.01$；组间比较，$\#P<0.05$

（一）骨钙素通过 HIF-1α 信号途径促进冠状动脉钙化

缺氧诱导因子[30] 是一种由蛋白质 HIF-1α 和 HIF-1β 组成的杂二聚体。临床研究表明 HIF-1α 参与 2 型糖尿病患者的血管钙化过程，可能是 CAC 的危险因素[31]。基础研究也证明 HIF-1α 是诱导血管钙化重要因子：HIF-1α 的缺失会降低无机磷酸盐诱导血管平滑肌细胞（vascular smooth muscle cell，VSMC）的钙化作用，而 HIF-1α 的激活可诱导血管平滑肌细胞向成骨表型转换，从而促进血管钙化[32]。

OC 作为骨形成与骨转化的重要因子，与 HIF-1α 关系密切。Monsonego-Ornan 等[33] 通过研究 OC 的过表达对小鼠血管平滑肌细胞的作用，发现 OC 可通过激活 HIF-1α 促进血管平滑肌细胞的矿化。笔者团队的体内实验也证实了这一体外发现，在维生素 D₃ 体内诱导的大鼠血管钙化模型中，钙化的血管中存在 OC 和 HIF-1α 的高表达，当使用动物 siRNA 技术实现体内 OC 的低表达，大鼠血管钙化减轻，同时伴随着 HIF-1α 表达减少（图 2-5-3），因此，OC 不是血管钙化的被动因素，而是一个积极的促进因素，其可作为血管钙化的重要调节因子，可能通过稳定 HIF-1α 亚基诱导血管钙化。

在体外软骨细胞和血管平滑肌细胞中，OC 与 HIF-1α 的稳定性有直接的联系。OC 使 HIF-1α 亚基稳定，导致葡萄糖摄取率增加，促进易化葡萄糖转运体 GLUT1、GLUT4 和胰岛素信号的激活，包括胰岛素受体（insulin receptor，IR），胰岛素受体底物-1（insulin receptor substrate 1，IRS-1）和丝氨酸/苏氨酸激酶（AKT）的磷酸化，从而介导糖代谢过程。维生素 D 刺激成骨细胞产生 OC，而 OC 则扩散到邻近的骨生长板，并释放到循环中。此外维生素 D 还能刺激血管产生局部 OC。在软骨细胞和血管平滑肌细胞水平上，OC 通过增加糖代谢关键酶磷酸果糖激酶-1（phosphofructokinase-1，PFK-1）和丙酮酸脱氢酶激酶-1（pyruvate dehydrogenase kinase-1，PDK-1）的表达，使葡萄糖进入糖酵解途径，阻断线粒体氧化磷酸化，在糖酵解升高的同时，OC 还抑制葡萄糖-6-磷酸酶（G6P）和磷酸烯醇丙酮酸羧化激酶（PEPCK）的表达，促进转化为增强型软骨成骨分化状态，从而促进软骨的发育和血管钙化。

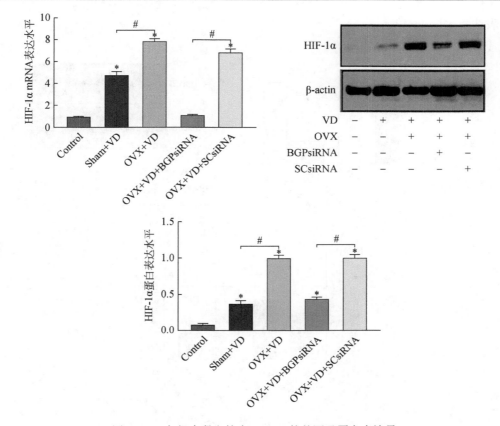

图 2-5-3 各组大鼠血管中 HIF-1α 的基因及蛋白表达量

Control：对照组；OVX：去势组；Sham+VD：假手术+钙化组；OVX+VD：去势+钙化组；OVX+VD+BGPsiRNA：BGP 沉默组；OVX+VD+SCsiRNA：沉默阴性对照组。*表示与 Control 比较，$P<0.05$；#表示两组比较，$P<0.05$

（二）骨钙素通过 Runx2 信号途径促进冠状动脉钙化

Runx2 是由骨细胞分泌的骨特异性转录因子[34]。其不仅可诱导成骨细胞分化，而且与血管钙化密切相关，研究发现无机磷酸盐和氯化钙所诱导的血管平滑肌细胞钙化模型中，存在 Runx2 的表达升高[35]。当血管平滑肌细胞中出现 Runx2 表达上调，就可以认为其获得一种成骨细胞表型，促进血管平滑肌细胞向成骨细胞转化，从而诱导血管钙化；Lin 等[36]通过 Cre 重组酶，靶向干预 *Runx2* 基因的第 4 外显子，实现小鼠 *Runx2* 基因敲除，并给予高脂喂养来探究 Runx2 在动脉粥样硬化和血管钙化中的作用，发现 Runx2 的缺失可有效抑制血管钙化。笔者团队实验结果显示，在维生素 D_3 体内诱导的大鼠血管钙化模型中，钙化的血管中存在 OC 和 Runx2 的高表达，当使用动物 siRNA 技术实现体内 OC 的低表达，大鼠血管钙化减轻，同时伴随着 Runx2 表达减少（图 2-5-4）。因此，Runx2 可能作为血管钙化的一个关键调节因子，促进血管钙化。

OC 作为骨细胞外基质中最丰富的非胶原蛋白，在 Runx2 的表达中起重要作用，在血管平滑肌细胞中 OC 的过表达促进 Runx2、SOX9 及 X 型胶原基因表达水平增高，从而诱导血管平滑肌细胞的钙化[33]。当抑制 Runx2 的表达时，血管钙化减轻，同时伴随着 OC

基因表达水平降低[37]。

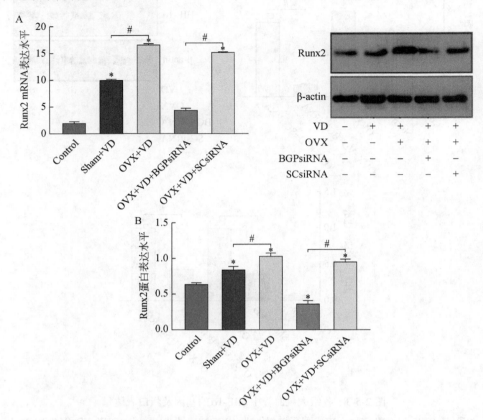

图 2-5-4　大鼠血管中 Runx2 的基因及蛋白表达量

Control：对照组；OVX：去势组；Sham+VD：假手术+钙化组；OVX+VD：去势+钙化组；OVX+VD+BGPsiRNA：BGP 沉默
组；OVX+VD+SCsiRNA：沉默阴性对照组。*表示与 Control 比较，$P<0.05$；#表示两组比较，$P<0.05$

（三）骨钙素、骨形成蛋白与血管钙化

目前关于 BMP 信号途径在血管钙化中的作用已经逐渐明确。在血管钙化过程中，由
于局部的组织缺氧、应激、氧化型脂质、慢性炎症导致 TNF-α增多，使血管内皮细胞、血
管平滑肌细胞、泡沫细胞的 BMP 表达增加[38]。BMP-2 是一种骨相关蛋白，不仅与骨形成
密切相关，而且在血管钙化过程中扮演重要角色，研究发现血管钙化的区域存在 BMP-2
的高表达[39]。Shu 等[40] 发现 BMP-2 诱导血管平滑肌细胞钙化，上调β-catenin、Runx2 的
表达，当沉默β-catenin 后，BMP-2 诱导血管平滑肌细胞的凋亡及钙化的作用随之消失。
Rajeev 等[41] 也发现 BMP 信号通路的抑制导致小鼠血管钙化的减轻。

BMP-2 亦可增强 ATF6 的表达，诱导 OC 的表达，调节骨细胞的分化。ATF6 为内质
网上的一种感受蛋白，是内质网应激引起的细胞凋亡和自噬途径中的一个重要的调节因
子。ATF6 介导 BMP-2 诱导成骨细胞的分化，而 OC 是 ATF6 的一个重要的靶基因[42]。所
以 BMP-2 可能是 OC 上游的一个调节因子，通过诱导 *ATF6* 基因的表达，增加 OC 的表达。
它可能通过 Wnt/β-catenin 信号通路影响血管钙化过程。

（四）骨钙素、MGP 与冠状动脉钙化

MGP 是细胞外基质矿化的抑制剂，主要由血管平滑肌细胞和软骨细胞产生[43]，*MGP* 基因敲除小鼠会出现动脉广泛钙化。Chiyoya 等[44]发现在 TNF-α 诱导的人主动脉瓣间质细胞钙化模型中，*MGP* 基因和蛋白表达降低，为证实 MGP 的作用，其通过 siRNA 抑制 MGP 表达，血管钙化明显增加，而 MGP 的过表达显著降低了主动脉瓣间质细胞钙化。这些结果提示 MGP 可作为血管钙化的负性调节因子。

OC 和 MGP 同属于 Gla 蛋白家族，MGP 的分子量为（1.0～1.5）×10^{4}kDa，含 4～5 个钙结合 Gla 残基（视种类而定），OC 的分子量为 6.0×10^{4}kDa，包含 3 个 Gla 残基[45]。血清 OC 是否与 MGP 通过同样的机制而抑制动脉粥样硬化、钙化形成尚缺乏相关研究。血清 OC 可以作为一种调节蛋白，可能与 MGP 通过同样的机制调节血管钙化。

总之，OC 不再被认为是 CAC 的被动标志物，而是血管平滑肌细胞信号转导和成骨软骨分化的主动调节因子。目前，对于 CAC 尚无有效的药物，并且在 CAC 过程中仍有众多未解之谜。而 CAC 抑制因子可能成为潜在干预靶点，但需要进行更多的体内及体外实验，通过不同形式和来源的 OC，来研究 OC 与 CAC 的关系及相关分子机制，旨在为临床防治心血管钙化提供新的理论和实验依据，为冠心病的检测、预防和治疗提供新的方法和思路。

（杨　伟　陈章荣）

参 考 文 献

[1] 陈伟伟，高润霖，刘力生，等.《中国心血管病报告 2016》概要. 中国循环杂志，2017，32（6）：521-530.

[2] Andrews J，Psaltis P J，Bartolo B A D，et al. Coronary arterial calcification: a review of mechanisms, promoters and imaging. Trends Cardiovasc Med，2018，28（8）：491-501.

[3] Siasos G，Oikonomou E，Maniatis K，et al. Prognostic significance of arterial stiffness and osteoprotegerin in patients with stable coronary artery disease. Eur J Clin Invest，2018，48（3）：e12890.

[4] Millar S A，Patel H，Anderson S I，et al. Osteocalcin，vascular calcification，and atherosclerosis: a systematic review and meta-analysis. Front Endocrinol，2017，（8）：183.

[5] Hauschka P V，Lian J B，Gallop P M. Direct identification of the calcium-binding amino acid, gamma-carboxyglutamate，in mineralized tissue. Proc Natl Acad Sci U S A，1975，72（10）：3925-3929.

[6] Price P A，Otsuka A A，Poser J W，et al. Characterization of a gamma-carboxyglutamic acid-containing protein from bone. Proc Natil Acad Sci U S A，1976，73（5）：1447-1451.

[7] 杨丽娜，梅峰. 骨钙素的临床应用进展及意义. 中国现代医药杂志，2016，18（7）：106-108.

[8] Malashkevich V N，Almo S C，Dowd T L. X-ray crystal structure of bovine 3 glu-osteocalcin. Biochem，2013，52（47）：8387-8392.

[9] 王华. 骨钙素基因表达及转录调控的分子机制. 国际儿科学杂志，1998，2：60-61.

[10] Lee J S，Tung C H. Osteocalcin biomimic recognizes bone hydroxyapatite. Chembiochem，2011，12（11）：1669-1673.

[11] Lee N K，Karsenty G. Reciprocal regulation of bone and energy metabolism. Horm Res Paed，2008，76（Suppl 1）：7-11.

[12] Li J, Zhang H, Yang C, et al. An overview of osteocalcin progress. J Bone Miner Metab, 2016, 34 (4): 367-379.

[13] Neve A, Corrado A, Cantatore F P. Osteoblast physiology in normal and pathological conditions. Cell Tiss Res, 2011, 343 (2): 289-302.

[14] Pearson D A. Bone health and osteoporosis: the role of vitamin K and potential antagonism by anticoagulants. Nutri in Clin Pract, 2007, 22 (5): 517.

[15] Cranney A, Horsley T, O'Donnell S, et al. Effectiveness and safety of vitamin D in relation to bone health. Evid Rep Technol Assess, 2007, 158 (158): 1.

[16] Kapustin A N, Shanahan C M. Osteocalcin: a novel vascular metabolic and osteoinductive factor? Arterioscler Thromb Vasc Biol, 2011, 31 (10): 2169.

[17] 刘红, 廖二元, 伍贤平. 骨钙素与代谢性骨病. 国际内分泌代谢杂志, 2004, 24 (4): 239-240.

[18] 陈新梅, 肖明振, 倪龙兴, 等. 甲状旁腺激素对人牙乳头间充质细胞骨钙素分泌的影响. 实用口腔医学杂志, 2002, 18 (4): 355-357.

[19] Pirskanen A, Jääskeläinen T, Mäenpää P H. Insulin-like growth factor-1 modulates steroid hormone effects on osteocalcin synthesis in human MG-63 osteosarcoma cells. Eur J Biochem, 1993, 218 (3): 883-891.

[20] Sasaki N, Kusano E, Ando Y, et al. Glucocorticoid decreases circulating osteoprotegerin (OPG): possible mechanism for glucocorticoid induced osteoporosis. Nephrol Dial Transplant, 2001, 16 (3): 479-482.

[21] 傅淑霞, 李绍梅, 杨林, 等. 糖皮质激素对肾小球疾病患者骨代谢影响因素的研究. 中国骨质疏松杂志, 2004, 10 (3): 322-326.

[22] Nathalie L, Tommy N, Arvinder K, et al. Glucocorticoids inhibit osteocalcin transcription in osteoblasts by suppressing Egr2/Krox20-binding enhancer. Arthritis Rheum, 2014, 52 (3): 929-939.

[23] Polonskaya Y V, Kashtanova E V, Murashov I S, et al. Associations of osteocalcin, Osteoprotegerin, and calcitonin with inflammation biomarkers in atherosclerotic plaques of coronary arteries. Bull Exp Biol Med, 2017, 162 (6): 726-729.

[24] He Z, Li-Jun W, Dong-Lei S, et al. Correlation between osteocalcin-positive endothelial progenitor cells and spotty calcification in patients with coronary artery disease. Clin Exp Pharmacol Physiol, 2015, 42 (7): 734-739.

[25] Choi B H, Joo N S, Kim M J, et al. Coronary artery calcification is associated with high serum concentration of under carboxylated osteocalcin in asymptomatic Korean men. Clini Endocrinol, 2015, 83 (3): 320-326.

[26] Kim K M, Lim S, Moon J H, et al. Lower uncarboxylated osteocalcin and higher sclerostin levels are significantly associated with coronary artery disease. Bone, 2016, 83: 178-183.

[27] Confavreux C B, Pawel S, Romain C, et al. Higher serum osteocalcin is associated with lower abdominal aortic calcification progression and longer 10-year survival in elderly men of the MINOS cohort. J Clin Endocrinol Metab, 2013, 98 (3): 1084-1092.

[28] Yamashita, Tetsuri, Okano, et al. Serum osteocalcin levels are useful as a predictor of cardiovascular; events in maintenance hemodialysis patients. Int Urol Nephrol, 2013, 45 (1): 207-214.

[29] Magni P, Macchi C, Sirtori C R, et al. Osteocalcin as a potential risk biomarker for cardiovascular and metabolic diseases. Clin Chem Lab Med, 2016, 54 (10): 1579-1587.

［30］Araldi E，Schipani E. Hypoxia，HIFs and bone development. Bone，2010，47（2）：190-196.

［31］Li G，Lu W H，Ai R，et al. The relationship between serum hypoxia-inducible factor 1α and coronary artery calcification in asymptomatic type 2 diabetic patients. Cardiovasc Diabetol，2014，13（1）：52.

［32］Mokas S，Lariviere R，Lamalice L，et al. Hypoxia-inducible factor-1 plays a role in phosphate-induced vascular smooth muscle cell calcification. Kidney Int，2016，90（3）：598-609.

［33］Monsonego-Ornan E，Idelevich A，Rais Y. Bone Gla protein increases HIF-1alpha-dependent glucose metabolism and induces cartilage and vascular calcification. Arterioscler Thromb Vasc Biol，2011，48（9）：S141.

［34］Komori T. Runx2，an inducer of osteoblast and chondrocyte differentiation. Histochem Cell Biol，2018，149（Suppl 1）：1-11.

［35］Cai Y，Wang X L，Flores A M，et al. Inhibition of endo-lysosomal function exacerbates vascular calcification. Scientific Reports，2018，8（1）：3377.

［36］Lin M E，Chen T M，Wallingford M C，et al. Runx2 deletion in smooth muscle cells inhibits vascular osteochondrogenesis and calcification but not atherosclerotic lesion formation. Cardiovasc Res，2016，112（2）：606-616.

［37］Hyun B C，Amjad J，Qun D，et al. Oxidative stress induces vascular calcification through modulation of the osteogenic transcription factor Runx2 by AKT signaling. J Biol Chem，2008，283（22）：15319.

［38］Galvin K M，Donovan M J，Lynch C A，et al. A role for smad6 in development and homeostasis of the cardiovascular system. Nat Genet，2000，24（2）：171-174.

［39］Qin C M，Wei X，Gong C P，et al. Expression of BMP2/Smad1/Runx2 signal pathway in renal artery of rat with vascular calcification. Sichuan Da Xue Xue Bao Yi Xue Ban，2016，47（2）：180-183.

［40］Rong S，Zhao X，Jin X，et al. Vascular calcification in chronic kidney disease is induced by bone morphogenetic protein-2 via a mechanism involving the Wnt/β-catenin pathway. Cell Physiol Biochem，2014，34（6）：2049-2060.

［41］Rajeev M，Burke M F，Trejeeve M，et al. Inhibition of bone morphogenetic protein signal transduction prevents the medial vascular calcification associated with matrix gla protein deficiency. PLoS One，2015，10（1）：e0117098.

［42］Jang W G，Kim E J，Kim D K，et al. BMP2 protein regulates osteocalcin expression via Runx2-mediated Atf6 gene transcription. J Biol Chem，2012，287（2）：905-915.

［43］Marulanda J，Gao C，Roman H，et al. Prevention of arterial calcification corrects the low bone mass phenotype in MGP-deficient mice. Bone，2013，57（2）：499-508.

［44］Chiyoya M，Seya K，Yu Z，et al. Matrix Gla protein negatively regulates calcification of human aortic valve interstitial cells isolated from calcified aortic valves. J Pharmacol Sci，2018，136（4）：257-265.

［45］Cancela M L，Laizé V，Conceiçâo N. Matrix Gla protein and osteocalcin：from gene duplication to neofunctionalization. Arch Biochem Biophys，2014，561（6）：56-63.

第六节 细胞凋亡与冠状动脉钙化

冠状动脉钙化（CAC）是冠状动脉粥样硬化的显著标志，是心血管疾病发生和死亡的重要因素,有流行病学资料提示,CAC 与年龄呈正相关,在 40~49 岁人群中发生率为 50%,60~69 岁人群中发生率 80%,随着年龄的增长,CAC 程度呈逐渐增加趋势[1]。CAC 是一个由细胞介导的、受体内许多复杂因素调控的主动调节过程,表现为钙磷沉积于血管壁,类似于骨发育和软骨形成的过程[2]。通过对钙化过程及机制的不断深入研究发现,在血管平滑肌细胞钙化过程中,细胞凋亡有着启动整个血管钙化过程的作用[3]。而这与细胞凋亡调控因子在血管钙化病理过程中的作用密切相关,这不仅进一步明确了血管钙化的内在机制,同时为将来冠脉血管钙化的预防和治疗提供了新的理论依据。

一、细胞凋亡

细胞死亡方式一般可分为坏死(胀亡)和凋亡,但它们是两种截然不同的细胞学现象。细胞坏死是由于极其恶劣的物理、化学因素及高温、缺氧等刺激引起的细胞被动死亡过程。细胞凋亡(apoptosis)是生命的基本现象,是机体调控正常发育、维护内环境稳定并受到基因严格调控的细胞自我破坏过程,因此这种死亡过程又被称为细胞程序性死亡(programmed cell death,PCD)[4]。"细胞凋亡"一词最早由 Fadeel 和 Orrenius[5] 提出,它与心血管疾病、肿瘤、自身免疫性疾病、神经系统疾病等密切相关,是当前生命科学最热门的研究领域之一。

二、冠脉血管钙化机制

冠状动脉血管平滑肌细胞钙化是一个异位钙化的过程,近年来发现许多细胞凋亡调控因子在血管平滑肌细胞钙化的病理过程中起关键作用。其中细胞凋亡、钙磷代谢紊乱、基质小泡、脂质沉积、氧化应激、炎性因子等均参与了血管平滑肌细胞钙化的过程。Speer 等[6]采用谱系追踪的方法发现血管平滑肌细胞是参与血管钙化的主要细胞来源。正常情况下,血管平滑肌细胞表现为收缩表型,病理情况下,血管平滑肌细胞由收缩表型转换为成骨样表型。大量研究表明,血管平滑肌细胞凋亡参与了动脉粥样硬化和终末期血管钙化的形成。在动脉粥样硬化病变进展为纤维钙化斑块时,血管平滑肌细胞中骨相关蛋白及标志物表达增加,如骨形成蛋白 2(BMP-2)、碱性磷酸酶(ALP)、骨钙素等。碱性磷酸酶是成骨细胞的一个功能性表型标志物,是钙盐形成的关键酶,在钙化过程中 ALP 可水解磷酸酯酶,增加羟基磷灰石的浓度,为磷酸盐钙化提供基础,而高磷酸盐本身可诱导血管平滑肌细胞钙化[7]。虽然血管钙化过程的详细机制尚未完全清楚,但目前细胞凋亡作为血管钙化的起始部分已得到确认。

三、细胞凋亡对血管钙化的影响

许多研究已经证实细胞凋亡参与了血管平滑肌细胞钙化的过程。早期有研究发现,在血管内皮及关节软骨的钙化发病机制中,凋亡启动了钙化的进程[8]。Reynolds 等[9]证明凋亡参与了由钙磷介导的血管平滑肌细胞的钙化过程。血管钙化的过程类似于骨形成过程,Lynch 等[10]指出,在小鼠颅骨成骨细胞培养中发现凋亡是成骨细胞分化及钙化的一部分。Proudfoot 等[3, 11]将人主动脉血管平滑肌细胞置于加入诱导钙化试剂的培养基中,观察到凋亡小体可以将培养基中的钙离子聚集。通过这项研究,证实了凋亡小体具有聚集钙离子的作用,凋亡出现在血管平滑肌细胞钙化之前。

过度的内质网应激会加重细胞损伤,进而诱导细胞凋亡。Zhu 等[8] 研究证实内质网应激介导的凋亡参与血管钙化,研究发现 OPG 可能在内质网应激介导的细胞凋亡参与血管钙化过程中有重要作用[12]。OPG 即破骨细胞生成抑制因子(osteoclastogenesis inhibitory factor,OCIF),是肿瘤坏死因子受体家族的成员之一,可在体内外调节破骨细胞的形成、分化、存活并诱导其凋亡,其在内皮细胞中属于一种抗凋亡因子[13]。在血液透析患者血清中发现 OPG 的浓度与主动脉钙化严重程度呈负相关[14],OPG 能抑制动脉粥样硬化病变扩大和动脉钙化[15]。有实验研究发现心肌细胞钙化后细胞凋亡率显著增加,内质网应激指标 GRP78 和 caspase-12 mRNA 水平明显增加,血管保护因子 OPG mRNA 水平明显降低[16];在钙化组中加入脂连蛋白后 OPG 表达增加,心肌细胞凋亡减少,钙化减轻,因此 OPG 表达增加可能是通过改善内质网稳态减少心肌细胞凋亡,进而发挥心血管保护作用。另外,还有一种说法是 OPG 可竞争性结合细胞毒性配体——肿瘤坏死因子相关凋亡诱导配体(TNF-related apoptosis inducing ligand,TRAIL),TRAIL 属于细胞凋亡诱导因子,Schoppet 等[17] 发现,人体动脉粥样硬化病变的钙化周围发现有 TRAIL 的免疫活性,而 TRAIL 与 OPG 的免疫活性表现为相似的定位,说明 OPG 可能通过抑制 TRAIL 的免疫活性减轻血管钙化。因此,OPG 既是骨代谢的重要调节因子,又是重要的血管保护因子,在介导细胞凋亡、参与血管钙化中有重要作用。

CAC 是动脉粥样硬化的标志之一,也是动脉粥样硬化发展的必然结果[18]。与原癌基因或抑癌基因相关的核蛋白,如 p53 和 c-myc 可能也参与调节动脉粥样硬化形成过程中的血管细胞凋亡[19]。正常血管细胞较少表达 p53,但凋亡细胞高表达 p53。已有实验显示,在动脉粥样硬化形成的粥样斑块中,平滑肌细胞的 *c-myc* 基因表达较正常的平滑肌细胞明显增高,这与斑块内 *c-myc* 基因上调可能激活 p53,并通过 p53 依赖途径诱导细胞凋亡有关[20]。此外,*Fas* 基因与 caspase[21] 在动脉粥样硬化斑块的细胞凋亡中都有重要作用。在动脉粥样硬化中,血管平滑肌细胞可表达 Fas 抗原这种死亡信号,而在动脉粥样硬化中激活的 T 淋巴细胞可以表达 Fas 受体,Fas 抗原通过与 Fas 受体结合传递死亡信号,导致血管平滑肌细胞凋亡。有证据表明,Fas 配体/Fas-caspase 死亡途径参与了粥样硬化斑块中细胞凋亡的诱导[22]。Saxena 等[23] 研究显示,在严重的动脉粥样硬化斑块中,以血管平滑肌细胞为主的多种细胞 *Bax*、*Bak* 的基因表达明显上调,而 *Bax-2*、*Bcl-xl* 基因表达量极少或缺如。

四、细胞凋亡影响钙化相关机制

(一)细胞凋亡相关因子

细胞凋亡是极度精确、机制复杂的调控过程,可被多种生理性、病理性的刺激诱发。它涉及信号转导、基因表达、凋亡效应的执行三个阶段,信号转导过程的激活、调控凋亡的抑制因子和诱导因子之间的平衡等都决定着细胞的存亡。目前对参与细胞凋亡机制的因子研究较多的有 Bcl-2、Fas、caspase,另外,JNK、*p53* 及抗衰老因子 Klotho 等也参与了细胞凋亡机制。

1. Bcl-2　在血管平滑肌细胞钙化过程中,研究较多的是抑凋亡蛋白 Bcl-2 和促凋亡蛋白 Bax,二者在调控细胞凋亡过程中的失衡被认为与血管钙化密切相关[24]。有实验[25] 为了验证中药在血管钙化过程中对凋亡蛋白 Bcl-2、Bax 的调控作用，在钙化的大鼠血管组织中对主动脉α平滑肌肌动蛋白（α-SMA）、碱性磷酸酶（ALP）、Bcl-2、Bax、caspase-3（凋亡执行因子）蛋白进行了 Western blot 检测，实验结果显示，在钙化组中 ALP、Bax、caspase-3 蛋白表达量较正常组增加，Bcl-2 表达量较正常组减少。另外，Ponnusamy 等[26]实验研究发现抑制细胞凋亡可以减轻人血管平滑肌的钙化程度，证明细胞凋亡参与了血管平滑肌细胞钙化的过程。这与 Shroff[27]研究的细胞凋亡是血管钙化启动的始动环节结果一致。

2. Fas Fas 属于肿瘤坏死因子配体超家族（tumor necrosis factor ligand superfamily member）成员，是一种跨膜糖蛋白。Fas 与 Fas 配体结合形成三聚体，后募集胞质中与 Fas 相同死亡结构域的蛋白 FADD，二者通过受体胞质死亡结构域结合后与 caspase-8 结合形成死亡诱导信号复合体（death inducing signal complex，DISC）[28]。前体 caspase-8 自身裂解成为有催化活性的形式并释放活性亚单位，从而启动凋亡级联，随后直接激活下游效应因子 caspase-3、caspase-6 和 caspase-7，引起细胞凋亡。Fas 及 Fas-caspase 死亡途径有诱导动脉粥样硬化斑块细胞凋亡的作用。

3. caspase 在细胞中以无活性的酶原形式（procaspase）存在，其活化形式分为同源活化和异源活化两种。同源活化需要将酶原集中在细胞中的特定部位，异源活化通常发生在效应 caspase，即执行凋亡的因子。caspase 激活后损伤细胞的详细机制尚不十分清楚，在关于 Fas/TNF-R 信号通路中[29]，Fas-Fas 配体与受体结合后形成三聚体，将辅因子 FADD 和受体相关蛋白（RIP）结合，通过自体蛋白水解激活 procaspase-8 和 procaspase-2，随后激活 caspase-3、caspase-6、caspase-7，进而引起细胞内底物裂解。在凋亡相关性的 caspase 因子中，caspase-3 是最关键的执行因子，在许多凋亡信号途径终结中起作用。正常 caspase-3 以酶原形式存在，在凋亡早期阶段被激活，后可使细胞质和细胞核中的底物裂解，最终导致细胞死亡。细胞凋亡过程实际是 caspase 不可逆的底物裂解的级联放大反应过程[30]。有研究表明，在血管平滑肌细胞中加入 caspase-1 的抑制剂后，血管平滑肌细胞钙化程度减轻[31]。

4. JNK 又称应激活化的蛋白激酶（stress-activated protein kinase，SAPK），是一种丝裂原激活蛋白激酶（mitogen-activated protein kinase，MAPK），属于 MAPK 家族成员之一[32]，编码 JNK 的蛋白激酶有 3 个基因——*JNK1*、*JNK2* 和 *JNK3*，表达的 JNK 的 3 种蛋白为丝氨酸/苏氨酸蛋白激酶，主要存在于细胞质。JNK1 和 JNK 2 在全身组织广泛表达，JNK3 呈限制性表达，仅见于脑、心脏和睾丸等组织中。JNK 可以参与调控基因的表达，对细胞的存活和凋亡都有着极其重要的作用。短时间激活 JNK 可促进细胞增殖，时间过久则会引起细胞凋亡。一方面，JNK 可以上调 CHOP、caspase-3 及 Bcl-2 家族中促凋亡因子 p53 上调凋亡调节物（p53 up-regulated modulator of apoptosis，PUMA）、Bak 和 Bax 等凋亡基因的表达；另一方面，它可以下调抗凋亡因子 Bcl-2 和 Bcl-xl 的表达，最终通过线粒体途径介导细胞凋亡[33]。有研究表明[34]，姜黄素可下调 p-JNK、Bax 的表达水平。抑制 JNK 信号能明显阻断血管平滑肌细胞成骨样分化和钙化。

5. *p53* p53 属于肿瘤抑制基因，广泛存在于各种正常组织中，在调控细胞周期、细胞凋亡和基因组完整性等方面均有重要作用。p53 可分为两种类型，一种是可诱导细胞发生凋亡的野生型，另一种是具有抑制凋亡能力的突变型。野生型 p53 是作为细胞周期 G_1 的控制蛋白而发挥作用的，当 DNA 损伤时，p53 编码的转录活化蛋白聚集在 DNA 损伤部位，使 DNA 受损细胞封闭在 G_1 期，阻止 DNA 继续复制，待 DNA 得到修复后，再进入细胞周期，若损伤无法修复，则 *p53* 启动凋亡机制使细胞凋亡。突变的 *p53* 基因丧失监视功能，不但没有抑癌作用，反而促使细胞癌变。心血管疾病（cardivascular disease，CVD）是引发终末期肾病患者死亡的一个重要原因，而对于终末期肾病患者，血管钙化尤其是 CAC 普遍存在[35]。慢性肾脏病（chronic renal disease，CKD）血管平滑肌细胞成骨样分化是血管钙化机制的第一步[36]，在终末期肾病维持性血液透析患者中血管钙化广泛存在，血管钙化伴随着血管平滑肌细胞 p53 蛋白表达的显著下降，这个实验提示 CKD 患者血管平滑肌细胞中 p53 蛋白的表达可能抑制了血管钙化的发生[37]。这也与前文提到的突变型 p53 抑制细胞凋亡进而减轻血管平滑肌细胞钙化有关。

6. 抗衰老因子 Klotho 研究显示，Klotho 蛋白在抑制细胞凋亡的同时，可明显减少内质网应激标志物葡萄糖调节蛋白（glucose-regulated protein，GRP）78 的表达，提示 Klotho 可能通过调节内质网应激，抑制细胞凋亡[38]。现有研究认为 Klotho 是一种体液因子，有类似于激素的作用[39]，刺激血管内皮细胞释放一氧化氮（NO）使血管舒张，Klotho 缺陷鼠 NO 产生减少、血管内皮细胞损害，进而导致动脉粥样硬化形成[40]。衰老细胞与血管钙化之间的机制尚不明确，有实验[40]以血管紧张素 II（angiotensin II，Ang II）为诱导因素，建立血管平滑肌细胞衰老模型，利用连续传代的方法建立细胞复制性衰老模型，再换用高磷酸盐钙化培养基诱导钙化。最后通过 SA-β-gal 衰老染色和衰老标志物检测表明，13 代（P13）的血管平滑肌细胞钙离子沉积明显；钙化相关调控因子 BMP-2、骨桥蛋白和 ALP 的表达活性明显高于未衰老的细胞，表明衰老的血管平滑肌细胞发生了成骨样转化。因此，*Klotho* 基因可能通过调控细胞凋亡影响血管平滑肌细胞钙化。

（二）内质网途径与血管钙化

多项研究已经证实血管平滑肌细胞凋亡增加与血管钙化密切相关，但内质网应激对细胞凋亡及血管钙化的调控机制尚不十分清楚。内质网正常情况下处理跨膜折叠蛋白，维持细胞稳态。机体在氧化应激增强、炎症因子激活等情况下，产生折叠蛋白增多，超过内质网处理能力，导致未折叠蛋白增多，使内质网出现应激。内质网应激是一种细胞应激反应。近来有研究发现，3 个未折叠蛋白（PERK、IRE1、ATF6）通过内质网应激调控骨分化和细胞凋亡，尤其在通过细胞凋亡调控血管平滑肌细胞钙化方面起着重要的作用[41]。

内质网应激通过 3 条途径导致血管钙化。①蛋白激酶 R 样内质网激酶（protein kinase R-like ER kinase，PERK）激活：内质网应激时 PERK 被激活，其通过磷酸化真核细胞起始因子 2α（eukaryotic initiation factor 2α，eIF2α）抑制蛋白质合成，并活化 ATF4 使其表达上调，ATF4 是转录激活因子家族成员之一，无论是动物实验还是细胞实验，ATF4 都被认为是介导钙化的关键因素[41]。在行 5/6 肾切除诱导慢性肾衰竭的大鼠动脉血管中发现广泛的钙化及钙化标志物表达的增加，同时也发现 PERK-ATF4-CHOP 凋亡通路被激活，这说明内质网应激与血管平滑肌细胞钙化之间可能存在着密切的联系[42]。ATF4 表达增加可通过内质网源性转录蛋白（CHOP）引起血管平滑肌细胞凋亡，导致血管钙化。ATF4 还可使 BMP-2、Runx2 等基因表达增加，从而导致血管钙化。②转录激活因子 6（activating transcription factor-6，ATF6）：内质网应激使 ATF6 表达增多，导致 PERK 激活，引起血管钙化。③需肌醇激酶 1（inositol-requiring kinase 1，IRE1）：在人冠脉血管平滑肌细胞中，BMP-2 介导的氧化应激反应诱导内质网应激，并且增加 IRE1、GRP78、XBP1 的表达[43]。

GRP78 是内质网稳态的中心调节剂,内质网应激过程中机体通过上调分子伴侣 GRP78 来发挥保护作用。有实验[44]为了验证吡格列酮通过内质网应激调控细胞凋亡与血管平滑肌细胞钙化之间的关系,以β-甘油磷酸钠联合丙酮酸钠建立了血管平滑肌细胞钙化模型,采用 Tunel 法检测细胞凋亡率,检测结果提示:与正常组比较,钙化组细胞凋亡率明显增多;且细胞凋亡率在不同浓度吡格列酮处理后呈递减趋势,后加入吡格列酮受体抑制剂 GW9662 后凋亡率再次增加。

内质网、线粒体和细胞核都是钙离子(Ca^{2+})的主要贮存库,当内质网膜完整性被破坏时,Ca^{2+}外流,通过钙调蛋白分解酶活化 caspase-12,触发 caspase 介导的细胞凋亡;Ca^{2+}外流会导致线粒体膜通透性增加,促进细胞色素 c 释放,通过线粒体途径诱导细胞凋亡[45]。当发生内质网应激时,内质网会释放 Ca^{2+}来提升胞质内 Ca^{2+}浓度,线粒体内 Ca^{2+}浓度也会随之增加,Ca^{2+}浓度不断增加,会使 Ca^{2+}调节系统超载,导致线粒体功能障碍,最后引起细胞凋亡[46]。有研究表明,钙化的心肌细胞可以诱导心肌细胞内质网应激介导凋亡,脂连蛋白可通过减轻内质网应激来减轻心肌细胞钙化及凋亡。

(三)钙离子沉积与细胞凋亡的关系

有文献提出,钙化过程都伴随着细胞凋亡[47]。Jian 等[11]认为无论是在体内还是体外,钙化的发生都是涉及细胞凋亡的一个过程。钙超载引起细胞凋亡的机制可能与线粒体有关,线粒体为胞内钙库之一。在一些外在因素刺激的作用下,内质网将其内储存的 Ca^{2+}释放,然后线粒体摄取 Ca^{2+},线粒体钙超载导致线粒体损伤,细胞色素 c 释放,活化 caspase,进而诱导细胞凋亡[48]。

Bcl-2 家族对作用于线粒体 Ca^{2+}的调节表现在对线粒体通透性转变通道(PTP)形成的影响上。PTP 主要由位于内膜的腺苷转位因子和位于外膜的电压依赖性阴离子通道等组成。现有研究认为,线粒体通透性转变通道(MPTP)的开放是引起细胞凋亡发生的直接原因。一旦 MPTP 开放,胞质中很多分子量大于 1500 的分子非选择性地扩散入线粒体内膜,造成线粒体去极化、氧化磷酸化解偶联,ATP 的合成远小于分解[49]。Ca^{2+}与内质网通路的关系前文已经简单介绍过,Ca^{2+}在细胞内积累被认为是成核作用及细胞结节形成的重要因素[50]。Zayzafoon[47]指出,细胞内 Ca^{2+}的缓慢积累正是成骨细胞在骨骼重塑过程中不可或缺的激活阶段,而体内 Ca^{2+}稳态的失衡则是多种细胞凋亡的诱导因素[51]。

(四)基质小泡与细胞凋亡的关系

血管钙化时血管平滑肌细胞由正常的收缩表型转变为成骨样细胞表型,基质小泡(matrix vesicle,MVS)的出现是细胞表型转变的重要特征。新近的研究发现,基质小泡的存在具有重要意义,且基质小泡和细胞凋亡小体的特征相类似,提示细胞凋亡与血管钙化的发生可能存在某种内在联系。基质小泡是一种源于成骨细胞的小泡结构,存在于细胞外基质中,在人体的成骨分化过程及病理性矿化中起着重要作用。Hashimoto 等[52]的研究表明,软骨细胞凋亡小体和基质小泡相似,缺乏基质 Gla 蛋白(MGP)或骨保护素(OPG)的小鼠易于发生血管钙化,而且这两种蛋白都与细胞凋亡有关。有研究指出基质小泡是骨和软骨钙化的最初位点,是细胞外一种 100～700nm 大小的膜包裹结构,可以产生碱性磷酸酶,碱性磷酸酶与 Ca^{2+}结合形成磷酸盐,促进钙化形成[3]。Kockx 等[53]研究表明,进展性动脉粥样硬化斑块中的基质小泡由平滑肌细胞衍生而来，其中含有 **Bax** 蛋白，而 *Bax* 是极重要的促细胞凋亡基因，提示凋亡与钙化存在密切关系。在正常生理环境下的血管平滑肌及瓣膜组织中的基质小泡释放并未产生明显的钙化性病变，而长期暴露于钙盐与磷酸化培养基的环境中，则出现了钙化性改变。

　　细胞凋亡对维持机体正常的生理功能具有重要的作用。随着生活条件改善和生活质量的提高，心血管疾病的发病越来越年轻化，CAC 的发病机制与治疗成为当今研究的热点。细胞凋亡作为血管钙化的起始部分影响血管钙化，通过对细胞凋亡进行调节是否可以抑制血管钙化发生，从而达到临床治疗的效果是今后研究的方向。随着研究的深入，也有越来越多的现象及问题被提出，如自噬、类凋亡等新的细胞死亡方式，针对各个分类机制的研究有助于人们在未来的治疗中寻找更有效的靶标。

（张琬婷　陈章荣）

参 考 文 献

[1] Budoff M J，Khurram N，Songshou M，et al. Ethnic differences of the presence and severity of coronary atherosclerosis. Atherosclerosis，2006，187（2）：343-350.

[2] Qunibi W，Nolan C，Ayus J. Cardiovascular calcification in patients with end-stage renal disease：a century-old phenomenon. Kidney Int Suppl，2002，（82）：S73-80.

[3] Proudfoot D，Skepper J，Hegyi L，et al. Apoptosis regulates human vascular calcification in vitro：evidence for initiation of vascular calcification by apoptotic bodies. Circ Res，2000，87（11）：1055-1062.

[4] Wu C，Zhang Y，Sun Z，et al. Molecular evolution of cide family proteins：novel domain formation in early vertebrates and the subsequent divergence. BMC Evol Biol，2008，8：159.

[5] Fadeel B，Orrenius S. Apoptosis：a basic biological phenomenon with wide-ranging implications in human disease. J Intern Med，2005，258（6）：479-517.

[6] Speer M，Yang H，Brabb T，et al. Smooth muscle cells give rise to osteochondrogenic precursors and chondrocytes in calcifying arteries. Circ Res，2009，104（6）：733-741.

[7] Yamada S，Tokumoto M，Tatsumoto N，et al. Phosphate overload directly induces systemic inflammation and malnutrition as well as vascular calcification in uremia. Am J Physiol Renal Physiol，2014，306（12）：F1418-1428.

[8] Zhu Q，Guo R，Liu C，et al. Endoplasmic reticulum stress-mediated apoptosis contributing to high glucose-induced vascular smooth muscle cell calcification. J Vasc Res，2015，52（5）：291-298.

[9] Reynolds J，Joannides A，Skepper J，et al. Human vascular smooth muscle cells undergo vesicle-mediated calcification in response to changes in extracellular calcium and phosphate concentrations：a potential mechanism for accelerated vascular calcification in ESRD. J Am Soc Nephrol，2004，15（11）：2857-2867.

[10] Lynch M，Capparelli C，Stein J，et al. Apoptosis during bone-like tissue development in vitro. J Cell Biochem，1998，68（1）：31-49.

[11] Jian B，Narula N，Li Q，et al. Progression of aortic valve stenosis：TGF-beta1 is present in calcified aortic valve cusps and promotes aortic valve interstitial cell calcification via apoptosis. Ann Thorac Surg，2003，75（2）：457-465.

[12] Castel M A，Kotetishvilli N，Schomburg R，et al. Serum osteoprotegerin levels and the extent of vascular calcification in haemodialysis patients. Nephrol Dial Transplant，2004，19（7）：1886-1889.

[13] Dhore C，Cleutjens J，Lutgens E，et al. Differential expression of bone matrix regulatory proteins in human atherosclerotic plaques. Arterioscler Thromb Vasc Biol，2001，21（12）：1998-2003.

[14] Kircelli F，Peter M E，Sevinc Ok E，et al. Magnesium reduces calcification in bovine vascular smooth muscle cells in a dose-dependent manner. Nephrol Dial Transplant，2012，27（2）：514-521.

[15] Nitta K，Akiba T，Uchida K，et al. Serum osteoprotegerin levels and the extent of vascular calcification in haemodialysis patients. Nephrol Dial Transplant，2004，19（7）：1886-1889.

[16] 赵旭静，边云飞，白瑞，等. 脂联素通过减轻内质网应激介导的凋亡抑制心肌细胞钙化. 中国动脉硬化杂志，2012，20（4）：321-326.

[17] Schoppet M，Al-Fakhri N，Franke F，et al. Localization of osteoprotegerin，tumor necrosis factor-related apoptosis-inducing ligand，and receptor activator of nuclear factor-kappa B ligand in Mönckeberg's sclerosis and atherosclerosis. J Clin Endocrinol Metab，2004，89（8）：4104-4112.

[18] Jansen K，van der Steen A，van Beusekom H，et al. Intravascular photoacoustic imaging of human coronary atherosclerosis. Opt Lett，2011，36（5）：597-599.

[19] Evan G，Littlewood T. A matter of life and cell death. Science，1998，281（5381）：1317-1322.

[20] Parkes J，Cardell R，Hubbard F，et al. Cultured human atherosclerotic plaque smooth muscle cells retain transforming potential and display enhanced expression of the myc protooncogene. Am J Pathol，1991，138（3）：765-775.

[21] Geng Y. Biologic effect and molecular regulation of vascular apoptosis in atherosclerosis. Curr Atheroscler Rep，2001，3（3）：234-242.

[22] Fukuo K，Nakahashi T，Nomura S，et al. Possible participation of Fas-mediated apoptosis in the mechanism of atherosclerosis. Gerontology，1997，43（1）：35-42.

[23] Saxena A，McMeekin J，Thomson D. Expression of Bcl-x，Bcl-2，Bax，and Bak in endarterectomy and atherectomy specimens. J Pathol，2002，196（3）：335-342.

[24] Jin Y，Song Y，Zhu X，et al. Goblet cell-targeting nanoparticles for oral insulin delivery and the influence of mucus on insulin transport. Biomaterials，2012，33（5）：1573-1582.

[25] 石凯峰，张宁，柳诗意，等. 补肾活血方通过调节 Bcl-2/Bax 凋亡相关蛋白对慢性肾脏病大鼠血管钙化的影响. 中华中医药杂志，2017，5：2188-2193.

[26] Ponnusamy A，Sinha S，Hyde G D，et al. FTI-277 inhibits smooth muscle cell calcification by up-regulating PI3K/Akt signaling and inhibiting apoptosis. PLoS One，2018，13（4）：e019623227.

[27] Shroff R C，Shanahan C M. The vascular biology of calcification. Semin Dial，2007，20（2）：103-109.

[28] Krantic S，Mechawar N，Reix S，et al. Apoptosis-inducing factor：a matter of neuron life and death. Prog Neurobiol，2007，81（3）：179-196.

[29] Björkerud S，Björkerud B. Apoptosis is abundant in human atherosclerotic lesions，especially in inflammatory cells（macrophages and T cells），and may contribute to the accumulation of gruel and plaque instability. Am J Pathol，1996，149（2）：367-380.

[30] Moffitt K，Martin S，Walker B. From sentencing to execution--the processes of apoptosis. J Pharm Pharmacol，2010，62（5）：547-562.

[31] 彭利静，拓步雄，李超民. Caspase-1 抑制剂对大鼠血管平滑肌细胞钙化的初步影响. 生物技术通讯，2014，25（2）：234-236.

[32] Bhardwaj M，Paul S，Jakhar R，et al. Potential role of vitexin in alleviating heat stress-induced cytotoxicity：Regulatory effect of Hsp90 on ER stress-mediated autophagy. Life Sci，2015，142：36-48.

[33] Shigemi Z，Manabe K，Hara N，et al. Methylseleninic acid and sodium selenite induce severe ER stress and subsequent apoptosis through UPR activation in PEL cells. Chem Biol Interact，2017，266：28-37.

[34] 侯梦琳. 姜黄素抑制大鼠血管平滑肌细胞钙化的凋亡信号机制研究. 广州：中山大学，2016.

[35] 白建梅，张凌，金承刚. 规律血液透析患者甲状旁腺激素水平对腹主动脉钙化的效应分析. 中国动脉硬化杂志，2015，23（5）：448-452.

[36] 郭利明，刘毅，汪延辉，等. 阿仑膦酸盐对骨化三醇诱发肾大部分切除大鼠血管钙化的防治研究. 中国动脉硬化杂志，2007，15（8）：599-602.

[37] 李开龙，苏楠，詹俊，等. 维持性血液透析患者血管平滑肌细胞 p53 的表达与血管钙化的关系. 中国动脉硬化杂志，2009，17（1）：31-34.

[38] Song S，Gao P，Xiao H，et al. Klotho suppresses cardiomyocyte apoptosis in mice with stress-induced cardiac injury via downregulation of endoplasmic reticulum stress. PLoS One，2013，8（12）：e82968.

[39] Kuro-o M. Klotho as a regulator of oxidative stress and senescence. Biol Chem，2008，389（3）：233-241.

[40] 苗穗兵. SM22α参与血管平滑肌细胞衰老和血管老化的机制. 石家庄：河北医科大学，2016.

[41] Shanahan C M，Furmanik M. Endoplasmic reticulum stress in arterial smooth muscle cells：a novel regulator of vascular disease. Curr Cardiol Rev，2017，13（2）：94-105.

[42] Shinobu M A，Masashi M，Demos-Davies K M，et al. Endoplasmic reticulum stress effector CCAAT/enhancer-binding protein homologous protein（CHOP）regulates chronic kidney disease-induced vascular calcification. J Am Heart Assoc，2014，3（3）：e000949.

[43] Liberman M，Johnson R C，Handy D E，et al. Bone morphogenetic protein-2 activates NADPH oxidase to increase endoplasmic reticulum stress and human coronary artery smooth muscle cell calcification. Biochem Biophys Res Commun，2011，413（3）：436-441.

[44] 马琦，肖传实. 吡格列酮通过内质网应激致凋亡途径对大鼠血管平滑肌细胞钙化的影响. 中国动脉硬化杂志，2014，22（4）：351-356.

[45] Urano F，Wang X，Bertolotti A，et al. Coupling of stress in the ER to activation of JNK protein kinases by transmembrane protein kinase IRE1. Science，2000，287（5453）：664-666.

[46] Son S，Byun J，Roh S，et al. Reduced IRE1α mediates apoptotic cell death by disrupting calcium homeostasis via the InsP3 receptor. Cell Death Dis，2014，5：e1188.

[47] Zayzafoon M. Calcium/calmodulin signaling controls osteoblast growth and differentiation. J Cell Biochem，2006，97（1）：56-70.

[48] Kadenbach B，Arnold S，Lee I，et al. The possible role of cytochrome c oxidase in stress-induced apoptosis and degenerative diseases. Biochim Biophys Acta，2004，1655（1-3）：400-408.

[49] Halestrap A，Clarke S，Javadov S. Mitochondrial permeability transition pore opening during myocardial reperfusion—a target for cardioprotection. Cardiovasc Res，2004，61（3）：372-385.

[50] Schoen F，Levy R. Calcification of tissue heart valve substitutes：progress toward understanding and prevention. Ann Thorac Surg，2005，79（3）：1072-1080.

［51］ Balachandran K，Sucosky P，Jo H，et al. Elevated cyclic stretch induces aortic valve calcification in a bone morphogenic protein-dependent manner. Am J Pathol，2010，177（1）：49-57.

［52］ Hashimoto S，Ochs R，Rosen F，et al. Chondrocyte-derived apoptotic bodies and calcification of articular cartilage. Proc Natl Acad Sci U S A，1998，95（6）：3094-3099.

［53］ Kockx M，De Meyer G，Muhring J，et al. Apoptosis and related proteins in different stages of human atherosclerotic plaques. Circulation，1998，97（23）：2307-2315.

第七节　炎症与冠状动脉钙化

血管钙化是一种活跃的细胞介导过程，与血管平滑肌细胞向成骨样细胞转化有关。流行病学研究表明，血管钙化与动脉粥样硬化斑块相关，是心肌梗死的危险因子。血管壁的炎症（如高磷、高龄、糖尿病、动脉粥样硬化等）可能通过激活血管上成骨标志物及相关信号通路，促进血管平滑肌细胞向成骨细胞表型转化，参与血管钙化的发生。血管钙化过程复杂，炎症反应在血管钙化过程中起重要作用。目前认为血管钙化是一个多因素参与调节的复杂的生物学过程，实验研究表明炎症与血管钙化的本质是因果关系，也就是说，炎症导致血管钙化的发生。如果在人体中证实存在因果关系，将产生明显的治疗效果，可能在临床上彻底改变预防和治疗血管钙化的方法。

一、炎症因子

低级别全身炎症的特征包括循环炎症标志物水平升高，如 C 反应蛋白、白细胞介素-6（IL-6）和肿瘤坏死因子α（TNF-α）[1]。高水平的炎症循环标志物与高水平的骨矿物质代谢标志物 FGF-23 和碱性磷酸酶（ALP）有关，且随着血管钙化的发病率、严重程度和进展增加，提示炎症和血管钙化之间存在联系[2]。氧化应激、羧基氧化、炎症细胞因子，如 TNF 超家族和 IL-6 超家族，炎症相关转录因子 NF-κB 通过直接作用促进血管平滑肌细胞的钙化。FGF-23 及 ALP 在 CAC 中的作用在其他章节详细阐述，本节主要阐述炎症因子与 CAC 的关系。

炎症因子指参与炎症反应的各种细胞因子，细胞因子是一组多肽类细胞调节物质的总称，包括白细胞介素（interleukin，IL）、干扰素、生长因子、细胞刺激因子、肿瘤坏死因子（tumor necrosis factor，TNF）等。细胞因子主要由外周的免疫细胞合成（如巨噬细胞、淋巴细胞、成纤维细胞），但许多其他类型的细胞（如神经细胞、神经胶质细胞）也可产生某些细胞因子。促炎因子起主要作用的是白细胞介素家族、肿瘤坏死因子家族。

1. 白细胞介素　IL-6 能诱导 B 细胞分化和产生抗体，并诱导 T 细胞活化增殖、分化，参与机体的免疫应答，是炎性反应的促发剂。IL-6 是一种多功能细胞因子，由 T 细胞、巨噬细胞、血管平滑肌细胞等细胞分泌，调节免疫反应和促进炎症[3]。IL-6 有促炎/致动脉粥样硬化细胞因子作用，许多血管膜介质中的血管平滑肌细胞可以产生 IL-6 作为促炎细胞因子。IL-1 是由单核细胞、内皮细胞、成纤维细胞和其他类型细胞在应答感染时产生的细胞因子。IL-1 的存在形式有 IL-1α和 IL-1β两种，都与免疫球蛋白超家族的同一受体结合，能刺激集落刺激因子、血小板生长因子等细胞因子的产生和使 T 细胞产生 IL-2，在免疫应答和组织修复中起作用。IL-8 能刺激中性粒细胞、T 淋巴细胞和嗜酸性粒细胞的趋化，促进中性粒细胞脱颗粒，释放弹性蛋白酶，损伤内皮细胞，使微循环血流淤滞、组织坏死，造成器官功能损伤。

2. 肿瘤坏死因子　是一种能够直接杀伤肿瘤细胞而对正常细胞无明显毒性的细胞因子，是迄今为止所发现的直接杀伤肿瘤作用最强的生物活性因子之一。TNF-α是一种由激活的巨噬细胞产生的能抑制成骨细胞和刺激破骨细胞的细胞因子。它是炎症反应过程中出现最早、最重要的炎性介质，能激活中性粒细胞和淋巴细胞，使血管内皮细胞通透性增加，调节其他组织代谢活性并促使其他细胞因子的合成和释放。TNF-α主要由活化的巨噬细胞对氧化低密度脂蛋白（ox-LDL）、细菌感染产生反应，也可以从受损的细胞外基质中释放出来。在血管系统中 TNF-α 的替代来源包括免疫细胞（T 细胞、B 细胞和 NK 细胞）和血管平滑肌细胞。

二、炎症因子与冠状动脉钙化的相关研究

慢性炎症是导致异位钙化的主要因素，动物实验表明慢性炎症的部位是出现血管钙化的部位。学者们针对炎症细胞因子与血管钙化进行了许多研究。研究表明 CAC 与炎症因子表达增加有关，促炎因子水平越高，CAC 程度越高。Muñoz 等[4] 对 120 例有冠状动脉粥样硬化无临床症状的门诊患者进行研究，CAC 阳性组和 CAC 阴性组的 TNF-α 的水平分别为（1104±144）pg/ml 和（447.56±74）pg/ml，CAC 阳性组 TNF-α 水平明显高于 CAC 阴性组，TNF-α 水平与 CAC 相关。Turkmen 等[5] 对终末期肾病患者进行研究，结果表明：CACS＜10 组和 CACS≥10 组的 TNF-α 水平分别为（29.2±10.2）pg/ml 和（34.6±9.4）pg/ml，CACS 高则 TNF-α 水平升高，患者 CAC 与 TNF-α 相关（$P=0.025$），但 TNF-α 并非 CAC 的独立危险因素，CAC 也与胎球蛋白 A 水平降低有关。另外一项关于腹膜透析的终末期肾病患者研究结果也表明 TNF-α 与 CACS 相关，CACS＞400 患者 TNF-α 明显增高。日本学者 Hirota 等[6] 对 200 例 2 型糖尿病患者进行研究，结果表明糖尿病患者 CAC 与 TNF-α 水平呈负相关。Torres 等[7] 对银屑病患者的研究表明 CAC 与 *TNF-α* 基因多态性相关。体外实验也证实了 TNF-α 参与血管钙化过程。Kawada 等[8] 在培养血管平滑肌加入 TNF-α，结果发现 TNF-α 诱导血管平滑肌细胞钙化呈剂量依赖性，未加入 TNF-α 血管平滑肌细胞不出现血管钙化，加入 1ng/ml 出现血管平滑细胞钙化，加入 10ng/ml 血管平滑细胞钙化最重，说明 TNF-α 能导致血管钙化，且加入铁剂后血管平滑肌细胞钙化进一步加重，TNF-α 诱导血管钙化与铁剂有协同作用。既往有研究表明促炎症细胞因子如 TNF 可增强小鼠和牛平滑肌细胞的矿化[9]。间充质干细胞是血管钙化中软骨细胞的主要来源之一，在体外培养的人脂肪组织间充质干细胞加入成骨细胞诱导培养基进行培养，结果也表明 TNF-α 可促进间充质干细胞钙化。

除了 TNF-α 与 CAC 密切相关外，白细胞介素家族在 CAC 中亦扮演重要角色。多种族动脉粥样硬化研究（Multi-Ethnic Study of Atherosclerosis, MESA）中对炎症标志物与 CAC 联系进行研究，共纳入 6783 例，CAC 阳性 3386 例，CAC 阴性 3397 例，包括高加索人、非洲裔美国人、亚洲人、西班牙人等，采用电子束 CT 评估 CAC，酶联免疫吸附测定（ELISA）方法检测 IL-6，结果显示 IL-6 与 CAC 相关，且与冠状动脉粥样硬化斑块的负荷相关，IL-6 预测 CAC 的相对风险为 1.22（1.15～1.30，$P<0.01$）。CAC 与动脉粥样斑块的负荷有关，斑块相关的炎症因子与 CAC 亦有关。Raaz-Schrauder 等[10] 选取 455 例患者采用多层螺旋

CT 检测 CAC，并进行 IL-2、IL-6、IL-7、IL-8、IL-12 和 IL-13 等检测，多变量分析结果表明 IL-6、IL-8 和 IL-13 与 CAC 有关。对非典型胸痛患者，低至中度冠心病可能的患者，IL-6 升高和 IL-8、IL-13 降低预示 CAC。Stompór 等[11]对 43 例行腹膜透析终末期肾病患者进行研究，采用多层螺旋 CT 评估 CAC，根据 CACS 可分为 0～10、11～100、101～400 和＞400 四组，四个组的 IL-6 的水平分别为 2.7pg/ml、3.9pg/ml、4.3pg/ml 和 7.1pg/ml，CACS＞400 组 IL-6 明显增高（$P<0.001$），CAC 的严重程度与 IL-6 水平相关。Giles 对[12]无临床心血管疾病的风湿性关节炎患者进行研究，结果表明 IL-6 升高与 CAC 相关。一项体外实验使用人主动脉平滑肌细胞进行培养，建立钙化模型，分别加入重组人 IL-24（0、5ng/ml、50ng/ml），结果表明 IL-24 能加重人主动脉平滑肌细胞钙化，呈剂量依赖性，与 TNF-α 导致血管钙化有协同作用。另一项研究将人脂肪组织间充质干细胞加入成骨细胞诱导培养基进行培养，加入 IL-1β 0.01ng/ml 和 IL-6 100ng/ml 后结果也表明 IL-1β 和 IL-6 可促进间充质干细胞钙化。

炎症因子导致血管钙化的主要机制

促进血管基质矿化的骨软骨细胞主要有两种来源。①血管平滑肌细胞的分化：成熟的血管平滑肌细胞表型被替换，并重新编程为骨软骨细胞的表型；②多能间充质祖细胞：来自多能间充质祖细胞的成骨谱系，多能间充质祖细胞是一种有可能成为成骨细胞、软骨细胞、血管平滑肌细胞的细胞。这两种细胞转化为骨软骨细胞过程都是由关键的炎性细胞因子和氧化应激信号触发的。血管平滑肌细胞释放凋亡小体和基质小泡，使矿物质聚集成核，同时血管平滑肌细胞在病理条件下还可表达胎球蛋白 A 和 MGP，清除血管钙蛋白颗粒。血管平滑肌细胞凋亡不仅为矿化成核提供底物，而且还损害细胞防御机制，使局部病变血管炎症因子产生增多，炎性细胞因子进一步引起血管平滑肌细胞凋亡及通过 BMP/Wnt 信号通路、cAMP 通路增加 ALP 的表达和活性、成骨基因表达等促进血管钙化。

1. 促进 BMP-2/BMP-4 表达 BMP-2 是一种强大的成骨形态因子，促进骨骼形成发育，并保持骨骼完整，支持骨折后的骨修复。通过 Wnt 信号通路，BMP-2 诱导骨碱性磷酸酶（alkaline phosphatase，ALP）的表达，碱性磷酸酶是血管钙化的重要介质。二十多年前，Boström 等[13]证实了在钙化动脉粥样斑块中存在 BMP-2 表达，并阐明了 BMP-2 在血管钙化中的重要作用。Callegari 等[3]研究表明，高血压、糖尿病和代谢综合征等导致血管内压力增加，引起 TNF-α 及过氧化氢（H_2O_2）释放，促进内皮细胞 BMP-2 表达增加。BMP-2 通过 Wnt/β-catenin 通路使骨碱性磷酸酶表达增加，使焦磷酸盐降解为磷酸，磷酸与钙离子结合，生成磷酸钙，进一步形成羟基磷灰石结晶沉积于血管壁。同时，焦磷酸盐降解产生焦磷酸参与基质小泡的形成。RANKL 刺激血管平滑肌细胞产生 BMP-4，在 BMP-4 拮抗剂如 MGP 降低的情况下，BMP-4 促进血管平滑肌细胞向成骨样细胞分化，TNF 参与了这一过程。BMP-4 也通过 Wnt/β-catenin 通路导致血管钙化。体外实验表明，Wnt 通路驱动血管周细胞向软骨样细胞分化的重要环节，这在 2 型糖尿病患者动脉钙化中得到证实。血管平滑肌细胞和血管内皮细胞表面有低密度脂蛋白受体相关蛋白（low-density lipoprotein receptor-related protein，LRP），LRP 属于 Wnt 家族成员，BMP-2 和 BMP-4 通过 LRP5 和 LRP6 结合，使血管钙化。

2. 促进肌节同源盒基因 2（muscle segment homeobox gene 2，Msx2）表达　Msx2 编码与之相关的同源框转录因子参与成骨细胞增殖和分化。Msx2 抑制多能干细胞向脂肪细胞分化，驱动多能干细胞向成骨细胞分化，Msx2 表达增加使成骨样钙化细胞增多。最近的一项研究表明 Msx2 通过 Wnt 通路诱导主动脉瓣和动脉中膜钙化，Msx2 在血管钙化过程中起作用。Lee 等[14]研究表明 TNF-α能通过 NF-κB 途径诱导血管平滑肌细胞 Msx2 表达增加，进而诱导血管钙化的关键因子 ALP 的表达并参与血管钙化的过程，Msx2 经 siRNA 处理后 ALP 表达降低，血管钙化减轻，说明 TNF-α诱导血管钙化通过 Msx2 实现的，加入 NADPH 抑制剂不能抑制 Msx2 表达，说明 TNF-α能直接诱导 Msx2 而不依赖氧化应激的产物参与。由于碱性磷酸酶启动子含有 Msx2 应答元件，因此有人认为 TNF-α通过 NF-κB 途径直接诱导 Msx2，从而导致 ALP 的下游激活和后来的生物矿化。OPG 是 TNF 超家族的另一成员，它是 RANKL 的诱饵受体。在动物模型中，敲除 OPG 导致血管钙化和骨质疏松，并且血液透析患者的血清 OPG 水平与血管钙化的程度相关[14]。血管钙化在粥样损伤的斑块上被观察到，TNF-α由巨噬细胞和 T 淋巴细胞释放，在损伤的粥样斑块炎症细胞浸润产生的 TNF-α诱导血管平滑肌细胞 Msx2 表达增加，至少部分参与血管钙化。

3. 碱性磷酸钙晶体沉积　是动脉钙化发生的基础。炎性巨噬细胞在动脉粥样硬化病变中与碱性磷酸钙晶体沉积共同存在。血管钙化后形成结晶是否进一步加重钙化？为研究这一问题，Nadra 等[15]制作碱性磷酸钙晶体，并将其加入培养巨噬细胞中，结果表明碱性磷酸钙晶体诱导巨噬细胞释放 TNF-α和 IL-1β，晶体浓度越高，炎症因子水平越高，且呈时间依赖性，说明血管钙化晶体能进一步诱导炎症因子分泌增加，且证明了炎症因子促进血管钙化是通过 PKC/MAPK 通路实现的，而与 p38 细胞信号通路无关，巨噬细胞对磷酸钙晶体的反应表明，病理钙化不仅仅是一个被动的结果，还可能导致钙化和炎症驱动的正反馈回路。血管钙化发生后，血管壁沉积的碱性磷酸钙晶体可与巨噬细胞相互作用，进一步分泌炎症因子，从而激活 PKC/MAPK 信号通路促进血管钙化。

4. 血管平滑肌细胞凋亡　内质网对维持机体稳态起重要作用，炎症因子如 TNF-α和 IL-1β增加会出现内质网应激，内质网应激诱导细胞凋亡。血管平滑肌细胞凋亡在动脉钙化过程中起重要作用，Zhu 等[16]探讨糖尿病患者高糖诱导的血管钙化是否由内质网反应和随后的细胞凋亡引起。他们检测了高糖对血管平滑肌细胞内质网应激反应的影响，结果表明高糖处理显著增加了血管平滑肌细胞的内质网应激反应，内质网应激引起了血管平滑肌细胞凋亡，使血管平滑肌细胞 ALP 活性及 Runx2 表达增加、钙离子浓度增加，内质网应激反应参与血管钙化过程。内质网应激反应使 PERK 激活，然后使 ATF4、ATF6 激活而导致血管平滑肌细胞凋亡。血管平滑肌细胞凋亡可促使凋亡小体释放增加，促进机制囊泡形成。

5. 钙化抑制剂表达下降　MGP 和胎球蛋白 A 是重要血管钙化抑制剂，当它们表达下降、浓度降低时会使 BMP-2 表达增加、清除基质小泡的能力下降等导致血管钙化。研究表明，炎症因子 IL-1β可促进血管平滑肌细胞向成骨样细胞分化，导致 MGP 表达降低，促进血管钙化。胎球蛋白 A 是由肝脏分泌的一种糖蛋白，通过抑制羟基磷灰石结晶形成抑制血管钙化。研究发现 IL-6、IL-1、IL-11 等可抑制胎球蛋白 A mRNA 转录，降低胎球蛋白 A 的合成，从而促进血管钙化的形成。

6. 降低 Runx2 表达　炎症因子还可通过促进 RANKL 信号途径及 Runx2、Osterix 表达等促进血管钙化。Callegari 等[17]发现，*OPG*基因敲除的小鼠发生血管钙化是通过 RANKL 信号途径实现，同时 IL-6 部分介导此钙化过程。抑制 IL-6 水平可以减弱 RANKL 依赖的成软骨细胞基因 *Runx2* 的表达。Yin 等[18]用不同浓度 TNF-α、IL-1β 或 IL-6 导致人间充质细胞钙化，同时 Runx2 表达呈剂量依赖性和浓度依赖性增加。

此外，TNF-α 还通过 cAMP 通路增强成骨细胞特异性转录因子（Osf2）、活化蛋白 1（AP1）和 cAMP 应答元件结合蛋白的 DNA 结合，增加 ALP 的表达和活性，促进体外钙化血管细胞（CVC）矿化。促炎细胞因子的局部和全身效应都在血管钙化中发挥着重要作用，进一步研究其细胞来源和信号通路，对于减少血管钙化具有重要意义[19]。

（周青青　陈章荣）

参 考 文 献

[1] Stenvinkel P, Ketteler M, Johnson R J, et al. IL-10, IL-6, and TNF-α: central factors in the altered cytokine network of uremia-The good, the bad, and the ugly. Kidney Int, 2005, 67 (4): 1216-1233.

[2] Jean G, Bresson E, Terrat J C, et al. Peripheral vascular calcification in long-haemodialysis patients: associated factors and survival consequences. Nephrol Dial Transplant, 2009, 24 (3): 948-955.

[3] Callegari A, Coons M L, Ricks J L, et al. Increased calcification in osteoprotegerin deficient smooth muscle cells: dependence on receptor activator of NF-κB ligand and interleukin-6. J Vasc Res, 2014, 51 (2): 118-131.

[4] Muñoz J C, Martín R, Alonso C, et al. Relation between serum levels of chemotaxis-related factors and the presence of coronary artery calcification as expression of subclinical atherosclerosis. Clin Biochem, 2017, 50 (18): 1048.

[5] Turkmen K, Gorgulu N, Uysal M, et al. Fetuin-A, inflammation, and coronary artery calcification in hemodialysis patients. Indian J Nephrol, 2011, 21 (2): 90-94.

[6] Hirota T, Suzuki E, Ito I, et al. Coronary artery calcification, arterial stiffness and renal insufficiency associate with serum levels of tumor necrosis factor-alpha in Japanese type 2 diabetic patients. Diabetes Res Clin Pract, 2008, 82 (1): 58-65.

[7] Torres T, Bettencourt N, Ferreira J, et al. Influence of TNF-α gene polymorphisms in coronary artery calcification in psoriasis patients. J Eur Acad Dermatol Venereol J, 2016, 30 (1): 191-193.

[8] Kawada S, Nagasawa Y, Kawabe M, et al. Iron-induced calcification in human aortic vascular smooth muscle cells through interleukin-24 (IL-24), with/without TNF-alpha. Sci Rep, 2018, 8 (1): 658.

[9] Tintut Y, Patel J, Parhami F, et al. Tumor necrosis factor-alpha promotes *in vitro* calcification of vascular cells via the cAMP pathway. Circulation, 2000, 102 (21): 2636-2642.

[10] Raaz-Schrauder D, Klinghammer L, Baum C, et al. Association of systemic inflammation markers with the presence and extent of coronary artery calcification. Cytokine, 2012, 57 (2): 251-257.

[11] Stompór T, Pasowicz M, Sułowicz W, et al. An association between coronary artery calcification score, lipid profile, and selected markers of chronic inflammation in ESRD patients treated with peritoneal dialysis. Am J Kidney Dis, 2003, 41 (1): 203-211.

[12] Giles J T, Szklo M, Post W, et al. Coronary arterial calcification in rheumatoid arthritis: comparison with

the Multi-Ethnic Study of Atherosclerosis. Arthritis Res Ther，2009，11（2）：1-12.

[13] Boström K，Watson K E，Horn S，et al. Bone morphogenetic protein expression in human atherosclerotic lesions. J Clin Invest，1993，91（4）：1800-1809.

[14] Lee H L，Woo K M，Ryoo H M，et al. Tumor necrosis factor-α increases alkaline phosphatase expression in vascular smooth muscle cells via MSX2 induction. Biochem Biophys Res Commun，2010，391（1）：1087-1092.

[15] Nadra I，Mason J C，Philippidis P，et al. Proinflammatory activation of macrophages by basic calcium phosphate crystals via protein kinase C and MAP kinase pathways：a vicious cycle of inflammation and arterial calcification? Circ Res，2005，96（12）：1248-1256.

[16] Zhu Q，Guo R，Liu C，et al. Endoplasmic reticulum stress-mediated apoptosis contributing to high glucose-induced vascular smooth muscle cell calcification. J Vasc Res，2015，52（5）：291.

[17] Callegari A，Coons M L，Ricks J L，et al. Bone marrow-or vessel wall-derived osteoprotegerin is sufficient to reduce atherosclerotic lesion size and vascular calcification. Arterioscler Thromb Vasc Biol，2013，33（11）：2491-2500.

[18] Yin T，Moeen A，John C，et al. Regulation of RANKL-induced osteoclastic differentiation by vascular cells-Journal of molecular and cellular cardiology. J Mol Cell Cardiol，2005，39（2）：389-393.

[19] Shao J S，Cheng S L，Sadhu J，et al. Inflammation and the osteogenic regulation of vascular calcification：a review and perspective. Hypertension，2010，55（3）：579-592.

第八节　血管内膜钙化及中膜钙化

　　血管钙化是磷酸钙晶体在血管壁内层和内膜层的病理积累，定位于动脉粥样硬化斑块，主要以分散的点状或片状晶体的形式出现。病理上，有两种主要的血管钙化形式，第一种类型是内膜钙化，第二种形式是中膜钙化[1]。

一、血管平滑肌细胞的内膜钙化

　　血管平滑肌细胞的内膜钙化伴随发生在动脉粥样硬化病变过程中，主要与脂类、巨噬细胞和胆固醇在损伤的内膜下积聚相关，并独立于动脉粥样硬化存在。内膜钙化一般只发生在薄层的动脉粥样硬化斑块中，并表现为微钙化形式（钙化灶范围：直径≥0.5～15μm），早期可进展为钙化结节或使血管平滑肌细胞向成骨分化[2]。研究发现，高龄、糖尿病、血脂异常、高血压、男性、吸烟和肾脏疾病是内膜钙化的危险因素。此外，肾功能不全（肾小球滤过率降低）、高钙血症、高磷血症、甲状旁腺激素异常和内膜钙化呈正相关[3]。诱导内膜钙化的潜在机制如下。

（一）基质小泡与凋亡小体

　　基质小泡（matrix vesicle）是由增殖的软骨细胞或骨细胞质膜形成的独立于细胞之外的细胞器。研究发现，基质小泡是血管钙化的一个主要的成核位点[4]，而且越来越多的证据表明，血管平滑肌细胞凋亡和基质小泡生成有关，并且血管平滑肌细胞或巨噬细胞凋亡是内膜血管钙化的关键起始事件[5]。当血管平滑肌细胞在各种因素下出现损伤，即释放出基质小泡，一旦成核位点被建立，就会在内弹性层附近形成易于钙磷沉积的微环境，促进磷灰石晶体生长并启动血管内膜钙化。

（二）骨相关蛋白

人血管平滑肌细胞在体内外主要表达的骨相关蛋白有骨桥蛋白（osteopontin，OPN）、骨钙素（OC）、骨粘连蛋白（osteonectin）、碱性磷酸酶（alkaline phosphatase，ALP）和骨形成蛋白（bone morphogenic protein，BMP）。这些蛋白中的许多具有钙和磷酸盐的结合特性，并在血管钙化的区域不断积累，发挥调节磷灰石晶核生长的多种功能。接下来就主要的骨相关蛋白简要介绍。

1. 骨形成蛋白（BMP） 最早由骨中提取而来，是 TGF-β 超家族的一部分，主要包含配体（BMP-2、BMP-4、BMP-3、BMP-3B、BMP-5、BMP-6、BMP-7 等）和受体（I型受体、II型受体），为正常发育过程（如胚胎形态、器官发生和骨骼形成）提供了必要的信号转导途径[6]。

研究发现，BMP-2 和 BMP-4 有利于矿化，BMP-7 则表现出延缓这一过程的作用。BMP-2和 BMP-4 主要通过与其受体相互作用，磷酸化调节小分子-传递细胞外信号的细胞内蛋白质、携带配体到细胞核和激活遗传转录途径来调节基因表达，从而有利于血管钙化。另一方面，BMP-7 调节α-SMA 的表达，阻止成骨细胞分化。

虽然 BMP 已被证明是钙化过程的重要中介者，但其作用本身不足以创造钙化的环境。为了达到钙化，还需依赖随后激活的核心结合因子 1。核心结合因子 1 还控制如 OC、OPN 和 I 型胶原等促进异位成骨细胞分化的蛋白质的表达。因此，BMP 与血管钙化密切相关[7]。

2. 骨钙素（OC） 最早是从鸡、牛的骨骼中提取的维生素 K 依赖性蛋白，现在其他脊椎动物如猴、鱼、人的骨骼中亦有发现。OC 是由成骨细胞合成的 49 个氨基酸肽，储存在骨矿物基质中，众多证据表明，OC 是骨形成的标志物[8]。Bini 等[9]研究的结果显示骨粘连蛋白、OPN 和 OC 在有症状的颈动脉晚期病变患者中明显表达，并随着钙化指数的升高，相应的骨相关蛋白也同步升高。

3. 碱性磷酸酶（ALP） 是一种常见的广泛存在于微生物和动物体内的有机磷酸水解酶，临床上多用于肝胆疾病和骨骼疾病的诊治。近年来，ALP 被证明与 CAC 密切相关，而且，Haarhaus 等[10]研究发现 ALP 可以作为 CAC 的一个新的治疗靶点。

笔者针对 ALP 也做了相关研究，在使用 A7r5 细胞诱导钙化后 ALP 活性明显升高，钙化组加入雌激素（E_2，100nmol/L）后 ALP 活性明显下降。表明 ALP 在血管钙化中起到了重要标志物的作用（图 2-8-1）。

（三）钙和磷酸根离子

任何增加斑块中细胞外钙或磷酸根离子浓度的机制都会促进钙晶体沉积。细胞凋亡是钙和磷酸根离子释放的机制，Zimmermann[11]通过研究胚胎鼠头盖骨中结缔组织的骨化过程，在矿化边缘和骨样中发现了大量的坏死成骨细胞。同理，当建立血管平滑肌细胞时也广泛使用了氯化钙溶液、β-甘油磷酸钠溶液、磷酸二氢钠溶液等来诱导细胞钙化[12]。

笔者团队建立了 A7r5 细胞的钙化模型，进行氯化钙培养基钙化浓度梯度实验，分别使用 1mmol/L、5mmol/L、10mmol/L 氯化钙培养 12 天，与对照组相比，橘红色钙化结节

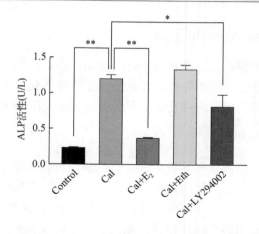

图 2-8-1　不同处理组 A7r5 细胞碱性磷酸酶活性（ALP）的比较

Control：对照组；Cal：钙化组；Cal+E$_2$：钙化模型+雌激素组；Cal+Eth：钙化模型+乙醇组；Cal+LY294002：

钙化模型+LY294002 组；*P＜0.05，**P＜0.01

越来越多，结合钙定量分析，结果见图 2-8-2A～D；并进行了氯化钙培养基钙化时间梯度实验，使用 5mmol/L 氯化钙分别培养 6 天、9 天、12 天，与对照组相比，橘红色钙化结节越来越多，结果见图 2-8-2E～H。

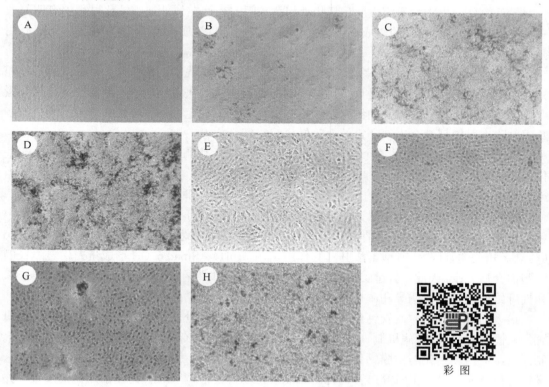

彩 图

图 2-8-2　不同处理组 A7r5 细胞茜素红染色钙化结节的形成

A. 对照组；B. 钙化组（CaCl$_2$ 1mmol/L，12 天）；C. 钙化组（CaCl$_2$ 5mmol/L，12 天）；D. 钙化组（CaCl$_2$ 10mmol/L，12 天）；

E. 对照组；F. 钙化组（CaCl$_2$ 5mmol/L，6 天）；G . 钙化组（CaCl$_2$ 5mmol/L，9 天）；H. 钙化组（CaCl$_2$ 5mmol/L，12 天）

二、血管平滑肌细胞的中膜钙化

血管平滑肌细胞的中膜钙化，也称为 Monckeberg 硬化，主要为在动脉中磷酸钙的线性沉积，存在于平滑肌细胞周围和弹性层，其独立于内膜钙化和动脉粥样硬化的发生，在老年、糖尿病和慢性肾脏病中普遍存在[2]。诱导中膜钙化的内在机制如下。

（一）弹性蛋白和凋亡

血管平滑肌细胞的中膜钙化多数发生在没有脂质或炎症细胞影响的情况下，它沿着血管平滑肌细胞层与弹性蛋白层之间的弹性层生长。因此，弹性蛋白被提出作为中膜钙化的潜在起始病灶[13]。前文已提及凋亡小体可以通过与基质小泡类似的方式发生钙化，因此，当内侧血管平滑肌细胞发生凋亡时，释放出凋亡小体，而相邻血管平滑肌细胞不能有效地清除这些凋亡小体，磷灰石晶体核位点被建立，这些凋亡小体就可以充当钙化的合适衬底，磷灰石晶体即可加速生长。其次，在细胞培养中发现，当细胞死亡后同样可以释放 Ca^{2+}、PO_4^{3-} 至培养基中，钙化累积出现一个加速生长期，这也解释了体内当晶体核位点被建立后钙化进程会加速的原因。

（二）骨相关基因

最近的分子生物学研究表明，某些骨相关基因的表达在体外细胞钙化过程中有明显改变[14]，其中与钙化相关的组成性表达的骨相关蛋白——基质 Gla 蛋白（MGP）下降有明显关系。

MGP 是一种维生素 K 依赖蛋白，共包括 84 个氨基酸残基，其中有 5 个谷氨酸残基和 3 个丝氨酸残基。MGP 蛋白是调节血管平滑肌细胞钙化的决定物质，是重要的钙化抑制蛋白，通过其羧化谷氨酸与钙的结合，维持溶解状态钙的稳定性。当 MGP 缺乏，如 *MGP* 基因敲除小鼠模型，会出现严重的血管钙化和早期死亡。

MGP 的活化过程为其 5 个谷氨酸残基在γ-谷氨酸羧化酶（GGCX）的催化下发生羧基化生成γ-羧基谷氨酸（γ-Glu）[15]。而γ-羧化过程依赖于维生素 K 作为辅助因子，因此，当维生素 K 缺乏或服用高剂量的维生素 K 拮抗剂——华法林时，会明显促进血管钙化[16]。

然而，在一些被敲除小鼠钙化基因的研究中，小鼠仍可有中度钙化的现象发生，其中包括骨保护素（OPG，调节破骨细胞分化并在血管中正常表达的 TNF 超家族成员）、Klotho（与衰老相关的基因）、碳酸酐酶Ⅱ（其作用是调节 pH）、Smad 6（骨形成蛋白信号途径的细胞内介质）等，因此，引起血管平滑肌细胞中膜钙化的潜在机制是钙化抑制蛋白的缺乏、弹性纤维变性、凋亡诱导和凋亡清除失败或 pH 失调及更多的潜在机制共同作用的结果。

最近的研究表明，血管钙化与骨骼发育有许多相似之处，尽管有大量关于 CAC 的研究，人们对 CAC 的发病机制、临床意义及治疗的理解仍然有限。就 CAC 的病理生理学机制而言，对内膜钙化与中膜钙化的决定因素尚未完全了解，这两种类型的 CAC 的临床意义也有待阐明。进一步研究血管钙化的机制可推动特异性调节血管钙化治疗剂的发展，并对已有的冠状动脉斑块旋磨术起到辅助及改善的作用。

（万家溪　吴新华）

参 考 文 献

[1] Liu W，Zhang Y，Yu C M，et al. Current understanding of coronary artery calcification. J Geriatr Cardiol，2015，12（6）：668-675.

[2] Proudfoot D，Shanahan C M. Biology of calcification in vascular cells：intima versus media. Herz，2001，26（4）：245.

[3] Abedin M，Tintut Y，Demer L L. Vascular calcification：mechanisms and clinical ramifications. Arterioscler Thromb Vasc Biol，2004，24（7）：1161-1170.

[4] Chen N X，O'Neill K D，Chen X，et al. Annexin-mediated matrix vesicle calcification in vascular smooth muscle cells. J Bone Miner Res，2010，23（11）：1798-1705.

[5] Kim K M. Apoptosis and calcification. Scanning Microsc，1995，9（4）：1137.

[6] Liberman M，Johnson R C，Handy D E，et al. Bone morphogenetic protein-2 activates NADPH oxidase to increase endoplasmic reticulum stress and human coronary artery smooth muscle cell calcification. Biochem Biophys Res Commun，2011，413（3）：436-441.

[7] Pérez-Hernández N，Aptilon-Duque G，Blachman-Braun R，et al. Vascular calcification：current genetics underlying this complex phenomenon. Chin Med J，2017，130（9）：1113-1121.

[8] Hauschka P V，Lian J B，Cole D E，et al. Osteocalcin and matrix Gla protein：vitamin K-dependent proteins in bone. Physiol Rev，1989，69（3）：990-1047.

[9] Bini A，Mann K G，Kudryk B J，et al. Noncollagenous bone matrix proteins，calcification，and thrombosis in carotid artery atherosclerosis. Arterioscler Thromb Vasc Biol，1999，19（8）：1852.

[10] Haarhaus M，Brandenburg V，Kalantarzadeh K，et al. Alkaline phosphatase：a novel treatment target for cardiovascular disease in CKD. Nat Rev Nephrol，2017，13（7）：429-442.

[11] Zimmermann B. Occurrence of osteoblast necroses during ossification of long bone cortices in mouse fetuses. Cell Tissue Res，1994，275（2）：345.

[12] 邱翠婷，吕安林，李寰，等. 钙磷诱导大鼠血管平滑肌细胞钙化的机制研究. 中国循环杂志，2015，1：64-7.

[13] Nikolaos A，Paolo R. Calcification in atherosclerosis. Nat Rev Cardiol，2009，6（11）：681-688.

[14] Shanahan C M，Cary N R B，Salisbury J R，et al. Medial localization of mineralization-regulating proteins in association with mönckeberg's sclerosis. Circulation，1999，100（21）：2168.

[15] 张月，常洋涛，杨晓雄，等. 基质谷氨酸蛋白（MGP）在预防组织细胞钙化中的生物学功能的研究进展. 长春：2017 第七届泛环渤海生物化学与分子生物学会学术交流会，2017.

[16] 林赟，冯韵霖. 血维生素 K 水平与慢性肾脏病血管钙化相关性研究. 成都医学院学报，2017，12（4）：461-465.

第九节　Runx2 与冠状动脉钙化

冠状动脉钙化（CAC）作为血管钙化的一部分，其钙化过程的发生与血管钙化相同，包括血管平滑肌细胞向成骨细胞转化、基质小泡形成、羟基磷灰石结晶沉积于血管壁、进一步形成骨结节等过程。血管钙化过程类似骨形成过程，涉及相关骨转录因子调节过程。

Runx2 是转录因子 Runx 家族成员之一，作为骨细胞的特异转录因子，在血管钙化过程中起重要作用。掌握 Runx2 结构、功能及在 CAC 中作用有助于 CAC 的防治，降低冠心病的死亡率。

一、Runx2 结构

Runx2 又称为核心结合因子 a1（core-binding factor a1，Cbfa1）[1]。*Runx2* 基因于 1993 年首次被克隆，人 *Runx2* 基因定位在染色体的 6p12.3—p21.1，其 mRNA 全长约为 1.4kb，已被证实由 9 个外显子组成。*Runx2* 基因具有多个转录调节结合位点的调节区。P1 和 P2 为启动子，含维生素 D、甲状旁腺激素受体、雌激素受体及 T 细胞因子/淋巴细胞增强因子反应元件，能够结合相应转录因子发挥生物学作用。启动子调节区包括维生素 D 响应元件（VDRE），可结合维生素 D 受体/维甲酸 X 受体（VDR/RXR）二聚体和负责 1，25-二羟胆钙化醇 [1，25-(OH)$_2$D$_3$] 的抑制作用[2]。

Runx2 启动子还含有 P1 位点内的保守区域（-415～-375），其结合 NF-1 和 AP1 转录因子，在成骨细胞中起组织特异性增强剂的作用[3]。Runx2 受内分泌信号调节，与雄激素、甲状旁腺激素（PTH）和甲状旁腺激素相关肽 [PTHrP，又称甲状旁腺激素样激素（Pthlh）] 相关[4]。ERK 和 MEK1 均为 ERK 的上游激酶，能够磷酸化激活 Runx2[5]。PI3K-AKT 可能通过 Runx2 配体的磷酸化或去磷酸化影响 Runx2；也可能通过磷酸化或去磷酸化 Runx2 结合物影响 DNA 结合其位点的能力[6]。Runx2 还可以由 Wnt 信号通路调节，Wnt 依赖的 TCF/LEF 转录因子能直接结合 *Runx2* 启动子促进 Runx2 表达[7, 8]。相反，cAMP 信号通过泛素/蛋白酶体依赖性机制降低 Runx2 水平，对 PTH 信号在成骨细胞做出反应[9]。组蛋白脱乙酰酶可以调节 Runx2，也可与 Runx2 共同调节基因表达来发挥作用；Runx2 作用不仅表现在基因调控上，也在调节中发挥 Runx2 本身的下游作用，组蛋白脱乙酰酶 4/5 可抑制 Runx2 活性[10, 11]。

Runx2 蛋白由 QA、Runt、NLS、TA/ID 和 VWRPY 结构组成。QA 结构域富含谷氨酰胺/丙氨酸，这在 Runx 家族是特有的，由 29 个串联的谷氨酰胺残基和 18 个丙氨酸残基结构域组成，可抑制 Cbfb 与 Runx2 的二聚化。Runt 结构域具有与其靶基因启动子区的成骨细胞特异性顺式作用元件（OSE）相结合的能力，并能够与广泛表达的伴侣蛋白 Cbfb 形成杂二聚体而增加 Runt 与 DNA 的亲和力。NLS 结构域是核定位信号，主要负责 Runx2 的核输入。TA 为反激活结构域，ID 为抑制结构域。C 端最后 5 个氨基酸残基组成 VWRPY 结构，为抑制系列，可能起转录阻遏作用[1]。

Runx2 蛋白根据起始氨基酸序列的不同分为 3 种蛋白异构体，分别是 Cbfa1/P56（Ⅰ型 Runx2），Cbfa1/P57（Ⅱ型 Runx2）和 Osf2/Cbfa1（Ⅲ型 Runx2）[12]。因 5′ 端的氨基酸结构不同，不同的异构体介导的转录调控也不同，各个异构体由 2 种不同的转录启动子 P1 和 P2 所调控。*Runx2* 基因转录起始位点的多样性对于调节多种生物学功能是必要的。在该基因 5′ 端的表达调控序列中还具有至少 3 个自身结合位点。而突变 *Runx2* 基因启动子序列实验的结果表明，只要有一个完整自身结合位点存在，过量表达的 Runx2 蛋白就可以反馈地抑制该基因的表达。这表明自身结合位点的存在是 Runx2 表达过程中自身负反馈调控的关键。这种自身负反馈调控机制的存在是成骨细胞分化调控的一个重要环节。正是通过自身紧密而严格的反馈调节，Runx2 才能更精确地完成调控成骨细胞分化的生物学功能。

二、Runx2 功能

Runx2 作为特异性骨转录因子，在骨形成、血管钙化、肿瘤中起重要作用。

（一）Runx2 促进成骨前体细胞向成骨细胞分化

Runx2 是骨形成的关键基因，决定着成骨细胞的发生与分化，在维持正常的骨骼生长发育中起着重要作用。Runx2 诱导前成骨细胞（多能间充质细胞）分化为未成熟成骨细胞，Runx2 蛋白首先在前成骨细胞中检测到并在未成熟的成骨细胞中表达上调，未成熟成骨细胞高表达 Runx2 和 OPN，并有 OC 表达，在这些因子作用下未成熟成骨细胞转化为中间细胞，中间细胞表达 Runx2 和 OC，在 Runx2 和 OC 作用下，中间细胞向成骨细胞分化，转化为成骨细胞。通常，成骨细胞中 Runx2 的蛋白质水平在骨骼发育过程中减少，成骨细胞获得成熟的表型，这是成熟骨形成所必需的[13]。

（二）Runx2 促进软骨细胞分化

在软骨骨化过程中，性别决定区域基因（*Sox*）起重要作用，间充质细胞在 *Sox5*、*Sox6* 和 *Sox9* 作用下向未成熟软骨细胞分化，*Sox5*、*Sox6* 和 *Sox9* 在这个过程中是必需的。Runx2 和 Runx3 对软骨细胞成熟至关重要，并抑制未成熟软骨细胞向永久性软骨细胞表型转化。印度刺猬因子（Indian hedgehog，Ihh）是软骨内成骨和骨关节炎中起重要作用的大分泌蛋白，Ihh 主要诱导未成熟软骨细胞增殖。Ihh 还诱导 Pthlh，其抑制 Runx2 的表达和软骨细胞成熟，形成负反馈回路刺激软骨细胞成熟。Runx2 和 Runx3 促进未成熟软骨细胞向成熟软骨细胞分化。Runx2 调节 X 型胶原蛋白（Col10a1）在肥大软骨细胞中的表达及分泌型磷酸蛋白 1（Spp1）、整合素结合涎蛋白（IBSP），基质金属蛋白酶-13（MMP-13）和血管内皮生长因子（VEGFA）在末端肥大软骨细胞中的表达。在成年动物中，机械应力诱导 Runx2 在关节软骨细胞中表达。Runx2 诱导软骨细胞成熟和 Col10a1 产生、MMP-13 和血小板结合蛋白基序的解聚蛋白样金属蛋白酶 5（ADAMTS5）在关节软骨细胞的表达，并导致骨关节炎[14]（图 2-9-1）。

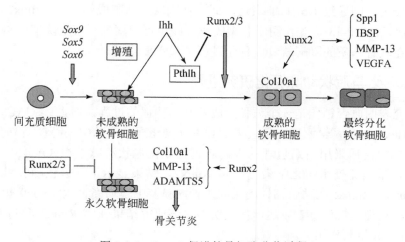

图 2-9-1 Runx2 促进软骨细胞分化过程

（三）Runx2 促进破骨细胞分化

在软骨内骨化过程中，软骨细胞成熟为肥大软骨细胞，终末分化的软骨细胞（末端肥大软骨细胞）周围的基质被矿化，血管侵入钙化软骨，软骨被骨替代。破骨细胞通过钙化基质的再吸收加速这些过程，导致骨髓形成。破骨细胞通过与成骨细胞/基质细胞直接接触而与造血前体细胞分化，破骨细胞出现的条件是软骨细胞的终末分化。Runx2 在破骨细胞分化中起重要作用，Enomoto 等[15]对 *Runx2* 基因敲除小鼠进行破骨细胞分化研究，基因敲除小鼠除了成熟成骨细胞和软骨细胞分化受损外，几乎不出现破骨细胞，破骨细胞的分化也受到损害。RANKL/RANK 信号转导是破骨细胞分化的关键，在骨内，RANKL 主要由基质细胞、成骨细胞和骨细胞产生[16]。成骨细胞还产生骨保护素（OPG），其作为 RANKL 的诱饵受体，抑制其与破骨细胞前体表达的 RANK 的结合[17]。Runx2 诱导 RANKL 表达，诱导多核破骨细胞样细胞生成，表明 Runx2 通过 RANK/RANKL 促进破骨细胞分化。因此，OPG 被认为是破骨细胞分化的负调节因子。RANK 和 RANKL 缺陷小鼠均表现出由破骨细胞形成缺陷引起的严重的骨硬化表型[17]。另一方面，缺乏 OPG 的小鼠模型由于破骨细胞分化增加导致骨密度整体降低[18]。

（四）Runx2 促进细胞外基质合成和降解

Runx2 在调节成骨细胞和软骨细胞分化时，能促进骨细胞外基质蛋白如胶原蛋白、骨桥蛋白、骨涎蛋白、纤维连接蛋白等的合成[19]。Runx2 合成这些蛋白与 OSE 序列有关，启动子序列中存在 OSE 序列，而 OSE 正是 Runx2 的结合位点。细胞外基质蛋白（ECM）表达增加又可促进成骨细胞分化，加速动脉钙化过程。研究表明基质蛋白 Edil3 可通过整合素（integrin）$\alpha_5\beta_1$/ERK/Runx2 通路诱导成骨细胞分化[20]。ECM 蛋白如纤维连接蛋白、胶原蛋白、层粘连蛋白和玻连蛋白能够与膜整合素相互作用并启动细胞内信号，在成骨细胞增殖、迁移和分化中起重要作用。在软骨细胞成熟期间，未成熟的软骨细胞表达 Col2a1，成熟软骨细胞（肥大软骨细胞）表达 Col10a1，终末分化软骨细胞（末端肥大软骨细胞）表达 Spp1 和 IBSP[19]。Runx2 在软骨细胞中过度表达，则 Col10a1 表达增加，加速软骨细胞成熟；反之，则导致 Col10a1 表达降低，抑制软骨细胞成熟[21]。Runx2 可直接调节 MMP-13 表达，MMP-13 优先作用于 II 型胶原，减少蛋白聚糖，有效降解天然螺旋纤维状胶原蛋白，在软骨基质的降解软骨内骨化过程中起重要作用[22]。

三、Runx2 与冠状动脉钙化研究进展

许多研究表明血管钙化是一个与骨形成有共同特征的过程，但人体 CAC 仍存在很多未知内容。Alexopoulos 等[23]研究了人类动脉粥样硬化冠状动脉中关键骨调节因子的表达，使用福尔马林固定后采用石蜡包埋的人动脉粥样硬化冠状动脉组织（*n*=41）和正常动脉（*n*=9）比较，采用免疫组织化学染色检测 Runx2，结果显示正常冠状动脉组织中不表达 Runx2 和 Sox9，Runx2 在动脉粥样硬化的血管内膜及中膜均高表达，Sox9 也在相同部位出现高表达，且晚期钙化重者表达增加更明显。该研究结果证明 Runx2 参与人体 CAC，在 CAC 过程中起重要作用。

当慢性肾脏病（CKD）发展为终末期肾病（ESRD）时，心血管死亡的风险呈指数增

长[24]，易发生在年轻患者[25]，这表明 CKD 可以作为研究血管钙化的临床模型[26]。早期动脉钙化，即中膜血管钙化，是 CKD 的一个明显特征，可预测患者预后[27]。CKD 患者常出现高磷血症，高磷血症诱导 Runx2 表达增加，使血管平滑肌细胞成骨转化，促进血管钙化[28, 29]。建立 CAC 的动物模型相对困难，多数研究采用主动脉钙化的动物模型替代。Stenvinkel 等[30]对直接活体肾移植的 61 例 CKD 患者进行了研究，取腹壁下动脉进行 von Kossa 染色，半定量评估动脉中膜钙化情况，根据动脉中膜钙化程度分 4 组：未钙化组（0 级）、轻度钙化组（1 级）、中度钙化组（2 级）、重度钙化组（3 级），检测各组 Runx2 表达，采用多层螺旋 CT 评估 CAC。结果显示：未钙化组、轻度钙化组、中度钙化组和重度钙化组的 CACS 分别为 0、0、13 和 541，重度钙化组的 CACS 最高（$P=0.0154$）；腹壁下动脉中膜动脉钙化率分别为 0.2、1.2、4.9 和 25.3，重度钙化组的钙化率最高（$P<0.0001$）；Runx2 的表达分别为 1.12、1.55、2.09 和 6.12，重度钙化组的 Runx2 表达最高，Runx2 表达与腹壁下动脉中膜钙化和 CAC 明显相关。

CAC 通常发生在血管壁的两个不同部位：内膜和中膜。与动脉内膜钙化相比，动脉中膜钙化是一种非闭塞性疾病，与动脉内膜钙化不同，其发生在动脉粥样硬化斑块中。动脉钙化被认为是类似于膜内骨形成的细胞调节过程。日本学者 Yoshida 等[31]对 14 例接受血液透析的 CKD 5 期患者的 14 例组织标本和 5 例 CKD 2～3 期患者的 5 例冠状动脉进行解剖。对巨噬细胞 CD68 及作为血管平滑肌细胞的成骨细胞分化标记的 Cbfa1/Runx2 进行免疫组织化学染色。结果在 CKD 2～3 期组中，发现了动脉内膜钙化和动脉中膜钙化。CKD 2～3 期组中存在 CD68 阳性细胞，与 CKD 5 期组中相似。在 CKD 2～3 组中没有发现 Cbfa1/Runx2 阳性细胞，在 CKD 5 期组中发现了 Cbfa1/Runx2。CD68 阳性细胞主要在动脉内膜钙化中，在两组中均不存在于动脉中膜钙化中，这些发现表明 Cbfa1/Runx2 通路在 CAC 中的作用可能取决于 CKD 分期。CD68 阳性细胞的表达取决于 CAC 的发生部位。

由于建立 CAC 模型困难，且在人体取冠状动脉组织进行相关实验不现实，采用培养人冠状动脉平滑肌细胞进行相关实验研究相对容易。Balderman 等[32]应用人冠状动脉平滑肌细胞进行 BMP-2 导致钙化的研究，发现 BMP-2 刺激 24 小时表现出 Runx2 蛋白表达增加 1.7 倍（$P<0.02$）。miRNA 微阵列和靶预测数据库分析将 miRNA-30b 和 miRNA-30c（miRNA-30b-c）鉴定为调节 Runx2 表达的 miRNA。实时聚合酶链反应证实 BMP-2 降低了 miRNA-30b 和 miRNA-30c 的表达。荧光素酶报告基因测定证实 miRNA-30b 和 miRNA-30c 都与 Runx2 mRNA 的 3′ 非翻译区结合以调节其表达。用 antagomir 转染以下调 miRNA-30b-c 的冠状动脉平滑肌细胞显示出显著增加的 Runx2、细胞内钙沉积和矿化；相反，通过用 premiRNA-30b-c 转染过表达 miRNA-30b-c 则抑制 Runx2 表达和血管平滑肌细胞矿化。钙化的人冠状动脉显示出比未钙化的供体冠状动脉更高水平的 BMP-2 和更低水平的 miRNA-30b。该实验一方面证实了 BMP-2 通过下调 miRNA-30b-c 表达促进人冠状动脉平滑肌细胞 Runx2 表达，另一方面也证实了 Runx2 能诱导人冠状动脉血管平滑肌细胞钙化，在人体组织内也可能存在类似机制。酶修饰的非氧化低密度脂蛋白（ELDL）被血管平滑肌细胞有效吸收，介导转化为泡沫细胞，并在血管平滑肌细胞功能上产生表型改变。Chellan 等[33]对此进行研究，将 ELDL 10μg/ml、ox-LDL 200μg 和 LDL 200μg/ml 与人冠状动脉平滑肌细胞进行共孵育，结果表明 ELDL 明显增加血管平滑肌细胞钙化，且 BMP-2 和 Runx2 表达增强。ELDL 具有诱导人平滑肌细胞迁移和成骨作用的潜能，对动脉粥样硬化中血管

平滑肌细胞的迁移和钙化具有潜在的意义。BMP-2 增加氧化应激和内质网应激，刺激成骨细胞分化；然而，这些信号通路在平滑肌细胞向钙化成骨细胞样表型转变中的作用仍未完全阐明。Liberman 等[34]对此问题进行研究，用 BMP-2（100ng/ml）处理人冠状动脉平滑肌细胞（HCSMC），发现通过激活 BMPR2 和 Smad 1 信号转导，NADPH 氧化酶活性和氧化应激增加。BMP-2 介导的氧化应激也增加了内质网应激，表现为 GRP78、磷酸化 IRE1α和转录因子 XBP1 的表达增加。电泳迁移率变动和染色质免疫沉淀测定表明，在 BMP-2处理的 HCSMC 中，XBP1 与该位点的 *Runx2* 启动子结合。抑制氧化应激或内质网应激降低了 Runx2 表达。因此，在 HCSMC 中，BMP-2 增加氧化应激和内质网应激以增加 Runx2表达，促进血管平滑肌细胞钙化。上述实验均证实了 Runx2 在 HCSMC 钙化中的作用，这提示 Runx2 在人体组织 CAC 中也存在类似作用。

四、Runx2 在血管平滑肌细胞向成骨样细胞转化中的作用

正常生理状态下，Runx2 主要是维持骨骼生长发育和骨的修复等过程，当 Runx2 表达降低时，出现骨发育不良、骨折等情况。当 Runx2 表达异常增高时，则出现骨质疏松及异位性钙化。动脉钙化过程类似骨形成过程，涉及血管平滑肌细胞向成骨样细胞转化，标志血管平滑肌细胞的 SM22α消失，转化为成骨样细胞表型，此过程 Runx2 起关键作用。

为了证实 Runx2 在血管平滑肌细胞转化为成骨样细胞中的作用，Sun 等[35]通过构建平滑肌细胞 *Runx2* 缺陷小鼠表现，*Runx2* 缺乏不影响基础平滑肌细胞标志物，但抑制氧化应激，降低平滑肌细胞标志物的表达。与对照同窝小鼠相比，*Runx2* 缺陷小鼠体内高脂肪饮食诱导的血管钙化显著受到抑制。*Runx2* 缺陷抑制 RANKL 的表达，伴随着钙化病灶中巨噬细胞浸润减少和破骨细胞样细胞的形成。血管平滑肌细胞与骨髓衍生的巨噬细胞共培养表明 *Runx2* 缺陷的血管平滑肌细胞不能促进巨噬细胞分化为破骨细胞样细胞。这些数据已经确定了血管平滑肌细胞的成骨分化在小鼠血管钙化发病机制中的重要性，并且确定了平滑肌细胞衍生的 Runx2 在调节血管钙化和促进巨噬细胞浸润到钙化病变中以形成破骨细胞样细胞中的作用。该研究表明血管钙化的发展与破骨细胞样细胞的形成相结合，与骨重塑过程相似，Runx2 是血管平滑肌细胞向成骨样细胞转化的必需因子。他们近期采用 *ApoE* 敲除小鼠对 AKT 诱导血管钙化进行研究，结果也再次证明 Runx2 在血管平滑肌细胞转化为成骨样细胞过程中的作用[36]。

Runx2 是一种关键的成骨转录因子，在钙化的粥样硬化斑块中表达[37]。用无机磷酸盐处理培养的血管平滑肌细胞，其血管平滑肌细胞表型标志物缺失，而出现成骨标志物，骨相关基因表达上调，向成骨/软骨细胞分化[38]。Tanaka 等[39]研究表明 Runx2 可抑制血管平滑肌的正常分化，促进成骨基因的表达，而采用 siRNA 降低 Runx2 表达，可增强人主动脉平滑肌细胞分化，促进其向成骨细胞分化而在血管钙化过程中起关键作用。Byon 等[28]研究发现过氧化氢促进血管平滑肌细胞从收缩型到成骨表型的表型转换过程需要 Runx2介导。Nakahara 等[40]研究表明 FGF-2 介导的血管平滑肌细胞向成骨样细胞分化是通过激活 Runx2 来实现的。BMP-2、ox-LDL 及 ELDL 诱导人冠状动脉血管平滑肌细胞向成骨样细胞转化的过程也离不开 Runx2 的参与。

五、Runx2 引起血管钙化的机制

Runx2 促进血管钙化作用明确，但 Runx2 引起血管钙化机制较为复杂，其上游因子和下游因子的异常均可引起血管钙化，且上下游之间可转化，这使得其导致血管钙化的机制更加复杂化。Runx2 引起血管钙化机制主要有以下几方面。

（一）PI3K/AKT 信号途径

PI3K/AKT 信号转导在血管钙化过程中起重要作用，Okai[41] 研究表明炎症介质导致人血管平滑肌细胞钙化是通过 PI3K/AKT 通路实现的。其与 Runx2 关系密切，Runx2 可诱导 PI3K/AKT 表达，PI3K/AKT 也可促进 Runx2 表达。Fujita 等[6] 研究 Runx2 与 PI3K/AKT 信号转导的关系，结果表明 PI3K/AKT 参与 Runx2 依赖 C3H10T1/2 和 MC3T3-E1 细胞的成骨分化，以及 ATDC5 细胞的软骨分化；使用 PI3K 抑制剂 IGF-1 抗体（LY294002）或 AKT 失活时这种作用将被阻断。Runx2 上调 PI3K 亚基（p85 和 p110β）和 AKT 的表达，并参与通过 PI3K 信号的细胞迁移。这些发现表明 Runx2 和 PI3K/AKT 信号在成骨细胞和软骨细胞分化及其迁移的调节中彼此相互依赖。AKT 激活可导致血管钙化，诱导 Runx2 表达。Byon 等[28] 研究表明 AKT 活化可使 Runx2 表达增强，促进血管钙化。Deng 等[42] 研究表明 AKT 可增强叉头盒蛋白（FOXO）的磷酸化，调节 Runx2 的泛素化，增强 Runx2 表达，从而导致血管平滑肌细胞钙化。

（二）促进成骨细胞特异性转录因子 Osterix 表达

Osterix 是 SP1 转录因子家族的成员，为锌指结构的成骨细胞特异性转录因子，在骨形成和成骨细胞中发挥着不可或缺的作用，在血管钙化过程中亦有重要作用。最近研究表明主动脉瓣钙化狭窄和血管钙化及骨形成有共同特征，为了进一步证明这一问题，Alexopoulos 等[43] 对非风湿性主动脉瓣狭窄伴钙化行换瓣术的 54 例患者进行研究，用 14 例没有临床和形态学主动脉瓣病变的患者尸检的正常主动脉瓣作对照，采用免疫组织化学染色，结果显示，狭窄瓣膜中的间质细胞显示出 Sox9、Runx2 和 Osterix 的高表达，而骨调节转录因子 NFATc1 在间质和炎症细胞中表达。此外，NFATc1 表达与 Osterix（$r=0.458$，$P<0.001$）和 Runx2（$r=0.387$，$P<0.001$）显著相关。证明主动脉瓣狭窄类似血管钙化和骨形成过程，Runx2 和 Osterix 在这个过程中起重要作用。Osterix 促进血管平滑肌细胞向成骨样细胞分化，抑制 Osterix 可抑制血管钙化。Jesse 等[44] 研究表明 Osterix 蛋白的表达水平升高能够显著增加血管平滑肌细胞内钙沉积和碱性磷酸酶活性，促进血管平滑肌细胞钙化，Osterix 基因沉默后则这一过程被阻断。上海交通大学医学院附属瑞金医院龚艳春等采用醛固酮刺激小鼠血管平滑肌细胞钙化，将 Osterix 基因沉默后则抑制血管平滑肌细胞钙化[45]。

Osterix 作为 Runx2 的下游因子，主要接受 Runx2 调节。Osterix 在 Runx2 缺陷胚胎中不表达，而 Runx2 通常在 Osterix 缺陷胚胎中表达，显示 Osterix 是 Runx2 的下游因子[46]。Runx2 直接绑定到 Osterix 的响应元件，作为 Osterix 基因的启动子，促进 Osterix 表达，Osterix 特异性地诱导成骨细胞分化和体内骨形成。进一步的分子数据显示 NFAT 和 Osterix 形成复合物与成骨细胞特异性 Col1a1 启动子结合协同刺激其活化[47]。Matsubara 等[48] 使

用间充质细胞系 C3H10T1/2 和 C2C12 研究了 BMP-2 信号转导在调节 Osterix 中的作用。Osterix 过表达诱导 C2C12 细胞中的碱性磷酸酶活性和骨钙素表达，并刺激小鼠原代成骨细胞的钙化。Runx2 过表达使 Osterix 的表达增加。

（三）上调 RANKL 表达

RANKL 与血管钙化相关，常在动脉粥样斑块、钙化的动脉或瓣膜中检测到[49, 50]。RANKL 主要在血管平滑肌中表达，RANKL 通过与 RANK 结合降低基质γ-羧基谷氨酸蛋白直接刺激血管平滑肌细胞的成骨分化，还可通过 BMP-2 间接促进血管钙化[51]。RANKL 促进血管平滑肌细胞成骨分化，导致骨蛋白合成和动脉内基质钙化。Osako 等[52]研究表明 RANKL 可诱导骨相关基因 mRNA 表达，促进人主动脉平滑肌钙化。Runx2 可诱导 RANKL 表达，且促进巨噬细胞浸润到动脉粥样硬化钙化病变中。体外实验表明 Runx2 诱导血管平滑肌细胞产生 RANKL，RANKL 促进巨噬细胞分化为碱性磷酸酶阳性多核破骨细胞[53]。已观察到与该细胞密切相关的人和小鼠动脉粥样硬化斑块内的矿化骨样结构动脉[54, 55]。Runx2 在体内直接调节 RANKL，研究发现，高脂饮食（HFD）诱导 $ApoE^{-/-}$ 小鼠中 RANKL 的表达，这与钙化病变中 Runx2 的表达增加有关[53]。目前的研究进一步确定了 HFD 诱导的 RANKL 在 Runx2 缺陷小鼠中表达被抑制。RANKL 可能是动脉粥样硬化形成过程中的一种钙化分子[56]。

（四）促进碱性磷酸酶表达

碱性磷酸酶是水解焦磷酸盐的关键酶，可水解焦磷酸盐产生磷酸盐，参与羟基磷灰石结晶的形成，羟基磷灰石结晶形成是血管钙化的关键环节。焦磷酸盐作为一种生物螯合剂抑制羟基磷灰石形成，通过化学黏附作用结合于羟基磷灰石结晶的表面，抑制羟基磷灰石结晶的生长，进而抑制钙化的产生。焦磷酸水平降低导致血管钙化。碱性磷酸酶与 CACS 和心血管事件有关，可作为血管钙化的标志物[57]。碱性磷酸酶作为 Runx2 下游因子，接受 Runx2 调节。当 Runx2 过表达时，导致碱性磷酸酶水平增高。新加坡学者 Ling 等[58]在研究肝素对成骨细胞影响中发现，Runx2 过表达，碱性磷酸酶活性增加，通过 siRNA 沉默 Runx2 或基因敲除可以防止碱性磷酸酶活化。

Runx2 参与调节骨相关基因较多，除了上述这些因子外，其他含有 OSE 骨相关基因表达蛋白如骨桥蛋白、骨涎蛋白、骨钙素也参与血管钙化的过程。同时，Runx2 上游相关因子的异常亦和血管钙化相关。

六、总结

转录因子 Runx2 在血管平滑肌细胞分化、功能表达、调节血管钙化表达因子等过程中发挥了重要的作用。深入研究 Runx2 与血管钙化、细胞因子之间的关系，可能为 CAC 及冠状动脉粥样硬化防治提供理论基础。

（陈章荣　戴翠莲）

参 考 文 献

[1] Wysokinski D, Blasiak J, Pawlowska E. Role of RUNX2 in breast carcinogenesis. Int J Mol Sci, 2015, 16 (9): 20969-20993.

[2] Ditsa L, Yoram G. Structure and regulated expression of mammalian RUNX genes. Oncogene, 2004, 23 (24): 4211.

[3] Adriana Z, Huda M, Jianhe S, et al. Characterization of an osteoblast-specific enhancer element in the CBFA1 gene. J Biol Chem, 2002, 277 (44): 41497-41506.

[4] Schroeder T M, Jensen E D, Westendorf J J. Runx2: a master organizer of gene transcription in developing and maturing osteoblasts. Birth Defects Res C Embryo Today, 2010, 75 (3): 213-225.

[5] Xiao G, Jiang D, Thomas P, et al. MAPK pathways activate and phosphorylate the osteoblast-specific transcription factor, Cbfa1. J Biol Chem, 2000, 275 (6): 4453-4459.

[6] Fujita T, Azuma Y, Fukuyama R, et al. Runx2 induces osteoblast and chondrocyte differentiation and enhances their migration by coupling with PI3K-Akt signaling. J Cell Biol, 2004, 166 (1): 85-95.

[7] Tripti G, Lengner C J, Hayk H, et al. Canonical WNT signaling promotes osteogenesis by directly stimulating Runx2 gene expression. J Biol Chem, 2005, 280 (39): 33132-33140.

[8] Yu-Feng D, Soung D Y, Schwarz E M, et al. Wnt induction of chondrocyte hypertrophy through the Runx2 transcription factor. J Cell Physiol, 2010, 208 (1): 77-86.

[9] Tintut Y, Parhami F, Le V, et al. Inhibition of osteoblast-specific transcription factor Cbfa1 by the cAMP pathway in osteoblastic cells. Ubiquitin/proteasome-dependent regulation. J Biol Chem, 1999, 274 (41): 28875-28879.

[10] Schroeder T M, Kahler R A, Li X, et al. Histone deacetylase 3 interacts with runx2 to repress the osteocalcin promoter and regulate osteoblast differentiation. J Biol Chem, 2004, 279 (40): 41998-42007.

[11] Vega R B, Matsuda K, Oh J, et al. Histone deacetylase 4 controls chondrocyte hypertrophy during skeletogenesis. Cell, 2004, 119 (4): 555-566.

[12] Levanon D, Groner Y. Structure and regulated expression of mammalian RUNX genes. Oncogene, 2004, 23 (24): 4211-4219.

[13] Komori T. Regulation of osteoblast differentiation by Runx2. Adv Exp Med Biol, 2010, 658: 43-49.

[14] Komori T. Runx2, an inducer of osteoblast and chondrocyte differentiation. Histochem Cell Biol, 2018, 149 (4): 313-323.

[15] Enomoto H, Shiojiri S, Hoshi K, et al. Induction of osteoclast differentiation by Runx2 through receptor activator of nuclear factor-kappa B ligand (RANKL) and osteoprotegerin regulation and partial rescue of osteoclastogenesis in Runx2$^{-/-}$ mice by RANKL transgene. J Biol Chem, 2003, 278 (26): 23971-23977.

[16] Nakashima T, Takayanagi H. New regulation mechanisms of osteoclast differentiation. Ann N Y Acad Sci, 2011, 1240: E13-18.

[17] Simonet W S, Lacey D L, Dunstan C R, et al. Osteoprotegerin: a novel secreted protein involved in the regulation of bone density. Cell, 1997, 89 (2): 309-319.

[18] Bucay N, Sarosi I, Dunstan C R, et al. osteoprotegerin-deficient mice develop early onset osteoporosis and arterial calcification. Genes Dev, 1998, 12 (9): 1260-1268.

［19］Komori T. Regulation of bone development and extracellular matrix protein genes by RUNX2. Cell Tissue Res，2010，339（1）：189-195.

［20］Oh S H，Kim J W，Kim Y，et al. The extracellular matrix protein Edil3 stimulates osteoblast differentiation through the integrin alpha5beta1/ERK/Runx2 pathway. PLoS One，2017，12（11）：e0188749.

［21］Ueta C，Iwamoto M，Kanatani N，et al. Skeletal malformations caused by overexpression of Cbfa1 or its dominant negative form in chondrocytes. J Cell Biol，2001，153（1）：87-100.

［22］Fosang A J，Last K，Knäuper V，et al. Degradation of cartilage aggrecan by collagenase-3（MMP-13）. FEBS Lett，1996，380（1-2）：17-20.

［23］Alexopoulos A，Peroukides S，Bravou V，et al. Implication of bone regulatory factors in human coronary artery calcification. Artery Res，2011，5（3）：101-108.

［24］Go A S，Chertow G M，Fan D，et al. Chronic kidney disease and the risks of death，cardiovascular events，and hospitalization. N Engl J Med，2004，351（13）：1296-1305.

［25］Foley R N，Parfrey P S，Sarnak M J. Clinical epidemiology of cardiovascular disease in chronic renal disease. Am J Kidney Dis，1998，32（5suppl 3）：s112-119.

［26］Kooman J P，Peter K，Schols A M，et al. Chronic kidney disease and premature ageing. Nat Rev Nephrol，2014，10（12）：732-742.

［27］Shantouf R S，Budoff M J，Naser A，et al. Total and individual coronary artery calcium scores as independent predictors of mortality in hemodialysis patients. Am J Nephrol，2010，31（5）：419-425.

［28］Byon C H，Javed A，Dai Q，et al. Oxidative stress induces vascular calcification through modulation of the osteogenic transcription factor Runx2 by AKT signaling. J Biol Chem，2008，283（22）：15319-15327.

［29］Speer M Y，Li X，Hiremath P G，et al. Runx2/Cbfa1，but not loss of myocardin，is required for smooth muscle cell lineage reprogramming toward osteochondrogenesis. J Cell Biochem，2010，110（4）：935-947.

［30］Stenvinkel P，Luttropp K，Mcguinness D，et al. CDKN2A/p16INK4a expression is associated with vascular progeria in chronic kidney disease. Aging，2017，9（2）：494-505.

［31］Yoshida H，Yokoyama K，Yaginuma T，et al. Difference in coronary artery intima and media calcification in autopsied patients with chronic kidney disease. Clin Nephrol，2011，75（1）：1-7.

［32］Balderman J A F，Lee H Y，Mahoney C E，et al. Bone morphogenetic protein-2 decreases microRNA-30b and microRNA-30c to promote vascular smooth muscle cell calcification. J Am Heart Assoc，2012，1（6）：1225-1226.

［33］Chellan B，Rojas E，Zhang C，et al. Enzyme-modified non-oxidized LDL（ELDL）induces human coronary artery smooth muscle cell transformation to a migratory and osteoblast-like phenotype. Sci Rep，2018，8（1）：11954.

［34］Liberman M，Johnson R C，Handy D E，et al. Bone morphogenetic protein-2 activates NADPH oxidase to increase endoplasmic reticulum stress and human coronary artery smooth muscle cell calcification. Biochem Biophys Res Commun，2011，413（3）：436-441.

［35］Sun Y，Byon C H，Yuan K，et al. Smooth muscle cell-specific runx2 deficiency inhibits vascular calcification. Circ Res，2012，111（5）：543-552.

［36］Yang Y，Sun Y，Chen J，et al. AKT-independent activation of p38 MAP kinase promotes vascular calcification. Redox Biol，2018，16：97-103.

［37］Tyson K L，Reynolds J L，McNair R，et al. Osteo/chondrocytic transcription factors and their target genes exhibit distinct patterns of expression in human arterial calcification. Arterioscler Thromb Vasc Biol，2003，23（3）：489-494.

［38］Steitz S A，Speer M Y，Curinga G，et al. Smooth muscle cell phenotypic transition associated with calcification：upregulation of Cbfa1 and downregulation of smooth muscle lineage markers. Circ Res，2001，89（12）：1147-1154.

［39］Tanaka T，Sato H，Doi H，et al. Runx2 represses myocardin-mediated differentiation and facilitates osteogenic conversion of vascular smooth muscle cells. Mol Cell Biol，2008，28（3）：1147-1160.

［40］Nakahara T，Sato H T，Tanaka T，et al. Fibroblast growth factor-2 induces osteogenic differentiation through a Runx2 activation in vascular smooth muscle cells. Biochem Biophys Res Commun，2010，394（2）：243-248.

［41］Okazaki H，Shioi A，Hirowatari K，et al. Phosphatidylinositol 3-kinase/Akt pathway regulates inflammatory mediators-induced calcification of human vascular smooth muscle cells. Osaka City Med J，2009，55（2）：71-80.

［42］Deng L，Huang L，Sun Y，et al. Inhibition of FOXO1/3 promotes vascular calcification. Arterioscler Thromb Vasc Biol，2015，35（1）：175-183.

［43］Alexopoulos A，Bravou V，Peroukides S，et al. Bone regulatory factors NFATc1 and Osterix in human calcific aortic valves. Int J Cardiol，2010，139（2）：142-149.

［44］Jesse T，Martin B，Melec Z，et al. Oxidized low-density lipoprotein promotes osteoblast differentiation in primary cultures of vascular smooth muscle cells by up-regulating Osterix expression in an Msx2-dependent manner. J Cell Biochem，2011，112（2）：581-588.

［45］Gong Y C，He Y，Wang H，et al. Silencing of osterix expression by siRNA inhibits aldosteroneinduced calcification of vascular smooth muscle cells in mice. Mol Med Rep，2016，14（3）：2111-2118.

［46］Nishio Y，Dong Y，Paris M，et al. Runx2-mediated regulation of the zinc finger Osterix/Sp7 gene. Gene，2006，372：62-70.

［47］Koga T，Matsui Y，Asagiri M，et al. NFAT and Osterix cooperatively regulate bone formation. Nat Med，2005，11（8）：880-885.

［48］Matsubara T，Kida K，Yamaguchi A，et al. BMP2 regulates osterix through Msx2 and Runx2 during osteoblast differentiation. J Biol Chem，2008，283（43）：29119.

［49］Dhore C R，Cleutjens J P，Lutgens E，et al. Differential expression of bone matrix regulatory proteins in human atherosclerotic plaques. Arterioscler Thromb Vasc Biol，2001，21（12）：1998-2003.

［50］Kaden J J，Bickelhaupt S，Grobholz R，et al. Receptor activator of nuclear factor kappa B ligand and osteoprotegerin regulate aortic valve calcification. J Mol Cell Cardiol，2004，36（1）：57-66.

［51］Kawakami R，Nakagami H，Noma T，et al. RANKL system in vascular and valve calcification with aging. Inflamm Regen，2016，36：10.

［52］Osako M K，Nakagami H N，Shimizu H，et al. Estrogen inhibits vascular calcification via vascular RANKL system：common mechanism of osteoporosis and vascular calcification. Circ Res，2010，20（4）：466-475.

［53］Byon C H，Sun Y，Chen J，et al. Runx2-upregulated receptor activator of nuclear factor κB ligand in calcifying smooth muscle cells promotes migration and osteoclastic differentiation of macrophages.

Arterioscler Thromb Vasc Biol，2011，31（6）：1387-1396.

[54] Jeziorska M，Mccollum C，Wooley D E. Observations on bone formation and remodelling in advanced atherosclerotic lesions of human carotid arteries. Virchows Arch，1998，433（6）：559-565.

[55] Doherty T M，Uzui H，Fitzpatrick L A，et al. Rationale for the role of osteoclast-like cells in arterial calcification.FASEB J，2002，16（6）：577.

[56] Collin-Osdoby P. Regulation of vascular calcification by osteoclast regulatory factors RANKL and osteoprotegerin. Circ Res，2004，95（11）：1046-1057.

[57] Shantouf R，Kovesdy C P，Kim Y，et al. Association of serum alkaline phosphatase with coronary artery calcification in maintenance hemodialysis patients. Clin J Am Soc Nephrol，2009，4（6）：1106-1114.

[58] Ling L，Dombrowski C，Foong K M，et al. WNT3A and heparin synergistically enhance ALP activity by activating a PI 3-Kinase/AKT/RUNX2 pathway. Bone，2010，47（47）：S126.

第十节　焦磷酸盐与冠状动脉钙化

冠状动脉钙化（CAC）与冠状动脉事件和死亡率密切相关。CAC 过程较为复杂，CAC 取决于促进钙化因素与抑制钙化因素之间的平衡。促进钙化的因素包括钙磷代谢异常、甲状旁腺功能亢进、骨相关蛋白如 BMP-2 增多等因素，抑制钙化的包括焦磷酸盐、胎球蛋白 A、基质谷氨酸蛋白等。正常机体促进钙化因素与抑制钙化因素处于平衡状态，当促进钙化因素增强或抑制钙化因素减弱时，机体出现钙化，CAC 为动脉钙化的一种，其机制与动脉钙化相同。近年来研究关注如何减轻钙化因素的同时，也注重如何增强抑制钙化的因素。焦磷酸盐作为抑制钙化的一种因子，在抗 CAC 方面起重要作用，目前已有双膦酸盐应用于 CAC 治疗，研究焦磷酸盐与 CAC 的关系有重要意义。

一、磷酸盐、焦磷酸盐、羟基磷灰石的关系

羟基磷灰石结晶形成是动脉钙化形成的中心环节，动脉内膜和（或）中膜出现羟基磷灰石后形成骨结节，从而导致血管内膜和（或）中膜钙化形成。羟基磷灰石形成过程与焦磷酸盐、磷酸盐密切相关，了解焦磷酸盐、磷酸盐、羟基磷灰石结构和功能，以及三者之间的关系有助于对血管钙化的理解。

（一）磷酸盐产生

磷是参与细胞信号传递、核酸合成、能量代谢、膜功能和骨矿化等多种生物学过程中必不可少的营养物质。磷存在于硬组织（85%）、软组织（14%）和细胞外液（1%）中[1]，细胞外液中的大部分磷以游离磷酸盐的形式存在于溶液中，称为无机磷酸盐（inorganic phosphate，Pi）。血浆无机磷酸盐浓度为 0.8～1.5mmol/L，以 3 种形式存在：与蛋白质结合，与阳离子络合，离子化。血清磷酸盐浓度是肠道吸收磷酸盐、骨吸收磷和肾排泄平衡的结果[2]。磷酸盐稳态主要由磷脂调节，包括维生素 D、甲状旁腺激素（PTH）和成纤维细胞生长因子 23（FGF-23）[3]。磷酸盐离子是多原子的离子，其化学式是 PO_4^{3-}，分子量是 94.97。它包含 1 个磷原子，并由 4 个氧原子包围，形成正四面体。磷酸盐最普遍是以腺苷一磷酸（AMP）、腺苷二磷酸（ADP）、腺苷三磷酸（ATP）、脱氧核糖核酸（DNA）及核糖核酸（RNA）

的形式出现，且可以由水解 ADP 或 ATP 而被释放出来。在 ADP 及 ATP，或其他核苷二磷酸及核苷三磷酸中的磷酸酐键，包含着大量的能量，所以它们在生物中有着重要的地位。在稀释的水溶液中，磷酸盐以 4 种形式存在。在强碱环境下，磷酸盐离子（PO_4^{3-}）较多；而在弱碱环境下，磷酸氢盐离子（HPO_4^{2-}）较多。在弱酸环境下，磷酸二氢盐离子（$H_2PO_4^-$）则较多，在强酸环境下，则水溶的磷酸（H_3PO_4）是主要存在形式。长期以来，磷酸盐升高一直被认为是慢性肾脏病（chronic kidney disease，CKD）和心血管死亡的主要危险因素[4]。近年来，对于磷酸盐升高的观察已经扩展到普通人群，研究发现血清磷酸盐与冠状动脉粥样硬化的严重程度有关，能够增加颈动脉内膜厚度和左心室肥大程度[5, 6]。

（二）焦磷酸盐代谢

1. 焦磷酸盐合成　焦磷酸盐（pyrophosphate，PPi）是指通过焦磷酸（pyrophosphoric acid）与无水氨或氢氧化钾反应生成的一类磷化合物。焦磷酸盐广泛存在于人体细胞内外，细胞内的焦磷酸盐主要来自线粒体，不能以自由扩散的方式通过细胞膜，需要经过细胞膜上的渐进性强直蛋白（progressive ankylosis protein，ANK）通道转移至细胞外。细胞外的焦磷酸盐一部分来自细胞内焦磷酸盐的跨膜转运，另一部分由位于细胞膜上的一系列胞外酶生成。焦磷酸盐由膜外核苷酸焦磷酸酶/磷酸二酯酶 1（ecto-nucleotide pyrophosphatase/phosphodiesterase-1，ENPP1）水解嘌呤和嘧啶核苷三磷酸中的磷酸二酯键产生。ENPP1 在软骨、心肌、肾、甲状旁腺和骨骼肌等组织中均有表达，尤其在血管平滑肌、骨和软骨中表达较高[7]。

细胞内产生 ATP，ATP 在 ATP 释放酶作用下转移到细胞外，膜外 ENPP1 水解 ATP，释放焦磷酸盐（PPi），焦磷酸盐通过组织非特异性碱性磷酸酶（TNAP）降解为磷酸盐[8]。细胞外焦磷酸盐是细胞外 ENPP1 水解细胞外 ATP 生成 AMP 和焦磷酸盐的产物。膜蛋白 ANK 可以运输焦磷酸盐，被认为是细胞外焦磷酸盐的来源[9]。然而，在生理条件下，它似乎不能运输焦磷酸盐，而更有可能通过运输 ATP 到细胞外为 ENPP1 提供底物，从而促进细胞外焦磷酸盐的形成[10]。ATP 也可以通过胞外机制和膜转运体释放，包括连接蛋白、囊性纤维化跨膜电导调节剂等，其中哪一种是 ENPP1 的主要 ATP 供给者尚不清楚。各组织之间可能存在差异，循环焦磷酸盐的组织来源尚不清楚，但最近的数据表明其来源于肝脏[11]。

2. 焦磷酸盐降解　细胞外的焦磷酸盐主要由 TNAP 分解成磷酸盐。TNAP 在肝、肾、骨和血管平滑肌等多种组织中均有表达，尤以骨组织中表达最高。TNAP 可以将 1 个焦磷酸盐分子水解为 2 个磷酸盐分子，从而促进羟基磷灰石结晶的形成[8, 12]。

3. 羟基磷灰石形成　羟基磷灰石 [hydroxyapatite，$Ca_{10}(PO_4)_6(OH)_2$] 又称羟磷灰石、碱式磷酸钙，是钙磷灰石 [$Ca_5(PO_4)_3(OH)$] 的自然矿化物，是人体和动物骨骼的主要无机成分。它能与机体组织实现化学键性结合，其在体内有一定的溶解度，能释放对机体无害的离子，参与体内代谢，对骨质增生有刺激或诱导作用，能促进缺损组织的修复，显示出生物活性。

羟基磷灰石不是由钙和磷酸盐离子直接形成的，而是通过磷酸八钙[octacalcium，$Ca_8H_2(PO_4)_6 \cdot 5H_2O$]和磷酸九钙 [amorphous calcium phosphate，$Ca_9(PO_4)_6 \cdot 5H_2O$] 等介质的固相反应形成[12]。磷酸九钙也存在于钙化物中，由球状 $Ca_9(PO_4)_6$ 团簇（称为"Posner 团簇"）组成，与 $Ca_3(PO_4)_2$ 和 $Ca_6(PO_4)_4$ 团簇相比，球状 $Ca_9(PO_4)_6$ 团簇具有更强的

能量优势。因此，羟基磷灰石和八钙磷酸盐的结构也可以解释为不同簇的聚集。羟基磷灰石的前体来源于磷酸氢钙（$CaHPO_4 \cdot 2H_2O$）的形成，是钙化形成过程中的初始事件[12]。

磷酸氢钙的形成取决于钙离子和磷酸盐离子的浓度和形式。在生理 pH 下，磷酸盐约 80% 为 HPO_4^{2-}，其余 20% 为 $H_2PO_4^-$。基于人体钙和磷的活动系数和磷酸氢钙的溶度积，假设 47% 的血清总钙是离子钙，总磷的 81% 是 HPO_4^{2-}，则血浆中的总钙磷浓度的乘积（$C_{Ca} \times C_P$）必须超过 90（mg/dl）^{2} 才能发生沉淀[13]。因此，人体细胞外液中钙和磷酸盐并没有过度饱和状态[8]。然而，由于骨矿化和异位钙化有时发生在较低的钙磷沉积处，包括 CKD 患者，说明在磷酸氢钙溶度积以下时钙化的发生存在一个过程。这一过程是由基质蛋白介导的，基质蛋白本质上催化了这个反应。根据钙化的电荷中和理论，这些基质蛋白的高甘氨酸含量有利于形成有益于结合非离子钙的β-吲哚，使得磷酸盐能够形成有利于生理条件下羟基磷灰石形成的结合钙构型[13]。在骨和动脉中，这个过程主要分别发生在 I 型胶原和弹性纤维上。最近的研究表明，钙磷酸盐沉积可以诱导血管平滑肌细胞向成骨表型的转变及凋亡，这表明这些过程可能是初始钙化形成的过程[14]。因此，血管钙化可以在生理钙和磷酸盐浓度下发生，并且应存在抑制因子将其限制于骨和软骨。

4. 磷酸盐形成羟基磷灰石过程　在生物系统中，磷酸盐以磷酸氢盐离子（HPO_4^{2-}）的形式存在，当钙离子存在时，与磷酸氢盐离子发生化学反应，生成磷酸钙，溶度积常数在 2.3×10^{-7}（mol/L）^{2} 时生成二水磷酸氢钙，二水磷酸钙也称为钙磷石。这两个过程是可逆的，维持机体的钙磷平稳。当溶度积常数为 5.5×10^{-118}（mol/L）^{2} 时，生成羟基磷灰石，这个过程是不可逆的。由于在正常条件下，这种反应在体内的细胞外液中不受热力学的影响，所以没有形成羟基磷灰石。

然而，当弹性纤维和胶原纤维的基质蛋白作为固相催化剂时，基质蛋白与钙离子结合形成非离子钙，非离子钙与磷酸盐结合，形成磷酸八钙和非晶态形式的磷酸九钙，进一步形成羟基磷灰石，而焦磷酸盐可抑制磷酸八钙、磷酸九钙及羟基磷灰石形成。

二、焦磷酸盐与动脉钙化相关研究

CAC 在慢性肾功能不全的患者，尤其是终末期肾病的患者常见，许多研究表明肾衰竭出现血管钙化。研究表明，eGEF＜60ml/（min · $1.73m^2$）的患者中，男性 CAC 的发生率为 14.9%。肾功能越差，CAC 发生率越高，在 CKD 患者 CAC 的发生率中，CKD 晚期（4～5 期）患者发生率为 73%，而 CKD 早期（1～2 期）患者发生率为 38%。CKD 血管钙化机制较为复杂，抑制血管钙化的因素减弱是导致钙化的原因之一。羟基磷灰石结晶形成是血管钙化的中心环节，而焦磷酸盐直接抑制羟基磷灰石形成，焦磷酸盐减少是导致血管钙化的重要因素。O'Neill 等[15]研究焦磷酸盐与血管钙化的关系，包括 54 例血液透析患者、23 例腹膜透析患者和 38 例 CKD4 期未进行透析患者，采用多层螺旋 CT 评估股浅动脉钙化并进行钙化评分，用尿苷二磷酸葡萄糖（UDPG）焦磷酸化酶法测定焦磷酸盐。结果表明，基线钙化和钙化改变与血浆焦磷酸盐呈负相关，与焦磷酸盐的抑制作用一致。1 年时获得的测量结果显示，血浆焦磷酸盐最低四分位数的钙化分数较高，这一事实进一步支持了血管钙化与焦磷酸盐之间的联系。虽然焦磷酸盐明显抑制中膜钙化，但其对内膜钙化的影响尚不清楚。焦磷酸盐的含量与血管钙化程度呈负相关，且不受透析、炎症及营养状态的影响。

ENPP1 是水解 ATP 产生焦磷酸盐的关键酶，其缺乏或功能异常使焦磷酸盐生成不足，导致血管钙化，维持 ENPP1 功能正常对防治血管钙化有重要意义。婴儿期广泛性动脉钙化（GACI）的特点是肌肉动脉内弹性层钙化，肌内膜增生导致狭窄。Rutsch 等[16] 分析了11 个无亲缘个体，发现 GACI 与灭活 ENPP1 的突变有关。这种细胞表面酶产生无机焦磷酸盐，这是一种调节细胞分化的溶质，是钙化的重要生理抑制剂。儿童自发的病理性动脉钙化可发生于 GACI 或弹性假黄色瘤（PXE）中。在大多数情况下，GACI 与 *ENPP1* 的双等位基因突变有关，而已知 *ABCC6* 基因突变可引起 PXE。然而，这两种疾病表型亚型的遗传基础仍不明确。假设 GACI 和 PXE 是一种密切相关的疾病，Nitschke 等[17] 使用回顾性评估分析来自 16 个家庭 92 例有遗传病史 GACI 患儿的基因表型，通过常规测序得到 ENPP1 基因型，对那些 *ENPP1* 突变少于 2 个致病基因的患者，进行了 *ABCC6* 测序。观察到 3 例 GACI 患者携带双等位基因 *ENPP1* 突变在 5～8 岁出现 PXE 的典型征象，这些征象包括血管样条纹和 PXE。28 例患者未发现致病 *ENPP1* 突变。在其中 14 例患者中检测到了致病性 *ABCC6* 突变（8 例双等位基因突变，6 例单等位基因突变）。因此，*ABCC6* 突变对于相当一部分 GACI 患者起作用，*ENPP1* 突变也可能与学龄儿童 PXE 病变相关。基于 GACI 和 PXE 的基因型和表型有相当大的重叠，其本质似乎反映了临床异位钙化和其他器官病变的临床谱的两端，而不是两种截然不同的疾病。*ABCC6* 和 *ENPP1* 突变可能导致动脉以外组织中相同生理通路的改变。ENPP1 产生无机焦磷酸盐，这是一种溶质，是钙化的基本生理抑制剂。ENPP1 功能异常不仅与遗传相关的 GACI 相关，而且与肾脏疾病导致血管钙化有关。Eller 等[18] 对 79 例接受透析治疗的终末期肾衰竭患者通过 CT 定量评估 CAC 的严重程度，并对他们进行 ENPP1 121KQ 多态性基因分型，将 ENPP1 121KQ 基因型（$n=15$）与 ENPP1 121KK 基因型（性别、年龄、糖尿病、透析治疗时间）进行配对，匹配比例为1：1，发现 ENPP1 121KQ 基因型患者 CACS 显著高于对照组（1385：94，$n=30$，$P=0.033$）。研究提示了 ENPP1 121KQ 多态性在终末期肾衰竭患者动脉钙化中的潜在作用。ENPP1 121KQ 多态性杂合的患者 CACS 较高，主动脉僵硬程度增加，为防止动脉钙化的进展，可加强治疗。然而，韩国学者对 140 例 34～85 岁的 2 型糖尿病患者进行研究，经过基因多态性分析，结果表明 CAC 与 ENPP1 121KQ 基因表型无关[19]。基础研究结果也表明 *ENPP1* 缺失或功能异常导致血管钙化。Huesa 等[20] 采用 *ENPP1* 基因敲除小鼠进行研究，结果表明 *ENPP1* 基因敲除幼鼠出现血管钙化。Babij 等[21] 对 C57BL/6J 和 C3H.SW-H2/SnJ 杂交小鼠进行研究，采用 *N*-乙基-*N*-亚硝基脲诱发基因突变，观察骨质疏松和血管钙化情况，结果发现突变位于 10 号染色体上 *ENPP1*（C973S）基因突变小鼠发生了主动脉、肾动脉和毛细血管钙化，证实了 ENPP1 在血管钙化中的作用。无机磷酸盐通过 PiT-1（无机磷酸盐转运系统）转运到细胞质中，胞质钙离子和磷酸盐与碱性磷酸酶结合形成基质小泡，基质小泡从质膜上萌发，与胶原蛋白等细胞外蛋白结合。ENPP1 产生矿化抑制剂焦磷酸盐，ENPP1 异常导致焦磷酸较少，从而使基质小泡增加。另外，ENPP1 异常还导致 FGF-23 增加，它抑制磷酸盐的再吸收和 $1, 25\text{-}(OH)_2D_3$ 的合成[22]。

组织非特异性碱性磷酸酶将焦磷酸降解为磷酸盐，磷酸盐在羟基磷灰石形成过程中是不可或缺的，组织非特异性碱性磷酸酶在血管钙化过程中发挥重要作用。碱性磷酸酶（ALP）包含 4 种同工酶：胎盘型 ALP、肠型 ALP、生殖细胞型 ALP、组织非特异型 ALP（TNAP）。胎盘型、肠型、生殖细胞型仅表达在特定的组织中，占血清总 ALP 的 5%左右。

TNAP 由单个基因编码，可在多种组织中表达，主要包括骨骼、肝脏和肾脏。在血清中骨特异性 ALP（BALP）和肝源性 TNAP 占 ALP 的 90% 以上，其活性大约为 1 : 1[23]。体内钙化的发生是羟基磷灰石沉积的过程，TNAP 将焦磷酸盐水解为无机磷酸盐，促进羟基磷灰石的形成，是血管钙化的重要决定因素。有研究发现，血清 ALP 水平与 CACS 密切相关。对 153 例维持性血液透析患者研究发现，有 137 例存在不同程度 CAC，血清 ALP 水平与 CACS 呈中度相关，在控制年龄、性别、血糖、肝功能、透析龄等因素后其相关性更显著。当 ALP≥120IU/L 及 CACS≥400 时，其相关性最明显[24]。心血管事件是 CKD 患者的主要死因，由心血管事件造成的 CKD 患者死亡率占总死亡率的 50%。慢性肾功能不全患者骨代谢紊乱包含转移性钙化的发生，主要为心脏瓣膜和血管的钙化，其中 CAC 是影响 CKD 患者临床预后的主要因素。血清 ALP 水平在一定程度上可以反映血管钙化的发生及钙化程度。焦磷酸盐是一种有效的血管钙化抑制剂，其水平通过 TNAP 水解来控制，TNAP 是决定组织焦磷酸盐水平和血管钙化的关键因素。Fakhry 等[25] 为了确定 TNAP 活性的增加是否可以解释肾衰竭中焦磷酸盐缺乏和血管钙化，通过喂食腺嘌呤或 5/6 肾切除术制作尿毒症大鼠模型，尿毒症大鼠主动脉和主动脉中 TNAP 活性增加了两倍，免疫印迹显示蛋白丰度增加。尿毒症大鼠主动脉环的焦磷酸盐水解增加，TNAP 抑制剂左旋咪唑可减少内焦磷酸盐的水解。正常大鼠主动脉环与尿毒症大鼠血浆孵育时，TNAP 活性和焦磷酸盐水解也增加。这些结果表明，循环因子通过调节 TNAP 活性导致焦磷酸盐缺乏，肾衰竭血管钙化可能是该因子作用的结果。如果未来的研究予以证实，该机制将确定碱性磷酸酶作为一个潜在的治疗靶点。

血管平滑肌细胞外焦磷酸盐稳态除了与 *ENPP1* 和 TNAP 有关外，还与 ANK 有关。ANK 可将细胞内水解 ATP 所产生的焦磷酸盐运输到细胞外，在抑制血管钙化方面起重要作用，ANK 功能异常将导致血管钙化[26]。同时 ATP 由细胞内转运到细胞外减少，导致 ENPP1 的底物不足，生成焦磷酸盐减少[27]。

ANK 基因突变的小鼠由于 ANK 蛋白 C 端缩短，蛋白活性降低，致脊柱周围软组织、血管和关节软骨发生严重钙化，并出现进行性关节僵直，表现出高矿化表型。*ANK* 基因敲除小鼠在喂饲高磷饮食后发生血管钙化，野生型则不发生。体外给予高磷刺激，*ANK* 基因敲除小鼠血管环钙化程度显著高于野生型小鼠，提示 ANK 可通过调控焦磷酸盐含量影响血管钙化的发生。

三、焦磷酸盐抑制血管钙化的机制及展望

血管钙化的发生是由抑制钙化因素减弱和（或）促进钙化因素增强导致。焦磷酸盐作为一种重要的内源性钙化抑制剂，其代谢在血管钙化过程中起关键作用。磷酸钙盐在软组织中的沉积取决于无机磷酸盐浓度和抑制剂（包括焦磷酸盐）合成之间的平衡（图 2-10-1）。缺乏磷酸钙盐沉积（calcium phosphate deposition，CPD）抑制剂的合成或血清磷酸盐浓度升高（高磷酸盐血症）会导致钙磷酸盐晶体的过度积累。当机体磷的吸收增加或排泄减少可导致血清磷酸盐相对较小幅度的升高，这与 CPD 的形成增加和抑制饱和所致的钙化有关[14, 28]。有几种疾病与磷酸盐稳态的失调有关，包括甲状旁腺功能亢进、维生素 D 缺乏症或过多症、慢性肾脏病、骨质疏松症和糖尿病，这些疾病都将打破机体磷酸盐和焦磷酸盐的平衡。当机体因某种原因导致焦磷酸盐缺乏，如焦磷酸盐的主要合成酶 ENPP1 功能

的丧失或减退，主要分解酶 TNAP 功能的增加，使得机体促钙化因子的作用超过抑钙化因子时，将导致血管钙化的发生。胞外焦磷酸盐是一种有效的羟基磷灰石晶体形成和生长的理化抑制剂[29-32]。

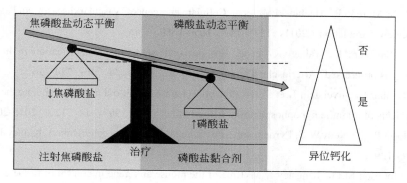

图 2-10-1　异位钙化模型的临床表现示意图

　　目前研究认为，焦磷酸盐作为一种生物螯合剂抑制羟基磷灰石形成，通过化学黏附作用结合于羟基磷灰石结晶的表面，抑制羟基磷灰石结晶的生长进而抑制钙化的产生。生理条件下焦磷酸盐发挥抑制血管钙化作用并不依赖细胞的反应，而是通过细胞外的化学黏附作用抑制血管钙化的发生。研究发现，生理条件下血管平滑肌细胞可通过合成适量的焦磷酸盐来抑制羟基磷灰石结晶的形成。但焦磷酸盐减少或磷浓度升高时，促钙化因子与抑钙化因子之间的平衡被打破，就会形成羟磷灰石结晶[33]。焦磷酸盐可直接抑制软骨细胞中羟基磷灰石结晶的沉积及成骨细胞的成骨过程，其过度蓄积会造成骨质软化。另外，焦磷酸盐还可作为尿结石的天然抑制剂，抑制草酸钙尿结石的形成。骨组织中碱性磷酸酶含量较高，可通过水解作用使局部焦磷酸盐保持较低浓度，从而保证机体骨组织发生正常的钙磷沉积。

　　因此，焦磷酸盐有可能作为一种治疗血管钙化药物使用，但由于口服焦磷酸盐在人体肠道内极易分解，所以在临床使用过程中受到限制。双膦酸盐作为焦磷酸盐的不可水解类似物，在动物模型中已被证明可抑制血管钙化，是一种潜在的替代药物，但其使用有可能抑制骨形成。目前针对血管钙化发病的治疗药物如磷结合剂碳酸镧、焦磷酸盐、双膦酸盐、硫代硫酸盐等均未取得较好的疗效。然而，通过靶向其代谢来提高焦磷酸盐水平的策略（如使用 TNAP 抑制剂或 ENPP1）在未来有望成为治疗血管钙化的有效方法。

（吕晓明　陈章荣）

参 考 文 献

[1] Kumar R. The phosphatonins and the regulation of phosphate homeostasis. Ann Endocrinol （Paris），2006，67（2）：142-146.

[2] Villa-Bellosta R. Vascular calcification revisited： a new perspective for phosphate transport. Curr Cardiol Rev，2015，11（4）：341-351.

[3] Berndt T，Kumar R. Phosphatonins and the regulation of phosphate homeostasis. Annu Rev Physiol，2007，

69：341-359.

[4] Go A S，Chertow G M，Fan D，et al. Chronic kidney disease and the risks of death，cardiovascular events，and hospitalization. N Engl J Med，2004，351（13）：1296-1305.

[5] Kovacic J C，Moreno P，Hachinski V，et al. Cellular senescence，vascular disease，and aging：Part 1 of a 2-part review. Circulation，2011，123（15）：1650-1660.

[6] Otsuka F，Sakakura K，Yahagi K，et al. Has our understanding of calcification in human coronary atherosclerosis progressed? Arterioscler Thromb Vasc Biol，2014，34（4）：724-736.

[7] Fedde K N，Blair L，Silverstein J，et al. Alkaline phosphatase knock-out mice recapitulate the metabolic and skeletal defects of infantile hypophosphatasia. J Bone Miner Res，1999，14（12）：2015-2026.

[8] Villa-Bellosta R，O'Neill W C. Pyrophosphate deficiency in vascular calcification. Kidney Int，2018，93（6）：1293-1297.

[9] Ho A M，Johnson M D，Kingsley D M. Role of the mouse ank gene in control of tissue calcification and arthritis. Science，2000，289（5477）：265-270.

[10] Villa-Bellosta R，Wang X，Millan J L，et al. Extracellular pyrophosphate metabolism and calcification in vascular smooth muscle. Am J Physiol Heart Circ Physiol，2011，301（1）：H61-68.

[11] Jansen R S，Duijst S，Mahakena S，et al. ABCC6-mediated ATP secretion by the liver is the main source of the mineralization inhibitor inorganic pyrophosphate in the systemic circulation-brief report. Arterioscler Thromb Vasc Biol，2014，34（9）：1985-1989.

[12] O'Neill W C. The fallacy of the calcium-phosphorus product. Kidney Int，2007，72（7）：792-796.

[13] Urry D W. Neutral sites for calcium ion binding to elastin and collagen：a charge neutralization theory for calcification and its relationship to atherosclerosis. Proc Natl Acad Sci U S A，1971，68（4）：810-814.

[14] Villa-Bellosta R，Millan A，Sorribas V. Role of calcium-phosphate deposition in vascular smooth muscle cell calcification. Am J Physiol Cell Physiol，2011，300（1）：C210-220.

[15] O'Neill W C ，Sigrist M K ，Mcintyre C W . Plasma pyrophosphate and vascular calcification in chronic kidney disease. Nephrol Dial Transplant，2010，25（1）：187-191.

[16] Rutsch F，Ruf N，Vaingankar S，et al. Mutations in ENPP1 are associated with 'idiopathic' infantile arterial calcification. Nat Genet，2003，34（4）：379-381.

[17] Nitschke Y，Baujat G，Botschen U，et al. Generalized arterial calcification of infancy and pseudoxanthoma elasticum can be caused by mutations in either ENPP1 or ABCC6. Am J Hum Genet，2012，90（1）：25-39.

[18] Eller P，Hochegger K，Feuchtner G M，et al. Impact of ENPP1 genotype on arterial calcification in patients with end-stage renal failure. Nephrol Dial Transplant，2008，23（1）：321-327.

[19] Jeong D J，Lee D G，Kim H J，et al. ENPP1 K121Q genotype not associated with coronary artery calcification in korean patients with type 2 diabetes mellitus. Korean Diabetes J，2010，34（5）：320-326.

[20] Huesa C，Staines K A，Millan J L，et al. Effects of etidronate on the Enpp1$^{(-)/(-)}$ mouse model of generalized arterial calcification of infancy. Int J Mol Med，2015，36（1）：159-165.

[21] Babij P，Roudier M，Graves T，et al. New variants in the Enpp1 and Ptpn6 genes cause low BMD，crystal-related arthropathy，and vascular calcification. J Bone Miner Res，2009，24（9）：1552-1564.

[22] Lorenz-Depiereux B，Schnabel D，Tiosano D，et al. Loss-of-function ENPP1 mutations cause both generalized arterial calcification of infancy and autosomal-recessive hypophosphatemic rickets. Am J Hum

Genet，2010，86（2）：267-272.

[23] Bover J，Ureña P，Aguilar A，et al. Alkaline phosphatases in the complex chronic kidney disease-mineral and bone disorders. Calcif Tissue Int，2018，103（6）：1-14.

[24] Shantouf R，Kovesdy C P，Kim Y，et al. Association of serum alkaline phosphatase with coronary artery calcification in maintenance hemodialysis patients. Clin J Am Soc Nephrol，2009，4（6）：1106-1114.

[25] Fakhry M，Roszkowska M，Briolay A，et al. TNAP stimulates vascular smooth muscle cell trans-differentiation into chondrocytes through calcium deposition and BMP-2 activation：possible implication in atherosclerotic plaque stability. Biochim Biophys Acta Mol Basis Dis，2017，1863（3）：643-653.

[26] Prosdocimo D A. Extracellular pyrophosphate homeostasis and regulation of vascular calcification in vascular smooth muscle cells. Case Western Reserve University，2010:192.

[27] Prosdocimo D A，Wyler S C，Romani A M，et al. Regulation of vascular smooth muscle cell calcification by extracellular pyrophosphate homeostasis：synergistic modulation by cyclic AMP and hyperphosphatemia. Am J Physiol Cell Physiol，2010，298（3）：C702-713.

[28] Villa-Bellosta R，Sorribas V. Phosphonoformic acid prevents vascular smooth muscle cell calcification by inhibiting calcium-phosphate deposition. Arterioscler Thromb Vasc Biol，2009，29（5）：761-766.

[29] Schibler D，Russell R G，Fleisch H. Inhibition by pyrophosphate and polyphosphate of aortic calcification induced by vitamin D3 in rats. Clin Sci，1968，35（2）：363-372.

[30] Alfrey A C，Ibels L S. Role of phosphate and pyrophosphate in soft tissue calcification. Adv Exp Med Biol，1978，103：187-193.

[31] Fleisch H. Inhibitors and promoters of stone formation. Kidney Int，1978，13（5）：361-371.

[32] Schlieper G，Westenfeld R，Brandenburg V，et al. Inhibitors of calcification in blood and urine. Semin Dial，2007，20（2）：113-121.

[33] Villa-Bellosta R. Vascular calcification revisited：a new perspective for phosphate transport. Curr Cardiol Rev，2015，11（4）：341-351.

第十一节　基质 Gla 蛋白与冠状动脉钙化

　　基质 Gla 蛋白（matrix Gla protein，MGP）是骨骼和非骨骼组织细胞外基质（extracellular matrix，ECM）矿化异常的有效抑制剂[1]，其活性降低会导致血管过度钙化，因此，维持 MGP 的正常活性对血管功能起重要作用，可有效抑制血管钙化。冠状动脉粥样硬化斑块可出现冠状动脉钙化（CAC），CAC 可作为心血管事件的预测因子。阐明 MGP 与 CAC 的关系对冠状动脉粥样硬化性心脏病的防治有重要作用。

一、基质 Gla 蛋白

　　MGP 是一种依赖维生素 K 的小分泌蛋白[2]，分子量为 14kDa，依赖于谷氨酸（Glu）羧化[3]，属于 γ-羧基谷氨酸（Gla）蛋白家族。MGP 在间充质细胞中合成，并在血管平滑肌细胞（vascular smooth muscle cell，VSMC）和软骨细胞中高度表达[4]。MGP 有 4 种形式，即完全羧基化 MGP（cMGP）、欠羧基化 MGP（ucMGP）、磷酸化 MGP（pMGP）和非磷酸化 MGP（dpMGP）。研究表明，dpMGP 会促进动脉钙化和硬化[3]，而 pMGP 抑制血管钙化。

1. MGP 的一级结构 MGP 由 84 个氨基酸序列组成，53～54 位的残基是丙氨酸-半胱氨酸的天然结合位点，其中 54 位氨基酸与 60 位氨基酸可通过硫酯键结合。

53-残基（MGP 1～53）N 端肽硫酯（COSR）片段和 31-残基 C 端 MGP 片段（MGP 54～84）两个片段最初通过硫酯键连接，随后自发地快速重排，在结合处形成一个天然肽键[5]。

dp-ucMGP 与动脉钙化和硬化增加有关[3]。由于 ucMGP 是 dp-ucMGP 的前体与羧基化活性 MGP 之间的中间产物，其水平并不能明确指示 dp-ucMGP 水平或活性 MGP 水平。因此，与 MGP 系统的其他成分相比，dp-ucMGP 现在被认为是血管中维生素 K 稳定的一个更好的指标[6]。dp-ucMGP 被分泌到循环中，其水平的增加表明 MGP 成熟。

2. *MGP* 基因 *MGP* 基因由 4 个外显子组成，其功能是编码软骨、骨骼和血管平滑肌中的一种蛋白。人类 *MGP* 基因位于 12p 染色体上。在已鉴定出的大量 MGP 单核苷酸多态性（SNP）中，有 8 个基因位点是研究最为深入的，其中 2 个基因位点位于外显子，6 个基因位点位于 *MGP* 基因的上游区域。体外研究表明，MGP 中的 SNP 与启动子活性的改变有关，也与动脉钙化有关[7]。

研究表明，*MGP* 的遗传变异是重要的，因为它可以调节钙化的抑制机制。MGP 需要两次翻译后才能充分活跃于内质网。首先是磷酸化，再依赖维生素 K 的羧基化。γ-羧基化依赖于维生素 K 和转换 5 个 Glu 残基，可以结合钙。此外，γ-羧基化 Glu 残基对提升钙结合蛋白的能力至关重要[4]。

3. 基质 Gla 蛋白的功能 *MGP* 基因的表达可以通过多种机制调控，这些机制可能成为预测血管钙化进展的基因组生物标志物[4]。dp-ucMGP 经过一系列翻译后，羧化和磷酸化形成活性 MGP。MGP 的活性形式是一种有效的血管钙化抑制剂。

功能性基质 Gla 蛋白（functional matrix Gla protein，FMGP）是一种组织来源的维生素 K 依赖蛋白，被报道为血管钙化的重要抑制剂，可能通过调节功能性基质蛋白组分来改善血管钙化的进展[8]。

人的 MGP 中有 5 个 Glu 残基（小鼠中有 4 个）发生γ-羧基化。此外，N 端含有 3 个丝氨酸残基，它们被未知的激酶磷酸化。这些翻译后的修饰被认为对 MGP 的抗钙化起至关重要的作用[1]。

MGP 含有 5 个 Glu 残基和 3 个丝氨酸残基，分别需要 Glu 羧化和丝氨酸磷酸化才能充分发挥作用，从而抑制动脉钙化的发展。ELISA 是目前可用的方法，可以检测不同种类的 MGP[4]。

（1）MGP 在组织、动脉、骨中的功能：MGP 对组织钙化的调控可以通过直接抑制磷酸钙沉淀、基质小泡（MV）的形成、凋亡体（AB）的形成及血管平滑肌细胞的转分化等多种途径进行调控[4]。

在动脉中，MGP 作为介导钙化的局部抑制剂。其抑制机制尚不完全清楚，但涉及抑制 BMP-2 和 BMP-4、血管平滑肌细胞分化、骨软骨分化和直接抑制钙晶体生成，在所有情况下，MGP 都需要维生素 K 依赖的γ-羧化作用。临床研究和病例报告一致显示维生素 K 拮抗剂治疗与动脉钙化和 ucMGP 的上调有关[9]。

　　MGP 蛋白是一种调节软骨矿化的抑制剂，它控制矿物质的含量，对软骨细胞的成熟和骨化过程起着调节作用[10]。与 MGP 功能相关的多态性位点广泛分布在 MGP 的不同区域，有证据表明，无义突变可产生一种蛋白，无法与钙结合，导致软骨钙化异常，以及广泛的血管钙化[10]。

　　MGP 的抗碱性取决于 MGP 中特定 Glu 残基的γ-羧基化。这种维生素 K 依赖反应产生γ-羧基 Glu 残基，而这些残基能够结合钙[7]。

　　在早期旨在了解 MGP 作为钙化抑制剂作用机制的实验中，已有实验室通过蛋白印迹和转染实验[11]鉴定出，MGP 能够与 BMP-2 结合。研究者已经证明 BMP-2 和 MGP 都是由血管平滑肌细胞合成的。MGP 为血管壁来源，而不是在血液中合成的，这些发现强调 MGP 与 BMP-2 相互作用抑制血管钙化的重要性。由于血管壁合成 MGP 是一种维生素 K 依赖蛋白，因此了解血管平滑肌细胞中维生素 K 的代谢是非常重要的[11]。

　　（2）MGP 与维生素 K：MGP 是一种富含γ-羧基 Glu 和维生素 K 依赖的蛋白，是明确的异位钙化抑制剂[12]。dp-ucMGP 是维生素 K 缺乏的标志。一旦激活，MGP 是一种有效的局部作用的大动脉钙化抑制剂，并防止大血管并发症。MGP 的羧化依赖于维生素 K，因此在维生素 K 缺乏的状态下，MGP 活性会降低。MGP 与凝血无关，但受维生素 K 拮抗剂的影响[9]，即 MGP 依赖维生素 K，维生素 K 与 MGP 的功能有密切关系。维生素 K 循环在 MGP 调节钙化过程中起重要作用，其是蛋白质羧化的辅助因子。Glu-MGP 在γ-羧化酶作用下，释放 CO_2、O_2，变为羧化 MGP（Gla-MGP），在这个循环中，蛋白质二硫化异构酶（PDI）和钙腔蛋白（calumenin，CALU）是这些反应的重要调节剂，特别是通过还原维生素 K 氧化还原酶（VKOR）在这个循环中激活维生素 K。华法林通过抑制维生素 K 环氧化物还原酶的作用，降低了羧基化过程的效率，促进血管钙化的发展，而进入循环的新维生素 K 促进了羧基化。

　　维生素 K 与 Glu 不同，Glu 残基可以螯合 Ca^{2+}，从而使维生素 K 依赖的蛋白质通过与钙结合而获得功能[4]。维生素 K 在调节与抑制心血管疾病相关并发症相关的蛋白方面起着不可或缺的作用，在 Glu 转化为 Glu 残基的翻译转化过程中，它是 Glu 羧化酶的辅助因子。这种转化是所有维生素 K 依赖蛋白（VKDP），包括 MGP 功能所必需的。

二、血管钙化

　　在心血管疾病患者中，60 岁以上人群中约 60%患有血管钙化（vascular calcification，VC），血管钙化是血管平滑肌细胞调控的一种主动过程。血管平滑肌细胞通过凋亡、胞外泡释放、MGP 等钙化抑制剂缺失等机制对细胞应激做出反应，发生血管钙化[13]。血管钙化是促血管钙化因子与抑制血管钙化因子失衡的结果，而 MGP 是抑制血管钙化的因子，MGP 缺乏将导致钙化。

　　CAC 是未来心脏事件的可靠预测指标，然而它并不是不稳定斑块的预测因子。钙化区域包括细胞外基质和坏死核心的融合，可以确定射线斑点（直径≤2mm）或分散（直径＞2mm 且＜5mm）钙化。薄帽状纤维动脉粥样硬化和斑块破裂的钙化程度通常低于稳定斑块，一般呈斑点状或碎片状[14]。碎片状钙化向周围富含胶原的基质扩散，形成钙化片，这是纤维钙化斑块的特征。钙化片可能会随着纤维蛋白沉积而碎裂成结节，与血栓有关。男性的钙化程度大于女性，尤其是在绝经前时期，白种人的钙化程度也高于黑种人。对人类中内膜钙化的机制仍然知之甚少。钙化常发生于平滑肌细胞和巨噬细胞凋亡，伴有基质小泡、血管壁成骨标志物表达[14]。

三、MGP 与冠状动脉钙化的临床研究

MGP 与 CAC 有关，这在不同人群中进行了许多相关临床研究。多数研究表明 MGP 与 CAC 呈负相关，一些研究表明 MGP 与 CAC 无关。这可能与研究人群及测定 MGP 的方法不同有关。

（一）健康人群

血管钙化是血管老化的一种形式，随着年龄增长，CAC 发生率增加，在健康人群可检出 CAC。女性在绝经前受雌激素的保护作用，钙化较男性发生率低，绝经后女性发病率与男性相当。为了阐明健康人群中 MGP 与维生素 K、CAC 的关系，荷兰乌得勒支大学医学中心 Dalmeijer 等[15] 从横断面研究调查了 200 名健康女性中 MGP 与 CAC 的关系。采用 ELISA 技术检测循环 dp-ucMGP、t-ucMGP 和 dp-cMGP 水平，以及 CT 检测 Agatston 评分。以未羧基化的肌钙蛋白与羧基化的肌钙蛋白的比值作为维生素 K 状态的代表。在整个研究中，高 t-ucMGP 水平往往与 CAC 相关性较低，dp-cMGP 与 CAC 无相关性。这些结果表明，dp-ucMGP 可能作为维生素 K 的生物标志物。循环 dp-ucMGP 和 t-ucMGP 可能作为 CAC 程度的标志，但这些发现还有待证实。美国波士顿塔夫茨大学老龄化研究中心 Shea 等[16] 对健康男性 154 人和绝经后女性 234 人进行研究表明，无论基线 MGP 还是 MGP 变化水平均与 CAC 无关。

（二）无心血管疾病人群

弗雷明汉心脏研究中心 Christopher Donnel 采用在两组无临床明显心血管疾病的独立人群中测定血清 MGP 浓度的方法，发现 MGP 水平随着年龄的增长而升高，并且在中老年男性和女性中，MGP 水平与个体冠状动脉风险因素的较高水平相关。可能需要对更大的前瞻性队列进行研究，以证实 MGP 与女性血管钙沉积之间的独立相关关系。MGP 与冠心病个体危险因素及临床无明显冠心病的男性和女性弗雷明汉冠心病危险评分有关。荷兰马斯特里赫特大学心血管研究所 Chatrou 等[17] 对无心血管疾病死亡的 6 例患者行尸体解剖，结果发现微钙化与 t-ucMGP 的增加相关，而与 cMGP 无关。

（三）心血管病人群

CAC 与冠状动脉粥样硬化有关，点状钙化预示斑块不稳定，片状钙化预示稳定斑块，CAC 是冠心病的独立危险因子。既往有研究表明，重度动脉粥样硬化患者血清 MGP 水平升高，有研究证实急性冠脉综合征（ACS）患者血清 MGP 水平明显升高。这可能是因为斑块的破裂和血栓形成是由斑块结构应力及强度平衡决定的，斑块钙化程度对斑块结构应力有明确的影响。此外，血清 MGP 水平与多个心血管危险因素显著相关，且与 ACS 的发生独立相关。日本大阪城市大学医学研究生院 Jono 等[18] 对 115 例可疑冠状动脉疾病患者进行研究，使用电子束计算机断层扫描（EBCT）评估 CAC 的严重程度，并通过 ELISA 测定血清 MGP 水平，分析认为 CACS 与年龄、性别、高血压、糖尿病、高脂血症、吸烟

等传统危险因素相关。CAC 患者血清 MGP 水平低于无 CAC 患者（$P<0.001$）。随着 CAC 的加重，血清 MGP 水平显著降低。对正常受试者进行钙化严重程度分类，分为无钙化（CACS=0）、轻度（CACS 1～99）、中等（CACS 100～400）和严重（CACS>400），他们发现血清 MGP 水平与 CAC 的严重程度呈负相关，且与 CACS 独立相关。这些数据提示 MGP 可能在血管钙化的发展中发挥作用[18]。英国曼彻斯特大学 Canfield 等[19]研究探讨了 MGP 在钙化和内膜纤维化相关的人血管病变动脉粥样硬化中的定位，尸检病变具有共同的组织学特征，MGP 影响不同大小的血管，但所有患者均表现为纤维增生性内膜反应，伴或不伴有钙化，导致血管闭塞和缺血组织损伤。MGP 与动脉粥样硬化早期钙化有关，在正常血管或纤维内膜增生血管中未检测到 MGP。日本东海大学医学院心血管内科 Ikari 等[20]在 26 例心血管疾病患者使用维生素 K 拮抗剂四烯甲萘醌进行治疗，结果显示，经四烯甲萘醌处理后 CACS 明显升高，说明维生素 K 缺乏导致 MGP 减少，引起血管钙化。

（四）肾衰竭人群

肾衰竭患者常出现 CAC，CAC 增加肾衰竭患者心血管事件和死亡率。血液透析患者由于透析使 MGP 被带出体外，常出现 MGP 降低，这是引起 CAC 的原因之一。马斯特里赫特大学心血管研究所对 40 例终末期肾病患者进行研究，采用多层 CT 评估 CAC，按 CACS 分为低 CAC 组（CACS≤103.0）、中 CAC 组（CACS 为 103.1～600.0）和高 CAC 组（CACS ≥600.1），ELISA 方法检测 ucMGP 水平。结果显示，血液透析患者和健康对照的 ucMGP 水平分别为（193±65）nmol/L、（441±97）nmol/L，血液透析患者的 ucMGP 水平明显低于健康对照（$P<0.001$）；低 CAC 组、中 CAC 组、高 CAC 组的 MGP 分别为（237±66）nmol/L、（174±46）nmol/L 和（171±66）nmol/L，中、高 CAC 组明显低于低 CAC 组（$P=0.021$）。ucMGP 水平与 CACS 呈负相关，经年龄、透析年数和高敏 C 反应蛋白（high sensitivity C-reactive protein，hs-CRP）调整后，这种相关性依然存在。由于循环 ucMGP 水平与血液透析患者程度呈显著负相关，ucMGP 可能成为血液透析患者严重 CAC 的预测工具[21]。复旦大学附属上海市第五人民医院肖冬梅等对 64 例血液透析患者进行研究，根据 CACS 高低分为 0～100、100～400 和>400 三个级别，通过逐步多元回归分析，将透析时间、血清 FGF-23、胎球蛋白 A、磷、HDL-C 作为 CACS 的自变量，发现血清 ucMGP 的增加与主动脉钙化的严重程度有关，ucMGP 可作为 CKD 患者血管钙化的替代标志物。然而，一项纵向研究在没有冠心病的老年人群中探讨了血清 ucMGP、维生素 K 和 CAC 之间的联系。血清 ucMGP 对健康老年人 CAC 无影响，也与 CAC 的进展无关。研究者认为这可能是由于 ucMGP 和维生素 K 之间的密切联系[22]。波兰卡托维兹西里西亚大学 Pencak 等[23]对 104 例血液透析患者进行研究，结果显示 MGP 与 CAC 有关，而与腹主动脉钙化无关。瑞典斯德哥尔摩卡罗林斯卡医学院 Christiaan 等[24]对 97 例符合活体供肾移植条件的终末期肾病患者进行研究，结果表明 CAC 与 MGP 无关。

四、MGP 在钙化中的基础研究

对 MGP 敲除小鼠的分析表明，维生素 K 依赖性含羧基谷氨酸（Gla）的蛋白都是钙化抑制剂。14 只缺乏 MGP 的小鼠发育到足月，但在出生后 2 个月内死于动脉钙化导致的血管破裂。有缺陷的小鼠骨骼形成增加，但血管正常。MGP 对于血管钙化的积极调节，最

好的例子是 *MGP* 缺失小鼠有血管钙化的发生。在 *MGP* 敲除小鼠（*MGP*⁻/⁻）动物模型中，骨生长减少，骨质减少，易发生病理性骨折，内皮组织大量矿化。所有小鼠在出生后的最初两个月都死于大血管自发性破裂引起的出血。组织学检查显示，被膜介质弹性层被破坏并钙化。部分血管平滑肌细胞已转分化为骨软骨细胞，导致血管弹性丧失[4]。肝脏异位分泌 MGP 并不能逆转钙化，然而，MGP 的局部介入避免了血管异常，说明该过程是局部调控而非系统调控。除了羧化作用外，转译后磷酸化还可以修饰 MGP，研究发现这影响细胞外环境的转运路线和分泌速率。因此，MGP 可能以不同的羧基化和（或）磷酸化状态存在于循环中。

ApoE⁻/⁻ 小鼠动脉粥样硬化模型中 MGP 的过表达减少了动脉粥样硬化斑块的内膜和中膜钙化，而 *ApoE*⁻/⁻ 小鼠中 *MGP* 基因的缺失加速了斑块的内膜钙化。BMP-2 转基因 *ApoE*⁻/⁻ 小鼠动脉粥样硬化病变内膜钙化增加，提示 MGP 在抑制 BMP-2 诱导的血管钙化中发挥关键作用。在 *ApoE*⁻/⁻ 小鼠中，转基因导致 MGP 过表达，从而抑制动脉粥样硬化病变的钙化，说明 MGP 在斑块钙化中有调节作用[9]。出生时缺乏 *MGP* 基因的小鼠，其大中动脉和心脏瓣膜广泛钙化，2 个月内死于动脉破裂和心力衰竭[9]。有实验发现动脉钙化程度最高的动物血清 MGP 升高 3 倍，可能是由于局部 MGP 合成增加从而减缓动脉钙化进程所致[25]。然而，血清中 MGP 水平增加，不伴随动脉壁中 MGP 表达增加，且不能在缺乏 MGP 的小鼠中观察到异位矿化。

BMP 抑制可以减少血管钙化。利用双膦酸盐成像探针对野生型和 MGP 缺陷小鼠主动脉钙化进行定量发现野生型小鼠主动脉显示骨标志物很少，与未钙化一致，在 28 日龄 *MGP*⁻/⁻ 小鼠的主动脉和中等动脉（如颈动脉、锁骨下动脉和髂动脉）中检测到强探测信号。为证实 *MGP*⁻/⁻ 小鼠主动脉存在血管钙化，对主动脉组织切片进行茜素红染色，*MGP*⁻/⁻ 小鼠 7 天及以下未见主动脉钙化，但 14 天小鼠主动脉弥漫性中膜钙化较明显，28 天 *MGP*⁻/⁻ 小鼠主动脉广泛钙化，内弹性层结构改变，而 28 天野生型小鼠主动脉未见钙化[26]。

五、MGP 抑制血管钙化的机制

血管内皮细胞、血管平滑肌细胞、巨噬细胞、软骨细胞和破骨细胞均可表达产生 dp-ucMGP。活化素受体样激酶 1（actin receptor-like kinase1，ALK1）可使 dp-ucMGP 表达上调，随后，在 γ-谷氨酸羧化酶（gamma-glutamyl carboxylase，GGCX）和辅酶维生素 K 的催化下，5 个 Glu 残基转化为 Gla 残基，完成 dp-ucMGP 的羧化。dp-cMGP 的 3、6 和 9 位点的 3 个丝氨酸残基磷酸化产生 p-cMGP。成熟的 MGP 与胎球蛋白 A、磷离子和钙离子形成矿化复合物，抑制矿化晶体的生长。这一过程减少了钙化灶的数量，抑制了血管钙化的进展，主要涉及以下几个机制：①消除基质小泡。在病理条件下，血管平滑肌细胞产生基质小泡，成为血管壁钙化灶，成熟的 MGP 消除基质小泡。②吞噬凋亡小体。MGP 通过吞噬细胞激活凋亡体的吞噬作用，避免异位钙化。③结合游离钙磷离子。成熟的 MGP 结合了血管中的游离钙磷离子，防止这些离子沉积在血管壁上。④抑制 BMP-2。BMP-2 拮抗软骨细胞葡萄糖调节蛋白（GRP）的形成，促进血管平滑肌细胞成骨分化，成熟的 MGP 抑制 BMP-2 的产生。⑤形成胎球蛋白-矿化复合体。胎球蛋白-矿化复合体包括 80% 胎球蛋白、18% 钙磷离子和 2% 谷氨酸蛋白。成熟的 MGP 与胎球蛋白 A、磷离子和钙离子形成矿化复合物，抑制矿化晶体的生长，从而抑制血管钙化。此外，MGP 是否对骨钙素（OC）

具有拮抗作用尚不清楚。OC 在血管壁中的具体作用也有待阐明[27]（图 2-11-1）。

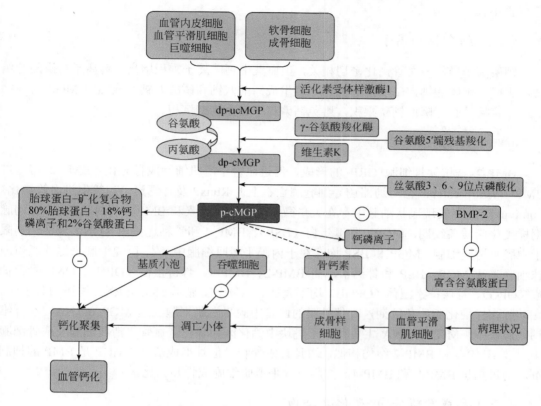

图 2-11-1　MGP 抑制血管钙化的机制

（一）消除基质小泡

基质小泡（matrix vesicle，MV）的形成和释放是血管钙化过程的重要环节。基质小泡是一种独立位于细胞外的细胞器，由增殖的软骨细胞或骨细胞质膜形成。

基质小泡的膜具有丰富的磷脂，可富集钙离子生成无定形磷酸钙，并进一步转化为磷灰石。胚胎骨、软骨及牙本质中的矿物质均通过基质小泡在细胞外形成。近年研究证实动脉中膜细胞凋亡或坏死后的降解产物——基质小泡是血管钙化的始动环节。血管平滑肌细胞在各种致钙化因素刺激下受损，基质小泡从受损的活的或即将死亡的血管平滑肌细胞中释放出来，并含有碱性磷酸酶活性，形成易于碱性钙磷沉积的微环境，并含有大量的钙和磷，基质小泡结合细胞外的基质蛋白启动血管的钙化[27]。成熟的 MGP 能消除基质小泡，从而使血管钙化减轻。

（二）吞噬凋亡小体

凋亡或即将死亡的细胞如泡沫细胞释放凋亡小体在血管钙化过程中起重要作用，凋亡小体可通过上调基质细胞衍生因子（SDF）1α/CXCL12 的表达而介导 Sca1 祖细胞的血管归巢，故此中膜血管平滑肌细胞小泡形成有助于募集外膜成骨祖细胞及钙化的发生，增加既有斑块的不稳定性[28]。成熟的 MGP 可促进吞噬细胞的吞噬作用，以吞噬凋亡小体。

（三）结合钙磷离子

钙磷离子异常与血管钙化密切相关，当血液中钙磷离子乘积增高，钙离子与磷酸盐结合，生成二水磷酸钙，二水磷酸钙进一步生成磷酸八钙和磷酸九钙。成熟的 MGP 可与钙磷离子直接结合，降低钙磷乘积，避免钙磷离子在血管壁沉积。

（四）抑制 BMP-2

BMP-2 拮抗软骨细胞 GRP 的形成，促进血管平滑肌细胞成骨分化。BMP-2 可通过 BMP-2/Wnt/β-catenin 信号通路诱导细胞凋亡、上调 Runx2 及骨钙素表达等促进血管钙化。Fumiyuki 等[14]发现冠状动脉中存在大量微钙化表达骨钙素和 BMP-2 的内膜区域。在动脉粥样硬化脂质条纹期，MGP、骨涎蛋白（BSP）、BMP-4 和骨粘连蛋白（ON）表达均局限于中膜平滑肌细胞。MGP 和 BSP 均存在于内膜平滑肌细胞中[29]。巨噬细胞来源的脂质泡沫细胞表达 MGP、BSP 和骨钙素，而 BMP-2、BMP-4、骨桥蛋白（OPN）、ON、骨保护素（OPG）、骨保护素配体（OPGL）均不表达。原位杂交显示 MGP mRNA 与蛋白共表达。在动脉粥样硬化脂质条纹期，毗邻外膜的血管中膜平滑肌细胞表达 MGP mRNA，在纤维钙化斑块中，MGP mRNA 主要存在于斑块中钙化区和骨化区血管平滑肌细胞及成骨细胞中[29]。BMP-4 和 BMP-2 结构相似，均具有成骨和异位骨形成活性。MGP 是 BMP 的抑制剂，通过拮抗 BMP-2 和 BMP-4，抑制血管平滑肌细胞成骨和钙化。

（五）形成胎球蛋白-矿化复合物

胎球蛋白 A（fetuin-A）是一种循环糖蛋白，是血液循环中磷灰石的主要抑制剂，其水平的降低导致血液透析患者血管钙化增强、心血管死亡率升高。胎球蛋白可与钙磷离子形成矿化复合物，胎球蛋白-矿化复合物主要成分是 80%胎球蛋白、18%钙磷离子和 2%谷氨酸蛋白，其形成过程需要 MGP 参与，因此 MGP 可通过与胎球蛋白-矿化复合物形成，减少钙磷离子，以及羟基磷灰石前体及羟基磷灰石形成，抑制血管钙化。MGP 还可与羟基磷灰石晶体直接结合，减少钙盐晶体沉积，从而防止异位矿化[30]。

此外，MGP 是否对骨钙素具有拮抗作用尚不清楚，MGP 可能通过抑制骨钙素抑制血管钙化。

六、展望

由于 MGP 的抑制钙化作用，体内 MGP 水平的识别具有潜在临床意义，可为传统危险因素之外的心血管相关临床事件提供信息。MGP 水平干预可能减轻血管钙化的进展，可望成为 CAC 潜在的治疗靶点。

（徐洪繁　吴新华）

参 考 文 献

［1］Marulanda J，Murshed M. Role of Matrix Gla protein in midface development：recent advances. Oral Dis，2018，24（1-2）：78-83.

［2］Fu M H，Wang C Y，Hsieh Y T，et al. Functional role of matrix gla protein in glioma cell migration. Mol Neurobiol，2018，55（6）：4624-4636.

［3］Dahlberg S，Ede J，Schurgers L，et al. Desphospho-uncarboxylated matrix-gla protein is increased postoperatively in cardiovascular risk patients. Nutrients，2018，11（1）：46-56.

［4］Bjorklund G，Svanberg E，Dadar M，et al. The role of matrix Gla protein（MGP）in vascular calcification. Curr Med Chem，2018，doi:10.2174/0929867325666180716104159.

［5］Hackeng T M，Rosing J，Spronk H M，et al. Total chemical synthesis of human matrix Gla protein. Protein Sci，2010，10（4）：864-870.

［6］Speer M Y，McKee M D，Guldberg R E，et al. Inactivation of the osteopontin gene enhances vascular calcification of matrix Gla protein-deficient mice：evidence for osteopontin as an inducible inhibitor of vascular calcification in vivo. J Exp Med，2002，196（8）：1047-1055.

［7］Garbuzova V Y，Gurianova V L，Stroy D A，et al. Association of matrix Gla protein gene allelic polymorphisms（G（-7）→A，T（-138）→C and Thr（83）→Ala）with acute coronary syndrome in the Ukrainian population. Exp Clin Cardiol，2012，17（1）：30.

［8］Barrett H，O'Keeffe M，Kavanagh E，et al. Is matrix Gla protein associated with vascular calcification? A systematic review. Nutrients，2018，10（4）：415.

［9］Schurgers L J，Joosen I A，Laufer E M，et al. Vitamin K-antagonists accelerate atherosclerotic calcification and induce a vulnerable plaque phenotype. PLoS One，2012，7（8）：e43229.

［10］Borgonio-Cuadra V M，González-Huerta N C，Rojas-Toledo E X，et al. Genetic association analysis of osteopontin and matrix Gla protein genes polymorphisms with primary knee osteoarthritis in Mexican population. Clin Rheumatol，2019，38（1）：223-228.

［11］Wallin R，Schurgers L，Wajih N. Effects of the blood coagulation vitamin K as an inhibitor of arterial calcification. Thromb Res，2008，122（3）：411-417.

［12］Chiyoya M，Seya K，Yu Z，et al. Matrix Gla protein negatively regulates calcification of human aortic valve interstitial cells isolated from calcified aortic valves. J Pharmacol Sci，2018，136（4）：257-265.

［13］Willems B A，Furmanik M，Caron M M J，et al. Ucma/GRP inhibits phosphate-induced vascular smooth muscle cell calcification via SMAD-dependent BMP signalling. Sci Rep，2018，8（1）：4691.

［14］Otsuka F，Sakakura k，Yahagi K，et al. Has our understanding of calcification in human coronary atherosclerosis progressed? Arterioscler Thromb Vasc Biol，2014，34（4）：724.

［15］Dalmeijer G W，van der Schouw Y T，Vermeer C，et al. Circulating matrix Gla protein is associated with coronary artery calcification and vitamin K status in healthy women. J Nutr Biochem，2013，24（4）：624-628.

［16］Shea M K，O'Donnell C J，Hoffmann U，et al. Vitamin K supplementation and progression of coronary artery calcium in older men and women. Am J Clin Nutr，2009，89（6）：1799.

［17］Chatrou M L，Cleutjens J P，van der Vusse G J，et al. Intra-Section analysis of human coronary arteries reveals a potential role for micro-calcifications in macrophage recruitment in the early stage of atherosclerosis. PLoS One，2015，10（11）：e0142335.

[18] Jono S，Ikari Y，Vermeer C，et al. Matrix Gla protein is associated with coronary artery calcification as assessed by electron-beam computed tomography. Thromb Haemost，2004，92（04）：790-794.

[19] Canfield A E，Farrington C，Dziobon M D，et al. The involvement of matrix glycoproteins in vascular calcification and fibrosis：an immunohistochemical study. J Pathol，2002，196（2）：228-234.

[20] Ikari Y，Torii S，Shioi A，et al. Impact of menaquinone-4 supplementation on coronary artery calcification and arterial stiffness：an open label single arm study. Nutr J，2015，15（1）：1-6.

[21] Cranenburg E C，Brandenburg V M，Vermeer C，et al. Uncarboxylated matrix Gla protein （ucMGP） is associated with coronary artery calcification in haemodialysis patients. Thromb Haemost，2009，101（02）：359-366.

[22] Xiao D M, Wu Q，Fan W F，et al. Effect of serum FGF-23，MGP and fetuin-A on calcium-phosphate metabolism in maintenance hemodialysis patients. Hemodial Int，2013，17（4）：483-492.

[23] Pencak P，Czerwieńska B，Ficek R，et al. Calcification of coronary arteries and abdominal aorta in relation to traditional and novel risk factors of atherosclerosis in hemodialysis patients. BMC Nephrol，2013，14（1）：10.

[24] Meuwese C L，Olauson H，Qureshi A R，et al. Associations between Thyroid Hormones，Calcification Inhibitor Levels and Vascular Calcification in End-Stage Renal Disease. PLoS One，2015，10（7）：e0132353.

[25] Buyukterzi Z，Can U，Alpaydin S，et al. Enhanced serum levels of matrix Gla protein and bone morphogenetic protein in acute coronary syndrome patients. J Clin Lab Anal，2017，32（3）：e22278.

[26] Malhotra R，Burke M F，Martyn T，et al. Inhibition of bone morphogenetic protein signal transduction prevents the medial vascular calcification associated with matrix gla protein deficiency. PLoS One，2015，10（1）：e0117098.

[27] Goettsch C，Hutcheson J D，Aikawa E. MicroRNA in cardiovascular calcification：focus on targets and extracellular vesicle delivery mechanisms. Circ Res，2013，112（7）：1073-1084.

[28] Valentin G，Haas P，Gilmour D. The chemokine SDF1a coordinates tissue migration through the spatially restricted activation of Cxcr7 and Cxcr4b. Curr Biol，2007，17（12）：1026-1031.

[29] Dhore C R，Cleutjens J P，Lutgens E，et al. Differential expression of bone matrix regulatory proteins in human atherosclerotic plaques. Arterioscler Thromb Vasc Biol，2001，21（12）：1998.

[30] Wei X，Wu W，Li L，et al. Bone morphogenetic proteins 2/4 are upregulated during the early development of vascular calcification in chronic kidney disease. Biomed Res Int，2018：8371604.

第十二节　胎球蛋白 A 与冠状动脉钙化

胎球蛋白 A（fetuin A，FA）是一种由肝脏分泌的人血浆糖蛋白，也是一种矿物质载体蛋白，同时也是一种系统性的病理矿化抑制剂。许多研究表明 FA 可以抑制血管钙化。冠状动脉钙化（CAC）是动脉钙化的一部分，且 CAC 与心血管事件密切相关，可作为冠心病患者死亡的预测因子，FA 可能成为调节 CAC 的新靶点。

一、胎球蛋白 A

（一）概述

FA 是 Kai[1] 于 1944 年从胎牛血清中分离得到的最丰富的球状质粒蛋白，在人体的类似物为 α_2-Heremans-Schmid 糖蛋白，简称 AHSG，是半胱氨酸蛋白酶抑制剂超家族成员之一[2]。FA 即 AHSG 是一种 59kDa 的循环血浆糖蛋白，在胎儿发育过程中由多个组织产生，而在成人中主要由肝脏合成和分泌，进入血液循环[3]。体外实验研究表明 FA 在血管平滑肌血管壁损伤部位的改变是对血管钙化免疫调节表型的一种反应[4, 5]。

异位钙化亦称异位骨化，是指除正常生理钙化外，在骨骼组织以外发生的钙盐沉积。这种改变通常发生在骨骼的肌腱附着处、韧带、血管壁、骨筋膜等处。CAC 是异位钙化之一。在正常情况下，FA 在血液和脑脊液中含量较高，血清半衰期为数天，是一种强有力的钙磷沉积抑制剂，对异位钙化有强烈的抑制作用。血管平滑肌细胞（vascular smooth muscle cell，VSMC）钙化包括细胞凋亡、囊泡钙化和吞噬作用这几个关键环节，FA 可以调节这些环节，从而抑制血管钙化[6]。另外，FA 还可通过抑制体内钙磷盐沉积的过饱和、抑制细胞组织矿化防止血管钙化。

（二）FA 的结构及分布

FA 是一种由肝脏细胞合成分泌的血浆糖蛋白，随后进入血液，作用于相应的靶器官[3]，其分子量是 59kDa，属于 cystatin 超家族成员[2]。其分子由同 1 条基因编码的 2 个亚基通过二硫键连接而成，基因位于人类 3 号染色体（3q27），为单拷贝基因[7]。由 7 个外显子和 6 个内含子及 1 个长约 8kb 的侧翼序列组成，全长约 38kb[8]。共有 3 个结构域：2 个 cystatin 结构域，1 个未知结构域[3, 8]。

FA 前体有 3 条链（282 个氨基酸残基的重链、27 个氨基酸残基的轻链和 40 个氨基酸残基的连接链）。翻译过程中连接链被糜蛋白酶水解、释放，重链与轻链在 Cys-14 和 Cys-340 由二硫链连接形成 FA[9]。FA 为 3 层分子结构，在 2 个二硫链环结构的半胱氨酸蛋白酶抑制剂区域有 2 个 N 端和 1 个 C 端。近 N 端有 1 个磷酸钙结合位点和 1 个 TGF-β 结合单元[7]。FA 在成人血液中的循环水平为 0.4~0.85g/L，主要运输到骨基质，在成人和胎儿骨质中，FA 的含量高于其他血浆糖蛋白 300 倍，随着由胎儿、婴儿到成人的成长，其在骨基质中的水平会逐渐下降[8]。

人类和哺乳动物体内 FA 主要聚集于骨骼中（骨组织中可达 1mg/g），血液和脑脊液中浓度较高（300~600ng/ml）。其 mRNA 表达受胰岛素、血脂、感染、损伤、炎症及恶性肿瘤等因素的调控，恶性肿瘤通过影响 mRNA 活性来调控 FA 的合成[10]。FA 在脑脊液中含量也比较高，但在钙化骨质及异位钙化骨组织损害中的浓度最大。

（三）FA 的生物学功能

FA 的生物学作用极其广泛，涉及骨代谢调节、血管钙化、蛋白酶活性调控、胰岛素抵抗及炎症免疫应答等多个环节。其能够抑制羟基磷灰石的形成和钙磷沉积，抑制动脉钙化过程中炎症因子的表达，抑制胰岛素信号通路及 TGF-β 的胞内信号转导通路等多途径调节血管钙化[7]。

1. 抗炎症作用　FA 是一种高表达的分泌型肝血清糖蛋白[2]。传统上被认为是少数几种负性急性期蛋白之一，低血清 FA 水平与 C 反应蛋白等炎症标志物之间有很强的联系[3]。FA 是一种抗炎症介质，能够使巨噬细胞失活，通过加强巨噬细胞对凋亡细胞的吞噬作用，从而减轻炎症的严重程度[2]。FA 是胎儿血浆中最丰富的蛋白之一，可结合精胺及其合成类似物，抑制产生促炎性细胞因子，如肿瘤坏死因子。因此，FA 和精胺的强烈表达与母亲对胎儿"自然移植"的耐受性有关。有研究采用多种炎症模型，包括脂多糖诱导的大鼠流产模型，证实了 FA 在体内具有较强的抗炎作用[2]。FA 是一种有效的、特异性结合在一起的复合物，能抑制羟基磷灰石晶体的产生。磷酸钙晶体通过单核细胞/巨噬细胞的 NLRP3 炎性小体诱导促炎细胞因子分泌、人血管平滑肌细胞凋亡及软骨细胞活化。FA 还具有抗凋亡活性，抑制细胞特异性反应，可减轻局部炎症、细胞死亡和软骨降解的不良后果[2]。在一些相关病例中，FA 与炎症反应减少和存活率增加有关，补充 FA 通常能改善预后。

2. 参与胰岛素抵抗　有研究表明无论在体外还是体内试验中，FA 通过免疫沉淀与胰岛素受体直接作用[2]。FA 可以和胰岛素受体的 β 亚基结合，结合后会抑制胰岛素受体自身发生磷酸化，从而抑制胰岛素信号通路，调控糖代谢，损害胰岛素信号传递[3]。

3. 抗肿瘤作用　FA 具有抑制癌症的功能。研究发现其能显著加速外源性脂肪酸与细胞三酰甘油的结合，因此，FA 可能与脂肪酸结合蛋白具有相同的功能。与 FA 一样，脂肪酸结合蛋白可逆结合疏水性配体，包括饱和脂肪酸和不饱和长链脂肪酸等具有高亲和力的脂质[3]。在寻找自然转化生长因子受体拮抗剂的过程中，FA 通过与 TGF-β 结合，进而抑制 TGF-β₁ 与细胞表面的 TGF-β 受体结合和 TGF-β 信号通路，即抑制 Smad2/3 的磷酸化和核转位，抑制 TGF-β 诱导的上皮间叶细胞的转化，阻碍成骨和钙基质矿化细胞培养物的沉积[2]，从而抑制肿瘤的进程。

二、胎球蛋白 A 与冠状动脉钙化相关临床研究

FA 作为一种矿化抑制剂，在抑制血管钙化方面起重要作用。CAC 作为全身动脉钙化的一部分，与 FA 亦有密切关系。在不同疾病人群中进行 FA 与 CAC 的相关研究，多数临床研究表明 FA 与 CAC 呈负相关，少数临床研究表明 FA 与 CAC 无关（表 2-12-1）。

表 2-12-1　评估血清 FA、CAC 参数与患者预后相关性的临床研究

医院名称	作者	患者来源	病例数	关联性	相关性
日本大阪城市大学	Mori	冠脉动脉造影患者	92	FA 水平与 CAC 有关	负相关
加州大学洛杉矶分校医学中心	Rajnish Mehrotra	2 型糖尿病非透析患者	88	FA 水平与 CACS 有关	负相关
那不勒斯大学医学院	Russo	透析前 CKD3～5 期患者/肾功能正常患者	53/60	FA 水平与 CACS 有关	负相关
卡罗林斯卡大学医院	Stenvinkel	血液透析患者/肾移植患者	30/38	CACS 与血清 FA 水平有关	负相关
广东省人民医院	梁馨苓	终末期肾病初始血液透析患者	38	CACS 与血清 FA 水平有关	负相关

续表

医院名称	作者	患者来源	病例数	关联性	相关性
韩国江原国立大学医学院	Hae Hyuk Jung	稳定血液透析患者	43	CAC 进展情况与 FA 水平的关系	无关
日本大阪大学医学研究院	Hamano	糖尿病患者	73	CACS 与 FA 浓度的关系	无关
弗雷明汉心脏研究中心	Kaess	预先没有心血管事件人群	1 870	CAC 与 FA 的关系	无关

日本大阪城市大学 Mori 等[11]对 92 例行冠状动脉造影患者进行研究，FA 水平在 CAC 组和非 CAC 组的水平分别为（257.1 ± 49.7）mg/ml 和（288.0 ± 63.1）mg/ml。CAC 组 FA 水平明显低于非钙化组（$P=0.01$）；多因素分析显示 CAC 与 FA 水平呈负相关。美国加州大学洛杉矶分校医学中心高血压肾脏科 Mehrotra 等[12]对 88 例 2 型糖尿病非透析患者进行研究，采用 ELISA 法测定血清 FA 水平，电子束 CT（EBCT）评估 CAC。结果表明，FA 水平与 CACS 相关，FA 水平越低，CACS 越高。那不勒斯大学医学院肾内科 Russo 等[13]对 53 例透析前 CKD3～5 期患者及 60 例肾功能正常患者进行研究，采用 CT 评估 CAC，测定 FA 水平，平均观察（24 ± 4.2）个月，结果显示 CKD 患者 CAC 进展多发生于年老患者，且 FA 水平低，低水平 FA 增加 CAC。Stenvinkel 等[14]对 30 例血液透析患者和 38 例肾移植患者中检测矿化抑制剂血清 FA 的水平，采用螺旋 CT 评估 CAC，以确定矿化抑制剂血清 FA 与 CAC 的关系；同时对 CKD5 期患者的冠状动脉进行免疫染色。结果表明，CACS 与血清 FA 水平呈负相关（$r=-0.30$，$P=0.034$），在体外试验中，在冠状动脉血管平滑肌细胞中加入矿化抑制剂血清 FA 可抑制 CAC（$P<0.001$）；血清 FA 在冠状动脉中的免疫染色均呈上升趋势，CAC 程度呈半定量上升趋势（$P<0.003$）。广东省人民医院肾脏科血液净化中心梁馨苓等[15]对 38 例终末期肾病初始血液透析患者进行血清 FA 及相关因素检测，对其中的 29 例患者进行冠状动脉多层螺旋 CT 钙化评价研究，用 ELISA 法测定血清 FA 浓度。CAC 组和非 CAC 组血清 FA 分别为（0.60 ± 0.21）g/L 和（0.89 ± 0.18）g/L，CAC 组明显低于非 CAC 组（$P=0.001$），结果表明，CAC 与血清 FA 下降有关，低血清 FA 水平促进 CAC，是心血管事件发生及心血管事件死亡的原因之一，CAC 是终末期肾病患者心血管事件发生的重要危险因素（$P<0.01$）。

多数研究表明 FA 水平降低与 CAC 相关，但一些研究表明 FA 与 CAC 无关。韩国江原国立大学医院内科 Jung 等[16]对 43 例稳定血液透析患者中的 40 例进行了初步研究，通过多螺旋 CT 检查得出 CACS，随访观察 CAC 进展情况。没有钙化进展组、缓慢钙化进展组、快速钙化进展组的 FA 水平分别为（300 ± 45）mg/L、（279 ± 31）mg/L 和（285 ± 34）mg/L，三组之间无显著差异，CAC 的进展情况与 FA 水平无关。Hamano 等[17]对 73 例糖尿病患者分析 FA 水平与 CACS 的关系，结果表明 CACS 与 FA 浓度无关，与上清液 FA 水平及 FA 降低率有关。弗雷明汉心脏研究中心的 Kaess 等[18]对 1870 例预先没有心血管事件人群中分析 FA 与 CAC 的相关性，校正年龄、性别后，FA 与 CAC 无关。尽管对 FA 与 CAC 关系的结论不一致，但多数研究显示 FA 与 CAC 呈负相关。且 FA 有游离及结合两种形式，检测方法影响结果。另外，FA 及 CAC 所受影响因素众多，这也可能是导致结论不一致的原因。

三、胎球蛋白 A 对其他心血管疾病预测价值

FA 水平降低导致 CAC，使血管顺应性发生改变。Shroff 等[19] 对 61 例儿童透析患者进行研究，结果表明 FA 水平降低能预测 CAC，且增加主动脉脉搏波传导速度。Pateinakis 等[20] 对 81 例血液透析患者进行研究，FA 水平降低与颈动脉内膜中膜厚度有关，增加颈动脉-股动脉脉搏波传导速度，降低血管顺应性。FA 水平降低与心血管死亡率、全因死亡率有关。Stenvinkel 等[14] 对 256 例终末期肾病患者进行前瞻性研究，结果表明，全因死亡率（$P < 0.001$）和心血管死亡率（$P < 0.001$）均与血清 FA 水平有关，在携带 AHSG256Ser 等位基因的炎症患者中，血清 FA 水平越低，全因和心血管死亡率越高。法国非 ST 段抬高心肌梗死注册研究（FAST-MI）中，研究 FA 与死亡率关系，Lim 等[21] 对 748 例急性冠脉综合征（ACS）患者血清 FA 水平进行测定，结果表明，低 FA 水平的急性冠脉综合征患者死亡率高，经 GRACE 风险评分调整后的多因素分析提示，低 FA 水平与急性冠脉综合征患者预后和心血管死亡均有关。

四、胎球蛋白 A 与冠状动脉钙化的机制研究

目前认为动脉钙化形成的机制复杂，包括血管内成骨的激活、抑制因子丢失、骨转换增强、炎症反应、矿物代谢异常及胰岛素抵抗等[22]，FA 可在上述的多个过程中对动脉钙化发挥重要的调节作用。

（一）FA 抑制羟基磷灰石的形成和钙磷沉积

羟基磷灰石形成是血管钙化的中心环节，钙磷代谢在羟基磷灰石形成过程中起重要作用。血液中钙磷离子乘积增高时，离子聚集，形成前体成核复合物（pre-nucleation cluster, PNC），当钙磷乘积降低时，前体复合物由于其结构不稳定，又变为离子状态，正常情况下这个过程是稳定可逆的，维持机体正常状态及骨形成等，不会出现异位钙化。当在肾功能不全、甲状旁腺功能亢进等病理状态下，钙磷离子异常改变，钙磷乘积异常持续增加，导致前体成核复合物的离子进一步聚集，而不能变为离子状态。在钙、磷结晶存在的情况下，前体成核复合物形成一种三磷酸钙 [Ca（HPO$_4$）$_3$]$^{4-}$，其在溶液中的浓度与钙磷离子的浓度处于平衡状态。前体成核复合物倾向于聚合以形成更大的聚集体，随后这些聚集体结合形成非晶体结构的无定形磷酸钙（ACP），无定形磷酸钙进一步形成稳定结构的磷酸八钙（OCP），随着钙离子的进一步吸收和氢离子的释放，生成最终产物羟基磷灰石（HAP），羟基磷灰石是一种热力学稳定的晶体结构[23]。羟基磷灰石形成的具体过程：溶解钙磷离子→前体成核复合物→前体成核复合物聚集体（AOC）→无定形磷酸钙→磷酸八钙→羟基磷灰石。

FA 与钙磷离子的离子簇结合，阻止离子簇聚集扩大，是钙磷结晶形成的屏障[23]。FA 是高亲和力的钙离子结合蛋白[2]，Jahnen-Dechent 团队应用计算机模拟研究 FA 抑制羟基磷灰石形成过程，结果表明 FA 表面的 B 片段对结合矿物质的能力至关重要，这种 B 片段含有规则晶格状构象带负电荷的酸性氨基酸，这些晶格状构象的酸性氨基酸残基是碱性磷酸钙结合位点，碱性磷酸钙沉淀抑制活性位于 FA 的 N 端有半胱氨酸样结构域 D1[2]，FA

上每个酸性氨基酸残基与钙磷离子簇上的钙离子作用，阻止钙磷离子簇的进一步扩大，与碱性磷酸钙结合以后，增加溶解度，抑制血清过饱和的钙磷沉积[7]。此外，MGP 等软组织矿化抑制剂在血管壁内局部表达，MGP 的下调或扰动导致血管平滑肌细胞向具有调节矿化过程能力的骨/软骨细胞样细胞的表型转化[24]，FA 通过促进 MGP 的表达，从而抑制血管钙化[7]。

（二）FA 抑制动脉钙化过程中的炎症因子的表达

正常情况下，机体促炎因子与抗炎因子处于平衡状态。当机体在如 CKD 等病理情况下，氧化应激增强，促炎因子表达增加，抗炎因子表达下降，导致炎症状态。在动脉钙化过程中，炎症因子的激活及表达扮演着十分重要的作用。局部产生的促炎细胞因子介导宿主对炎症、感染和损伤的氧化级联反应[25]，通过对血管平滑肌细胞的表型改变，启动成骨化过程，加速了动脉钙化的进程[7]。Kawada 等[26]研究表明培养血管平滑肌细胞中加入肿瘤坏死因子α（TNF-α），出现钙化，且呈剂量依赖性，进一步加入人重组白细胞介素-24（rhIL-24）后，钙化进一步加重，促炎因子对血管钙化有协同作用。促炎细胞因子表达增加可使骨相关蛋白表达增加，促进血管钙化，研究表明 TNF-α和 IL-1β在正常骨和骨关节炎的软骨细胞中可促进 BMP-2 的表达[27]。TNF-α和 IL-1β促进血管钙化的作用被许多研究证实，Lencel 等[28]研究表明 TNF-α和 IL-1β能通过刺激血管平滑肌细胞表达组织非特异性碱性磷酸酶（tissue-nonspecific alkaline phosphatase，TNAP），从而促进血管钙化。TNF-α可诱导 Runx2 表达，增加促炎细胞因子，通过引起细胞凋亡导致血管钙化；还可引起内质网应激，通过促进基质小泡的释放，从而促进血管钙化过程[28, 29]。蛋白激酶-真核转录起始因子激酶通路可导致细胞凋亡而引起血管钙化[28]。

促炎细胞因子与血管钙化关系密切，FA 作为一种抗炎介质，在抑制血管钙化过程中起重要作用。Dervisoglu 等[30]对慢性肾衰竭的患者进行研究，结果表明，FA 越低，TNF-α、IL-6 水平越高，血管钙化越重，反之亦然。FA 与炎症因子水平呈负相关，炎症因子表达增加依赖于 FA 水平降低[30]。FA 可以结合精胺及其合成类似物，抑制产生促炎性细胞因子，如 TNF-α，在脂多糖（LPS）刺激下，能有效抑制人外周单核细胞分泌的促炎细胞因子：TNF-α、IL-1、IL-6、巨噬细胞炎症蛋白-1α（MIP-1α）和巨噬细胞炎症蛋白-1β（MIP-1β）的合成[25]，可以抑制单核细胞促炎细胞因子反应的作用，在对感染或损伤的早期免疫反应中，巨噬细胞合成促炎细胞因子，而抗炎细胞因子（如 TGF-β和 IL-10）能有效抑制巨噬细胞的活化和促炎细胞因子的合成[25]，提高细胞摄取阳离子能力以减轻炎症因子如 TNF-α、IL-1、IL-6 对血管的促钙化作用，并能防止损伤性细胞因子的产生[7, 25]。巨噬细胞的活化使促炎性细胞因子表达增加，FA 可以结合 CNI-1493（一种四价鸟苷酰腙化合物），特别促进巨噬细胞对血管平滑肌细胞的摄取，阻止 p38MAPK 的磷酸化，并抑制巨噬细胞的活化，从而抑制血管钙化过程[31]。

（三）FA 抑制胰岛素信号通路

糖尿病是导致 CAC 的危险因素之一，许多研究表明糖尿病与 CAC 密切相关。胰岛素抵抗、高胰岛素血症影响动脉粥样硬化[7]，也是 CAC 的机制之一。胰岛素信号通路导致细胞对葡萄糖的摄取增加，该通路从胰岛素与胰岛素受体（IR）的结合开始[32]。配体与α

亚基结合后，胰岛素受体的 β 亚基构象发生变化，引起特异性酪氨酸残基的自磷酸化，进而激活 IR 的底物蛋白酪氨酸激酶[33]。激活的 IR 可磷酸化几种胞内蛋白，包括胰岛素受体底物-1（IRS-1），IRS-1 酪氨酸磷酸化导致磷脂酰肌醇 3-激酶（PI3K）结合和激活其酶活性[34]，随后影响下游信号转导级联过程，作用于胰岛素介导的糖脂代谢和促有丝分裂过程[7]。FA 水平与胰岛素抵抗和血脂异常直接相关，特别是高三酰甘油血症[35]。FA 是一种抗胰岛素物质，可抑制胰岛素受体酪氨酸激酶和受体自磷酸化，从而抑制下游底物磷酸化信号[36]，阻断胰岛素的有丝分裂，进而影响动脉钙化[7]。

（四）FA 抑制 TGF-β 的胞内信号转导通路

TGF-β 是一种具有多种生物活性的细胞因子，主要由血管平滑肌细胞、内皮细胞和巨噬细胞分泌，在动脉钙化过程中通过 BMP 信号转导途径的调节，促进成骨化过程，从而促进动脉钙化[7]。FA 是一种可溶性的 TGF-β/BMP 结合蛋白，控制着细胞膜信号受体的细胞因子通路[37, 38]。FA 是 TGF-β 和 BMP 活性的天然拮抗剂。TGF-受体 II 型与 FA 存在序列同源性[37]。TGF-β 受体 II 型同源性结构域 1（TRH 1）与 BMP-2 优先结合，FA 与 TGF-β$_1$ 和 TGF-β$_2$ 直接结合，且与 TGF-β 相关的 BMP-2、BMP-4 和 BMP-6 有更强的亲和力[3]。FA 阻断 TGF-β$_1$ 与 TGF-β 受体 II（TβRII）胞外区的结合，阻断 TGF-β 依赖的 BMP 信号转导[7]，在矿化细胞培养中阻止成骨和沉积含钙基质，从而抑制动脉的钙化[39]。

（朱　娜　吕晋琳）

参 考 文 献

[1] Kai O P. Fetuin, a new globulin isolated from serum. Nature, 1944, 154 (3914): 575.

[2] Heiss A, DuChesne A, Denecke B, et al. Structural basis of calcification inhibition by alpha 2-HS glycoprotein/fetuin-A. Formation of colloidal calciprotein particles. J Biol Chem, 2003, 278 (15): 13333-13341.

[3] Jahnen-Dechent W, Heiss A, Schafer C, et al. Fetuin-A regulation of calcified matrix metabolism. Circ Res, 2011, 108 (12): 1494-1509.

[4] Jahnen-Dechent W, Schinke T, Trindl A, et al. Cloning and targeted deletion of the mouse fetuin gene. J Biol Chem, 1997, 272 (50): 31496-31503.

[5] Reynolds J L, Skepper J N, McNair R, et al. Multifunctional roles for serum protein fetuin-a in inhibition of human vascular smooth muscle cell calcification. J Am Soc Nephrol, 2005, 16 (10): 2920-2930.

[6] Schafer C, Heiss A, Schwarz A, et al. The serum protein alpha 2-Heremans-Schmid glycoprotein/fetuin-A is a systmically acting inhibitor of ectopic calcification. J Clin Invest, 2003, 112 (3): 357.

[7] 彭朝胜, 曹悦鞍. 胎球蛋白-A 与动脉钙化. 转化医学杂志, 2010, 23 (1): 29-32.

[8] 赵飞英. 胎球蛋白-A 与动脉粥样硬化. 医学信息, 2016, 29 (31): 28-29.

[9] 郑刚. 胎球蛋白 A 与代谢性疾病. 世界临床药物, 2014, (1): 42-44.

[10] Haukeland J W, Dahl T B, Yndestad A, et al. Fetuin A in nonalcoholic fatty liver disease: in vivo and in vitro studies. Eur J Endocrinol, 2012, 166 (3): 503.

[11] Mori K, Ikari Y, Jono S, et al. Fetuin-A is associated with calcified coronary artery disease. Coron Artery

Dis，2010，21（5）：281.

［12］Mehrotra R，Westenfeld R，Christenson P，et al. Serum fetuin-A in nondialyzed patients with diabetic nephropathy：relationship with coronary artery calcification. Kidney Int，2005，67（3）：1070.

［13］Russo D，Miranda I，Ruocco C，et al. The progression of coronary artery calcification in predialysis patients on calcium carbonate or sevelamer. Kidney Int，2007，72（10）：1255.

［14］Stenvinkel P，Wang K，Qureshi A R，et al. Low fetuin-A levels are associated with cardiovascular death：impact of variations in the gene encoding fetuin. Kidney Int，2005，67（6）：2383.

［15］梁馨苓，史伟，章斌，等. 终末期肾病患者心血管事件与血清胎球蛋白 A 及冠脉钙化的关系. 中华肾脏病杂志，2006，22（6）：336-340.

［16］Jung H H，Kim S W，Han H. Inflammation，mineral metabolism and progressive coronary artery calcification in patients on haemodialysis. Nephrol Dial Transplant，2006，21（7）：1915-1920.

［17］Hamano T，Matsui I，Mikami S，et al. Fetuin-mineral complex reflects extraosseous calcification stress in CKD. J Am Soc Nephrol，2010，21（11）：1998-2007.

［18］Kaess B M，Enserro D M，McManus D D，et al. Cardiometabolic correlates and heritability of fetuin-A，retinol-binding protein 4，and fatty-acid binding protein 4 in the Framingham Heart Study. J Clin Endocrinol Metab，2012，97（10）：E1943-E1947.

［19］Shroff R C，Shah V，Hiorns M P，et al. The circulating calcification inhibitors，fetuin-A and osteoprotegerin，but not matrix Gla protein，are associated with vascular stiffness and calcification in children on dialysis. Nephrol Dial Transplant，2008，23（10）：3263-3271.

［20］Pateinakis P，Papagianni A，Douma S，et al. Associations of fetuin-A and osteoprotegerin with arterial stiffness and early atherosclerosis in chronic hemodialysis patients. BMC Nephrol，2013，14（1）：122.

［21］Lim P，Danchin N，Simon T，et al. 013 Inflammatory imbalance assessed by Fetuin-A and CRP level is a Ssrong predictor of outcome in acute coronary syndromes-from fast-MI registry. Arch Card Dis Suppl，2011，3（1）：4-5.

［22］Dellegrottaglie S，Sanz J，Rajagopalan S. Molecular determinants of vascular calcification：a bench to bedside view. Current Molecular Medicine，2006，6（5）：515-524.

［23］Cai M M，Smith E R，Holt S G. The role of fetuin-A in mineral trafficking and deposition. Bonekey Rep，2015，4（10）：672.

［24］Shroff R C，Shanahan C. The vascular biology of calcification. Semin Dial，2010，20（2）：103-109.

［25］Zhang M，Caragine T，Wang H，et al. Spermine inhibits proinflammatory cytokine synthesis in human mononuclear cells：a counterregulatory mechanism that restrains the immune response. J Exp Med，1997，185（10）：1759.

［26］Kawada S，Nagasawa Y，Kawabe M，et al. Iron-induced calcification in human aortic vascular smooth muscle cells through interleukin-24（IL-24），with/without TNF-alpha. Sci Rep，2018，8（1）：658.

［27］Fukui N Y，Zhu Y，Clohisy J，et al. Stimulation of BMP-2 expression by pro-inflammatory cytokines IL-1 and TNF-alpha in normal and osteoarthritic chondrocytes. J Bone Joint Surg Am，2003，85（3）：59-66.

［28］Lencel P，Hardouin P，Magne D. Do cytokines induce vascular calcification by the mere stimulation of TNAP activity? Med Hypotheses，2010，75（6）：517-521.

［29］Lu K C，Wu C C，Yen J F，et al. Vascular calcification and renal bone disorders. ScientificWorld Journal，

2014，2014：637065.

[30] Dervisoglu E，Kir H M，Kalender B，et al. Serum fetuin-A concentrations are inversely related to cytokine concentrations in patients with chronic renal failure. Cytokine，2008，44（3）：323-327.

[31] Wang H，Zhang M，Bianchi M，et al. Fetuin （alpha2-HS-glycoprotein） opsonizes cationic macrophagedeactivating molecules. Proc Natl Acad Sci，U S A，1998，95（24）：14429-14434.

[32] Youngren J F，Paik J，Barnard R J. Impaired insulin-receptor autophosphorylation is an early defect in fat-fed，insulin-resistant rats. J Appl Physiol，2001，91（5）：2240-2247.

[33] Mathews S T，Rakhade S，Zhou X，et al. Fetuin-null mice are protected against obesity and insulin resistance associated with aging. Biochem Biophys Res Commun，2006，350（2）：437-443.

[34] Hara K，Yonezawa K，Sakaue H，et al. 1-Phosphatidylinositol 3-kinase activity is required for insulin-stimulated glucose transport but not for RAS activation in CHO cells. Proc Natl Acad Sci U S A，1994，91（16）：7415-7419.

[35] Mehrotra R. Emerging role for fetuin-A as contributor to morbidity and mortality in chronic kidney disease. Kidney Int，2007，72（2）：137-140.

[36] Auberger P，Falquerho L，Contreres J O，et al. Characterization of a natural inhibitor of the insulin receptor tyrosine kinase：cDNA cloning，purification，and anti-mitogenic activity. Cell，1989，58（4）：631-640.

[37] Demetriou M，Binkert C，Sukhu B，et al. Fetuin/alpha2-HS glycoprotein is a transforming growth factor-beta type Ⅱ receptor mimic and cytokine antagonist. J Biol Chem，1996，271（22）：12755-12761.

[38] Binkert C，Demetriou M B，Szweras M，et al. Regulation of osteogenesis by fetuin. J Biol Chem，1999，274（40）：28514.

[39] Szweras M，Liu D，Partridge E A，et al. alpha 2-HS glycoprotein/fetuin，a transforming growth factor-beta/bone morphogenetic protein antagonist，regulates postnatal bone growth and remodeling. J Biol Chem，2002，277（22）：19991-19997.

第十三节　骨桥蛋白与冠状动脉钙化

一、血管钙化

血管钙化（vascular calcification，VC）是血管壁中膜层中磷酸钙晶体发生病理性沉积，使慢性肾脏病（CKD）、糖尿病和动脉粥样硬化的病变复杂化[1]。患有血管钙化的患者表现出发生心血管事件的风险增加，目前尚未找到可靠的治疗方法来逆转。血管钙化并非被动过程，而是活跃和可调节的过程，与骨形成过程有许多相似之处。最近的临床研究也表明骨质疏松症与血管钙化之间存在密切关系[2]。在这个过程中涉及多种成骨细胞样细胞和介质，称为"骨-血管轴"[2,3]。然而，潜在的分子机制很大程度上是未知的。人们普遍认为，血管平滑肌细胞具有多种形式的表型，包括收缩型、成骨细胞型、合成表型，在特定条件下可以从一种表型转变到另一种表型。从收缩型到成骨细胞型的血管平滑肌细胞的表型变化被认为是促成骨-血管轴的可能机制[4]。当暴露于促钙化环境时，血管平滑肌细胞经历表型转变，其特征在于收缩标志物的丧失，包括平滑肌22α（SM22α）和α平滑肌肌动蛋白（α-SMA），随后骨相关基因的表达增加，如作为骨形成蛋白（BMP）、Runt 相关转录因子 2

（Runx2）、肌节同源盒基因（*Msx*）和骨桥蛋白（osteopontin，OPN）[4]。在脉管系统中还有其他成骨细胞样细胞来源，包括周细胞、内皮细胞和循环祖细胞[5,6]。最近关于外泌体和自噬的研究也表明这些细胞在血管钙化形成过程中存在通信[7,8]。

作为活跃的细胞介导的过程，血管钙化被认为是原位成骨细胞样细胞或来自循环的骨形成。这些细胞可以自发地产生矿化基质，并且已经通过从血管组织中分离来鉴定。它们有多种来源：①主动脉内膜中的内皮细胞；②微血管中的周细胞；③钙化血管细胞；④培养基中的血管平滑肌细胞；⑤肌成纤维细胞；⑥祖细胞（图 2-13-1）[9]。尽管存在多种类型的成骨细胞样细胞，但它们通过不同的信号转导途径相互通信，从而形成血管钙化发展中的高效网络[9]。

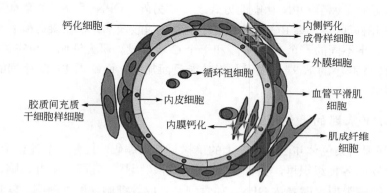

图 2-13-1　来自不同来源的介导血管钙化的成骨细胞样细胞的示意图

［引自：Bardeesi ASA，Gao J，Zhang K，et al. A novel role of cellular interactions in vascular calcification.

J Transl Med，2017，15（1）：95］

在脉管系统中存在各种成骨细胞样细胞，包括内皮细胞、周细胞、血管平滑肌细胞、钙化血管细胞、肌成纤维细胞和循环祖细胞。它们在中膜或内膜中共同参与血管钙化的启动和发展。

在血管钙化的形成过程中，在三层血管壁之间存在外泌体形式的持续交叉对话。此外，信号网络的复合物，包括 BMP、Wnt/β-catenin、AGE 和 OPG/RANK/RANKL 信号转导途径，常见于外膜-中膜、内膜-中膜交叉对话。

近年来，人们对血管钙化的原因及调节机制研究得愈加透彻，其中 OPN 的调节尤受关注。血管钙化是动脉硬化的一种常见的病理改变，其发生发展受到体内外多种因素的调节，在动脉硬化的发生发展中发挥重要作用；而 OPN 是抑制血管钙化的重要分子，它可通过抑制钙化的发生及促进矿物质重吸收等各种机制阻断血管钙化。

二、骨桥蛋白

（一）OPN 的结构

OPN 是一种分子量约为 44kDa 的分泌型糖基化磷蛋白，约含 300 个氨基酸残基，其中天冬氨酸、丝氨酸和谷氨酸残基占有很高的比例。它包含许多高度保守的细胞外结构域，包括：①天冬氨酸结构域，氨基酸序列 Asp86-Asp89，结合羟基磷灰石；②RGD 序列，氨基酸序列 Arg159-Asp159，结合 $\alpha_v\beta_3$、$\alpha_v\beta_1$、$\alpha_v\beta_5$ 和 $\alpha_5\beta_1$ 整合素；③SVVYGLR 序列，氨基酸序列 Ser162-Arg168，结合 $\alpha_9\beta_1$ 和 $\alpha_1\beta_1$ 整合素；④凝血酶切割位点，氨基酸序列 Arg168-Ser169，显示 RGD 序列；⑤钙结合域，氨基酸序列 Asp216-Ser228，负责钙结合；⑥肝素结合结构域，氨基酸序列 Asp290-Ile305，介导 CD44v3 结合[10]。同样，蛋白酶切割位点可能是调节其活性的关键。氨基酸序列分析显示，OPN 分子含有 1 个 RGD（Arg2Gly2Asp）细胞结合序列、1 个钙离子结合位点和 2 个肝素结合区。其中 RGD 序列是 OPN 分子发挥黏附功能的结构基础，具有高度保守性，如果变异或缺失，将丧失促黏附功能。近年来研究揭示，OPN N 端区域与外分泌有关，C 端区域参与黏附功能。多种蛋白激酶，如酪氨酸蛋白激酶Ⅱ、蛋白激酶 C 等能催化 OPN 分子中丝氨酸和苏氨酸残基发生磷酸化，这可能是调节 OPN 功能的方式之一。另外，OPN 还有一个有意义的结构特征是在 RGD 序列附近区域（离 RGD 序列仅有 6 个氨基酸残基）存在凝血酶裂解位点，能被凝血酶裂解成大小不同的一个 N 端片段和一个 C 端片段。研究证明，与完整的 OPN 分子相比，含有 RGD 基序的 N 端片段促黏附功能反而加强，而缺乏 RGD 序列的氨基片段，其黏附功能减弱。

（二）OPN 基因的表达及调控

人 OPN 基因由染色体 4q21—q25 上的单拷贝基因编码，具有 7 个外显子[10]。OPN 可表达于不同动物的各种组织里，如骨、肾、肺、肝、膀胱、乳腺、睾丸、脑、胰腺、骨髓和蜕膜。不同细胞类型也能表达 OPN，如骨细胞、成骨细胞、破骨细胞、软骨细胞、神经细胞、上皮细胞、内皮细胞、活化的 T 淋巴细胞、巨噬细胞和自然杀伤（NK）细胞亚群。OPN 也存在于正常的体液，如血清、乳汁、尿液，且多种肿瘤细胞也能高表达 OPN。正常情况下，人体血管平滑肌细胞不表达 OPN。

目前，调节 OPN 表达的机制仍不甚清楚，不同的细胞类型可能有不同的调节机制，具有组织特异性。多种因素能调控 OPN 的表达：①致炎因子。如脂多糖（LPS）和一氧化氮（NO）激活的巨噬细胞，可诱导 OPN 基因表达和蛋白质的分泌。②骨代谢相关激素。如甲状旁腺激素（PTH）、维生素 D_3、钙和磷酸盐能增加 OPN 的表达，与骨的形成和发展密切相关。有研究表明在幼鼠的肾加入 PTH，OPN mRNA 的水平较对照组增加 15.3 倍。维生素 E 能抑制大鼠肾 OPN mRNA 表达。③细胞因子。肿瘤坏死因子（TNF-α）、血小板衍生生长因子（PDGF）、白细胞介素-1（IL-1）、成纤维生长因子（FGF）、转化生长因子β（TGF-β）和内皮生长因子（EGF）均能诱导 OPN 基因的表达。有研究证实，大鼠颈动脉经球囊成形术后 PDGF 诱导平滑肌细胞表达 OPN mRNA 及蛋白是通过 PDGF-β 受体介导的。④雌激素能抑制血管平滑肌细胞表达 OPN。⑤肾素-血管紧张素系统（RAS）。肾局部远端小管的 RAS 能上调 OPN 的产生，AngⅡ能直接增加心脏 OPN 的表达。⑥高浓度的葡萄糖通过 PKC 依赖途径增加大鼠血管平滑肌细胞表达 OPN。高蛋白和高胆固醇饮食可以诱导肾表达 OPN 增加。此外，高盐饮食也能增加完整肾或培养的肾细胞 OPN 表达。⑦低氧可以刺激血管平滑肌细胞、血管内皮细胞及肾小球系膜细胞等表达 OPN。

（三）OPN 的受体与信号转导

1. 整合素（integrin，Int） 是一种跨膜蛋白受体家族，具有介导细胞黏附、增长、增殖、迁移的功能。它是由不同的α和β亚单位组成的二聚体，具有一个胞外区、跨膜区和一个短小胞内区。其中胞外区结合蛋白质或细胞外基质（ECM），如纤维连接蛋白、OPN、胶原和其他。OPN 具有特异性的 RGD 序列，与细胞表面整合素受体进行相互作用。目前已经被确认作为 OPN 受体的整合素有$\alpha_v\beta_3$、$\alpha_v\beta_5$、$\alpha_8\beta_1$和$\alpha_5\beta_1$等。此外，非 RGD 依赖的相互作用也曾有报道。其中，整合素$\alpha_v\beta_3$ 是 OPN 最主要的受体。正常情况下血管内皮细胞及平滑肌细胞表面均检测不到整合素$\alpha_v\beta_3$，在动脉粥样硬化及血管再狭窄的内皮细胞和平滑肌细胞表面整合素$\alpha_v\beta_3$呈高表达状态。研究发现 OPN 由凝血酶裂解后所暴露出的一个 Leu-Pro-Val（LPV）区域能与$\alpha_4\beta_1$ 相互作用，OPN 还有一个可与$\alpha_9\beta_1$ 结合的隐藏 Ser-Val-Tyr-Glu-Leu-Arg（SVVYGLR）作用域，在 OPN 序列中凝血酶裂解区域的保守性意味着这种裂解作用在某些生理过程中起重要的作用。某些细胞中被凝血酶裂解后的 OPN 促进黏附、扩散和迁移的作用比完整的 OPN 要强。

2. CD44 家族 是一类存在于细胞表面的糖蛋白，由胞外区、跨膜区和胞内功能区组成。它能和特异性的配体结合参与细胞的黏附、运动、迁移、分化和细胞信号转导。OPN 也被证实能与变异的 CD44v 结合。OPN 在肿瘤细胞发生淋巴道转移中是与 CD44v 结合发挥作用的。Zohar 等认为胞内 OPN 与 CD44、埃兹蛋白-根蛋白-膜突蛋白（ezrin radixin moesin，ERM）在许多细胞膜外，如成纤维细胞和巨噬细胞形成复合体，这种现象在迁移细胞的先导边缘特别明显，然而分泌性的 OPN 是如何定位到这种细胞的特定部位仍不明确。无 OPN 和无 CD44 表达的鼠成纤维细胞参与的细胞黏附和迁移能力均有减弱，表明这种复合体在细胞运动中起重要作用。白血病细胞中的研究表明，OPN 在与$\alpha_v\beta_3$整合素或 CD44 结合后，在激活 PI3K/AKT 的信号通路中起作用。此外，OPN 在 Ser-2448 中引起 mTOR 磷酸化[10]。与 CD44 和（或）整合素$\alpha_v\beta_3$连接的 OPN 通过激活一些途径（如细胞存活、细胞增殖、血管生成和迁移）引起生长和转移。

（四）OPN 的生物学功能

OPN 分布广泛并受多种因素调控，能与许多物质结合，发挥多种生物学效应[11-17]。

1. 参与炎症与免疫反应 OPN 曾被命名为早期 T 淋巴细胞活性基因-1（early t-cell activation gene 1，Ets-1）。研究发现在疾病和组织损伤引起的炎症部位 OPN 水平增高。许多慢性炎症性疾病中，活化的 T 淋巴细胞和单核巨噬细胞内及其邻近部位的 OPN 表达显著上调，能刺激巨噬细胞的浸润，也能刺激多克隆 B 淋巴细胞的活化，可能与自身免疫性疾病的发病原因有关。实验证实，在疾病早期产生免疫球蛋白与 OPN-CD44 的相互作用刺激 IL-12 有关。另外，也表明 OPN 通过与 CD44 作用抑制 IL-10 和 IL-4 的表达来影响疾病的进展，这些都说明 OPN 参与炎症过程。

2. 矿化作用 OPN 最早是在骨组织中分离出来的。在正常骨组织里，成骨细胞与破骨细胞表达 OPN，参与骨的形成和重建。在正常骨组织的矿化中，破骨细胞源性的 OPN 抑制了羟基磷灰石的形成。尽管 *OPN* 敲除小鼠也显示正常骨组织，但有证据显示 OPN 参与骨组织吸收。PTH 介导骨吸收也依赖 OPN。此外，OPN 参与了肾结石的形成，在体内和体外实验中都显示在动脉粥样硬化斑块中 OPN 表达增高，这说明 OPN 参与动脉粥样硬化斑块的钙化。

3. OPN 与肿瘤发生和转移的关系 OPN 与肿瘤的关系最先是在 1979 年被报道的。

1987 年 *OPN* 作为一种诱发肿瘤的启动子被克隆。许多实验都证实 OPN 在人类和鼠的肿瘤细胞中是高表达的。转染实验表明，高水平表达 OPN 能使良性的肿瘤细胞转化为具有转移性的表型，这就表明，OPN 具有促肿瘤生长和转移的作用。

4. 其他作用　OPN 还参与组织修复、细胞再生、血管生成与创口愈合、成纤维细胞增生和趋化等；抑制内皮细胞凋亡；通过 LPS 和 INF-γ 抑制肾小管上皮细胞的诱导型 NO 合酶（iNOS）的活性。

三、OPN 与血管钙化的基础研究

（一）OPN 可防止高磷酸盐诱导的肾钙质沉着症和血管钙化

病理性钙化是 CKD 患者发病率和死亡率增加的重要原因。异位钙化的确切机制尚未完全阐明，但已知其是由促钙化和抗钙化因素的不平衡引起的。在 CKD 群体中，升高的磷酸盐负荷是高度普遍的，并且是异位钙化的已知风险因素。将 *OPN* 基因敲除小鼠置于高磷酸饮食中 11 周，OPN 缺乏与磷酸盐过载引起尿毒症，肾钙质沉着症的特征在于显著的肾小管和间质钙沉积，并且与对照相比具有明显的血管钙化。虽然 *OPN* 缺陷小鼠没有表现出高钙血症或高磷血症，但它们确实显示矿物质代谢激素 FGF-23 的异常。因此，内源性 OPN 可预防磷酸盐诱导的肾钙质沉着症和血管钙化[18]。

导致病理性钙化的潜在机制是复杂的，并且被认为类似骨形成的主动调节过程。抗钙因子的丧失被认为是导致骨矿化和病理性钙化的关键因素[19]。一种重要的抗钙蛋白是OPN。OPN 是小整合素结合配体 N-连接糖蛋白（SIBLING）家族的成员，是皮质骨的主要非胶原成分[20]。OPN 由骨中的多种细胞类型产生，并且在骨重塑中起着不可或缺的作用，主要是由于其在破骨细胞黏附和骨吸收中的功能[21]。OPN 富含天冬氨酸、谷氨酸、聚天冬氨酸序列，在丝氨酸和苏氨酸中高度磷酸化，能够与钙离子和羟基磷灰石结合，是钙化的有效抑制剂[22-24]。

研究表明，在 OPN 缺乏的情况下高磷喂养会导致小鼠的肾钙质沉着、尿毒症和血管钙化。喂养高磷酸盐饮食（HP）的野生型和 *OPN* 敲除小鼠均发生肾小管磷酸盐沉积，但在 *OPN* 敲除小鼠中更严重并与尿毒症恶化相关。喂养高磷饮食的野生型小鼠没有动脉钙化的迹象。OPN 缺乏和高磷酸盐负荷的小鼠出现显著的血管钙化，且血管钙化位于动脉中膜，与 CKD 等病理状态一致。这些数据表明了 OPN 对血管平滑肌钙化的保护作用。向在原钙化培养基中生长的血管平滑肌细胞中添加 OPN，剂量依赖性地抑制钙化，并且当培养从*OPN* 敲除小鼠获得的血管平滑肌细胞时，细胞培养物表现出增强的对钙化的易感性[25, 26]。在体内模型中，Kaartinen 等揭示 OPN 在 *MGP* 缺失小鼠的钙化动脉中上调。总之，这些研究支持内源性 OPN 防止肾和血管钙化的观点[18]。在没有 OPN 的情况下，高磷酸盐负荷导致显著的肾和动脉矿物沉积，证实了 OPN 在预防磷酸盐诱导的肾钙质沉着症和血管钙化中的作用。OPN 治疗是否会减轻肾钙质沉着症、CKD 的进展或风险组中的血管钙化，仍需要进行研究。

（二）*OPN* 基因的失活增强了 *MGP* 缺陷小鼠的血管钙化

OPN 在人钙化动脉中大量表达。为了检查 OPN 在血管钙化中的作用，将 *OPN* 突变小

鼠与 *MGP* 突变小鼠杂交。与 *MGP* 野生型相比，单独 *MGP* 缺乏的小鼠（*MGP$^{-/-}$OPN$^{+/+}$*）早在出生后 2 周显示其动脉钙化，并且钙化动脉中 OPN 的表达显著上调。OPN 在矿物质附近积累并与钙化介质中的周围细胞共定位。合成 OPN 的细胞缺乏平滑肌（SM）谱系标记——SMA 和 SM22，说明 OPN 不是由正常平滑肌细胞合成的，而是由成骨样分化的平滑肌细胞合成。重要的是，缺乏 MGP 和 OPN 的小鼠在 2 周时的动脉钙化量是 *MGP$^{-/-}$OPN$^{+/+}$* 的 2 倍，在 4 周时是 3 倍多，这表明 OPN 在血管钙化中具有抑制作用。此外，这些小鼠比 *MGP$^{-/-}$OPN$^{+/+}$* 小鼠［（6.6±1.0）周］显著更早地死亡［（4.4±0.2）周］。研究者发现这些动物的死亡原因是血管破裂，随后出血，最可能是由于钙化增强。该研究证明了 OPN 作为体内异位钙化的诱导型抑制剂的作用[27]。

尽管 OPN 在大多数正常软组织中不存在，但在人类动脉粥样硬化病变[28, 29]、糖尿病动脉[30]、尿毒症性动脉病[31]及天然和人工瓣膜[32, 33]的异位钙化部位中存在丰富的 OPN。在钙化动脉和瓣膜中，OPN 高度局限于钙化沉积物的表面[34, 35]。OPN 与钙化沉积物的共定位及 OPN 在体外钙化平滑肌细胞中有效抑制钙沉积的发现显示了 OPN 在调节体内血管钙化中的作用[26]，尽管 *OPN* 缺乏的小鼠没有矿化缺陷本身。因为 OPN 不在正常血管中表达，而仅在病理条件下出现，使用 *MGP* 突变小鼠自发地发展血管钙化作为血管损伤模型，为了描述 OPN 在体内血管钙化中的功能，用 *MGP* 突变体杂交 *OPN* 突变小鼠并检查双突变小鼠的动脉，结果发现 *MGP* 敲除小鼠中 *OPN* 基因的失活显著增强了血管钙化，表明 OPN 可能在适应性反应期间作为诱导型抑制剂起作用[36]。

OPN 是 *MGP* 突变 G57BL/6J 小鼠血管钙化的诱导抑制剂。通过免疫组织化学方法测定 *MGP*×*OPN* 突变小鼠血管中 OPN 的表达[27]，结果显示 OPN 在 *MGP*×*OPN* 小鼠的钙化血管中表达丰富，但在 *MGP$^{-/-}$OPN$^{+/+}$* 和 *MGP$^{-/-}$OPN$^{-/-}$* 动脉中没有表达，研究还发现 OPN 涂覆矿物沉积物且共定位于钙化中间层的一些细胞。免疫组织化学图像的定量分析显示 *MGP$^{-/-}$OPN$^{+/+}$* 小鼠中 OPN 表达呈年龄依赖性增加。此外，通过 ELISA 测定血清 OPN，发现 MGP/OPN/小鼠与野生型相比，在较小程度上增加血清 OPN［（1.5±0.14）μg/ml 比（1.0±0.04）μg/ml；n=3～7，P＜0.01］，但在 *MGP$^{-/-}$OPN$^{-/-}$* 小鼠中完全不存在。该研究还发现来自 *MGP*×*OPN* 突变小鼠的动脉钙化主要位于动脉介质中，并且在早期阶段与弹性薄层相关。随着该过程的进行，出现完全矿化的介质、轻度至中度内膜和内侧增厚、弹性薄层碎裂，部分切除动脉壁在钙化血管中可见到破裂和动脉瘤形成。总之，这些结果表明 *OPN* 基因的失活增强了 *MGP* 缺陷小鼠的血管钙化程度，可能导致死亡加速。这些研究证实了 OPN 在体内血管钙化中作为诱导型抑制剂的作用。

四、OPN 与血管钙化的临床研究

血管钙化是一种高度调节的异位矿物沉积过程，涉及血管中的免疫细胞浸润。高血压可促进血管钙化。基质细胞糖蛋白 OPN 在骨髓细胞中作为血管损伤的潜在炎症介质被强烈诱导。通过流式细胞术分析发现血管钙化高血压患者 CD11c$^+$CD163$^-$ 促炎外周单核细胞比例高于无血管钙化患者。来自患有血管钙化的高血压受试者的原代培养的巨噬细胞也显示出炎性因子的表达谱改变和血清 OPN 水平升高。外源性 OPN 促进外周单核细胞分化为替代的抗炎表型，并抑制这些血管钙化患者的巨噬细胞与破骨细胞的分化。此外，钙化血管增加的破骨细胞积聚伴随着高血压受试者中巨噬细胞浸润的减少。研究表明 OPN 在血管钙化的高血压患者的单核细胞/巨噬细胞表型分化中发挥重要作用，包括减少炎性因子表达和减弱破骨细胞形成[37]。OPN 调节血管钙化高血压患者的巨噬细胞中炎症分子的表达[37]。研究发现 OPN 抑制破骨细胞前体标志物 CD51 表达，并维持巨噬细胞标志物 CD11b 表达[37]。这些结果表明 OPN 抑制血管钙化高血压患者的巨噬细胞与破骨细胞分化。研究认为 OPN 可能通过两种机制拮抗巨噬细胞介导的病理性矿化过程：①OPN 抑制巨噬细胞的破骨细胞形成；②OPN 减弱巨噬细胞衍生的炎症分子表达。然而，OPN 对血管钙化高血压患者巨噬细胞的这两个相悖作用之间的关系，以及这些致病过程中 OPN 的分子机制有待进一步研究。

五、OPN 在血管钙化中的作用机制

OPN 最初在成骨细胞中被鉴定为矿化-调节基质蛋白。研究表明 OPN 在各种急性和慢性炎症状况中上调，如伤口愈合、纤维化、自身免疫性疾病和动脉粥样硬化。OPN 在具有动脉粥样硬化斑块的部位高度表达，尤其是与巨噬细胞和泡沫细胞相关的斑块。在动脉粥样硬化的情况下，OPN 通常被认为是促炎和致动脉粥样硬化的分子。然而，OPN 在与慢性和活性炎症密切相关的血管钙化中是负调节剂，因为它是钙化的抑制剂和蜕变的活性诱导剂。在血管钙化过程中，OPN 表达及其调控分子机制仍然尚未阐明。

OPN 在钙化动脉粥样硬化斑块中高表达，但在正常动脉中不表达。OPN 是钙化的重要负调节因子之一，其他负调节因子有基质 Gla 蛋白（MGP）、胎球蛋白 A、OPG 和焦磷酸盐[27]。OPN 的 RGD 基序与破骨细胞的 $\alpha_v\beta_3$ 整合素结合，活化破骨细胞，降低细胞钙水平。此外，OPN 与羟基磷灰石紧密结合，直接抑制钙化[26]。在钙化诱导培养条件下，从 OPN 敲除小鼠（OPN$^{-/-}$）分离的血管平滑肌细胞显示出与 OPN$^{+/+}$ 平滑肌细胞相比更显著的钙化，且可被 OPN 过表达逆转。这一发现强有力地表明血管平滑肌细胞中的 OPN 是一种重要的钙化抑制剂[25]。此外，OPN 和 MGP 双敲除小鼠（MGP$^{-/-}$OPN$^{-/-}$）产生的血管钙化是仅 MGP 敲除小鼠（MGP$^{-/-}$）的两倍，表明 OPN 在体内对血管钙化有抑制作用[27]。OPN 还在破骨细胞骨吸收过程中起作用。在异位骨植入实验中，WT 小鼠的骨盘比 OPN$^{-/-}$ 小鼠减少更多。在 OPN$^{-/-}$ 小鼠中，与植入骨相关的破骨细胞的数量也减少。这一发现表明，OPN 不仅抑制钙化，而且还是一种蜕化的活性诱导剂[38, 39]。

OPN 表达对于炎症是重要的，因为在炎症条件下它在活化的巨噬细胞中高度表达，并且加速急性和慢性炎症。在动脉粥样硬化斑块形成期间，OPN 在巨噬细胞、血管平滑肌细胞和内皮细胞中高度表达。OPN 表达与斑块中的未充分分化的细胞量相关，并且可能促进动脉粥样硬化的进展。在慢性动脉粥样硬化斑块中经常观察到血管钙化与 OPN 高表达相关，OPN 实际上是钙化的负调节剂。钙化斑块中的 OPN 可能是负反馈现象的结果，这可能抵消慢性炎症诱导的血管钙化。在动脉粥样硬化和血管病理生理学的背景下，OPN 的表达、功能和调节尚不清楚。因此，需要进一步开展 OPN 作为血管钙化和动脉粥样硬化的治疗靶标的研究。

（孙 彪 刘 宏）

参 考 文 献

[1] Gao J, Zhang K, Chen J, et al. Roles of aldosterone in vascular calcification: an update. Eur J Pharmacol, 2016, 786: 186-193.

[2] Zhang K, Gao J, Chen J, et al. MICS, an easily ignored contributor to arterial calcification in CKD patients. Am J Physiol Renal Physiol, 2016, 311 (4): F663-F670.

[3] Vassalle C, Mazzone A. Bone loss and vascular calcification: a bi-directional interplay? Vascul Pharmacol, 2016, 86: 77-86.

[4] Leopold J A. Vascular calcification: mechanisms of vascular smooth muscle cell calcification. Trends Cardiovasc Med, 2015, 25 (4): 267-274.

[5] Albiero M, Avogaro A, Fadini G P. Circulating cellular players in vascular calcification. Curr Pharm Des, 2014, 20 (37): 5889-5896.

[6] Johnson R C, Leopold J A, Loscalzo J. Vascular calcification: pathobiological mechanisms and clinical implications. Circ Res, 2006, 99 (10): 1044-1059.

[7] Shanahan C M. Autophagy and matrix vesicles: new partners in vascular calcification. Kidney Int, 2013, 83 (6): 984-986.

[8] Kapustin A N, Chatrou M L, Drozdov I, et al. Vascular smooth muscle cell calcification is mediated by regulated exosome secretion. Circ Res, 2015, 116 (8): 1312-1323.

[9] Bardeesi A S A, Gao J, Zhang K, et al. A novel role of cellular interactions in vascular calcification. J Transl Med, 2017, 15 (1): 95.

[10] Mirzaei A, Mohammadi S, Ghaffari S H, et al. Osteopontin b and c splice isoforms in leukemias and solid tumors: angiogenesis alongside chemoresistance. Asian Pac J Cancer Prev, 2018, 19 (3): 615-623.

[11] Icer M A, Gezmen-Karadag M. The multiple functions and mechanisms of osteopontin. Clin Biochem, 2018, 59: 17-24.

[12] Clemente N, Raineri D, Cappellano G, et al. Osteopontin bridging innate and adaptive immunity in autoimmune diseases. J Immunol Res, 2016, 2016: 7675437.

[13] Giachelli C M, Steitz S. Osteopontin: a versatile regulator of inflammation and biomineralization. Matrix Biol, 2000, 19 (7): 615-622.

[14] Wai P Y, Kuo P C. The role of osteopontin in tumor metastasis. J Surg Res, 2004, 121 (2): 228-241.

[15] Nomiyama T, Perez-Tilve D, Ogawa D, et al. Osteopontin mediates obesity-induced adipose tissue macrophage infiltration and insulin resistance in mice. J Clin Invest, 2007, 117 (10): 2877-2888.

[16] Ophascharoensuk V, Giachelli C M, Gordon K, et al. Obstructive uropathy in the mouse: role of osteopontin in interstitial fibrosis and apoptosis. Kidney Int, 1999, 56 (2): 571-580.

[17] Liu C C, Huang S P, Tsai L Y, et al. The impact of osteopontin promoter polymorphisms on the risk of calcium urolithiasis. Clin Chim Acta, 2010, 411 (9-10): 739-743.

[18] Paloian N J, Leaf E M, Giachelli C M. Osteopontin protects against high phosphate-induced nephrocalcinosis and vascular calcification. Kidney Int, 2016, 89 (5): 1027-1036.

[19] Schlieper G, Westenfeld R, Brandenburg V, et al. Inhibitors of calcification in blood and urine. Semin Dial, 2007, 20 (2): 113-121.

[20] Oldberg A, Franzen A, Heinegard D. Cloning and sequence analysis of rat bone sialoprotein（osteopontin）cDNA reveals an Arg-Gly-Asp cell-binding sequence. Proc Natl Acad Sci U S A, 1986, 83（23）: 8819-8823.

[21] Standal T, Borset M, Sundan A. Role of osteopontin in adhesion, migration, cell survival and bone remodeling. Exp Oncol, 2004, 26（3）: 179-184.

[22] Sodek J, Ganss B, McKee M D. Osteopontin. Crit Rev Oral Biol Med, 2000, 11（3）: 279-303.

[23] Chen Y, Bal B S, Gorski J P. Calcium and collagen binding properties of osteopontin, bone sialoprotein, and bone acidic glycoprotein-75 from bone. J Biol Chem, 1992, 267（34）: 24871-24878.

[24] Singh K, Deonarine D, Shanmugam V, et al. Calcium-binding properties of osteopontin derived from non-osteogenic sources. J Biochem, 1993, 114（5）: 702-707.

[25] Speer M Y, Chien Y C, Quan M, et al. Smooth muscle cells deficient in osteopontin have enhanced susceptibility to calcification in vitro. Cardiovasc Res, 2005, 66（2）: 324-333.

[26] Wada T, McKee M D, Steitz S, et al. Calcification of vascular smooth muscle cell cultures: inhibition by osteopontin. Circ Res, 1999, 84（2）: 166-178.

[27] Speer M Y, Mckee M D, Guldberg R E, et al. Inactivation of the osteopontin gene enhances vascular calcification of matrix Gla protein-deficient mice: evidence for osteopontin as an inducible inhibitor of vascular calcification in vivo. J Exp Med, 2002, 196（8）: 1047-1055.

[28] Giachelli C M, Liaw L, Murry C E, et al. Osteopontin expression in cardiovascular diseases. Ann N Y Acad Sci, 1995, 760: 109-126.

[29] O'Brien E R, Garvin M R, Stewart D K, et al. Osteopontin is synthesized by macrophage, smooth muscle, and endothelial cells in primary and restenotic human coronary atherosclerotic plaques. Arterioscler Thromb, 1994, 14（10）: 1648-1656.

[30] Takemoto M, Yokote K, Nishimura M, et al. Enhanced expression of osteopontin in human diabetic artery and analysis of its functional role in accelerated atherogenesis. Arterioscler Thromb Vasc Biol, 2000, 20（3）: 624-628.

[31] Ahmed S, O'Neill K D, Hood A F, et al. Calciphylaxis is associated with hyperphosphatemia and increased osteopontin expression by vascular smooth muscle cells. Am J Kidney Dis, 2001, 37（6）: 1267-1276.

[32] O'Brien K D, Kuusisto J, Reichenbach D D, et al. Osteopontin is expressed in human aortic valvular lesions. Circulation, 1995, 92（8）: 2163-2168.

[33] Canver C C, Gregory R D, Cooler S D, et al. Association of osteopontin with calcification in human mitral valves. J Cardiovasc Surg（Torino）, 2000, 41（2）: 171-174.

[34] Giachelli C M, W Scatena M, Wada T. Osteopontin: Potential roles in vascular function and dystrophic calcification. J Bone Min Metabol, 1997, 15（4）: 179-183.

[35] McKee M D, Nanci A. Osteopontin at mineralized tissue interfaces in bone, teeth, and osseointegrated implants: ultrastructural distribution and implications for mineralized tissue formation, turnover, and repair. Microsc Res Tech, 2015, 33（2）: 141-164.

[36] Luo G, Ducy P, McKee M D, et al. Spontaneous calcification of arteries and cartilage in mice lacking matrix GLA protein. Nature, 1997, 386（6620）: 78-81.

[37] Ge Q, Ruan C C, Ma Y, et al. Osteopontin regulates macrophage activation and osteoclast formation in

hypertensive patients with vascular calcification. Sci Rep, 2017, 7: 40253.

[38] Asou Y, Rittling S R, Yoshitake H, et al. Osteopontin facilitates angiogenesis, accumulation of osteoclasts, and resorption in ectopic bone. Endocrinology, 2001, 142 (3): 1325-1332.

[39] Cho H J, Cho H J, Kim H S. Osteopontin: a multifunctional protein at the crossroads of inflammation, atherosclerosis, and vascular calcification. Curr Atheroscler Rep, 2009, 11 (3): 206-213.

第十四节　RANKL/RANK/OPG 系统与冠状动脉钙化

RANKL/RANK/OPG 系统影响破骨细胞分化、发育及成熟，是调节骨化的重要途径，不仅在多种骨质疏松的发病中起重要作用，而且也为骨质疏松的治疗开辟了广阔的前景。钙化过去一直被认为是被动的退行性过程，现在已被认为与骨代谢、骨化有关。自最初发现 OPG 是骨代谢过程的一个重要调节因子以来，RANKL/RANK/OPG 系统也越来越受广大研究者的青睐。随着研究的深入，发现 RANKL/RANK/OPG 系统不仅参与了骨代谢，而且在血管钙化、心血管系统中扮演着重要角色。

一、RANKL/RANK/OPG 系统

自 20 世纪 90 年代中期发现 RANKL/RANK/OPG 系统以来，对破骨细胞形成、分化的认识有了很大进展，在阐明破骨细胞生成和骨吸收调节机制方面有了重大突破[1, 2]。该系统在血管钙化过程中具有重要作用。该系统包括核因子 κB 受体激活蛋白配体（receptor activator of NF-κB ligand，RANKL）、核因子κB 受体激活蛋白（receptor activator of NF-κB，RANK）及 RANKL 的假性受体骨保护素（OPG）。

（一）RANKL

在 1997 年，Wong 等[3]和 Anderson[4]等分别发现了属于肿瘤坏死因子（tumor necrosis factor，TNF）受体配体家族的新成员：RANKL 和肿瘤坏死因子相关的活化诱导细胞因子（TNF-related activation-induced cytokine，TRANCE）。同年，Kiechl 等[5]用分子克隆法在鼠基质细胞的互补 DNA 文库中鉴别出一种蛋白质，这种蛋白质可以诱导破骨细胞的前体细胞形成破骨细胞，这种蛋白质被称为破骨细胞分化因子或破骨细胞分化因子（osteoclast differentiation factor，ODF）。1998 年 Lacey 等[2]克隆到 OPG 的配体分子（osteoprotegerin ligand，OPGL）。2001 年经研究证实，RANKL、ODF、OPGL 及 TRANCE 均为同一物质，美国骨与矿物质研究协会（ASBMR）于 2002 年将其统一命名为 RANKL。

RANKL 是一种 II 型纯三聚体跨膜蛋白，表达为膜结合蛋白和分泌蛋白，通过蛋白水解或选择性剪接的方式从膜形态中分离[6, 7]。RANKL 具有短的 N 端胞内尾部和含有连接柄及受体结合域的 C 端胞外区[8]。在人体中，RANKL 蛋白通过成骨细胞、骨髓基质细胞和活化的 T 淋巴细胞表达[9]，在淋巴结、胸腺和血管平滑肌中高度表达，而在脾脏、外周血、白细胞、心脏、胎盘、骨骼肌、甲状腺等组织中表达较低[10]。

人类 RANKL 由 317 个氨基酸组成，共有 3 种亚型，分别是 RANKL1、RANKL2 和 RANKL3。RANKL1、RANKL2 为跨膜蛋白，RANKL3 为分泌蛋白，其中 RANKL1 存在最广泛。RANKL 由两部分组成，第一部分为 40～45kDa 的细胞内和细胞膜黏附部分，第

二部分为从全长裂解下来的约 31kDa 的可溶性部分。

在骨环境中，RANKL 具有中心破骨细胞成熟因子的功能，促进破骨细胞活化和骨的吸收。RANKL 蛋白是维持破骨细胞功能及促进其分化的关键因素，它与破骨细胞前体细胞膜上 RANKL 受体 RANK 直接结合，刺激破骨细胞前体发育为成熟的破骨细胞，并能直接激活成熟的破骨细胞，进而引发骨吸收。

（二）RANK

RANK 在 1997 年首次被发现，属于 TNF 受体家族，是一种 I 型同源三聚体跨膜蛋白。RANK 由 4 个细胞外碳水化合物识别域组成，连接到一个长 C 端细胞内区域。与 TNF 受体超家族的大多数成员一样，RANK 的碳水化合物识别域由假重复序列组成，每个重复序列长约 40 个残基，含有 1~3 个二硫键。这些碳水化合物识别域还可以被进一步描述为由结构保守的模块对组成，这些模块以折叠类型和二硫键的数量区分。

在人体中，RANK 是氨基酸肽，包含 616 个氨基酸、N 端细胞外结构域和大的 C 端细胞质结构域，以及 28 个氨基酸的信号肽和 21 个氨基酸的短跨膜结构域。主要在破骨细胞前体细胞、成骨细胞、淋巴细胞、树突状细胞及血液系统中表达。其在体内主要以两种形式存在，其中一种是可溶性 RANK 蛋白，在血液中存在，主要发挥阻断 RANK 的促进破骨细胞分化、生长功能的作用；另外一种是跨膜蛋白型 RANK 蛋白，其存在于破骨细胞表面，选择性结合 RANKL。

RANK 作为 RANKL 的唯一受体，在调控破骨细胞分化过程中扮演着关键角色。RANK 在破骨细胞祖细胞和成熟破骨细胞的表面上高度表达，能够通过与 RANKL 结合而翻译破骨细胞生成信号。RANK 蛋白的功能是和破骨细胞及其前体细胞表面的 RANKL 结合，从而对破骨细胞凋亡起阻止作用，同时对破骨细胞分化及成熟起促进作用。

（三）OPG

OPG 是一种具有抑制破骨细胞分化、抑制骨吸收活性及其凋亡作用的分泌型糖蛋白，属于 TNF 成员。OPG 广泛表达于人体大多数组织中，在成人成骨细胞、血管平滑肌细胞、关节软骨细胞、心、肺、肾、小肠、淋巴结、B 淋巴细胞中产生 [10-12]，以成骨细胞和基质细胞的表达最为突出 [13]。在骨组织，OPG 主要由成骨细胞产生；在脉管系统中，OPG 主要由内皮细胞及平滑肌细胞产生。

1997 年，Simonet 等 [14] 在研究大鼠小肠的互补 DNA 时发现了新的蛋白质，它具有抑制破骨细胞分化和增加骨密度的功能，他们将这种蛋白质称为 OPG。几乎同时，日本学者 Tsuda 等 [15] 在人胚胎成纤维细胞 IMR290 的培养基里发现了一种细胞因子，它能特异地刺激成骨细胞的 3 种转导通路，并抑制破骨细胞生成，他们将该物质命名为破骨细胞生成抑制因子（osteoclastogenesis inhibitory factor，OCIF），最终通过 DNA 测序分析，证实二者为同一物质。

原始 OPG 结构中包含 401 个氨基酸肽，其中 21 个氨基酸的前肽被切割，产生由 380 个氨基酸组成的成熟蛋白 [14-16]。人类的 OPG 基因已经被绘制和克隆，位于染色体 8q23—24 上，由 5 个外显子组成 [17]，它的激活始于胚胎发生的第 8~9 天 [18]。OPG 在人体中以两种形式存在 [19]：一种是 60kDa 的单体形式，分子量为 $55 \times 10^3 \sim 62 \times 10^3 kDa$；另一种是与 120kDa 的二硫键相连的同源二聚体形式，分子量为 $110\times10^3\sim120\times10^3$ kDa，同源二聚体是一种活性形式。

OPG 由 7 个结构域（D1～D7）组成，这 7 个结构域形成 3 个功能区：①TNF 受体结合区，包括结构域 1～4，即 4 个富含 N 端半胱氨酸结构域的区域，这些区域是生理功能区域，主要作用是抑制破骨细胞分化和骨吸收活性[20]；②致死结构区，即 C 端（COOH）结构域的第 5 区和第 6 区，该区含有与凋亡介质（如 TNF-R1、DR3、CD95/Fas 和 TNF 相关凋亡诱导配体受体）的细胞质区相似的结构，具有致死结构域结构的特征，这两个致死结构域传递凋亡信息，具有潜在的诱导细胞凋亡的功能；③第 7 个结构域又称肝素结合结构区，经研究证明这一结构域包含一个肝素结合片段，具有与肝素结合的功能[21]。

OPG 作为 RANKL 的假性受体，与 RANKL 结合，在分泌前会自缔合形成二硫键连接的二聚体。RANKL 与 RANK 的碳水化合物结合域结合刺激受体三聚化，OPG/RANKL 和 RANK/RANKL 复合物在细胞膜插入的情况下复合。

二、RANKL/RANK/OPG 系统与冠状动脉钙化的关系

（一）RANKL/RANK/OPG 系统与血管钙化的动物研究

有相当多的体外证据支持 RANKL 的促钙化作用及 OPG 在血管内的保护作用。OPG 参与动脉钙化的第一个实验证据来自动物模型，1998 年 Bucay 等[22]在 OPG 双敲除小鼠中发现主动脉和肾动脉中膜钙化，这些动脉正是严重动脉粥样硬化患者中最常见的钙化发展部位，该实验提示 OPG 可能共同参与骨质疏松与血管钙化的调节。对 OPG 敲除小鼠静脉注射重组 OPG 可有效逆转骨质疏松，防止动脉钙化的发生，然而，在已有动脉钙化、OPG 双敲除的小鼠中注射高剂量的重组 OPG 不能逆转动脉钙化，说明 OPG 不能抑制已建立的钙化[23]。另一项动物模型研究[24]，对雄性 OPG−/−、OPG+/−和 OPG+/+小鼠，出生后 6～10 周喂食高磷饮食，然后再用 1,25-(OH)$_2$D$_3$（骨化三醇）注射 3 天，发现在 OPG−/−小鼠的主动脉中形成了严重的钙化，并在血管平滑肌细胞的细胞质和细胞外基质中观察到钙沉积；还发现主动脉中碱性磷酸酶（ALP）活性增加会导致主动脉钙化，OPG 在主动脉中的抗钙化作用可能是因为下调了 ALP 活性。

Panizo 等[25, 26]通过细胞模型提供了明确的证据，表明 RANKL 以剂量依赖的方式直接增加血管平滑肌中的钙离子，这一过程可以通过 OPG 来抵消。Di Bartolo 等[27]已经证明 OPG 培养的血管平滑肌细胞中能够阻止钙离子诱导的钙化。Callegari 等[28, 29]实验发现对 OPG 缺陷型的 ApoE−/−小鼠喂养重组 OPG 可以减少钙化，并且该研究进一步证明，在 OPG 失活条件下，相同的小鼠模式中钙化病变范围及程度均增加。

综上所述，这些基础实验数据一致支持 RANKL/RANK/OPG 系统的抗钙化作用。

（二）RANKL/RANK/OPG 系统与冠状动脉钙化的临床研究

作为肿瘤坏死因子受体超家族成员，OPG 不仅是骨代谢的重要调节因子，更是一种重要的血管调节因子。除了血管钙化，RANKL/RANK/OPG 系统与冠心病、心肌梗死、糖尿病微血管病、外周动脉疾病及绝经后骨质疏松等疾病均有关联，现观点认为，除了抑制血管钙化外，OPG 与血管硬化、急性冠脉综合征、稳定型心绞痛、心房颤动、主动脉瘤发生

发展及不良预后相关。

在 Kiechl 等[30]的研究中，首次探讨了血清 OPG 水平在一般人群中的预测价值。在 10 年的随访调查中，发现血清 OPG 水平是动脉粥样硬化进展和心血管疾病发病率及死亡率的独立危险因素。血清 OPG 浓度升高在预测心血管死亡率和发病率预后方面的意义已得到证实[31, 32]。除了预测心肌梗死后心力衰竭患者的生存率外，还发现血清 OPG 对急性冠脉综合征患者的长期死亡率和心力衰竭发展具有强烈且独立的预测作用[33]。

在冠心病患者接受冠状动脉造影的三项横断面研究中，血清 OPG 水平的升高与冠状动脉粥样硬化的存在和严重程度相关[34]。此外，与稳定性动脉粥样硬化的对照相比，具有症状性颈动脉狭窄[35]、不稳定型心绞痛[36]、不稳定颈动脉斑块[37]和急性心肌梗死[38]的患者循环 OPG 水平更高。以加速动脉粥样硬化进程为特征的慢性炎性疾病（如长期类风湿关节炎等），血清 OPG 浓度的增加与 CAC 严重程度相关[39]。OPG 升高与炎症标志物和动脉僵硬度的关联表明 OPG 可能提供 CAC 与炎症之间的机制联系[39]。Anand 等[31]的前瞻性报告发现，在生化指标范围的评估中，只有 OPG 预测了无症状糖尿病患者的 CAC 程度和随后的心血管事件，他们在进一步的研究中发现 OPG 是这些患者 CAC 进展的预测因子。

许多临床研究都发现心血管疾病（CVD）患者循环 OPG 水平升高，OPG 不仅是动脉粥样硬化的生物标志物[40]，还是 CAC 和大动脉斑块形成的独立相关因素。OPG 不仅与冠心病的发生显著相关，而且与其严重程度有明显关系。有学者对 201 例疑诊冠心病患者行冠状动脉造影，同时测定血清 OPG 水平，结果表明存在冠状动脉狭窄者血清 OPG 水平显著高于无狭窄者，而且病变支数越多，OPG 水平越高[34]。

在心血管系统中，临床易感 CAC 患者血清中 OPG 浓度升高，不稳定的 OPG 分泌可能是对 RANKL 分泌增加的一种不完全代偿，这种代偿机制可以预防钙化和动脉粥样硬化，并且 RANKL 浓度升高和 OPG 水平降低均可导致血管钙化。以此为依据，Mohammadpour 等[41]横断面研究探讨了 50 例缺血性冠状动脉疾病患者血清 RANKL/OPG 浓度与 CAC 的关系。该研究表明，在本研究人群中，血清 RANKL/OPG 浓度与 CAC 有显著相关性。

RANKL/RANK/OPG 系统不仅能抑制血管钙化，还与其他炎症介质一样，在动脉粥样硬化斑块形成、进展和稳定性上发挥关键作用。不稳定斑块病变中可见 OPG 水平升高，并且 T 淋巴细胞和单核细胞 RANKL 表达也增加[36]。不稳定型心绞痛患者的 OPG 水平明显高于健康对照组。在同一研究中，经皮冠脉介入治疗后的患者 RANKL 表达增加。RANKL 显著增加了不稳定型心绞痛患者血管平滑肌细胞中基质金属蛋白酶（MMP）的活性，OPG 通过抑制 RANKL 与 RANK 的结合来中和 RANKL 对血管平滑肌细胞中 MMP 活性的诱导作用，使斑块容易破裂。研究表明急性冠脉综合征患者血浆 OPG 水平较稳定型心绞痛或正常冠状动脉患者高，血清 OPG 水平与冠状动脉狭窄的严重程度有关，与患病血管的数量也有一定相关性[34, 42]。OPG 和 RANKL 在动脉粥样硬化和斑块易感性中的临床作用，共有 4 个中心环节：①在促炎细胞因子存在的情况下，OPG 在内皮细胞中的表达上调，进而增加内皮细胞黏附分子的表达，有助于单核细胞和淋巴细胞向血管壁内膜迁移；②炎症细胞上调 RANKL 表达，形成血管平滑肌细胞；③在 OPG/RANKL 较低时，RANKL 与 OPG 共同提高 MMP 的活性；④MMP 活性增加导致细胞外基质降解，纤维帽厚度减少，导致血栓形成[43]。

钙化过去一直被认为是被动的退行性过程，目前研究认为钙化不是钙盐在血管组织的被动沉积，而是类似骨形成和骨质疏松发生的主动的调节过程。在了解血管钙化过程之前，首先要了解骨形态的发生。

一些回顾性尸检研究和一些横断面临床研究表明，血栓性冠状动脉死亡和急性冠脉综合征是由斑块引起的[12, 44]，这一现象是一个有规律的过程，与骨形成过程非常相似[45]。部分平滑肌细胞沿血管介质层向成骨迁移[38]，迁移过程中这些细胞不断表达 RANKL、OPG 等蛋白，并开始将胶原细胞外基质储存在矿化集合中，最终导致血管钙化。RANKL/RANK/OPG 系统在导致钙化的几个过程中发挥重要作用[46]。RANKL 与其膜受体 RANK 结合，产生多个细胞内信号，调节破骨细胞的融合、发育、功能和生存，刺激血管平滑肌细胞成骨钙化的逐渐发展。成骨平衡的核心是血清糖蛋白、OPG 及 RANKL，RANKL 作为与 RANK 受体结合的信号三元组的一部分，在骨形态发生过程起着调节细胞功能、分化的作用。RANKL 与细胞表面 RANK 受体结合，二者共同参与促进破骨细胞形成和骨的吸收。骨基质中的成熟成骨细胞是破骨细胞前体活化 RANKL 的主要来源，成骨细胞和破骨细胞分别是形成骨和吸收骨的骨衬细胞。来自免疫前体细胞的破骨细胞融合产生多核活化破骨细胞，其功能是吸收骨。而成骨细胞是 OPG 的重要来源，OPG 作为 RANKL 的假性受体，阻断了 RANKL 与 RANK 相互作用，阻止了破骨细胞前体的活化，因此，骨吸收受到抑制，从而导致骨形成增加[47]。

三、RANKL/RANK/OPG 系统抑制血管及冠状动脉钙化的机制

（一）OPG 阻断 RANKL 与 RANK 特异性结合

RANKL 在钙化斑块病变的血管细胞外基质中强烈表达，在正常动脉中表达非常弱[48]。RANKL 通过骨形成蛋白途径启动血管平滑肌细胞成骨表型转化[49]，提高碱性磷酸酶活性。OPG 作为 RANKL 的假性受体，可抑制这一过程，也就可能抑制动脉钙化。

一方面，在血管细胞中，RANK 在内皮细胞和平滑肌细胞中均有表达，RANKL 主要在血管平滑肌中表达。RANKL 通过降低基质γ-羧基谷氨酸蛋白（MGP）水平直接刺激血管平滑肌细胞的成骨分化，通过骨形成蛋白 BMP-2 间接促进成骨。RANKL 促进血管平滑肌细胞成骨分化，导致骨蛋白合成和动脉内基质钙化[50]。OPG 阻断 RANKL 与 RANK 特异性结合，从而抑制钙化。

另一方面，主动脉瓣的主要细胞成分是瓣膜间质细胞（VIC），在间质细胞中，活化的肌成纤维细胞可能来自静止的 VIC 或经历内皮向间充质转化（EMT）的内皮细胞亚群。RANKL 可促进人主动脉瓣肌成纤维细胞基质钙化、碱性磷酸酶活性和成骨细胞转录因子 Runx2 的激活，进一步导致瓣膜钙化。OPG 阻止 RANKL 与其受体 RANK 的相互作用，能抑制钙化。

在 CAC 过程中，RANKL 和 OPG 在动脉粥样硬化斑块和血流中均可产生。RANKL 诱导动脉粥样硬化斑块内炎症细胞向破骨细胞样细胞分化。RANKL 的促炎活性在树突状细胞（DC）、巨噬细胞和平滑肌细胞（SMC）中均有表现。这些过程与钙化的进展有关。OPG 抑制 RANKL 在系统和细胞内的活性。

（二）改善内皮功能

内皮功能障碍在动脉粥样硬化早期起重要作用，内皮功能障碍导致炎症细胞从管腔转移到内膜的增加，这些细胞产生更多的促炎细胞因子，导致动脉钙化。在 2 型糖尿病患者的横断面调查中，首次证实了内皮功能障碍患者的 OPG 水平明显高于无内皮功能障碍患者[51]，随后在新诊断的 1 型和 2 型糖尿病患者中进行前瞻性研究，发现血清 OPG 水平的增高能改善血管内皮功能[52]。Golledge 等[53] 在外周动脉疾病（PAD）患者中也报道了类似的发现，证实了血清 OPG 水平的升高可以改善内皮功能。

（三）抑制血管内皮细胞和血管平滑肌细胞的凋亡

肿瘤坏死因子相关凋亡诱导配体（TRAIL）可以诱导动脉粥样硬化斑块中血管内皮细胞和血管平滑肌细胞的凋亡，TRAIL 与受体 OPG 结合抑制其促凋亡活性，减少钙化灶数量[25]。钙对血管平滑肌中 RANKL、OPG 和 TRAIL 的表达有不同程度的调节作用，当 TRAIL、OPG 表达下降及 RANKL 表达增高时，外源性钙会导致体外血管钙化；在服用高脂饮食（HFD）的 $ApoE^{-/-}$ 小鼠体内，TRAIL 表达下降增加了血管壁内 RANKL 和炎性细胞因子的表达，同时导致软骨样细胞发育加速并随后引起钙化[54]。

（四）抑制血管平滑肌细胞分化

小鼠 B 淋巴细胞缺乏导致动脉粥样硬化病变显著增加[55]。而 OPG 可调控 B 细胞成熟，这可能对动脉粥样硬化的免疫反应有直接作用。

越来越多的证据表明，RANKL/RANK/OPG 系统是血管钙化的核心[21]。RANKL 通过诱导成骨细胞活性，促进血管细胞钙化[25]。RANKL 在内皮细胞分泌后与 RANK 受体结合，促进健康血管平滑肌病理性分化为具有成骨细胞表型的钙化血管平滑肌细胞[21, 26, 56]。在这一过程，RANKL 在钙化血管平滑肌细胞中上调，并通过激活 NF-κB 通路发挥其亲钙作用[25]，当血清 RANKL 水平高时，这种分化过程加速，导致动脉壁矿化增加。同样，OPG 也在内皮细胞和血管平滑肌细胞表达，OPG 可以结合并中和 RANKL，从而改善血管钙化，并在血管内发挥抗钙化作用[26, 45]。在脉管系统中，内皮细胞单层释放可溶性 RANKL，血管平滑肌细胞分泌 OPG，在细胞外结合并中和 RANKL，阻止 RANKL 与血管平滑肌表面上的膜结合 RANK 相互作用，阻止血管平滑肌细胞表型改变，从而形成健康的非钙化血管；但当可溶性 RANKL 水平高时，血管平滑肌细胞不能分泌足够的 OPG 来中和，RANKL 与血管平滑肌细胞表面上的 RANK 相互作用，形成 RANK-RANKL 复合物，启动血管平滑肌细胞转分化，随后 NF-κB 活化、成骨细胞/软骨细胞活性及前钙化基因上调，最终导致血管平滑肌细胞内层中的高级矿物沉积和钙化。

四、总结

迄今为止，已经记录了 6 种血管钙化抑制剂：基质 γ-羧基谷氨酸蛋白（MGP）、焦磷酸盐（PPi）、胎球蛋白 A（fetuin A）、OPN、抗衰老基因（Klotho）和骨保护素（OPG）。鉴于 RANKL/RANK/OPG 系统在血管钙化过程中的作用机制，OPG 的抗钙化作用及 RANKL 的促钙化作用可以考虑用于血管钙化的干预及治疗。OPG 能防止骨形成和骨吸收，同时在防止血管内的骨软骨细胞钙化方面也有作用，从而产生双重保护功能。OPG 已被建议作为治疗血管钙化的一种潜在选择[57]。在动物研究中，重组 OPG 融合蛋白（Fc-OPG）已显示出对血管钙化的抑制作用，对大鼠喂食动脉粥样硬化饮食的同时给予 Fc-OPG，结果显示钙化能被特异性地抑制。OPG 治疗迄今为止虽还没有进行过人类临床研究，但至少为血管钙化的治疗提供了一条新思路。

多项动物实验及临床研究表明，RANKL/RANK/OPG 系统在骨代谢和血管钙化过程中起着重要的调节作用。虽然 RANKL/RANK/OPG 系统对抑制血管钙化有重要作用，但 OPG 的升高与心血管事件有关，如何平衡 OPG 抑制 CAC 带来的益处与 OPG 升高使心血管事件增加的害处，OPG 是否存在几种不同结构等尚有待进一步研究。

（张志超　陈章荣）

参 考 文 献

［1］Greenfield E M，Bi Y，Miyauchi A. Regulation of osteoclast activity. Life Sci，1999，65（11）：1087-1102.

［2］Lacey D L，Timms E，Tan H L，et al. Osteoprotegerin ligand is a cytokine that regulates osteoclast differentiation and activation. Cell，1998，93（2）：165-176.

［3］Wong B R，Rho J，Arron J，et al. TRANCE is a novel ligand of the tumor necrosis factor receptor family that activates c-Jun N-terminal kinase in T cells. J Biol Chem，1997，272（40）：25190-25194.

［4］Anderson D M，Maraskovsky E，Billingsley W L，et al. A homologue of the TNF receptor and its ligand enhance T-cell growth and dendritic-cell function. Nature，1997，390（6656）：175-179.

［5］Kiechl S，Werner P，Knoflach M，et al. The osteoprotegerin/RANK/RANKL system：a bone key to vascular disease. Expert cardiovasc Ther，2006，4（6）：801-811.

［6］Ikeda T，Kasai M，Utsuyama M，et al. Determination of three isoforms of the receptor activator of nuclear factor-kappaB ligand and their differential expression in bone and thymus. Endocrinology，2001，142（4）：1419-1426.

［7］Lynch C C，Atsuya H，Acuff H B，et al. MMP-7 promotes prostate cancer-induced osteolysis via the solubilization of RANKL. Cancer Cell，2005，7（5）：485-496.

［8］Piemontese M，Xiong J，Fujiwara Y，et al. Cortical bone loss caused by glucocorticoid excess requires RANKL production by osteocytes and is associated with reduced OPG expression in mice. Am J Physiol Endocrinol Metab，2016，311（3）：E587.

［9］Nelson C，Warren J，Wang M H，et al. RANKL employs distinct binding modes to engage RANK and the osteoprotegerin decoy receptor. Structure，2012，20（11）：1971-1982.

［10］Tat S K，Pelletier J P，Velasco C R，et al. New perspective in osteoarthritis：the OPG and RANKL system as a potential therapeutic target? Keio J Med，2009，58（1）：29-40.

［11］Boyce B F，Xing L P. Functions of RANKL/RANK/OPG in bone modeling and remodeling. Arch Biochem Biophys，2008，473（2）：139-146.

［12］Boyce B F，Xing L P. Biology of RANK，RANKL，and osteoprotegerin. Arthritis Res Ther，2007，9（Suppl1）：S1.

［13］Hofbauer L C，Schoppet M. Clinical implications of the osteoprotegerin/RANKL/RANK system for bone and vascular diseases. JAMA，2004，292（4）：490.

［14］Simonet W S，Lacey D L，Dunstan C R，et al. Osteoprotegerin：a novel secreted protein involved in the regulation of bone density. Cell，1997，89（2）：309-319.

［15］Tsuda E，Goto M，Mochizuki S，et al. Isolation of a novel cytokine from human fibroblasts that specifically inhibits osteoclastogenesis. Biochem Biophys Res Commun，1997，234（1）：137-142.

［16］Yasuda H，Shima N，Nakagawa N，et al. Identity of osteoclastogenesis inhibitory factor （OCIF） and osteoprotegerin （OPG）：a mechanism by which OPG/OCIF inhibits osteoclastogenesis in vitro. Endocrinology，1998，139（3）：1329-1337.

［17］Hilton M J，Gutiérrez L，Zhang L，et al. An integrated physical map of 8q22-q24：use in positional cloning and deletion analysis of Langer-Giedion syndrome. Genomics，2001，71（2）：192-199.

［18］Mizuno A，Murakami A，Nakagawa N，et al. Structure of the mouse osteoclastogenesis inhibitory factor （OCIF） gene and its expression in embryogenesis. Gene，1998，215（2）：339-343.

［19］Yamaguchi K，Kinosaki M，Goto M，et al. Characterization of structural domains of human osteoclastogenesis inhibitory factor. J Biol Chem，1998，273（9）：5117-5123.

［20］Duan P，Tu P，Si L，et al. Gene Polymorphisms in the RANKL/RANK/OPG pathway are associated with type 2 diabetes mellitus in southern han Chinese women. Genet Test Mol Biomarkers，2016，20（6）：285-290.

［21］Papadopouli A E，Klonaris C N，Theocharis S E. Role of OPG/RANKL/RANK axis on the vasculature. Histol Histopathol，2008，23（4）：497-506.

［22］Bucay N，Sarosi I，Dunstan C R，et al. Osteoprotegerin-deficient mice develop early onset osteoporosis and arterial calcification. Genes Dev，1998，12（9）：1260.

［23］Min H，Morony S，Sarosi I，et al. Osteoprotegerin reverses osteoporosis by inhibiting endosteal osteoclasts and prevents vascular calcification by blocking a process resembling osteoclastogenesis. J Exp Med，2000，192（4）：463.

［24］Orita Y，Yamamoto H，Kohno N，et al. Role of osteoprotegerin in arterial calcification：development of new animal model. Arterioscler Thromb Vasc Biol，2007，27（9）：2058-2064.

［25］Panizo S，Cardus A，Encinas M，et al. RANKL increases vascular smooth muscle cell calcification through a RANK-BMP4-dependent pathway. Circ Res，2009，104（9）：1041-1048.

［26］Ndip A，Williams A，Jude E B，et al. The RANKL/RANK/OPG signaling pathway mediates medial arterial calcification in diabetic Charcot neuroarthropathy. Diabetes，2011，60（8）：2187-2196.

［27］Di Bartolo B A，Michael S，Mattar M Z，et al. Calcium and osteoprotegerin regulate IGF1R expression to inhibit vascular calcification. Cardiovasc Res，2011，91（3）：537-545.

［28］Callegari A，Coons M L，Ricks J L，et al. Bone marrow- or vessel wall-derived osteoprotegerin is sufficient to reduce atherosclerotic lesion size and vascular calcification. Arterioscler Thromb Vasc Biol，2013，33（11）：2491-2500.

［29］Callegari A，Coons M L，Ricks J L，et al. Increased calcification in osteoprotegerin-deficient smooth muscle cells：dependence on receptor activator of NF-kappaB ligand and interleukin 6. J Vasc Res，2014，51（2）：118-131.

［30］Kiechl S，Schett G，Weinning G. Osteoprotegerin is a risk factor for progressive atherosclerosis and cardiovascular disease. Circulation, 2004, 13 (8): 21.

[31] Anand D V, Lahiri A, Lim E, et al. The relationship between plasma osteoprotegerin levels and coronary artery calcification in uncomplicated type 2 diabetic subjects. J Am Coll Cardiol, 2006, 47(9): 1850-1857.

[32] Browner W S, Lui L Y, Cummings S R. Associations of serum osteoprotegerin levels with diabetes, stroke, bone density, fractures, and mortality in elderly women. J Clin Endocrinol Metab, 2001, 86(2): 631-637.

[33] Omland T, Ueland T, Jansson A M, et al. Circulating osteoprotegerin levels and long-term prognosis in patients with acute coronary syndromes. J Am Coll Cardiol, 2008, 51 (6): 627-633.

[34] Jono S, Ikari Y, Shioi A, et al. Serum osteoprotegerin levels are associated with the presence and severity of coronary artery disease. Circulation, 2002, 106 (10): 1192-1194.

[35] Go lledge J, McCann M, Mangan S, et al. Osteoprotegerin and osteopontin are expressed at high concentrations within symptomatic carotid atherosclerosis. Stroke, 2004, 35 (7): 1636-1641.

[36] Sandberg W J, Yndestad A, Øie E, et al. Enhanced T-cell expression of RANK ligand in acute coronary syndrome: possible role in plaque destabilization. Arterioscler Thromb Vasc Biol, 2006, 26 (4): 857.

[37] Kadoglou N P, Gerasimidis T, Golemati S, et al. The relationship between serum levels of vascular calcification inhibitors and carotid plaque vulnerability. J Vasc Surg, 2008, 47 (1): 55-62.

[38] Crisafulli A, Micari A, Altavilla D, et al. Serum levels of osteoprotegerin and RANKL in patients with ST elevation acute myocardial infarction. Atherosclerosis, 2005, 7 (3): 24.

[39] Yu A, Chung C P, Annette O, et al. Serum osteoprotegerin is increased and independently associated with coronary-artery atherosclerosis in patients with rheumatoid arthritis. Atherosclerosis, 2007, 195 (2): e135-e141.

[40] Abedin M, Omland T, Ueland T, et al. Relation of osteoprotegerin to coronary calcium and aortic plaque (from the Dallas Heart Study). Am J Cardiol, 2007, 99 (4): 513-518.

[41] Mohammadpour A H, Shamsara J, Nazemi S, et al. Evaluation of RANKL/OPG serum concentration ratio as a new biomarker for coronary artery calcification: a pilot study. Thrombosis, 2012, 2012: 306263.

[42] Ren M Y, Sui S J, Zhang Y, et al. Increased plasma osteoprotegerin levels are associated with the presence and severity of acute coronary syndrome. Acta Cardiol, 2008, 63 (5): 615-622.

[43] Venuraju S M, Yerramasu A, Corder R, et al. Osteoprotegerin as a predictor of coronary artery disease and cardiovascular mortality and morbidity. J Am Coll Cardiol, 2010, 55 (19): 2049-2061.

[44] Budoff M J, Achenbach S, Blumenthal R S, et al. Assessment of coronary artery disease by cardiac computed tomography: a scientific statement from the American Heart Association Committee on cardiovascular imaging and intervention, council on cardiovascular radiology and intervention, and committee on Cardiac Imaging council on clinical cardiology. Circulation, 2006, 114 (16): 1761-1791.

[45] Collin-Osdoby P. Regulation of vascular calcification by osteoclast regulatory factors RANKL and osteoprotegerin. Circ Res, 2004, 95 (11): 1046-1057.

[46] Anand DV, Lahiri A, Lim E, et al. The relationship between plasma osteoprotegerin levels and coronary artery calcification in uncomplicated type 2 diabetic subjects. J Am Coll Cardiol, 2006, 47(9): 1850-1857.

[47] Harper E, Forde H, Davenport C, et al. Vascular calcification in type-2 diabetes and cardiovascular disease: integrative roles for OPG, RANKL and TRAIL. Vascul Pharmacol, 2016, 82: 30-40.

[48] Griffith T S, Chin W A, Jackson G C, et al. Intracellular regulation of TRAIL-induced apoptosis in human

melanoma cells. J Immunol，1998，161（6）：2833-2840.

[49] Dhore C R，Cleutjens J P，Lutgens E，et al. Differential expression of bone matrix regulatory proteins in human atherosclerotic plaques. Arterioscler Thromb Vasc Biol，2001，21（12）：1998.

[50] Kawakami R，Nakagami H，Noma T，et al. RANKL system in vascular and valve calcification with aging. Inflamm Regen，2016，36（1）：10.

[51] Shin J Y，Shin Y G，Chung C H. Elevated serum osteoprotegerin levels are associated with vascular endothelial dysfunction in type 2 diabetes. Diabetes Care，2006，29（7）：1664-1666.

[52] Xiang G D，Xu L，Zhao LS，et al. The relationship between plasma osteoprotegerin and endothelium-dependent arterial dilation in type 2 diabetes. Diabetes，2006，55（7）：2126-2131.

[53] Golledge J，Leicht A S，Crowther R G，et al. Determinants of endothelial function in a cohort of patients with peripheral artery disease. Cardiology，2008，111（1）：51-56.

[54] Bartolo B A D，Cartland S P，Harith H H，et al. TRAIL-deficiency accelerates vascular calcification in atherosclerosis via modulation of RANKL. PLoS One，2013，8（9）：e74211.

[55] Major A S，Fazio S，Linton M F. B-lymphocyte deficiency increases atherosclerosis in LDL receptor-null mice. Arterioscler Thromb Vasc Biol，2002，22（11）：1892-1898.

[56] Kaden J J，Bickelhaupt S，Grobholz R，et al. Receptor activator of nuclear factor kappaB ligand and osteoprotegerin regulate aortic valve calcification. J Mol Cell Cardiol，2004，36（1）：57-66.

[57] Wu M，Rementer C，Giachelli C M. Vascular calcification：an update on mechanisms and challenges in treatment. Calcifi Tissue Int，2013，93（4）：365-373.

第十五节　雌激素与冠状动脉钙化

冠状动脉钙化（CAC）是冠脉粥样硬化发展至一定阶段的结果，是动脉粥样硬化的标志。CAC 积分（CACS）作为 CAC 的量化检查可较准确地预测冠脉内斑块负荷量[1]。较高的 CACS 强烈提示内皮功能不全，CAC 越严重，发生冠心病的可能性越大。《中国心血管病报告 2016》显示我国心血管病危险因素流行趋势仍然处在高位，心血管病的发病人数仍不断增加，占居民疾病死亡构成的 40%以上，是我国居民的首位死因。研究发现，绝经前女性心血管疾病发生率仅为同龄男性的 1/10～3/10，而随着女性绝经，这种性别差异所带来的心血管获益也逐渐消失，在老年女性中，心血管疾病发生风险显著升高[2，3]，大概是绝经前的 4 倍。绝经后女性心血管疾病发生风险上升是否与年龄增长、雌激素缺失或两者均有关，一直存在争议。大量研究包括雌激素替代治疗和临床冠状动脉事件的观察性研究，暗示了心脏方面的获益，此外，冠脉成像分析研究提示应用雌激素替代治疗能够降低 CAC 程度，卵巢激素水平的降低仍是心血管疾病发展的危险因素[4-7]。

一、雌激素

雌性激素（estrogen）又称雌激素、女性激素，是一类主要的女性激素，包括雌酮、雌二醇等，主要由卵巢和胎盘产生，少量由肝、肾上腺皮质、乳房分泌，妊娠时，胎盘也可大量分泌；男性的睾丸也会分泌少量的雌性激素。雌激素在肝脏中灭活，转化为雌三醇和雌酮，并与葡萄糖醛酸结合后由尿排出。它会促进女性附性器官成熟及第二性征出现，并维持正常性欲及生殖功能。

天然雌性激素包括雌二醇（E_2）、雌酮（E）及雌三醇（E_3）。临床上多用β雌二醇，其作用强、吸收快，但效果短暂，脂化后可延长作用时间。E_3活性很弱。

二、雌激素受体

雌激素受体（estrogen receptor，ER）是类固醇受体家族的成员，属于配体依赖型转录因子，有α、β两种亚型。另外，近年来发现一种非经典雌激素受体途径的信号转导途径，G蛋白偶联雌激素受体（G protein-coupled estrogen receptor，GPER）信号转导途径，通过非基因组效应快速调节细胞功能[8]。

ERα、ERβ二者的结构相似，均有A、B、C、D、E、F、J区域[9]。A、B区具有一个依赖配体的转录激活区（ligand dependent activation function 1，AF-1），该功能区依赖配体即雌激素的激活，可能参与了调节雌激素与受体的结合，以调节雌激素应答基因的转录。C区为DNA结合域（DNA binding domain，DBD），两种受体在此区域基本一样，含有相同的外显子。该区含有一个双锌指结构，两个锌指结构协同作用，共同调节此区域与特异DNA的结合，调节靶基因的转录。D区的作用是结合DNA，有时还会影响受体蛋白质的DNA结合位点的结构。E、F区为配体结合域（ligand binding domain，LBD）。E区作用最多，如与雌激素的结合、受体二聚化、核定位及与辅助激活因子或辅助抑制因子的结合等。同时E区还包含另外一个依赖配体的转录激活区（ligand dependent activation function 2，AF-2），AF-2遇到不同的雌激素会呈现出不同的构象，并决定转录靶基因所需要结合的辅助激活因子和辅助抑制因子。ERβ的AF-1功能微弱而AF-2与ERα的AF-2相似，提示它们在转录水平对不同的雌激素反应性基因作用不同，即转录基因需要AF-1和AF-2时ERβ的功能较ERα弱；在不需要AF-1时两种ER的功能相当。AF-1与AF-2的相互配合，能够使转录因子获得最大的转录活性。当DBD与DNA结合后，AF-1即可激活DNA的转录活性，AF-2与LBD相重叠，当AF-2区与雌激素结合后，即可激活DNA的转录。F区以配体特异性的方式调控基因转录，另外还影响受体的二聚化。D、E、F区统称为配体结合区，两种亚型雌激素受体在此区只有53%的相同氨基酸序列，因此两种受体既有共同的配体，又有各自不同的配体。

1997年，Carmeci等[10]首次从乳腺癌细胞系中克隆出GPER，基因定位于染色体7p22，是典型的7次跨膜受体结构；GPER在人体组织中广泛表达，包括内皮细胞、血管平滑肌细胞、心肌细胞等[11]，主要通过非基因组细胞信号转导机制发挥生物学效应，可以诱导血管组织细胞舒张和抑制增殖[12]。

17β-E_2和选择性激动剂G-1均能够激活GPER，选择性雌激素受体调节剂（如雷洛昔芬、他莫西芬）和选择性雌激素受体下游调节剂（如ICI182、780）也可能是GPER的激动剂。GPER激活后可诱导电压门控钙通道、钙敏感钾通道激活，介导内皮依赖性的冠状动脉平滑肌舒张。GPER激活可通过ERK1/2和AKT通路抑制冠状动脉平滑肌细胞的增殖和迁移。

三、雌激素与冠状动脉钙化的关系

血管钙化是动脉粥样硬化、高血压、糖尿病血管病变、血管损伤、慢性肾脏病和衰老等普遍存在的病理表现。血管钙化是心血管疾病的并发症之一，CAC 是冠脉粥样硬化发展至一定阶段的结果，CACS 作为 CAC 的量化检查可较准确地预测冠脉内斑块负荷量，预测心血管事件的发生风险[13, 14]，已经成为心肌梗死和心源性死亡等心血管事件的独立危险因素，并且优于传统的风险预测因子[15-17]。在临床上，80%的血管损伤和90%的冠脉病变中均能观察到血管钙化，早在 10 年前，美国心脏病学会基金会（American College of Cardiology Foundation，ACCF）/美国心脏协会（American Heart Association，AHA）已把 CAC 作为无症状患者 10 年内心血管事件风险的 Ⅱa 级预测推荐[18]。

在骨质疏松的同时，脉管系统也发生了钙化，而且骨质疏松和动脉钙化有关[19]。一项对 2662 例绝经后妇女为期 7.5 年的研究表明，主动脉钙化的发生与骨质疏松有非常密切的关系，而且主动脉钙化的严重程度可以预测髋骨骨折发生的风险[20]。另一项研究测定510 例绝经后无心血管病症状的 2 型糖尿病女性患者的 CACS，发现 236 例（46.3%）患者存在明显的 CAC；多变量分析证实，CACS 是绝经后女性心血管不良事件的独立预测因素[21]。在绝经后女性人群中，CACS 为 0 的人群，心血管疾病发病率和死亡率明显低于存在 CAC 的人群。Manson 等[22]研究显示，在 50～59 岁的绝经期女性中，长期雌激素替代治疗在一定程度上降低 CAC 的水平。随着女性更年期的到来，血清低密度脂蛋白和三酰甘油水平逐渐增高，高密度脂蛋白逐渐减少，两者都会增加冠心病的患病风险，而每年死于隐匿性冠心病的女性占女性冠心病死亡总数的 2/3[23]，因此对于无症状的亚临床冠心病女性患者，预测心血管事件风险具有重要的临床意义。

雌激素替代治疗后的表现非常多样，与雌激素剂型、给药方式、治疗节点、治疗或观察的事件长短、治疗时是否存在心血管疾病均有关[24-26]。Gudmundsson 等[27]的研究入选了 2867 例女性［平均年龄（76±5）岁］，其中 872 例（30.4%）应用过雌激素替代治疗，312 例（10.9%）正在使用雌激素，调整年龄、体重指数及血脂水平后，应用雌激素替代治疗的时长与 CACS 呈负相关，使用雌激素超过 15 年的女性较无雌激素使用史的女性 CAC程度低 50%；另外，雌激素替代治疗的时机也与 CACS 呈明显相关性，在围绝经期 5 年内使用雌激素的女性较使用晚的女性表现出明显的冠脉获益，说明在围绝经期内应用雌激素替代能显著降低 CACS。这也证实了"雌激素替代治疗时间窗假说"，在绝经早期应用激素替代治疗并长期服用，可能延迟或减缓 CAC 的进展，减少冠脉事件的发生，降低冠心病的发病率和死亡率[28-30]。妇女健康行动（WHI）的雌激素替代治疗研究的亚组分析也显示，50～59 岁绝经后的女性应用雌激素能够长期获益[31]。

四、雌激素与血管钙化的基础研究

（一）雌激素通过下调 BGP、Runx2 的表达抑制血管钙化

笔者团队对雌激素与血管钙化的关系进行了前期研究，使用雌性 8 周龄 SD 大鼠建立去势模型，切除大鼠双侧卵巢，去势后大鼠血清雌激素水平明显下降，模拟绝经后雌激素水平降低，再以大剂量维生素 D_3 建立血管钙化模型，通过补充雌激素来观察雌激素对血管钙化及血管组织局部 BGP、Runx2 表达的影响。结果显示（图 2-15-1），维生素 D_3 处理大鼠后，可以观察到主动脉广泛钙化，血管钙化表现为钙盐主要沉积于血管中膜，弹力层紊乱甚至断裂，切除卵巢后血管钙化加重，而补充雌激素后血管钙化程度降低，

面积明显减少。

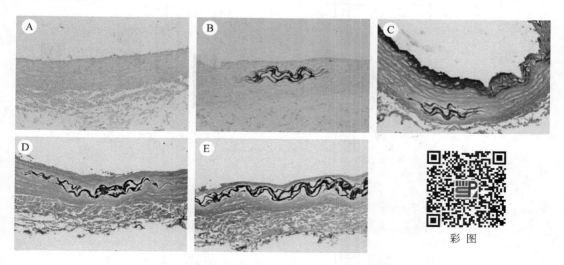

图 2-15-1　血管组织 von Kossa 染色

对照组（A）血管组织，可见弹力层规则，无卷曲、断裂等，未着色；假手术+钙化组（B）、去势钙化组（C）、雌激素干预组（D）、溶媒对照组（E）均见不同程度黑色颗粒沉积于血管弹力层间，可见弹力层迂曲、断裂，甚至血管中膜大范围撕裂；从弹力层损伤程度与黑色染区面积来比较，D 较 E 钙化程度显著减轻（$P<0.05$）

进一步研究了雌激素减轻血管钙化的机制中 BGP 所起的作用，通过实时反转录聚合酶链反应（RT-qPCR）结果（图 2-15-2）可以观察到诱导血管钙化后，BGP mRNA 水平有升高趋势，而雌激素可以降低钙化血管局部 BGP mRNA 的水平。Runx2 作为成骨性转录因子，可调节多种成骨蛋白的表达。所以研究同时也检测了钙化血管局部 Runx2 mRNA 的表达水平，结果同 BGP mRNA 水平的变化趋势一致。同时，应用 Western blot 检测 BGP、Runx2 蛋白表达水平，结果显示补充雌激素后，BGP、Runx2 蛋白表达水平变化与 BGP、Runx2 mRNA 水平变化趋势一致（图 2-15-2）。这说明，在大剂量维生素 D_3 诱导的血管钙化模型中，雌激素可能是通过降低 Runx2、BGP 的表达，进而抑制血管钙化形成过程，减轻血管钙化程度。

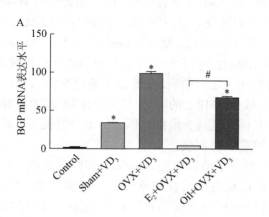

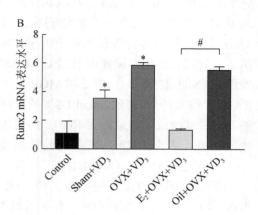

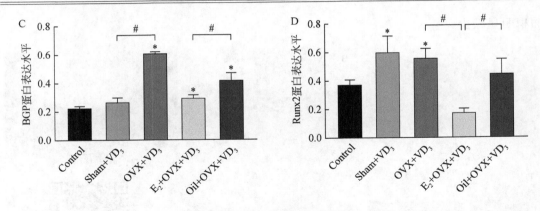

图 2-15-2　BGP、Runx2 的表达

Control：对照组；Sham+VD₃：假手术+钙化组；Oil+OVX+VD₃：玉米油对照+去势+钙化组；OVX+VD₃：去势+钙化组；
E₂+OVX+VD₃：雌激素+去势+钙化组。*表示与 Control 组比较，$P<0.05$；#表示组间比较，$P<0.05$。

（二）雌激素通过调节 OPG/RANKL 信号转导影响血管钙化

2005 年美国梅奥医学中心 Rzewuska-Lech 等[32]研究显示，使用去势雌性猪的血管平滑肌细胞，应用β-甘油磷酸诱导钙化后，OPG 表达减少，MGP 表达增加，雌激素干预后减少了钙化，并且在一定程度上保持了血管平滑肌的表型，减少了 BSP 的合成，增加了 OPG 的表达。同样，2008 年 Choi 等[33]研究发现，在高脂饮食合并球囊内皮剥脱诱导的动脉粥样硬化模型中，去势后 OPG/RANKL 值上升，同时血管钙化增加 4 倍，并且推测其可能是通过 OPG/RANKL 信号通路起作用，其产生的细胞学效应与在骨组织中不同，这在一定程度上解释了因为不同器官对雌激素的特异性反应不同，使绝经后妇女骨质疏松与钙化性动脉粥样硬化可以同时发生。Montecucco 等[34]发现雌激素通过调节 OPG/RANKL 影响血管钙化及斑块稳定性。2010 年 Osako 等[35]在细胞水平和动物整体水平上进一步研究，发现人主动脉内皮细胞（human aortic endothelial cell，HAEC）可以少量表达骨形成蛋白（bone morphogenetic protein，BMP）2，并且受到 OPG/RANKL 信号通路的调节；人主动脉平滑肌细胞（human aortic smooth muscle cell，HASMC）不表达 BMP-2，但是受到 BMP-2 刺激时可以诱导血管平滑肌细胞向成骨样细胞转化，丢失血管平滑肌标志 SM22α、SMα-actin，产生多种成骨类细胞因子、蛋白，包括 Runx2、Msx2、Sox9、骨钙素、Osterix，诱导血管钙化形成；遂使用 HAEC、HASMC 和雌性 *ApoE* 缺陷小鼠，分别建立钙化模型，发现 RANKL 能调节 BMP-2 和 MGP 及下游骨相关蛋白的表达；雌激素通过 ERα可以抑制 RANKL 信号转导，降低 Smad 1/5/8 的磷酸化，减少 BMP-2 的表达，并且能增加 MGP mRNA 的表达，减少成骨转录因子 Runx2 的表达，从而降低其下游细胞因子、蛋白的表达，减少由成骨培养基诱导 HASMC 的钙结节数量，减轻钙化程度。

可溶性 RANKL（sRANKL）和 OPG 主要由平滑肌细胞（SMC）和内皮细胞（EC）分泌于动脉粥样硬化斑块和血流中。sRANKL 促进破骨样细胞前体［主要是单核/巨噬细胞（M）、树突状细胞（DC）和平滑肌细胞］转化为破骨样细胞。OPG 能够中和 RANKL 的作用。这两种可溶性分子之间的平衡调节着钙化斑块的骨质形成与吸收，而骨吸收与斑块破裂有关[34]。

（三）雌激素通过调节生长停滞特异性基因产物表达影响血管钙化

2007年Son等[36]研究表明,对于无机磷诱导的人冠状动脉钙化平滑肌细胞(HCASMC)凋亡与钙化,他汀类药物可以通过Gas6/Axl-PI3K/AKT信号通路激活生长停滞特异性基因6(growth arrest-specific gene 6, Gas6)介导的细胞生存途径,减少凋亡与钙化。2016年Nanao-Hamai等[37]进一步研究发现,雌激素可以减轻无机磷诱导的血管平滑肌钙化,减少钙沉积,这种效应是通过Gas6/pAKT信号通路来实现的;雌激素通过与ERα结合发挥效应,增加HASMC Gas6的转录活性,上调Gas6表达,修复Gas6介导的细胞生存途径,抑制细胞凋亡及钙化。另外,雌激素可以下调TNF-α表达,减少TNF-α诱导的细胞凋亡及血管平滑肌细胞向成骨样细胞分化,阻滞细胞外基质和钙化斑块在血管组织中的积聚。在动物实验中[38],也可以观察到雌激素可以对维生素D_3和尼古丁诱导的血管钙化有消退作用,但是具体机制未能阐明。

此外,许多参与骨代谢和（或）绝经后骨质疏松的雌激素靶标可能也参与了动脉钙化的发生。单核细胞趋化蛋白（MCP）-1、TGF-β、M-CSF、MMP和MMP组织抑制物（TIMP）可能是参与动脉钙化的雌激素靶标。现在研究较多的是OPG和MGP,这两种物质都可被雌激素上调[39]。OPG和MGP缺陷鼠表现过度的动脉钙化。

（四）雌激素通过自噬途径抑制动脉钙化

自噬是一种高度保守的细胞过程,主要是消化或回收长半衰期蛋白质和细胞器,实现细胞内蛋白的再利用,为细胞生理过程提供额外的营养来源,在细胞生长及细胞生存、分化和维持自我稳态平衡等方面有重要意义,与多种疾病有关,如神经变性疾病、肿瘤、动脉粥样硬化和心脏疾病。许多研究发现,自噬在动脉粥样硬化和高血压发生发展过程中发挥重要作用[40, 41],可抑制血管平滑肌细胞向成骨样细胞分化、增殖,这可能是自噬抑制动脉钙化形成、进展的内源性机制之一[42]。中南大学的一项研究显示[43],在血管平滑肌细胞的成骨分化过程和钙化的动脉中,自噬增加;甲基丙氨酸可抑制β-甘油磷酸钠诱导的血管平滑肌细胞钙化,西罗莫司可加重β-甘油磷酸钠诱导的血管平滑肌细胞钙化,这充分说明了自噬在血管平滑肌钙化过程中的调节作用;应用雌激素后,可以明显增加自噬水平,减轻血管平滑肌细胞成骨分化及钙化程度,并在动物实验上得到了验证;进一步研究发现雌激素通过ERα发挥作用,还提出了雌激素通过自噬途径抑制钙化的通路（图2-15-3）。

雌激素通过ERα增强了细胞自噬水平,进而抑制血管平滑肌细胞分化和动脉钙化进程。西罗莫司进一步增强了雌激素的抑制作用。

（五）雌激素抗动脉粥样硬化作用

绝经后女性雌激素替代治疗可以延缓动脉粥样硬化的发生,其抗动脉粥样硬化作用主要在于对血管壁的直接作用[44],另外雌激素还通过对凝血和纤溶系统、抗氧化系统、血管活性分子和血脂代谢过程产生的影响及对促炎症细胞因子的影响发挥间接作用[45]。雌激素水平降低对这些致炎因子的诱导作用也表现出与动脉粥样硬化的相关性,因为动脉粥样硬化本身也是一个炎症过程[46]。细胞因子IL-6、IL-1和TNF-α都能表达于血管组织,说明这些因子在动脉粥样硬化中可能发挥作用。也有研究证实,雌激素对于细胞因子的作用或称之为"前炎症作用"（proinflammation）主要是雌激素的羟化产物所致，而睾酮可抑制这些炎症细胞因子的作用[47]。

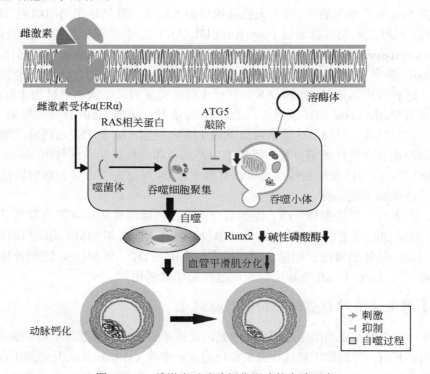

图 2-15-3　雌激素对动脉钙化影响的实验研究

[引自：Peng YQ，Xiong D，Lin X，et al. Oestrogen Inhibits Arterial Calcification by Promoting Autophagy. Sci Rep，2017，（7）1：3549]

（六）动脉粥样硬化与钙化的联系

和动脉粥样硬化本身一样，动脉钙化可在很小的年龄出现，且随年龄的增长而加重，其发生、发展和动脉粥样硬化大致平行。老年人动脉钙化几乎和动脉粥样硬化一样普遍存在。血管钙的沉积是动脉粥样硬化慢性炎症过程的一部分[48]。动脉矿物质沉积可以出现在动脉粥样硬化斑块中，但动脉钙化和动脉粥样硬化也有很多不同步之处。Raggi 等[49]的研究也发现强化降脂治疗并未抑制绝经后高脂血症女性患者的 CAC 进展，因此，认为女性绝经后冠脉粥样硬化的钙化是一个复杂的代谢过程。但可以肯定的是，动脉钙化可以直接影响动脉粥样硬化斑块稳定性，直径在 5μm 左右的小钙化点可以增加血流对斑块的切应力，特别是对于脂质池大、纤维帽薄的不稳定斑块，使之更加容易破裂；而广泛的血管钙化虽然可以提高斑块破裂所需的阈值应力，但同时也使血管壁的顺应性下降、血压升高，这些也是导致斑块破裂的风险因素[50]，可能会增加不稳定斑块的破裂风险。

雌激素作为一种外分泌激素，促进与维持生殖器官的正常生理功能，调控其他器官、组织的代谢，除了参与一些内分泌疾病、妇科肿瘤的发生发展，在心血管系统也发挥着重要的生理作用，研究雌激素在心血管系统发挥作用的机制有助于延缓绝经后女性心血管疾病的发生速度。血管钙化，尤其是 CAC，对心血管事件发生、心脏性猝死有较强的预测作用，明确雌激素在血管钙化中所发挥的保护作用及其机制，从而有效预防心血管疾病的发生，也可以为治疗心血管疾病提供新的思路与靶点。

（刘权仪　董　榆）

参 考 文 献

［1］Rumberger J A，Brundage B H，Rader D J，et al. Electron beam computed tomographic coronary calcium scanning：a review and guidelines for use in asymptomatic persons. Mayo Clinic Proceedings，1999，74（3）：243-252.

［2］Kim E S，Menon V. Status of women in cardiovascular clinical trials. Arterioscler Thromb Vasc Biol，2009，29（3）：279-283.

［3］Anderson R D，Pepine C J. Gender differences in the treatment for acute myocardial infarction：bias or biology? Circulation，2007，115（7）：823-826.

［4］Bittner V. Menopause，age，and cardiovascular risk：a complex relationship. J Am Coll Cardiol，2009，54（25）：2374-2375.

［5］Reckelhoff J F，Maric C. Sex and gender differences in cardiovascular-renal physiology and pathophysiology. Steroids，2010，75（11）：745-746.

［6］Rosano G M，Vitale C，Marazzi G，et al. Menopause and cardiovascular disease：the evidence. Climacteric，2007，10（Suppl 1）：19-24.

［7］Wake R，Yoshiyama M. Gender differences in ischemic heart disease. Recent Pat Cardiovasc Drug Discov，2009，4（3）：234-240.

［8］Prossnitz E R，Arterburn J B. International union of basic and clinical pharmacology. XCVII. G protein-coupled estrogen receptor and its pharmacologic modulators. Pharmacol Rev，2015，67（3）：505-540.

［9］Kumar R，Zakharov M N，Khan S H，et al. The dynamic structure of the estrogen receptor. J Amino Acids，2011：812540.

［10］Carmeci C，Thompson D A，Ring H Z，et al. Identification of a gene （GPR30） with homology to the G-Protein-Coupled receptor superfamily associated with estrogen receptor expression in breast cancer. Genomics，1997，45（3）：607-617.

［11］Takada Y，Kato C，Kondo S. Cloning of cDNAs encoding G protein-coupled receptor expressed in human endothelial cells exposed to fluid shear stress. Biochem Biophys Res Communi，1997，240（3）：737-741.

［12］Han G，White R E. G-protein-coupled estrogen receptor as a new therapeutic target for treating coronary artery disease. World J Cardiol，2014，6（6）：367-375.

［13］Mautner G C，Mautner S L，Froehlich J，et al. Coronary artery calcification：assessment with electron beam CT and histomorphometric correlation. Radiology，1994，192（3）：619-623.

［14］Budoff M J，Achenbach S，Blumenthal R S，et al. Assessment of coronary artery disease by cardiac computed tomography：a scientific statement from the American Heart Association Committee on Cardiovascular Imaging and Intervention，Council on Cardiovascular Radiology and Intervention，and

Committee on Cardiac Imaging, Council on Clinical Cardiology. Circulation, 2006, 114（16）: 1761-1791.

[15] Arad Y, Spadaro L A, Goodman K, et al. Prediction of coronary events with electron beam computed tomography. J Am Coll Cardiol, 2000, 36（4）: 1253-1260.

[16] Raggi P, Shaw L J, Berman D S, et al. Prognostic value of coronary artery calcium screening in subjects with and without diabetes. J Am Coll Cardiol, 2004, 43（9）: 1663-1669.

[17] Greenland P, LaBree L, Azen S P, et al. Coronary artery calcium score combined with Framingham score for risk prediction in asymptomatic individuals. JAMA, 2004, 291（2）: 210-215.

[18] Levine G N, Bates E R, Blankenship J C, et al. 2011 ACCF/AHA/SCAI guideline for percutaneous coronary intervention: a report of the American College of Cardiology Foundation/American Heart Association Task Force on Practice Guidelines and the Society for Cardiovascular Angiography and Interventions. Catheter Cardiovasc Interv, 2013, 82（4）: E266-355.

[19] Hofbauer L C, Schoppet M. Osteoprotegerin: a link between osteoporosis and arterial calcification? Lancet, 2001, 358（9278）: 257-259.

[20] Bagger Y Z, Tankó L B, Alexandersen P, et al. Radiographic measure of aorta calcification is a site-specific predictor of bone loss and fracture risk at the hip. J Intern Med, 2006, 259（6）: 598.

[21] Christian R C, Liu P Y, Harrington S, et al. Intimal estrogen receptor（ER）beta, but not ERalpha expression, is correlated with coronary calcification and atherosclerosis in pre- and postmenopausal women. J Clin Endocrinol Metab, 2006, 91（7）: 2713-2720.

[22] Manson J E, Allison M A, Rossouw J E, et al. Estrogen therapy and coronary-artery calcification. N Engl J Med, 2007, 356（25）: 2591-2602.

[23] Martinez F, Martinez-Ibanez L, Pichler G, et al. Multimorbidity and acute heart failure in internal medicine. Int J Cardiol, 2017, 232: 208-215.

[24] Pletcher M J, Tice J A, Pignone M, et al. Using the coronary artery calcium score to predict coronary heart disease events: a systematic review and meta-analysis. Arch Intern Med, 2004, 164（12）: 1285.

[25] Sturdee D W, Maclennan A H. The pendulum swings back: estrogen is now beneficial if started at the right time. Climacteric, 2006, 9（2）: 73-74.

[26] Mendelsohn M E, Karas R H. HRT and the young at heart. N Engl J Med, 2007, 356（25）: 2639.

[27] Gudmundsson A, Aspelund T, Sigurdsson G, et al. Long-term hormone replacement therapy is associated with low coronary artery calcium levels in a cohort of older women: the age, gene/environment susceptibility-reykjavik study. J Am Geriatr Soc, 2017, 65（1）: 200-206.

[28] Lenfant F, Trémollières F, Gourdy P, et al. Timing of the vascular actions of estrogens in experimental and human studies: why protective early, and not when delayed? Maturitas, 2011, 68（2）: 165-173.

[29] Hodis H N, Mack W J. The timing hypothesis and hormone replacement therapy: a paradigm shift in the primary prevention of coronary heart disease in women. Part 2: comparative risks. J Am Geriatr Soc, 2013, 61（6）: 1011-1018.

[30] Bassuk S S, Manson J E. The timing hypothesis: do coronary risks of menopausal hormone therapy vary by age or time since menopause onset? Metabolism, 2016, 65（5）: 794-803.

[31] Roehm E. A reappraisal of women's health initiative estrogen-alone trial: long-term outcomes in women 50-59 years of age. Obstet Gynecol Int, 2015, 2015: 713295.

［32］Rzewuska-Lech E，Jayachandran M，Fitzpatrick L A，et al. Differential effects of 17beta-estradiol and raloxifene on VSMC phenotype and expression of osteoblast-associated proteins. Am J Physiol Endocrinol Metab，2005，289（1）：E105-112.

［33］Choi B G，Vilahur G，Cardoso L，et al. Ovariectomy increases vascular calcification via the OPG/RANKL cytokine signalling pathway. Eur J Clin Invest，2008，38（4）：211-217.

［34］Montecucco F，Steffens S，Mach F. The immune response is involved in atherosclerotic plaque calcification：could the RANKL/RANK/OPG system be a marker of plaque instability? Clin Dev Immunol，2007，2007：75805.

［35］Osako M K，Nakagami H，Koibuchi N，et al. Estrogen inhibits vascular calcification via vascular RANKL system：common mechanism of osteoporosis and vascular calcification. Circ Res，2010，107（4）：466-475.

［36］Son B K，Kozaki K，Iijima K，et al. Gas6/Axl-PI3K/Akt pathway plays a central role in the effect of statins on inorganic phosphate-induced calcification of vascular smooth muscle cells. Eur J Pharmacol，2007，556（1-3）：1-8.

［37］Nanao-Hamai M，Son B K，Hashizume T，et al. Protective effects of estrogen against vascular calcification via estrogen receptor alpha-dependent growth arrest-specific gene 6 transactivation. Biochem Biophys Res Commun，2016，480（3）：429-435.

［38］孙文学，刘毅，阮吉，等. 雌激素对大鼠血管钙化消退的影响. 中华肾脏病杂志，2012，28（11）：879-882.

［39］Saika M，Inoue D，Kido S，et al. 17beta-estradiol stimulates expression of osteoprotegerin by a mouse stromal cell line，ST-2，via estrogen receptor-alpha. Endocrinology，2001，142（6）：2205-2212.

［40］Liao X，Sluimer J，Wang Y，et al. Macrophage autophagy plays a protective role in advanced atherosclerosis. Cell Metabolism，2012，15（4）：545-553.

［41］De Meyer G R，Grootaert M O，Michiels C F，et al. Autophagy in vascular disease. Circ Res，2015，116（3）：468-479.

［42］Dai X Y，Zhao M M，Cai Y，et al. Phosphate-induced autophagy counteracts vascular calcification by reducing matrix vesicle release. Kidney Int，2013，83（6）：1042-1051.

［43］Peng Y Q，Xiong D，Lin X，et al. Oestrogen inhibits arterial calcification by promoting autophagy. Sci Rep，2017，7（1）：3549.

［44］Mendelsohn M E. Protective effects of estrogen on the cardiovascular system. In Am J Cardiol，89（12A）：12E-17E.

［45］Pfeilschifter J，Köditz R，Pfohl M，et al. Changes in proinflammatory cytokine activity after menopause. Endocrine Reviews，2002，23（1）：90-119.

［46］Naghavi M，Libby P，Falk E，et al. From vulnerable plaque to vulnerable patient：a call for new definitions and risk assessment strategies：Part I . Circulation，2003，108（14）：1664-1672.

［47］Janele D，Lang T，Capellino S，et al. Effects of testosterone，17beta-estradiol，and downstream estrogens on cytokine secretion from human leukocytes in the presence and absence of cortisol. Ann N Y Acad Sci，2006，1069（1）：168-182.

［48］Stary H C. The development of calcium deposits in atherosclerotic lesions and their persistence after lipid regression. Am J Cardiol，2001，88（2）：16-19.

［49］Raggi P，Davidson M，Callister T Q，et al. Aggressive versus moderate lipid-lowering therapy in hypercholesterolemic postmenopausal women：Beyond Endorsed Lipid Lowering with EBT Scanning（BELLES）. Circulation，2005，112（4）：563-571.

［50］Espitia O，Chatelais M，Steenman M，et al. Implication of molecular vascular smooth muscle cell heterogeneity among arterial beds in arterial calcification. PLoS One，2018，13（1）：e0191976.

第十六节　缺氧诱导因子-1α与冠状动脉钙化

缺氧诱导因子-1α（HIF-1α）主要在缺氧状态下产生，作为调节氧浓度的关键因子在细胞、组织、器官缺氧过程中发挥重要作用。近年来研究发现，HIF-1α不仅与氧浓度调节相关，而且还与器官组织及冠状动脉疾病密切相关。研究表明，在冠状动脉疾病患者缺血区可诱导产生大量 HIF-1α[1]。CAC 与冠状动脉疾病的发生率密切相关，其预测价值明显优于传统危险因素，是心血管事件的独立预测因子。近年来研究发现，骨钙素可通过HIF-1α信号途径诱导血管平滑肌细胞的软骨骨化，促进血管钙化[2,3]。口服 HIF-1α抑制剂会抑制去势小鼠的破骨活动，防止骨丢失[4]。研究发现，随着血管钙化的进展，HIF-1α水平明显升高，提示 HIF-1α与血管钙化密切相关。CAC 作为动脉钙化的一部分，HIF-1α与 CAC 有密切关系。CAC 作为动脉粥样硬化的标记，与动脉粥样硬化斑块的发生、发展、斑块稳定性相关，研究 HIF-1α与冠脉血管钙化的相关性，对减轻血管钙化、降低冠心病的死亡率、改善患者预后有重要意义。

一、HIF-1 的结构和功能

20 世纪 90 年代，Semenza 等[5]在红细胞生成素基因中先发现了缺氧诱导的增强子，又分离出缺氧诱导因子-1（hypoxia-inducible factor 1，HIF-1）二聚体。发现 HIF-1 普遍存在于人和哺乳动物细胞内，从此揭开了 HIF-1 的研究序幕。

HIF-1 是一种在真核生物中广泛表达的异源二聚体，主要介导对低氧的适应性反应。HIF-1 由 120kDa 的α亚基和 91～94kDa 的β亚基组成。HIF-1 的α和β两个亚基包含 bHLH 结构域（碱性螺旋-环-螺旋结构域）、PAS（Per/Arnt/Sim）结构域及转录激活结构域，其中α和β均为转录因子的碱性螺旋环 bHLH/PAS 家族的成员[6]。HIF-α有 3 个成员，分别是HIF-1α、HIF-2α［又称内皮 PAS 区域蛋白 1（endothelial PAS domain protein-1，EPAS1）］和 HIF-3α［又称抑制性 PAS 蛋白（inhibitory PAS domain protein，IPAS）］[7]。HIF-2α与 HIF-1α蛋白结构相近，有相同的氧依赖蛋白水解方式[8]。Cardoso 等[9]研究结果显示，HIF-1α的异源二聚体结构在 PAS-B 结构域中类似于 HIF-2α，HIF-1α腔的形状比 HIF-2α小一些。HIF-3α不同于 HIF-1α和 HIF-2α[10]，作为负性调控因子介导调节[11]。

Cardoso 等[9]研究发现通过修饰 HIF-1α PAS 结构域中的第 255 位氨基酸，调节 HIF-1α和 HIF-β蛋白质中 PAS-B 结构域，可诱导 HIF-1α PAS-B 结构域构象变化。HIF-1α和 HIF-β异源二聚体结构显示，在 HIF-1α PAS-B 结构域存在一个内腔，腔内被 3 个定义明确的水分子占据。在 HIF-1α和 HIF-β异源二聚体结构中显示有 3 个半胱氨酸（Cys）残基蛋白存在，第 255 位氨基酸（Cys）及 337 位氨基酸（Cys）被掩埋或者从腔内进入，而第 334 位氨基酸（Cys）位于异源二聚体表面，可直接影响蛋白质功能。

HIF-1 的活性分 4 个层次调节：HIF-1 mRNA 表达水平调节、蛋白表达水平调节、HIF-1 的二聚化和 DNA 结合活性调节、HIF-1α亚单位转录活性调节[12]。在转录水平，受到 HIF-1 调节的基因涉及广泛的细胞功能领域和事件，包括血管新生、血管反应和重塑、血管收缩/舒张控制、葡萄糖和能量代谢、细胞增殖和活性及核苷酸代谢、细胞凋亡和存活等[13]。

1. HIF-1α的结构　是 HIF-1 特有的蛋白结构性组成。*HIF-1α*基因定位于人的 14 号染色体 q21—q24，受缺氧信号的调控，是 HIF-1 的活性亚基。作为活性亚基的 HIF-1α，由 826 个氨基酸构成，其两个末端是感受缺氧信号的活性调控区域，C 端有一个富含脯氨酸-丝氨酸-苏氨酸（Pro/Ser/Thr）的氧依赖降解结构域（oxygen-dependent degradation domain，ODD）和两个转录激活结构域（TAD）——N 端激活区（N-termin alactivation domain，NAD）和 C 端激活区（C-terminal activation domain，CAD）[14, 15]，主要参与转录激活作用，在 HIF-1α的 C 端可能存在一个入核信号（NLS），介导 HIF-1α在缺氧条件下的核聚集[16]；N 端含有 bHLH、PAS-A 和 PAS-B 结构域，与转录激活紧密相关。而 HIF-2α蛋白由 869 个氨基酸残基构成，其 N 端及 C 端组成结构域与 HIF-1α相似[17]。这些结构域都是缺氧诱导蛋白稳定、核定位和转录激活的调节域，其中 C 端激活区发挥精细调整作用，N 端激活区为激活转录所必需，可见 HIF-1α亚基受缺氧调控并调节 HIF-1 的活性。

2. HIF-1α的合成及分解　HIF-1α半衰期短（5 分钟），*HIF-1α*的表达水平受细胞内氧浓度的调节[18]。在常氧条件下，HIF-1α的合成主要由磷脂酰肌醇 3-激酶（PI3K）及丝裂原激活蛋白激酶（MAPK）调节 HIF-1α蛋白的合成。PI3K 通过 AKT 及 mTOR 通路介导 HIF-1α转录水平的翻译。MAPK 通路能通过胞外信号调节激酶（extracellular regulated protein kinase，ERK）启动 HIF-1α的翻译[19]。HIF-1α的降解主要通过泛素化和蛋白酶体降解产物而不断降解，在 HIF-1α氨基酸序列编码区中，HIF-1α主要在蛋白质编码区的第 402 位，564 位氨基酸羟基化时被降解，而降解过程多由脯氨酸羟化酶（PHD）诱导[20]。在羟基化过程中，HIF-1α与肿瘤抑制因子（pVHL）紧密相关，pVHL 作为 E3 连接酶复合体的底物识别组分介导 HIF 的泛素化修饰及降解[21]。在低氧条件下，HIF-1α是稳定存在的，HIF-1α聚集、转录至细胞核与 HIF-1β形成活性转录因子 HIF-1[22]。

3. *HIF-1α*的表达及功能　HIF-1α与多个基因的表达相关，这些基因参与血管形成、铁代谢、糖酵解、葡萄糖转运、细胞凋亡和存活等。在细胞代谢中，HIF-1α一方面可调节糖酵解过程中 mRNA 水平，另一方面又可通过丙酮酸脱氢酶激酶（PDK-1）的表达而抑制线粒体呼吸链[23]。在常氧条件下，人长寿基因 *SIRT6* 基因是一种组蛋白脱乙酰酶，通过抑制糖基化基因的表达抑制 HIF-1α的表达，使氧化磷酸化增强，糖酵解作用减弱，从而维持葡萄糖的三羧酸循环。在缺氧条件下，*SIRT6* 基因表达受抑制，HIF-1α表达增加，激活转录辅助激活子 p300 表达，促进乙酰化反应，使多种代谢基因表达增加、氧化磷酸化增强、糖酵解增加、线粒体呼吸减少。

HIF-1α除了调控缺氧状态下相关基因的转录及表达，还参与细胞正常的生命活动，如细胞的生长、腺体的分泌、肿瘤的发生、细胞的凋亡及细胞生物氧化过程等。HIF-1α的作用不仅受氧含量的影响，还依赖多种细胞因子的调节，如 TNF、IL-2、IL-6 及 EGF 等细胞因子。HIF-1 也能影响与血管生成相关因子的合成，如血管内皮生长因子（VEGF）、红细胞生成素、内皮素-1（ET-1）、泛素等 20 多种因子。

HIF-1α水平的升高也与各种类型的癌症（如肠癌、肺癌、乳腺癌、卵巢癌、宫颈癌、子宫内膜癌等）的侵袭性表达和患者生存率有关[24]。在肿瘤发生、发展的各个阶段，HIF-1α通过调控不同靶基因的功能而发挥作用，比如血管形成、增殖、肿瘤干细胞等多个方面，而 VEGF 在很多的肿瘤中都有表达，HIF-1α和 HIF-2α可通过促进 VEGF 的表达而引起肿瘤的生长[25]。研究者多采用调节 HIF-1α活性的方式改善缺血缺氧引起的疾病，如急性心肌梗死、2 型糖尿病、脑卒中等。在心血管疾病中，HIF-1α作为低氧的关键调节物，通过激活和促进泡沫细胞形成，诱导内皮细胞功能障碍、细胞凋亡和增加炎症反应、血管形成等机制，在动脉粥样硬化的进展中发挥重要的作用。因此 HIF-1α在多种疾病、多个领域中均有表达。

二、HIF-1α与冠状动脉钙化

心血管疾病（CVD）在我国发病率逐年增高，其死亡率已高达 265/10 万，占疾病死亡构成的 40%以上[26]。常见影响 CVD 的危险因素为高血脂、肥胖、高血压、吸烟、糖尿病、血管钙化等。越来越多的证据表明血管钙化会影响斑块的稳定性，研究发现，直径小于 5μm 的钙化斑可增加纤维帽的机械应力，广泛钙化可导致动脉弹性降低、顺应性下降、外周阻力增加，可增加不稳定斑块破裂的风险[27]。在缺氧条件下，冠脉血管的狭窄和痉挛会导致其所支配的局部心肌因缺血、缺氧而灌注不足，可引发缺氧状态，诱导 HIF-1α产生；而 HIF-1α可能会诱导巨噬细胞、平滑肌细胞泡沫化[28]及血管内皮细胞功能障碍[29]、血管内皮细胞凋亡[30]。

当冠脉血管严重狭窄时，将出现缺氧反应，从而诱导 HIF-1α的产生，促进血管形成，导致侧支循环建立。CAC 作为血管钙化的一部分，可通过冠脉 CT 检测及定量，反映冠状动脉粥样硬化斑块的情况。陆卫华[12]通过对 405 例患者使用 ELISA 方法测量血清 HIF-1α水平，由 320 排螺旋 CT 进行扫描测定 CACS，按照 CACS 分为轻度、中度、重度和广泛钙化。研究发现，随着 CAC 程度的进展，血清 HIF-1α浓度也明显升高，通过多元逻辑回归分析及 ROC 曲线分析，血清 HIF-1α浓度与 CACS 水平呈正相关，并可以独立预测 CAC。

冠心病的主要发病基础是冠状动脉粥样硬化，而钙化是冠状动脉粥样硬化的标志性病理改变。研究表明，CAC 的严重程度能够预测心肌梗死和突发冠状动脉疾病死亡的危险性。Chen 等[31]通过对冠状动脉狭窄侧支循环形成患者的单核细胞和淋巴细胞分离、培养，发现冠状动脉有病变的患者经免疫组织化学检测，HIF-1α的表达明显高于冠状动脉正常组，其基因表达量随冠脉侧支评分的增加而增加，提示检测 HIF-1α的表达有助于预测冠心病患者的预后。冠状动脉有病变患者 HIF-1α的表达明显高于无冠状动脉疾病患者，提示缺血性心脏病可诱导 HIF-1α的表达。HIF-1α的表达水平与动脉粥样硬化的严重程度和冠状动脉侧支评分有关。

在动物细胞水平研究发现，HIF-1α可诱导血管平滑肌细胞表型转变，表达成骨转录因子 Runx2、Sox9、ALP 等，加速钙化形成[2, 3, 32]（图 2-16-1）。缺氧可增强无机磷酸盐诱导的血管平滑肌细胞钙化和成骨分化。HIF-1α是重要的缺氧转录因子，是促进血管平滑肌细胞钙化的关键因子，在小鼠实验中，HIF-1α的缺失会在一定程度上抑制血管平滑肌细胞的钙化过程，而 HIF-1 激活剂将导致高无机磷的产生，使钙的生成增加。在常氧条件下，无机磷酸盐也能快速激活 HIF-1α 的表达。在慢性肾脏病大鼠主动脉血管钙化实验研究中，钙磷失衡组大鼠血管 HIF-1α 表达增多[33]。Bitto 等[34] 研究发现，HIF-1α 在动脉粥样硬化区域蛋白表达量增加，可通过炎症反应和线粒体介导的凋亡通路，促进动脉粥样硬化发展，进而促进血管钙化发生。

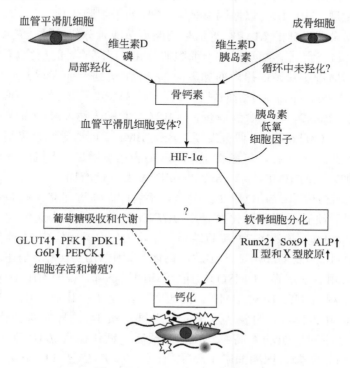

图 2-16-1　HIF-1α 诱导血管钙化

［引自：Kapustin AN，Shanahan CM. Osteocalcin：a novel vascular metabolic and osteoinductive factor? Arterioscler Thromb Vasc Biol，2011，31（10）：2169-2171］

　　由于大鼠心脏冠脉血管取材困难，因此笔者团队选取主动脉弓至髂动脉段血管进行相关研究，通过以主动脉血管钙化严重程度及 HIF-1α 表达情况来间接反映 CAC 与 HIF-1α 表达相关性。通过腹腔注射维生素 D_3 30 万 U/kg，连续 3 天，建立大鼠血管钙化模型，给予 HIF-1α 抑制剂［2-甲氧雌二醇（2ME2）］干预后，钙化血管中 HIF-1α 表达量下降。钙化血管中膜弹力层紊乱甚至断裂，中膜可见钙盐颗粒沉积。而正常对照组血管中膜弹力层结构规则，呈波浪状，未见钙盐沉积，说明维生素 D_3 可引起血管钙化，与 Price 等[35] 的研究结果相似。给予 2ME2 后，von Kossa 染色的钙化面积统计分析结果显示，钙化程度减轻，说明 2ME2 可以减轻维生素 D_3 诱导的血管钙化。

三、HIF-1α 与血管钙化相关机制

（一）HIF-1α 通过 BMP-2 诱导血管钙化

Mokas 等[33] 研究结果发现，在无机磷诱导的细胞钙化模型中，HIF-1α 可加速血管平

滑肌细胞的成骨分化。在血管平滑肌细胞的成骨分化过程中，BMP-2、Runx2 可作为成骨分化诱导因子参与血管钙化形成过程[36, 37]。血管钙化的关键因子是血管平滑肌细胞向成骨样细胞表型的分化，在血管平滑肌细胞成骨分化过程中，BMP-2 对骨形成和血管钙化起重要作用[37, 38]，BMP-2 信号途径能增强钙化启动子的表达。

近几年研究发现，HIF-1α可以增强 BMP-2 诱导的干细胞成骨分化[39]，主要通过经典的 Smad 信号通路及非经典的 MAPK 等信号通路调节成骨分化关键转录调控因子 Sox9、Runx2 等的表达，最终促进骨髓间充质干细胞的分化。Li 等[36]的研究显示，BMP-2 可以通过增加血管平滑肌细胞对磷的摄取而加重细胞钙化，并进一步发现其病理过程可能是通过其受体 PiT-1 介导的。在血管平滑肌钙化过程中，BMP-2 可诱导血管平滑肌细胞向成骨样细胞转化，增加 Runx2、OPN、骨涎蛋白（BSA）等的表达，减少血管平滑肌标志蛋白SM22 的表达[40, 41]。Osako 等[42]研究发现过表达 BMP-2 可诱导血管平滑肌钙化形成，并检测到 Runx2 表达量增加。在缺氧条件下，HIF-1α表达量增加，无机磷诱导的血管平滑肌细胞钙表达量增加，同时 BMP-2、Runx2 的 mRNA 表达量增加。

为了进一步验证 HIF-1α与 BMP-2 的关系，笔者团队通过建立大鼠血管钙化模型，给予 HIF-1α抑制剂干预后，观测钙化血管中 *HIF-1α*基因及蛋白表达情况。RT-qPCR（图2-16-2）和 Western blot（图 2-16-3）实验结果显示，钙化血管组织中 *HIF-1α*基因及蛋白表达量增加；而 HIF-1α抑制剂 2ME2 干预后，钙化血管中 HIF-1α无论是在基因水平还是蛋白水平，其表达量相对于溶媒（DMSO）对照组均明显下降，说明 HIF-1α参与血管钙化的过程。为了进一步观察 HIF-1α对 BMP-2 的影响，测定了钙化血管中 *BMP-2* 基因（图2-16-4）及蛋白（图 2-16-5）的表达水平，发现维生素 D_3 诱导血管钙化后，*BMP-2* 基因和蛋白表达水平较对照组均增高；2ME2 干预后，钙化血管 *BMP-2* 基因及蛋白表达水平较溶媒组均明显下降，推测 HIF-1α可能通过上调 *BMP-2* 基因及蛋白表达水平，从而促进血管钙化。

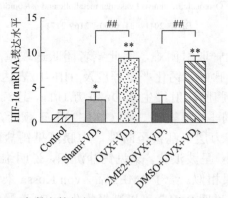

图 2-16-2　大鼠血管组织 HIF-1α mRNA 表达水平（*n*=3）

Control：对照组；Sham+VD₃：假手术+钙化组；OVX+VD₃：去势+钙化组；2ME2+OVX+VD₃：2ME2+去势+钙化组；DMSO+OVX+VD₃：
DMSO+去势+钙化组。与 Control 比较，*P<0.05，**P<0.01；组间比较，## P<0.01

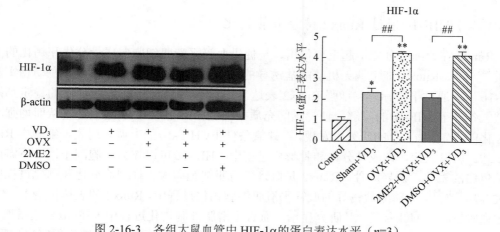

图 2-16-3　各组大鼠血管中 HIF-1α 的蛋白表达水平（*n*=3）

Control：对照组；Sham+VD₃：假手术+钙化组；OVX+VD₃：去势+钙化组；2ME2+OVX+VD₃：2ME2+去势+钙化组；DMSO+OVX+VD₃：
DMSO+去势+钙化组。与 Control 比较，*$P<0.05$，** $P<0.01$；组间比较，##$P<0.01$

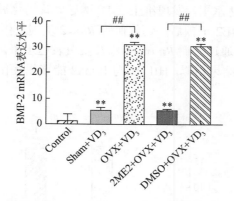

图 2-16-4　大鼠血管组织 BMP-2 mRNA 表达水平（*n*=3）

Control：对照组；Sham+VD₃：假手术+钙化组；OVX+VD₃：去势+钙化组；2ME2+OVX+VD₃：2ME2+去势+钙化组；DMSO+OVX+VD₃：
DMSO+去势+钙化组。与 Control 比较，**$P<0.01$；组间比较，##$P<0.01$

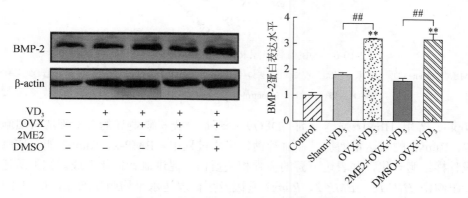

图 2-16-5　各组大鼠血管中 BMP-2 蛋白表达水平（*n*=3）

Control：对照组；Sham+VD₃：假手术+钙化组；OVX+VD₃：去势+钙化组；2ME2+OVX+VD₃：2ME2+去势+钙化组；DMSO+OVX+VD₃：
DMSO+去势+钙化组。与 Control 比较，**$P<0.01$；组间比较，# $P<0.05$，##$P<0.01$

（二）HIF-1α通过Runx2诱导血管钙化

Runx2在骨细胞分化中起重要作用，是促进血管平滑肌细胞向成骨分化和钙化的关键介质[43, 44]。Runx2能上调无机磷酸盐诱导的血管平滑肌细胞钙化[40, 45]。在动物实验中HIF-1α可以通过下游标志物增强Runx2表达[46]。丁浩[47]研究发现HIF-1α的稳定剂能减少常氧条件下HIF-1α的降解，使骨髓间充质干细胞中的Runx2表达增加，从而增强其成骨分化能力。徐倩[48]的研究也发现，在缺氧条件下，HIF-1α能上调牙周膜干细胞中Runx2的表达。可以认为，在成骨分化和骨形成过程中，HIF-1α可以作为细胞因子调节下游成骨转录蛋白的表达，诱导成骨。Runx2是血管平滑肌细胞向成骨样细胞分化和钙化过程中的关键介质[43, 44]，在磷酸盐诱导的血管平滑肌细胞钙化过程中，Runx2的表达量增多[40, 45]，促进血管钙化。Mokas等[33]研究显示，血管平滑肌细胞钙化过程中HIF-1α表达量增加，应用HIF-1α诱导剂后进一步上调了BMP-2、Runx2的表达水平，同时钙化程度也加重。

笔者团队研究HIF-1α与Runx2的关系，检测了钙化血管中*Runx2*基因（图2-16-6）及蛋白（图2-16-7）的表达水平，发现维生素D$_3$诱导血管钙化后，*Runx2*基因和蛋白表达水平较对照组均增高；2ME2干预后，钙化血管*Runx2*基因及蛋白表达水平较溶媒组均明显下降。推测HIF-1α可能通过上调*Runx2*基因及蛋白表达水平，从而促进血管钙化。笔者团队研究结果与国外研究结果相似，HIF-1α与Runx2能够相互作用，HIF-1α可上调Runx2的表达[49]。

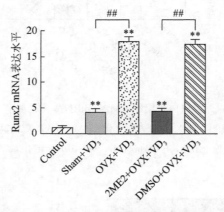

图2-16-6　大鼠血管组织Runx2 mRNA表达水平（*n*=3）

Control：对照组；Sham+VD$_3$：假手术+钙化组；OVX+VD$_3$：去势+钙化组；2ME2+OVX+VD$_3$：2ME2+去势+钙化组；DMSO+OVX+VD$_3$：
DMSO+去势+钙化组。与Control比较，**$P<0.01$；组间比较，##$P<0.01$

Sophie等用HIF-1α强诱导剂（DFO）处理后，无机磷诱导的血管平滑肌细胞钙化中BMP-2、Runx2的表达量增加。在血管钙化形成过程中，BMP-2、Runx2能够使血管平滑肌向成骨样细胞转化，并表达下游的成骨相关蛋白，促进血管钙化形成。综上所述，在钙化血管组织中*HIF-1α*、*BMP-2*、*Runx2*基因及蛋白表达水平均明显增高，说明HIF-1α、BMP-2、Runx2可能参与血管钙化过程。使用HIF-1α抑制剂后，HIF-1α、BMP-2、Runx2表达下降，提示HIF-1α抑制剂可能通过抑制Runx2或BMP-2的表达，从而减轻血管钙化，其相关作用机制需后续进一步研究。

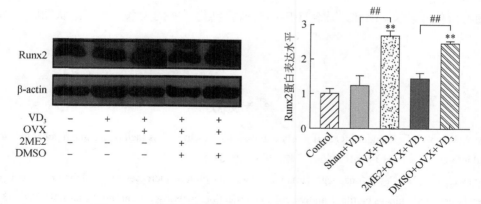

图 2-16-7　各组大鼠血管中 Runx2 蛋白表达水平（*n*=3）

Control: 对照组；Sham+VD$_3$: 假手术+钙化组；OVX+VD$_3$: 去势+钙化组；2ME2+OVX+VD$_3$: 2ME2+去势+钙化组；DMSO+OVX+VD$_3$:

DMSO+去势+钙化组。与 Control 比较，**$P<0.01$；组间比较，#$P<0.05$，## $P<0.01$

（三）AGE 可能通过 HIF-1α/PDK-4 通路诱导血管平滑肌细胞钙化

既往研究表明，糖基化终产物（AGE）对血管平滑肌细胞钙化起重要作用，而 HIF-1α 与丙酮酸脱氢酶激酶-4（PDK-4）紧密相关。HIF-1α 的稳定或核转录增加了 PDK-4 的表达，PDK-4 抑制剂能减轻 AGE 所诱导的血管平滑肌细胞钙化。AGE 诱导的血管平滑肌细胞钙化过程中葡萄糖消耗、乳酸生成、糖代谢关键酶和耗氧率（OCR）将下降。Wei 等[50] 研究发现，AGE 通过氧化应激增加了血管平滑肌细胞钙化，而 Cml（*N*-羧甲基赖氨酸）是 AGE 的主要成分之一，AGE 可以通过 Cml/活性氧（ROS）/PDK-4 的激活来增强血管钙化。Zhu 等[51] 通过体外实验研究发现，在血管平滑肌细胞钙化过程中，AGE 增强 HIF-1α 和 PDK-4 的表达。随着 AGE-BSA 浓度的增加，HIF-1α、PDK4 表达量增多，钙化加重。AGE 可通过 HIF-1α/PDK-4 信号通路，加速血管平滑肌细胞钙化，并且对糖代谢有抑制作用。

（四）HIF-1α 通过糖代谢诱导血管钙化

维生素 D 能刺激骨钙素（OC）的产生。在软骨细胞和血管平滑肌细胞，OC 能稳定 HIF-1α，使葡萄糖摄取率增加。葡萄糖受葡萄糖转运蛋白 GLUT1 和 GLUT4 及胰岛素信号转导级联的激活，包括 IR、IRS-1 和 AKT 的磷酸化。在细胞内，通过稳定 HIF-1α，OC 通过信号通路增强 PFK 和 PDK-1 的表达，使葡萄糖进入糖酵解途径，阻断线粒体氧化磷酸化过程，减少能量消耗；同时糖酵解增强，OC 通过抑制葡萄糖-6-磷酸酶（G6P）和磷酸烯醇丙酮酸羧激酶（PEPCK）的表达，促进软骨的发育和血管钙化。在 1, 25-(OH)$_2$D$_3$ 所诱导的大鼠主动脉钙化过程中，OC 与 HIF-1α 同时升高，HIF-1α 可通过调节糖代谢过程，诱导血管钙化及骨分化[2]。

四、总结

目前心血管疾病的发病率逐渐升高并向年轻化趋势发展，钙化的研究可能在人口衰老、骨质疏松、粥样斑块、高血压、糖尿病及心肌梗死的发生、发展中起一定作用。CAC 的存在位置、形态、严重程度、影响因子及其干预条件等因素对冠状动脉的介入治疗有重要的参考价值和意义。因此，探索 HIF-1α 与血管钙化之间的关系是研究冠状动脉疾病的新趋势。

（赵秋燕　杨　瑛）

参 考 文 献

［1］Lee S H，Wolf P L，Escudero R，et al. Early expression of angiogenesis factors in acute myocardial ischemia and infarction. N Engl J Med，2000，342（9）：626-633.

［2］Idelevich A，Rais Y，Monsonego-Ornan E. Bone gla protein increases HIF-1alpha-dependent glucose metabolism and induces cartilage and vascular calcification. Arterioscler Thromb Vasc Biol，2011，31（9）：e55-71.

［3］Kapustin A N，Shanahan C M. Osteocalcin：a novel vascular metabolic and osteoinductive factor? Arterioscler Thromb Vasc Biol，2011，31（10）：2169-2171.

［4］Miyauchi Y，Sato Y，Kobayashi T，et al. HIF1alpha is required for osteoclast activation by estrogen deficiency in postmenopausal osteoporosis. Proc Natl Acad Sci U S A，2013，110（41）：16568-16573.

［5］Semenza G L，Nejfelt M K，Chi S M，et al. Hypoxia-inducible nuclear factors bind to an enhancer element located 3' to the human erythropoietin gene. Proc Natl Acad Sci U S A，1991，88（13）：5680-5684.

［6］叶红，金咸璔. 低氧诱导因子-1 的结构、功能、调节及其与低氧信号转导的关系. 生理科学进展，2001，32（1）：62-64.

［7］Hogenesch J B，Chan W K，Jackiw V H，et al. Characterization of a subset of the basic-helix-loop-helix-PAS superfamily that interacts with components of the dioxin signaling pathway. J Biol Chem，1997，272（13）：8581-8593.

［8］Carmeliet P，Dor Y，Herbert J M，et al. Role of HIF-1α in hypoxia-mediated apoptosis，cell proliferation and tumour angiogenesis. Nature，1998，394（6692）：485.

［9］Cardoso R，Love R，Nilsson C L，et al. Identification of cys255 in HIF-1α as a novel site for development of covalent inhibitors of HIF-1α/ARNT PasB domain protein-protein interaction. Protein Sci，2012，21（12）：1885-1896.

［10］Jiang X，Zhao J，Wang S，et al. Mandibular repair in rats with premineralized silk scaffolds and BMP-2-modified bMSCs. Biomaterials，2009，30（27）：4522-4532.

［11］Wang G L，Semenza G L. General involvement of hypoxia-inducible factor 1 in transcriptional response to hypoxia. Proc Natl Acad Sci U S A，1993，90（9）：4304-4308.

［12］陆卫华.低氧诱导因子 1 与心血管系统疾病的关系研究.广州：南方医科大学，2014.

［13］Demet T，Dursun A D，Lei X. Hypoxia inducible factor 1 （HIF-1） and cardioprotection. Acta Pharmacologica Sinica，2010，31（9）：1085-1094.

［14］Patel S A，Simon M C. Biology of hypoxia-inducible factor-2 α in development and disease. Cell Death Differ，2008，15（4）：628-634.

［15］Loboda A，Jozkowicz A，Dulak J. HIF-1 and HIF-2 transcription factors--similar but not identical. Mol Cells，2010，29（5）：435-442.

［16］樊利芳，刁路明，陈德基. 缺氧诱导因子-1 与肿瘤. 中外医学研究，2011，23（3）：235-237.

[17] 姚青，李筠，张鹏，等. 缺氧诱导因子-1 和缺氧诱导因子-2：结构、功能及调节. 生命科学，2011，23（8）：753-761.

[18] Salceda S, and Caro J. Hypoxia-inducible factor 1alpha （HIF-1alpha） protein is rapidly degraded by the ubiquitin-proteasome system under normoxic conditions. Its stabilization by hypoxia depends on redox-induced changes. J Biol Chem，1997，272（36）：22642-22647.

[19] 赵琛，谭斐. 低氧诱导因子-1 激活的调节. 生命科学，2013，25（1）：40-46.

[20] Stolze I P, Mole D R, Ratcliffe P J. Regulation of HIF: prolyl hydroxylases. Novartis Found Symp，2006，（272）：15-25； discussion 25-36.

[21] Haase V H. The VHL tumor suppressor: master regulator of HIF. Curr Pharm Des，2009，15（33）：3895-3903.

[22] 柳永蕾，宋现让. 乏氧诱导因子结构、表达及调控. 中国生物化学与分子生物学报，2006，22（1）：1-8.

[23] Zhong L，D'Urso A，Toiber D，et al. The histone deacetylase Sirt6 regulates glucose homeostasis via Hif1alpha. Cell，2010，140（2）：280-293.

[24] Semenza G L. Targeting HIF-1 for cancer therapy. Nat Rev Cancer，2003，3（10）：721-732.

[25] Rankin E B，Giaccia A J. The role of hypoxia-inducible factors in tumorigenesis. Cell Death Differ，2008，15（4）：678-685.

[26] 陈伟伟，高润霖，刘力生. 《中国心血管病报告 2016》概要. 中国循环杂志，2017，32（6）：521-530.

[27] Espitia O，Chatelais M，Steenman M，et al. Implication of molecular vascular smooth muscle cell heterogeneity among arterial beds in arterial calcification. PLoS One，2018，13（1）：e0191976.

[28] Gessi S，Fogli E，Sacchetto V，et al. Adenosine modulates HIF-1{alpha}，VEGF，IL-8，and foam cell formation in a human model of hypoxic foam cells. Arterioscler Thromb Vasc Biol，2010，30（1）：90-97.

[29] Wang P，Qi H，Sun C，et al. Overexpression of hypoxia-inducible factor-1α exacerbates endothelial barrier dysfunction induced by hypoxia. Cell Physiol Biochem，2013，32（4）：859-870.

[30] Taylor C T，Kent B D，Mcnicholas W T，et al. High sensitivity of human adipocytes to intermittent hypoxia promotes activation of pro-inflammatory pathways.Am J Respir Crit Care Med，2013，187：A2377

[31] Chen S M，Li Y G，Zhang H X，et al. Hypoxia-inducible factor-1alpha induces the coronary collaterals for coronary artery disease. Coron Artery Dis，2008，19（3）：173-179.

[32] Giachelli C M. Vascular calcification mechanisms. J Am Soc Nephrol，2004，15（12）：2959-2964.

[33] Mokas S，Lariviere R，Lamalice L，et al. Hypoxia-inducible factor-1 plays a role in phosphate-induced vascular smooth muscle cell calcification. Kidney Int，2016，90（3）：598-609.

[34] Bitto A，De Caridi G，Polito F，et al. Evidence for markers of hypoxia and apoptosis in explanted human carotid atherosclerotic plaques. J Vasc Surg，2010，52（4）：1015-1021.

[35] Price P A，June H H，Buckley J R，et al. Osteoprotegerin inhibits artery calcification induced by warfarin and by vitamin D. Arterioscler Thromb Vasc Biol，2001，21（10）：1610-1616.

[36] Li X，Yang H Y，Giachelli C M. BMP-2 promotes phosphate uptake，phenotypic modulation，and calcification of human vascular smooth muscle cells. Atherosclerosis，2008，199（2）：271-277.

[37] Yao Y，Bennett B J，Wang X，et al. Inhibition of bone morphogenetic proteins protects against atherosclerosis and vascular calcification. Circ Res，2010，107（4）：485-494.

［38］Ryoo H M，Lee M H，Kim Y J. Critical molecular switches involved in BMP-2-induced osteogenic differentiation of mesenchymal cells. Gene，2006，366（1）：51-57.

［39］周年，黄伟，廖军义. 低氧诱导因子-1α对骨形态发生蛋白 2 诱导的干细胞成软骨、成骨分化的影响. 第三军医大学学报，2014，36（12）：1243-1248.

［40］Steitz S A，Speer M Y，Curinga G，et al. Smooth muscle cell phenotypic transition associated with calcification：upregulation of Cbfa1 and downregulation of smooth muscle lineage markers. Circ Res，2001，89（12）：1147-1154.

［41］Chen N X，O'Neill K D，Duan D，et al. Phosphorus and uremic serum up-regulate osteopontin expression in vascular smooth muscle cells. Kidney Int，2002，62（5）：1724-1731.

［42］Osako M K，Nakagami H，Koibuchi N，et al. Estrogen inhibits vascular calcification via vascular RANKL system: common mechanism of osteoporosis and vascular calcification. Circ Res，2010，107（4）：466-475.

［43］Johnson R C，Leopold J A，Loscalzo J. Vascular calcification： pathobiological mechanisms and clinical implications. Circ Res，2006，99（10）：1044-1059.

［44］Bruderer M，Richards R G，Alini M，et al. Role and regulation of RUNX2 in osteogenesis. Eur Cell Mater，2014，（28）：269-286.

［45］Tyson K L，Reynolds J L，McNair R，et al. Osteo/chondrocytic transcription factors and their target genes exhibit distinct patterns of expression in human arterial calcification. Arterioscler Thromb Vasc Biol，2003，23（3）：489-494.

［46］Zhou N，Hu N，Liao J Y，et al. HIF-1alpha as a regulator of BMP2-induced chondrogenic differentiation，osteogenic differentiation，and endochondral ossification in stem cells. Cell Physiol Biochem，2015，36（1）：44-60.

［47］丁浩.HIF-1α对间充质干细胞骨修复能力影响的研究. 上海：上海交通大学，2014.

［48］徐倩.低氧通过 HIF-1α/VEGF 上调牙周膜干细胞 RUNX2 表达.重庆：第三军医大学，2017.

［49］Kwon T G，Zhao X，Yang Q，et al. Physical and functional interactions between Runx2 and HIF-1alpha induce vascular endothelial growth factor gene expression. J Cell Biochem，2011，112（12）：3582-3593.

［50］Wei Q，Ren X，Jiang Y，et al. Advanced glycation end products accelerate rat vascular calcification through RAGE/oxidative stress. BMC Cardiovasc Disord，2013，（13）：13.

［51］Zhu Y，Ma W Q，Han X Q，et al. Advanced glycation end products accelerate calcification in VSMCs through HIF-1alpha/PDK4 activation and suppress glucose metabolism. Sci Rep，2018，8（1）：13730.

第十七节　抗衰老因子与冠状动脉钙化

冠状动脉钙化（CAC）增加心血管事件的发生，是心血管疾病死亡率增加的重要因素之一。CAC 除了与冠状动脉粥样硬化有关，亦与冠状动脉老化有关，血管老化是心血管疾病的主要不可逆危险因素，抗衰老因子（Klotho）可减轻血管老化，可能成为预防或减轻 CAC 的一个潜在靶点。

一、Klotho

（一）*Klotho* 基因结构

Kuro-o 等[1]于 1997 年首次在转基因小鼠中发现一种基因，其在小鼠中的表达缺陷可导致一种类似人类衰老的综合征，包括寿命缩短、生长缓慢、不育不孕、血管钙化、皮肤萎缩、骨质疏松和肺气肿，并以希腊掌管生命的命运女神名字 Klotho 进行命名。*α-Klotho* 基因在人、小鼠和大鼠中的表达具有高度保守性，也见于鲐鱼类和秀丽隐杆线虫中[2]（表 2-17-1）。

表 2-17-1　人类、小鼠和大鼠 Klotho 的基本信息

物种	蛋白质	mRNA		基因蛋白质同一性	比例（%）
人类	Klotho	NP-004786.2	NM-004795.3	NG-011485.1	100
小鼠	Klotho	NP-038851.2	NM-013823.2	NC-000071.6	98
大鼠	Klotho	NP-112626.1	NM-031336.1	NC-005111.3	86

引自：Xu Y，Sun Z. Molecular basis of Klotho：from gene to function in aging. Endocr Rev，2015，36（2）：174-193。

小鼠 *Klotho* 基因位点位于 5 号染色体，两侧分别为 PDS5B 和 STARD13。*Klotho* 基因在大鼠 12 号染色体和人类 13 号染色体上的位点是同源的。在鲐鱼类中，*Klotho* 基因位于 10 号染色体，邻近的基因分别是 *Fryb* 和 *LOC100534680*，它们分别与人类和小鼠 *PDS5B* 和 *STARD13* 基因同源。在秀丽隐杆线虫中α-Klotho 和 C50F7.10、E02H9.5 有两个潜在同源基因存在，这两个基因固定在不同的染色体上，共有 79%的同源性[3]。人、小鼠和大鼠 *Klotho* 编码区有 5 个外显子和 4 个内含子，分别转录 3036 个、3042 个和 3042 个 mRNA 核苷酸。

（二）Klotho 蛋白结构

Klotho 基因编码 130kDa Ⅰ型跨膜糖蛋白，称为α-Klotho，包含一个由 10 个氨基酸组成的短胞内结构域和一个胞外（EC）结构域；两个内部重复序列（kl1 和 kl2），它们都约为 450 个氨基酸，与β-糖苷酶具有同源性[1]。人类α-*Klotho* 基因编码 3 种蛋白质[3]：全长跨膜型α-Klotho、2 个可溶性变体、1 个分泌型 Klotho，也有观点认为可溶性和分泌型为一类。

1. 全长跨膜型 Klotho　包含两个 kl 结构域（kl1 和 kl2），充当生长因子如 FGF-23 的辅助受体。FGF-23 在血管钙化中起重要作用。

2. 可溶性 Klotho　全长跨膜型 Klotho 被解聚蛋白样金属蛋白酶（ADAMTS）细胞表面蛋白酶切割，形成两个可溶型 kl1-kl2 和 kl1 形式，可控制肾上皮细胞瞬时受体电位阳离子通道亚族 V 成员 5（transient receptor potential cation channel subfamily V member 5，TRPV5）的 Ca^{2+}/K^+ 的再吸收活性。

3. 分泌型α-Klotho　由外显子 3 选择性剪接而成，包含一个 N 端信号肽和一个具有营养因子结合性质和低酶活性的糖基水解酶结构域（kl1）。虽然α-Klotho 的分泌型和可溶性非常相似（都含有 kl1 结构域），但前者还含有少量氨基酸的 C 端延伸[4]。

　　所有蛋白质均在人和小鼠中发现，但在大鼠中尚未发现分泌型 Klotho[2-5]。*Klotho* 基因家族还包括另外两个家族成员 β-Klotho 和 γ-Klotho，与 α-Klotho 一样，β-Klotho 和 γ-Klotho 是 Ⅰ 型跨膜蛋白，与 β-糖苷酶具有同源性。FGF-19 和 FGF-21 需要 β-Klotho 作为辅助受体与 FGF 受体结合，激活 FGF 信号通路，从而调节胆汁酸合成和能量代谢[6]。

（三）Klotho 的表达

　　1. 小鼠 Klotho 的表达　在鉴定小鼠 *Klotho* 基因（编码 Klotho 蛋白）的最初研究中，发现肾、脑和垂体均有高水平的 mRNA 表达，而胎盘、骨骼肌、膀胱、主动脉、胰腺、睾丸、卵巢、结肠和甲状腺的 mRNA 表达水平较低；在肺、肝、脾等组织中未检测到 mRNA 表达。

　　2. 人 Klotho 的表达　与小鼠相似，人 *Klotho* 基因在肾脏和胎盘中表达较高，在脑、前列腺和小肠中表达较低。2000 年以前，Klotho 的表达模式完全是以 RNA 为基础的。

　　2000 年，建立了第一种特异性检测小鼠和人 Klotho 的单克隆抗体，使研究蛋白的表达得以实现。随后的研究表明，Klotho mRNA 和蛋白质表达基本重叠，但蛋白在低基因表达组织中的表达尚不能被免疫染色技术证实。2004 年，一种可在 Klotho 启动子下表达报告基因的新小鼠株被开发出来，从而可对 Klotho 在胚胎发育和成年小鼠中的定位进行精确研究。对该模型的分析表明，Klotho 在肾脏远端小管、甲状旁腺、窦房结和脉络丛均有表达。在接下来的几年里，有研究报道 Klotho 表达在最初筛选所没有包含的其他组织和细胞中，如内耳、骨形成细胞、乳腺组织和单核细胞[7]。最近的研究提供了在动脉壁和近端小管中 Klotho 表达相矛盾的数据[8]。此外，β-Klotho 主要在肝脏、脂肪组织和胰腺中表达，而 γ-Klotho 在肾脏和皮肤中表达[6]。α-Klotho 在不同组织和细胞类型中的表达如表 2-17-2 所示。

表 2-17-2　α-Klotho 在心脏、骨骼等组织和细胞类型中的表达

器官系统	器官/组织	特定的细胞类型/结构	Klotho 表达	证据强度
心血管系统	心脏	窦房结	高	好
		心肌细胞	缺乏或很少	好
	动脉	平滑肌细胞	缺乏或很少	好
		内皮细胞	缺乏或很少	中等
肌肉骨骼系统和皮肤	骨骼肌		很少	中等
	骨		很少	中等
	软骨	软骨细胞	很少	中等
		髓核细胞	少	差
	脂肪组织		少	差
	纤维组织	成纤维细胞	少	差
造血系统和免疫系统	血液	淋巴细胞和单核细胞	少	中等
		树突状细胞	缺乏或很少	低
		血小板	缺乏或很少	低
		巨噬细胞	少	低

（四）α-Klotho 蛋白的功能

　　目前由于分泌型 α-Klotho 的结合位点和受体尚未确定，加之不同 Klotho 形式之间有高度相同序列，很难将分泌型α-Klotho 与其他短型 Klotho（如短型 kl1）相区分，故对其功能的认识不如全长跨膜型α-Klotho 多，且实验研究发现分泌型α-Klotho 的功能多与肿瘤的发生有关[3, 9, 10]，因此，与血管钙化相关的α-Klotho 蛋白的功能指全长跨膜型和可溶性α-Klotho 的功能。

全长跨膜型和可溶性α-Klotho 具有抑制胰岛素/IGF-1 信号通路、抑制 Wnt 信号和氧化应激、调节钙稳态、调节 PTH 合成而达到磷酸盐稳态等作用，这些作用与血管钙化密切相关。

1. 胰岛素/IGF-1 信号通路的抑制　几项研究[11-13]表明α-Klotho 通过下游信号通路抑制胰岛素受体底物（IRS）和胰岛素样生长因子-1 受体（IGF-1R），而不直接与这些受体结合，从而抑制胰岛素/IGF-1 信号通路，此机制尚不明确，可能涉及 PI3K/AKT 信号通路、叉头盒蛋白（fork head box protein，FOXO）。FOXO1 与糖尿病的发生密切相关，糖尿病患者常出现血管钙化，且 PI3K/AKT 在血管钙化中起重要作用。

2. Wnt 信号的抑制　Wnt 信号通路在心血管疾病中有重要作用[14]。多项研究表明[15-18]，α-Klotho 可结合不同类型的 Wnt 配体抑制α-Klotho 的下游信号转导。Wnt 信号通路是血管钙化的重要通路之一，研究表明 Wnt 通过诱导基质金属蛋白酶表达促进血管钙化[19]，基质金属蛋白酶表达增加导致血管矿化过程增强，从而导致血管钙化[20]。

3. 参与 Ca^{2+} 稳态及磷酸盐稳态　钙、磷代谢及甲状旁腺激素在血管钙化过程中的作用是毋庸置疑的。研究表明可溶性α-Klotho 可增加细胞膜上 TRPV5 的表达[21]。在肾远端小管中α-Klotho 基因被靶向破坏的转基因小鼠模型里，发现 TRPV5 在远端肾小管细胞的表达降低并伴有轻度尿钙排泄增加[22]。因此，Klotho 可能通过 TRPV5 调节钙代谢。Imura 等[23]研究发现，α-Klotho 和 Na^+、K^+-ATP 酶可以形成一个复合体，可在细胞外游离 Ca^{2+} 浓度增加的情况下将 Ca^{2+} 进一步转移到膜上，同时可调控 PTH 的合成与释放。

Tsujikawa 等[24]研究发现 Klotho 对钙、磷代谢有调节作用，即 1～2 周龄的 Klotho 基因敲除小鼠中出现高磷血症和高钙血症表现，且随着周龄的增长，钙、磷代谢失调越发严重。高钙血症使得主动脉血管中膜钙化，累及肾小血管受损。同时还发现，限制维生素 D 的摄入时，$Klotho^{-/-}$ 小鼠的血钙、血磷、1，25-$(OH)_2D_3$ 浓度可恢复正常，各种衰老表现得以纠正、寿命可延长（生存 15 周以上）。

磷酸盐是羟基磷灰石的主要成分之一，当浓度超过溶度积时，钙磷酸盐产物的增加可能会直接导致血管中的晶体沉淀[25]。临床研究表明，高磷血症与 CKD 晚期血管钙化密切相关，有体内研究表明磷酸盐负荷促进尿毒症期啮齿动物的血管钙化[26]。而 Klotho 被发现时，人们就认识到了其在磷酸盐平衡中的重要作用，Klotho 缺乏会引起严重的高磷血症[1]。Hum 等[27]的近期研究发现，在糖尿病肾病（DN）小鼠模型中，通过眶后携带可溶性 Klotho 的腺病毒基因，维持可溶性 Klotho 的稳定给药，可降低慢性高磷血症和血管的体外和体内表达。

4. 氧化应激的抑制　FOXO3a 可上调哺乳动物细胞线粒体抗氧化防御中一种重要的酶——锰超氧化物歧化酶（manganese superoxide dismutase，MnSOD）的表达，FOXO3a 是线粒体活性氧（reactive oxygen species，ROS）生成的负调控因子，而α-Klotho 增加 FOXO3a 磷酸化，表明α-Klotho 可能抑制 ROS 相关的氧化应激[3]。Ohta 等[28]发现 Klotho 有通过抗氧化而保护血管内皮细胞功能，即当把含有 Klotho 基因的质粒转入 Klotho 基因敲除小鼠体内 1 周，小鼠体内的超氧化物歧化酶活力明显提高，脂质过氧化物的生成减少，血浆中 NO 含量也升高，故认为 Klotho 基因可以协调体内氧化与抗氧化平衡，从而保护血管内皮细胞。众多实验证明 *Klotho* 基因可以减少细胞凋亡和对抗氧化应激[12, 13, 29-31]，而血管平滑肌细胞凋亡可致血管钙化。

二、Klotho 与冠状动脉钙化

目前 Klotho 在血管中的存在尚有争议，关于 Klotho 与 CAC 的实验性研究较少。Zheng 等[32]收集了 128 例维持性血液透析（maintenance hemodialysis，MHD）治疗终末期肾衰竭的成人患者，用 ELISA 检测血清可溶性 Klotho（sKlotho），多层螺旋 CT 检测 CAC。将患者分为低 sKlotho 组和高 sKlotho 组，发现低 sKlotho 组患者的年龄、血磷水平、高血压发生率、糖尿病发生率均显著高于高 sKlotho 组，说明衰老、高血磷、高血压、糖尿病与 Klotho 的降低有关；高 sKlotho 组患者 CACS（0.00）明显低于低 sKlotho 组（487.57），说明 Klotho 有抗 CAC 的作用。Logistic 回归显示 sKlotho 水平下降是 CAC 进展的独立危险因素。低 sKlotho 组和高 sKlotho 组患者生存率分别为 57.14% 和 70.69%，全因死亡率分别为 32.86% 和 17.24%，心血管疾病死亡率分别为 27.14% 和 12.07%。说明 Klotho 与患者全因死亡率和心血管疾病死亡率相关，Klotho 越低，全因死亡率和心血管疾病死亡率越高，且 Klotho 越低，CACS 越高，而部分心血管疾病与 CAC 有关。

Morita 等[33]报道在诊断或疑似冠状动脉疾病的 157 名受试者（75 名女性、82 名男性）中，血清 Klotho 与女性 CAC 或主动脉瓣钙化之间的联系不显著，与男性主动脉瓣钙化呈正相关。由于样本量小，此实验有一定局限性，需进一步扩大样本量及研究性别差异以明确 Klotho 与 CAC 的关系；Jo 等[34]对 434 例胸痛患者进行冠状动脉造影，以研究 *Klotho* 基因变异对冠状动脉狭窄和钙化的影响，发现 *Klotho* 基因 G395A 等位基因携带状态可能与冠状动脉疾病相关，但与该韩国人群的 CAC 无关。

三、Klotho 抑制血管钙化的潜在机制

Klotho 可能通过以下 3 种作用来抑制血管钙化：①抑制血管平滑肌的成骨分化；②延缓 CKD 的进展；③促进尿磷排泄，降低血磷水平（图 2-17-1）。

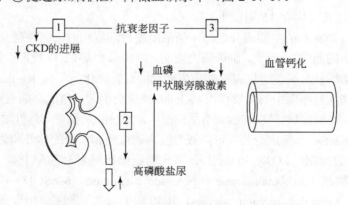

图 2-17-1　Klotho 对血管钙化潜在影响的模型

［引自：Hu M C，Shi M，Zhang J，et al. Klotho deficiency causes vascular calcification in chronic kidney disease. J Am Soc Nephrol，
2011，22（1）：124-136］

（一）抑制血管平滑肌成骨分化

在血管平滑肌细胞中磷离子内流是由钠依赖的磷共转运体 3 型（type 3 family of sodium-dependent Pi cotransporter，NaPi-3）PiT-1 介导的。有报道称 Klotho 能直接抑制血管平滑肌对磷酸盐的吸收，并增强磷酸酶活性，Klotho 缺乏使血管平滑肌细胞容易转化为成骨细胞样细胞，并在磷酸盐摄取的作用下开始钙化[35]。Hu 等[36]通过在慢性肾衰竭模型小鼠中检测主动脉及肾脏中的含钙量和其血浆、尿、肾中的 Klotho 蛋白表达，发现 Klotho 缺乏可引起大鼠血管钙化，可溶性 Klotho 抑制 PiT-1 介导的大鼠血管平滑肌细胞钙化。另一项报道[37]称过氧化物酶体增殖物激活受体 γ（PPARγ）可通过激活 Klotho 的表达而抑制血管平滑肌中磷酸盐诱导的血管钙化。

1. 通过调控钙蛋白颗粒　胎球蛋白 A 在血管钙化中起重要作用，有研究表明，在慢性肾病中，成纤维细胞生长因子和 Klotho 可通过调控钙蛋白颗粒（钙和胎球蛋白 A 结合形成），抑制其对血管平滑肌细胞的成骨转化诱导[38]。

2. 减少 Runx2 的形成　Runx2 的表达被认为是成骨细胞矿化的早期步骤，在其他细胞中表达时可能代表异位成骨[39]。研究表明 Klotho 缺乏 Runx2 增加[36]，故 Klotho 可能通过减少 Runx2 而抑制血管平滑肌的成骨分化，从而抑制血管钙化。

3. 抑制 Wnt/β-Catenin 信号通路　Wnt/β-Catenin 通路在心血管疾病中起重要作用，Wnt 蛋白与心肌梗死、瓣膜病、心律失常、血管钙化等有关[14]。Wnt 蛋白作用于 Fz 受体导致β-catenin 累积，通过 NUMB 和 JAK1 经 Notch 促进血管平滑肌细胞向成骨细胞分化，还可诱导 Runx2、基质金属蛋白酶表达增加导致血管钙化。总之，Wnt 通过抑制血管平滑肌细胞向成骨细胞分化过程抑制血管钙化，Klotho 可通过抑制 Wnt/β-catenin 信号通路而减轻血管钙化。Saito 等[40]使用 Wnt 信号通路抑制剂二十碳五烯酸（eicosapentaenoic acid，EPA），上调 Klotho 蛋白的表达，抑制血管平滑肌钙化，说明 EPA 通过 Klotho 蛋白而抑制 Wnt 信号通路。

（二）通过延缓 CKD 的进展而抑制血管钙化

Neyra 等[41]研究表明，CKD 中的 Klotho 会减少甚至缺乏，其中尿中的 Klotho 可能在 CKD 的 1 期早期开始下降，而循环中的可溶性 Klotho 在 CKD 的 2 期早期开始下降，尿中 Klotho 下降可能是 CKD 早期指标之一。

Klotho 降低使血管钙化增加，血管钙化导致血管弹性减弱、动脉僵硬度增加。Kitagawa 等[42]发现 CKD 患者循环中 Klotho 降低，患者脉搏波传导速度增快，动脉僵硬度增加。Zhao 等[43]通过建立慢性肾衰竭大鼠模型，激活西罗莫司信号的哺乳动物靶点和降低全长跨膜型 Klotho 在腹主动脉平滑肌中的表达，并检测大鼠腹主动脉中的钙含量，发现西罗莫司对哺乳动物靶信号的抑制是通过上调全长跨膜型 Klotho 的分泌来抑制慢性肾衰竭中的血管钙化；而 Chang 等[44]在 CKD 大鼠模型中用 IMD1-53 处理大鼠主动脉，并检测其中的钙含量及膜结合 Klotho 蛋白的表达水平，发现 IMD1-53 通过上调血管壁全长跨膜型 α-Klotho 来减弱 CKD 大鼠的血管钙化。

血管钙化出现在 CKD 的早期，但随着肾功能的恶化，血管钙化变得更为普遍，从而在 CKD 和终末期肾病患者中造成心血管死亡和发病率的巨大风险[45, 46]。综上所述，CKD

中的血管钙化与 Klotho 有关，而研究发现 Klotho 具有肾脏保护作用[29, 30, 47, 48]，故推测 Klotho 可能通过延缓 CKD 的进展而抑制血管钙化。

（三）促进尿磷排泄，降低血磷水平而抑制血管钙化

CKD 中有许多血管钙化诱导因子，包括高钙血症、炎症细胞因子，尤其是磷酸盐[49, 50]。众多研究表明，在 CKD 中磷酸盐升高是血管钙化的主要诱导因子[51]。FGF-23 是磷酸盐和维生素 D 代谢的中枢激素，通过下调钠依赖的磷共转运体 2a 型（type 2 family of sodium-dependent Pi cotransporter a，NaPi-2a）降低肾脏对磷酸盐的吸收[52]。研究表明全长跨膜型 α-Klotho 与 FGF-23 受体 FGFR 结合可增强 FGF-23 的结合能力[53]。α-Klotho-FGFR 复合物可激活 MAPK 级联，从而抑制磷在肾近端小管细胞中的重吸收和 NaPi-2a、NaPi-2c 的表达[54]。在正常肾脏中，FGF-23 水平较低，可发挥上述作用。但随着 CKD 进展，Klotho 下降，FGF-23 水平升高，肾脏适当排泄磷负荷的能力降低，从而导致高磷血症、甲状旁腺激素升高和维生素 D 降低[55]。另外研究发现 Klotho 也可以独立于 FGF-23，通过灭活 NaPi-2a 以促进尿磷酸盐排泄[56]。

Klotho 抑制血管钙化机制较复杂，可通过抑制炎症反应、减轻细胞凋亡等抑制血管钙化，尚有许多分子机制有待进一步研究。目前 Klotho 在血管中的表达仍有争议，大多数研究血管钙化与 Klotho 关系的实验都在 CKD 模型上进行，众研究表明 Klotho 在血管钙化中起重要作用。但关于 CAC 与 Klotho 的直接实验较少，且现有的关于两者关系的实验结果存在矛盾。故 Klotho 对 CAC 的影响机制尚不明确，研究 Klotho 与 CAC 关系和开发促进 Klotho 表达药物如 ω 不饱和脂肪酸（EPA）等并应用于临床，可能减轻 CAC 并降低冠心病的致残率和死亡率。

（王立英　吴新华）

参 考 文 献

[1] Kuro-o M，Matsumura Y，Aizawa H，et al. Mutation of the mouse klotho gene leads to a syndrome resembling ageing. Nature，1997，390（6655）：45-51.

[2] Wang Y，Sun Z. Current understanding of klotho. Ageing Res Rev，2009，8（1）：43-51.

[3] Xu Y，Sun Z. Molecular basis of Klotho：from gene to function in aging. Endocr Rev，2015，36（2）：174-193.

[4] Chuchana P，Mausset-Bonnefont A L，Mathieu M，et al. Secreted alpha-Klotho maintains cartilage tissue homeostasis by repressing NOS2 and ZIP8-MMP13 catabolic axis. Aging （Albany NY），2018，10（6）：1442-1453.

[5] Matsumura Y，Aizawa H，Shiraki-Iida T，et al. Identification of the human klotho gene and its two transcripts encoding membrane and secreted klotho protein. Biochem Biophys Res Commun，1998，242（3）：626-630.

[6] Dalton G D，Xie J，An S W，et al. New insights into the mechanism of action of soluble klotho. Front Endocrinol （Lausanne），2017，（8）：323.

[7] Olauson H，Mencke R，Hillebrands J L，et al. Tissue expression and source of circulating alphaKlotho.

Bone，2017，（100）：19-35.

［8］Lindberg K，Olauson H，Amin R，et al. Arterial klotho expression and FGF23 effects on vascular calcification and function. PLoS One，2013，8（4）：e60658.

［9］Lu L，Katsaros D，Wiley A，et al. Klotho expression in epithelial ovarian cancer and its association with insulin-like growth factors and disease progression. Cancer Invest，2008，26（2）：185-192.

［10］Abramovitz L，Rubinek T，Ligumsky H，et al. KL1 internal repeat mediates klotho tumor suppressor activities and inhibits bFGF and IGF-I signaling in pancreatic cancer. Clin Cancer Res，2011，17（13）：4254-4266.

［11］Kurosu H，Yamamoto M，Clark J D，et al. Suppression of aging in mice by the hormone Klotho. Science，2005，309（5742）：1829-1833.

［12］Mitobe M，Yoshida T，Sugiura H，et al. Oxidative stress decreases klotho expression in a mouse kidney cell line. Nephron Exp Nephrol，2005，101（2）：e67-74.

［13］Yamamoto M，Clark J D，Pastor J V，et al. Regulation of oxidative stress by the anti-aging hormone klotho. J Biol Chem，2005，280（45）：38029-38034.

［14］Foulquier S，Daskalopoulos E P，Lluri G，et al. WNT signaling in cardiac and vascular disease. Pharmacol Rev，2018，70（1）：68-141.

［15］Satoh M，Nagasu H，Morita Y，et al. Klotho protects against mouse renal fibrosis by inhibiting Wnt signaling. Am J Physiol Renal Physiol，2012，303（12）：F1641-1651.

［16］Camilli T C，Xu M，O'Connell M P，et al. Loss of Klotho during melanoma progression leads to increased filamin cleavage，increased Wnt5A expression，and enhanced melanoma cell motility. Pigment Cell Melanoma Res，2011，24（1）：175-186.

［17］Hiyama A，Arai F，Sakai D，et al. The effects of oxygen tension and antiaging factor Klotho on Wnt signaling in nucleus pulposus cells. Arthritis Res Ther，2012，14（3）：R105.

［18］Uchihashi K，Nakatani T，Goetz R，et al. FGF23-induced hypophosphatemia persists in Hyp mice deficient in the WNT coreceptor Lrp6. Contrib Nephrol，2013，（180）：124-137.

［19］Freise C，Kretzschmar N，Querfeld U. Wnt signaling contributes to vascular calcification by induction of matrix metalloproteinases. BMC Cardiovasc Disord，2016，16（1）：185.

［20］Harvey A，Montezano A C，Touyz R M. Vascular biology of ageing-Implications in hypertension. J Mol Cell Cardiol，2015，（83）：112-121.

［21］Chang Q，Hoefs S，van der Kemp A W，et al. The beta-glucuronidase klotho hydrolyzes and activates the TRPV5 channel. Science，2005，310（5747）：490-349.

［22］Olauson H，Lindberg K，Amin R，et al. Targeted deletion of Klotho in kidney distal tubule disrupts mineral metabolism. J Am Soc Nephrol，2012，23（10）：1641-1651.

［23］Imura A，Tsuji Y，Murata M，et al. alpha-Klotho as a regulator of calcium homeostasis. Science，2007，316（5831）：1615-1618.

［24］Tsujikawa H，Kurotaki Y，Fujimori T，et al. Klotho，a gene related to a syndrome resembling human premature aging，functions in a negative regulatory circuit of vitamin D endocrine system. Mol Endocrinol，2003，17（12）：2393-2403.

［25］Shanahan C M，Crouthamel M H，Kapustin A，et al. Arterial calcification in chronic kidney disease：key roles for calcium and phosphate. Circ Res，2011，109（6）：697-711.

[26] Lau W L，Linnes M，Chu E Y，et al. High phosphate feeding promotes mineral and bone abnormalities in mice with chronic kidney disease. Nephrol Dial Transplant，2013，28（1）：62-69.

[27] Hum J M，O'Bryan L M，Tatiparthi A K，et al. Chronic hyperphosphatemia and vascular calcification are reduced by stable delivery of soluble klotho. J Am Soc Nephrol，2017，28（4）：1162-1174.

[28] Ohta J，Rakugi H，Ishikawa K，et al. Klotho gene delivery suppresses oxidative stress in vivo. Geriatrics & Gerontology International，2007，7（3）：293-299.

[29] Haruna Y，Kashihara N，Satoh M，et al. Amelioration of progressive renal injury by genetic manipulation of Klotho gene. Proc Natl Acad Sci U S A，2007，104（7）：2331-2336.

[30] Wang Y，Sun Z. Klotho gene delivery prevents the progression of spontaneous hypertension and renal damage. Hypertension，2009，54（4）：810-817.

[31] Padanilam B J. Cell death induced by acute renal injury：a perspective on the contributions of apoptosis and necrosis. Am J Physiol Renal Physiol，2003，284（4）：F608-627.

[32] Zheng S，Zheng Y，Jin L，et al. Relationship between serum soluble klotho protein and coronary artery calcification and prognosis in patients on maintenance hemodialysis. Iran J Public Health，2018，47（4）：510-518.

[33] Morita H，Takeda Y，Fujita S，et al. Gender specific association between serum fibroblast growth factor 23/alpha-klotho and coronary artery and aortic valve calcification. J Atheroscler Thromb，2015，22（12）：1338-1346.

[34] Jo S H，Kim S G，Choi Y J，et al. KLOTHO gene polymorphism is associated with coronary artery stenosis but not with coronary calcification in a Korean population. Int Heart J，2009，50（1）：23-32.

[35] Nakahara T，Dweck M R，Narula N，et al. Coronary artery calcification：from mechanism to molecular imaging. JACC Cardiovascular Imaging，2017，10（5）：582.

[36] Hu M C，Shi M，Zhang J，et al. Klotho deficiency causes vascular calcification in chronic kidney disease. J Am Soc Nephrol，2011，22（1）：124-136.

[37] Cheng L，Zhang L，Yang J，et al. Activation of peroxisome proliferator-activated receptor γ inhibits vascular calcification by upregulating Klotho. Exp Ther Med，2017，13（2）：467-474.

[38] Kuro-o M Klotho，phosphate and FGF-23 in ageing and disturbed mineral metabolism. Nat Rev Nephrol，2013，9（11）：650-660.

[39] Franceschi R T，Xiao G，Jiang D，et al. Multiple signaling pathways converge on the Cbfa1/Runx2 transcription factor to regulate osteoblast differentiation. Connect Tissue Res，2003，44（1）：109-116.

[40] Saito Y，Nakamura K，Miura D，et al. Suppression of wnt signaling and osteogenic changes in vascular smooth muscle cells by eicosapentaenoic acid. Nutrients，2017，9（8）：858.

[41] Neyra J A，Ming C H. Potential application of klotho in human chronic kidney disease. Bone，2017，（100）：41-49.

[42] Kitagawa M，Sugiyama H，Morinaga H，et al. A decreased level of serum soluble Klotho is an independent biomarker associated with arterial stiffness in patients with chronic kidney disease. PLoS One，2013，8（2）：e56695.

[43] Zhao Y，Zhao M M，Cai Y，et al. Mammalian target of rapamycin signaling inhibition ameliorates vascular

calcification via Klotho upregulation. Kidney In，2015，88（4）：711-721.

［44］Chang J R，Guo J，Wang Y，et al. Intermedin 1-53 attenuates vascular calcification in rats with chronic kidney disease by upregulation of α-Klotho. Kidney Int，2016，89（3）：586-600.

［45］Vervloet M G，Adema A Y，Larsson T E，et al. The role of klotho on vascular calcification and endothelial function in chronic kidney disease. Semin Nephrol，2014，34（6）：578-585.

［46］Temmar M，Liabeuf S，Renard C，et al. Pulse wave velocity and vascular calcification at different stages of chronic kidney disease. J Hypertens，2010，28（1）：163-169.

［47］Sugiura H，Yoshida T，Shiohira S，et al. Reduced klotho expression level in kidney aggravates renal interstitial fibrosis. Am J Physiol Renal Physiol，2012，302（10）：F1252-1264.

［48］Doi S，Zou Y，Togao O，et al. Klotho inhibits transforming growth factor-beta1 （TGF-beta1） signaling and suppresses renal fibrosis and cancer metastasis in mice. J Biol Chem，2011，286（10）：8655-8665.

［49］Yamada S，Giachelli C M. Vascular calcification in CKD-MBD: roles for phosphate，FGF23，and Klotho. Bone，2017，（100）：87-93.

［50］Paloian N J，Giachelli C M. A current understanding of vascular calcification in CKD. Am J Physiol Renal Physiol，2014，307（8）：F891.

［51］Zou D，Wu W，He Y，et al. The role of klotho in chronic kidney disease. BMC Nephrology，2018，19（1）：285.

［52］Farrow E G，Davis S I，Summers L J，et al. Initial FGF23-mediated signaling occurs in the distal convoluted tubule. J Am Soc Nephrol，2009，20（5）：955.

［53］Kurosu H，Ogawa Y，Migoshi M，et al. Regulation of fibroblast growth factor-23 signaling by klotho. J Biol Chem，2006，281（10）：6120-6123.

［54］Liu S，Gupta A，Quarles L D. Emerging role of fibroblast growth factor 23 in a bone-kidney axis regulating systemic phosphate homeostasis and extracellular matrix mineralization. Curr Opin Nephrol Hypertens，2007，16（4）：329-335.

［55］Hu M C，Shiizaki K，Kuro-o M，et al. Fibroblast growth factor 23 and klotho: physiology and pathophysiology of an endocrine network of mineral metabolism. Annu Rev Physiol 2013，75（1）：503-533.

［56］Hu M C，Shi M，Zhang J，et al. Klotho: a novel phosphaturic substance acting as an autocrine enzyme in the renal proximal tubule. FASEB J，2010，24（9）：3438-3450.

第十八节　miRNA 与冠状动脉钙化

　　冠状动脉钙化（CAC）是冠状动脉粥样硬化的表现形式之一，其机制复杂。由于血管钙化过程受到严格的调控，并涉及血管平滑肌细胞的基因重组及亲钙化肽和抑制剂的动态调控，大量证据支持 microRNA（简称 miRNA）在这一过程中的重要作用[1]。研究表明，miRNA 对血管钙化过程中几个关键调节点进行了调节，参与了血管壁钙化的整个过程。

一、miRNA 概述

　　miRNA 是一类由内源基因编码的长度为 18～25 个核苷酸的非编码单链 RNA 分子，

具有在翻译水平或转录后水平调控的功能。其本身不具有可读框（open reading frame, ORF），并且不编码蛋白质。

1993 年，Ambros 等以线虫为对象用基因打靶技术研究某些基因对其发育的影响，并找到了一个对发育有明显干扰的基因。通常线虫要通过 4 个幼虫阶段才能成熟，这个基因的突变使其只停留在第一阶段。这个基因并不编码任何蛋白质，而是编码一个 miRNA。但以不完全互补的方式与 *lin-14* 基因的 mRNA 的 3′ 非翻译区（UTR）的特定区域相互作用，最终抑制 lin-14 蛋白质合成，调控着线虫幼虫由 L1 期向 L2 期的转化，由此在线虫中发现了第一个 miRNA-lin-4。以后的研究证明，miRNA 在果蝇、软体动物、鱼类及人体中都存在。

2000 年，Ruvkun 等又发现另一个 miRNA 分子 let-7，最早是在秀丽隐杆线虫（*G. elegans*）体内发现的，长为 21nt，存在于幼虫时期的第三期、第四期及成虫期，与蜕皮激素相关。至此 miRNA 逐渐进入人们的视野，并成为科学界的"明星分子"。let-7 与 lin-4 作用相似，同样可以调节线虫的发育进程。*let-7* 基因的表达决定了线虫从幼虫向成虫的形态转变，抑制 let-7 RNA 活性，将会导致成虫阶段出现幼虫期的形态；过度表达 let-7 RNA 则会导致早熟。

2000 年以来，大量的 miRNA 被研究者发现和鉴定。到目前为止，在 Sanger miRNA 序列数据库（miRNABase, 21.0 版）中含有 28 645 条发夹前体序列，35 828 条成熟 miRNA 序列，涵盖了 223 个物种，在这些生物体内担负着重要的调控功能。

（一）成熟的 miRNA 特点

1. 高度保守性、时序性和组织特异性　miRNA 的表达具有时间特异性和空间特异性；线虫中发现的 miRNA 有 1/3 以上可以在人体细胞内找到同源体。

2. 多靶效应　一个 miRNA 可以有多种不同的靶点。

3. 基因簇集现象　基因簇（gene cluster）是指基因家族中来源相同、结构相似和功能相关的基因在染色体上彼此紧邻所构成的串联重复单位，定于染色体的特殊区域。miRNA 基因并非随机分布，从单一 pri-miRNA 加工而来的共表达 miRNA 存在基因簇集现象，miRNA 簇集的存在可能与 miRNA 基因的协同作用有关。例如，miRNA-35～miRNA-41 基因簇集在线虫 2 号染色体的 1kb 片段上，并且由同一个 pri-miRNA 加工形成 7 个成熟的 miRNA。

（二）miRNA 分类

（1）位于内含子的 miRNA，如 miRNA-25～miRNA-106b 基因簇位于 MCM7 的内含子区、DLEU2 内含子中的 miRNA-15a～miRNA-16-1。

（2）位于外显子的 miRNA，如 CACNG8 中的 miRNA-985、BIC 外显子区的 miRNA-155。

（三）miRNA 的合成

miRNA 基因通常是在核内由 RNA 聚合酶Ⅱ（pol Ⅱ）转录的，但也有一部分 miRNA 是由 RNA 聚合酶Ⅲ（Pol Ⅲ）转录产生的。最初产物大多具有帽子结构（m7GpppG）和多聚腺苷酸尾巴（AAAAA）的 pri-miRNA，含有几百或几千个核苷酸。pri-miRNA 在核酸酶 Drosha 和辅助因子 Pasha 的作用下被处理成 70 个核苷酸组成的具有茎环结构的 pre-miRNA。pre-miRNA 在 3′端具有 2 个核苷酸的突起，这一特殊的结构被核转运蛋白 exportin-5 所识别，并被 RAN-GTP 和 exportin-5 输送到细胞质中。随后，另一个核酸酶 Dicer 及其结合蛋白将其剪切产生约为 22 个核苷酸长度的 miRNA 双链。miRNA 双链与细胞质内阿古蛋白等结合在一起形成 RNA 诱导沉默复合体 （RNA-induced silencing complex，RISC），其中一条成熟的单链 miRNA 保留在这一复合体中。另一条会迅速被降解。被降解的链一般被称为"随从链"，也被称为星号链，一般会表示为"miRNA-×××*"。另一条链被称为"先导链"，即通常所说的 miRNA[2]。

　　成熟的 miRNA 结合到与其互补的 mRNA 位点进行碱基配对调控基因表达。miRNA 通过其种子序列（5′端的 2～8 位核苷酸序列）与靶 mRNA 的 3′-UTR（有些是 5′-UTR 或 CDS）互补靶序列完全或部分匹配，介导 mRNA 的降解或翻译抑制。

二、与钙化相关的 miRNA

　　miRNA 与钙化有关，分为促进血管钙化的 miRNA 和抑制钙化的 miRNA（表 2-18-1）。

表 2-18-1　与钙化相关的 miRNA

促进血管钙化	抑制血管钙化
miRNA-221	miRNA-30b
miRNA-222	miRNA-30c
miRNA-223	miRNA-125b
miRNA-32	miRNA-133a
miRNA-297a	miRNA-143
miRNA-712	miRNA-145
miRNA-714	miRNA-155
miRNA-762	miRNA-204
	miRNA-205

（一）促进血管钙化的 miRNA

　　1. miRNA-221 和 miRNA-222　已被证明对体外培养的血管平滑肌细胞具有促进增殖、促进迁移和抗凋亡的作用。miRNA-221 和 miRNA-222 可同时改变小鼠血管平滑肌细胞的反式分化，促进体外钙化，且证明二者在促进血管钙化过程中发挥着协同作用，在血管平滑肌细胞表型转换的早期阶段，它们的浓度随着血管钙化程度的进展而降低。miRNA-221 和 miRNA -222 通过上调外切核苷酸磷酸二酯酶的表达，产生矿化物质抑制焦磷酸盐的产生。此外，miRNA-221 和 miRNA-222 还可以通过抑制钠磷共转运体 PiT-1 促进血管钙化[3]。

　　2. miRNA-223　研究表明，miRNA-223 在血管钙化中起一定作用，miRNA-223 参与了骨形成的调控[4]。在发生血管钙化时，miRNA-223 可以从动脉粥样硬化斑块的炎症细胞迁移到血管平滑肌细胞中，其可能是导致血管平滑肌细胞表型转化的一个重要因素[5]。miRNA 的过表达增加了血管平滑肌的增殖和迁移能力，与此同时，血管平滑肌细胞收缩表型α-肌动蛋白（α-actin）的表达减少[5]。最近有研究报道了在慢性肾脏病 4 期和 5 期患者中原本下调的血清 miRNA -223 在肾移植后可以恢复正常[6]。Rangrez 等[4] 研究发现，在 20 周龄 *ApoE* 基因敲除的小鼠中，miRNA-223 的表达显著增加。以上研究提示 miRNA-223 在血管平滑肌细胞表型转换和钙化进程中可能起到促进的作用。

3. miRNA-32 利用骨保护素敲除小鼠制备钙化的模型，使 miRNA-32 表达增加可导致小鼠血管平滑肌细胞中 BMP-2、Runx2、OPN 和 MGP 的表达升高，ALP 活性增加，而 miRNA-32 下调则可减轻钙化过程中这些细胞标志物的增加，提示 miRNA-32 可能是细胞钙化的正调节因子。PI3K 信号通路是一种典型的血管钙化途径，O 连接 *N*-乙酰葡糖胺激活 PI3K/AKT 信号通路诱导糖尿病血管钙化，PI3K/AKT 信号通路促进氧化应激诱导血管内皮细胞钙化[7]。

4. miRNA-297a Li 等[8] 利用维生素 D_3 加尼古丁建立了大鼠血管钙化模型，通过 miRNA 芯片来分析 2 组的 miRNA 表达谱，检测后发现钙化组与对照组比较有 10 个 miRNA 表达增多，6 个 miRNA 减少，其中 miRNA-297a 下调的幅度最大，miRNA-297a 作用的靶点为 FGF-23，并且通过下调 Klotho 使 FGF-23 的表达增多，从而促进钙化。

5. 其他 miRNA Ting 等[9] 研究证明，miRNA 在 3 周龄的 kl/kl 小鼠（抗衰老基因突变的小鼠）主动脉膜中异常表达。与野生型（WT）小鼠相比，kl/kl 小鼠 miRNA-762、miRNA-714 和 miRNA-712 在 kl/kl 主动脉中膜的表达显著增加。三者可能通过破坏 Ca^{2+} 流出蛋白参与血管平滑肌细胞的钙化[9]。

（二）抑制血管钙化的 miRNA

1. miRNA-30b 和 miRNA-30c 研究发现，钙化的冠状动脉血管平滑肌细胞中 miRNA-30b 和 miRNA-30c 的表达下调。miRNA-30b 和 miRNA-30c 的结合点位于 Runx2 的 3′ UTR，导致其下调从而抑制 ALP 活性，使 OC 和 OPN 分泌减少。此外，这两个 miRNA 受到 BMP-2 的调控，BMP-2 促进血管钙化的机制是增加细胞内无机磷酸盐水平和刺激编码成骨细胞表型相关基因的表达[10, 11]。用 BMP-2 处理血管平滑肌细胞后 miRNA-30b 和 miRNA-30c 的表达明显下调，Runx2 的表达显著增高，促进平滑肌细胞钙化。研究还发现，miRNA-30b 和 miRNA-30c 有可能调节与糖尿病和终末期肾病等共同疾病相关的异位血管钙化[12]。

2. miRNA-125b 在血管钙化的早期阶段也可抑制血管平滑肌细胞向成骨样细胞转化。成骨细胞特异性转录因子 Osterix 是 miRNA-125b 发挥作用的主要靶点，并介导其对血管钙化的保护作用，其中部分作用于 SP7，同样参与血管钙化[13]。

3. miRNA-135a 对体外培养的血管平滑肌细胞的钙化有抑制作用，miRNA-135a 水平降低导致基质无限制矿化，钙浓度增加，ALP 和 OC 活性增加。这些作用是通过 Kruppel 样因子 4/转录激活因子 3（KLF-4/STAT3）途径来实现的，其中 KLF-4 是调节细胞分化和增殖的一种重要的转录因子，在衰老的血管平滑肌细胞中 miRNA-135a 的表达是下调的，这可能是老年人群血管钙化发生率增加的原因之一[14]；但也报道 miRNA-135a 能促进血管钙化，机制是影响钙转运蛋白和钠钾钙交换体亚型的活性通道钠钙交换体亚型-1、细胞膜钙泵亚型 1～4，从而导致细胞内钙水平增加[9]。

4. miRNA-204 是不管在体外还是体内已被确定的另一种可以抑制血管钙化的 miRNA。miRNA-204 同样是通过靶向 Runx2 并结合到其 3′-UTR 抑制其表达来减轻血管钙化的，同时也降低了 ALP 和 OC 的活性[15]。最近的一项研究报道了 CKD 患者肾脏中 miRNA-204 的下调与其肾功能损害严重程度相关[16]。

5. miRNA-145 和 miRNA-155　可改变血管平滑肌细胞的增殖和分化，通过刺激心肌细胞的活性在维持血管平滑肌细胞表型中起重要作用。当这些 miRNA 水平下降后，血管平滑肌细胞易转换成成骨样细胞，从而加速血管钙化的进程。miRNA-155 的表达与主动脉钙化的数量呈负相关，这一过程被认为是动物血管去分化的先兆。CKD 大鼠血管平滑肌细胞中 miRNA-155 的过表达抑制了 AT1R 的表达，抑制了细胞的增殖，支持 miRNA-155 对血管平滑肌细胞的直接作用。CKD 大鼠血管平滑肌细胞中 miRNA-145 和 miRNA-155 的表达水平低于正常对照组，提示 miRNA 的改变可能导致 CKD 中血管平滑肌细胞的合成状态[17]。

6. miRNA-133a 和 miRNA-143　在无机磷酸盐诱导的钙化细胞中也是下调的。这些 miRNA 的结合靶点是 Osterix 和 Smad1，使其在钙化期间保持过度分泌的状态。有研究显示镁能阻止 miRNA-133a 和 miRNA-143 的下调，表明它可能对血管钙化有保护作用[18]。

7. miRNA-29a 和 miRNA-29b　可以调节成骨细胞和破骨细胞的活性。微调这些 miRNA 的功能不仅可以促进血管钙化，而且增加动脉管壁僵硬度。miRNA-29 的主要靶点是 ADAMTS7（一种具有血栓反应蛋白基序的解聚蛋白样金属蛋白酶）。ADAMTS7 下调后，导致 BMP-2 活性的降低和软骨寡聚基质蛋白（COMP）降解的延迟（COMP 是一种参与维持血管平滑肌细胞收缩表型的糖蛋白），预防血管钙化和保持动脉弹性[19]。也有报道 miRNA-29 通过下调弹性蛋白的表达促进血管钙化。弹性蛋白的减少会促进血管平滑肌细胞转换成成骨细胞表型，并伴随血管壁钙沉积的增加[20]。Jiang 等[21]用维生素 D_3 喂食大鼠建立动脉钙化的模型后发现，在钙化的血管组织中 MMP-2 的表达增多，同时 miRNA-29b-3p 的表达降低，接着用转染的方法进一步证实了 MMP-2 的 3'-UTR 区域就是 miRNA-29b-3p 作用的靶点，过表达 miRNA-29b-3p 后能抑制 MMP-2 的产生，从而延缓血管钙化的进程。

三、与 miRNA 调控相关的物质

（一）BMP-2

BMP-2 是转化生长因子 TGF-β 家族成员之一。可以调控成骨细胞分化、骨形成和增加氧化应激及内质网（ER）应激，刺激促进成骨细胞的分化[22]。其中 BMP-2 和 BMP-4 被认为是在钙化的动脉粥样硬化血管中起重要作用的成骨分化因子。通过血管原位杂交技术检测到 BMP-2 表达的增加伴随着 miRNA-30b 表达的减少。这再次证明 BMP 通过调节 miRNA 促进血管平滑肌细胞转分化。研究表明 BMP-2 可以降低 miRNA-30b 和 miRNA-30c 的表达，从而促进血管平滑肌细胞钙化[12]。已经发现多种通过 BMP 信号通路调节的 miRNA，可以正调节或负调节平滑肌细胞转分化[23]。在 BMP-2 诱导 C2C12 间充质细胞成骨过程中，miRNA-133 和 miRNA-135 表达下调。通过对 BMP-2 处理小鼠的前成骨细胞 MC3T3E-1 细胞中 miRNA 表达的研究发现，miRNA-141 和 miRNA-200a 下调。在 BMP-2 处理的小鼠细胞中，miRNA-208 和 miRNA-370 的表达水平也显著降低。此外，miRNA-208 或 miRNA-370 在原代小鼠成骨细胞的过度表达显著降低 BMP-2 诱导的成骨细

胞分化[24, 25]。miRNA-20a 是成骨分化过程中激活 BMP 信号的重要正调节因子。其他成骨细胞分化的正调节因子还包括 miRNA-22，其促进 BMP-2 信号通路，增加 Osterix 等成骨基因的表达[26]。

（二）Runx2 和 Osterix

血管平滑肌通过转化为成骨样细胞形成骨基质，促进血管钙化。而 miRNA 通过调节 Runx2 和 Osterix 的表达与其他相关信号通路在血管平滑肌细胞转分化过程中起重要作用。Runx2 是一种成骨细胞转录因子，Osterix 是成骨特异性转录因子。表达 Osterix 与 Runx2 的基因被证明为 miRNA-125b 靶基因，通过抑制 miRNA-125b，可以使 Runx2、Osterix 表达增加。靶向 Runx2 的 miRNA（miRNA-133 和 miRNA-204）在鼠主动脉的平滑肌细胞中表达下降，从而导致钙化。miRNA-204 在维生素 D_3 处理的血管钙化鼠模型中促进血管钙化，并与主动脉钙化与 Runx2 表达增加相关。用 ago-microRNA-204（miRNA-204 模拟物）80mg/kg 处理以增加 miRNA-204 表达的小鼠血管钙化显著减少，并表现出主动脉平滑肌细胞 Runx2 表达增加，由此可推断其可能通过调控 miRNA 表达水平来达到对血管钙化精准治疗的目的[15]。Runx2 同样也是 miRNA-30b 和 miRNA-30c 的靶标。通过 BMP 通路信号转导的 miRNA-30b/c 的下调足以增加 Runx2 表达，这导致 Runx2 依赖性基因 *OPN* 和 *OC* 的表达增加，细胞内钙沉积增加及血管平滑肌细胞向成骨样细胞转分化，引起血管钙化[12]。

（三）Smad

Smad 蛋白家族是 TGF-β 家族信号转导通路中的胞质递质。Smad（通路限制性 Smad 蛋白）的非经典信号通路作用直接控制 miRNA 的加工。Balderman 等报道了在血管钙化过程中，Smad1/25/8 被 BMP-2 激活，反过来通过抑制 Smad1 mRNA 来降低 Smad1 蛋白水平，使 miRNA-30b/c 的降低减少，从而减慢钙化的进展[12]。miRNA-210 通过抑制 Smad2/3 信号通路，从而促进 Smad 1/5/8 介导的成骨细胞分化[22]。

（四）锌指转录因子

在人冠状动脉血管平滑肌细胞中抑制 miRNA-125b 的表达，由 miRNA-125b 靶向锌指转录因子 SP7［SP7 作为一个成骨细胞特异性的转录因子，在前成骨细胞向成熟的成骨细胞（MO）及骨细胞分化过程中起重要的作用］，从而使转录因子 SP7 表达增加，促进 SMC 转分化及血管钙化[27]。

（五）NCX1、PMCA1 和 NCKX 4

miRNA-712、miRNA-714 和 miRNA-762 也可诱导血管钙化。这些 miRNA 直接作用于钙转运通道钠钙交换体亚型 1（NCX1）、细胞膜钙泵亚型 1（PMCA1）和钾依赖的钠钙交换体亚型 4（NCKX4），从而导致细胞内钙水平的升高。同时抑制 miRNA-762、miRNA-714 和 microRNA-712 可明显延缓钙化的进程[9]。而 miRNA-762、miRNA-714 和 miRNA-712 中的任一种 miRNA 上调或下调，对血管平滑肌细胞钙化没有影响，但同时抑制时细胞内钙含量可降低 30%，可能发挥"簇"的作用特点[9]。

（六）肌细胞增强因子2c、Ras同源物基因家族成员b、NFIA

miRNA-223的作用靶点是肌细胞增强因子2c（Mef2c）和Ras同源物基因家族成员b（Rhob）（在血管平滑肌细胞表型转换中起关键作用的2种蛋白质）。在血管平滑肌细胞中，当Mef2c和Rhob在较低表达水平时，miRNA-223是上调的[4]。miRNA-223的另一个靶目标是血管平滑肌细胞钙化抑制剂核因子1A（NFIA），在CKD鼠模型分离钙化主动脉中miRNA-223表达也增加，这与NFIA和葡萄糖转运蛋白表达下调有关[5]。miRNA-223的上调可诱导NFIA的降解[4, 28]。这也证明了miRNA-223在血管细胞钙化中的重要性。

（七）PiT-1和ENPP1

miRNA-221和miRNA-222可协同促进钙化，通过调节PiT-1、ENPP1的表达来影响磷酸盐代谢，破坏钙磷稳态平衡，从而促进钙化的发生[29]。也有研究证明miRNA-9通过下调ENPP1、PiT-1和ALP的表达来调节钙磷代谢[30]。

此外，miRNA调控的靶点还有PDGF、KLF-4和KLF-5等，可调节相应的靶点从而调节钙化的进程。

miRNA可使血管平滑肌细胞向成骨样细胞转分化，其机制为作用于成骨细胞转录因子、Runx2和Osterix，使其表达异常，从而在调节血管内钙化中起重要作用。成骨样细胞也表达ALP和骨基质，平滑肌细胞转分化与平滑肌细胞收缩蛋白的下调有关。钙化的平滑肌细胞产生基质小泡，通过充当磷酸钙的成核部位，促进血管内钙化。这些基质小泡也可能携带miRNA，调节其他细胞的表型。miRNA还抑制破骨发生，并可能限制破骨样细胞在血管壁的骨吸收能力，从而促进血管钙化。miRNA钙化机制复杂，多个miRNA可针对同一蛋白或信号通路。

越来越多的数据表明miRNA在血管钙化的发病机制中起重要作用，复杂的多个miRNA网络主要通过作用于相应的靶点，调控血管钙化的发展，且miRNA可能是早期血管钙化的生物标志物，及时干预可以阻止这一过程的进展。因此，miRNA可能成为预防血管钙化及不良心血管事件的潜在靶点。用基于反义的miRNA抑制剂阻断血管钙化，促进或增强miRNA的活性来保护血管钙化，可能是未来的治疗选择。然而，这需要更多的研究来确定最佳的候选miRNA作为靶目标。

（付彩军　吕晋琳）

参 考 文 献

［1］Leopold J A. MicroRNAs regulate vascular medial calcification. Cells，2014，3（4）：963-980.

［2］Philippen L E，Dirkx E，Wit J B，et al. Antisense MicroRNA therapeutics in cardiovascular disease：quo vadis? Mol Ther，2015，23（12）：1810-1818.

［3］Mackenzie N C，Staines K A，Zhu D，et al. miRNA-221 and miRNA-222 synergistically function to promote vascular calcification. Cell Biochem Funct，2014，32（2）：209-216.

［4］Rangrez A Y，M'Baya-Moatoula E，Metzinger-Le Meuth V，et al. Inorganic phosphate accelerates the migration of vascular smooth muscle cells：evidence for the involvement of miR-223. PLoS One，2012，

7（10）：e47807.

[5] Taïbi F，Meuth V M，Massy Z A，et al. miR-223：an inflammatory oncomiR enters the cardiovascular field. Biochim Biophys Acta，2014，1842（7）：1001-1009.

[6] Ulbing M，Kirsch A H，Leber B，et al. MicroRNAs 223-3p and 93-5p in patients with chronic kidney disease before and after renal transplantation. Bone，2016，95：115-123.

[7] Liu J，Xiao X，Shen Y，et al. MicroRNA-32 promotes calcification in vascular smooth muscle cells：Implications as a novel marker for coronary artery calcification. PLoS One，2017，12（3）：e0174138.

[8] Zheng S，Zhang S，Song Y，et al. MicroRNA-297a regulates vascular calcification by targeting fibroblast growth factor 23. Iran J Basic Med Sci，2016，19（12）：1331-1336.

[9] Gui T，Zhou G，Sun Y，et al. MicroRNAs that target Ca（2+）transporters are involved in vascular smooth muscle cell calcification. Lab Invest，2012，92（9）：1250-1259.

[10] Canalis E，Economides A N，Gazzerro E. Bone morphogenetic proteins，their antagonists，and the skeleton. Endocr Rev，2003，24（2）：218-235.

[11] Wu T，Zhou H，Hong Y，et al. miR-30 family members negatively regulate osteoblast differentiation. J Biol Chem，2012，287（10）：7503-7511.

[12] Balderman J A，Lee H Y，Mahoney C E，et al. Bone morphogenetic protein-2 decreases microRNA-30b and microRNA-30c to promote vascular smooth muscle cell calcification. J Am Heart Assoc，2012，1（6）：1225-1226.

[13] Goettsch C，Rauner M，Pacyna N，et al. miR-125b regulates calcification of vascular smooth muscle cells. Am J Pathol，2011，179（4）：1594-1600.

[14] Lin L，He Y，Xi B L，et al. miR-135a suppresses calcification in senescent VSMCs by regulating KLF4/STAT3 pathway. Curr Vasc Pharmacol，2016，14（2）：211-218.

[15] Cui R R ，Li S T，Lin L J，et al. MicroRNA-204 regulates vascular smooth muscle cell calcification in vitro and in vivo. Cardiovasc Res，2012，96（2）：320-329.

[16] Rudnicki M，Perco P，D Haene B，et al. Renal microRNA- and RNA-profiles in progressive chronic kidney disease. Eur J Clin Investi，2016，46（3）：213-226.

[17] Chen N X，Kiattisunthorn K，O'Neill K D，et al. Decreased microRNA is involved in the vascular remodeling abnormalities in chronic kidney disease(CKD). PLoS One，2013，8（5）：e64558.

[18] Louvet L，Metzinger L，Büchel J，et al. Magnesium attenuates phosphate-induced deregulation of a MicroRNA signature and prevents modulation of smad1 and osterix during the course of vascular calcification. Biomed Res Int，2016，（2016）：1-11.

[19] Du Y，Gao C，Liu Z，et al. Upregulation of a disintegrin and metalloproteinase with thrombospondin motifs-7 by miR-29 repression mediates vascular smooth muscle calcification. Arterioscler Thromb Vasc Biol，2012，32（11）：2580-2588.

[20] Sudo R，Sato F，Azechi T，et al. MiR-29-mediated elastin down-regulation contributes to inorganic phosphorus-induced osteoblastic differentiation in vascular smooth muscle cells. Genes to Cells，2016，20（12）：1077-1087.

[21] Jiang W，Zhang Z，Yang H，et al. The involvement of miR-29b-3p in arterial calcification by targeting matrix metalloproteinase-2.Biomed Res Int，2017，2017（11）：6713606.

［22］Massagué J. TGFβ signalling in context. Nat Rev Mol Cell Biol，2012，13（10）：616-630.

［23］Vimalraj S，Selvamurugan N. MicroRNAs：synthesis，gene regulation and osteoblast differentiation.Curr Issues Mol Biol，2013，15：7-18.

［24］Itoh T，Takeda S，Akao Y.MicroRNA-208 modulates BMP-2-stimulated mouse preosteoblast differentiation by directly targeting V-etserythroblastosis virus E26 oncogene homolog 1. J Biol Chem，2010，285（36）：27745-27752.

［25］Itoh T，Ando M，Tsukamasa Y，et al. Expression of BMP-2 and Ets1 in BMP-2-stimulated mouse pre-osteoblast differentiation is regulated by microRNA-370. FEBS Letters，2012，586（12）：1693-1701.

［26］Gámez B，Rodríguez-Carballo E，Bartrons R，et al. MicroRNA-322 （miR-322） and its target protein tob2 modulate osterix（Osx）mRNA stability. J Biol Chem，2013，288（20）：14264-14275.

［27］Wen P，Cao H，Fang L，et al. miR-125b/Ets1 axis regulates transdifferentiation and calcification of vascular smooth muscle cells in a high-phosphate environment. Exp Cell Res，2014，322（2）：302-312.

［28］M′Baya-Moutoula E，Louvet L，Metzinger-Le Meuth V，et al. High inorganic phosphate concentration inhibits osteoclastogenesis by modulating miR-223. Biochim Biophys Acta，2015，1852（10）：2202-2212.

［29］Chatterjee T K，Stoll L L，Denning G M，et al. Proinflammatory phenotype of perivascular adipocytes：influence of high-fat feeding. Circ Res，2014，104（4）：541-549.

［30］Verhagen S N，Vink A，Van der Graaf，et al. Coronary perivascular adipose tissue characteristics are related to atherosclerotic plaque size and composition：a post-mortem study. Atherosclerosis，2012，225（1）：99-104.

第十九节　冠状动脉钙化的研究进展

冠状动脉钙化（CAC）可在不同的年龄段出现，导致血管顺应性降低、血管舒缩反应异常、心肌灌注受损。病理显示为斑块脂质核脂质小体中结晶钙的聚集。CAC 是动脉硬化的一种典型表现，钙化沉积在较年长人群中更为多见且程度更重。CAC 与冠脉病理事件有关，可能是导致动脉斑块破裂的重要因素[1, 2]。在多数进展性病变中，当钙化现象占主导时，显示脂质成分发生沉淀和纤维组织增加[3]。虽然目前有很多手段能够检测诊断 CAC，但是钙化与动脉硬化的演变过程仍不确定[4]。

一、冠状动脉钙化发生的机制

CAC 是复杂的、可调控的和主动的过程，是动脉粥样硬化的表现形式之一[5]。它同样也是随着年龄增长的一种动脉退行性病变。该过程并非单纯被动的钙磷沉积，而是由细胞介导的病理生理过程。一些研究证实晚期糖尿病、血脂异常、高血压、男性、吸烟和肾脏疾病是内膜钙化的危险因素。另一方面，肾功能障碍 （主要是肾小球滤过率降低）、血钙过多、高血磷、甲状旁腺激素异常和透析时间都与动脉钙化有关。

血管平滑肌细胞向成骨样细胞转化是血管钙化的重要过程，在转化过程中，血管平滑肌细胞的固有表型特征逐渐减少，开始具有成骨细胞的特征和功能。它可以合成成骨细胞所具有的各种特异性蛋白，平滑肌细胞释放的细胞外囊泡在胶原的作用下可聚集和凝结成类似于动脉硬化斑块表面的钙化。钙离子和磷离子会分别通过膜联蛋白和磷离子通道进入囊泡内，以钙磷复合物的形式积累在膜内侧，形成最初的羟基磷灰石结晶。

（一）目前冠状动脉钙化主要的理论假说

1. 血管平滑肌细胞的凋亡与向成骨样细胞的转化　近期研究发现，血管钙化是一种类似骨骼发育的生物学发展过程，其主要特点是血管平滑肌的成骨样转化[6, 7]。随着血管钙化的发生，血管平滑肌细胞的固有表型特征逐渐减少，开始具有成骨细胞的特征和功能。它可以合成成骨细胞所具有的各种特异性蛋白[8]。研究显示，平滑肌细胞在转化为成骨细胞前均出现细胞凋亡的典型特征[9]。血管平滑肌细胞凋亡后，碱性磷酸酶（ALP）活性明显增加，骨形成蛋白2（BMP-2）、Runt相关转录因子2（Runx2）和成骨细胞特异性转录因子（Osterix）表达亦增加，这些结果提示凋亡可促进血管平滑肌细胞向成骨样细胞转化[10, 11]，而抑制凋亡可以缓解血管平滑肌细胞的钙化[12]（图2-19-1）。

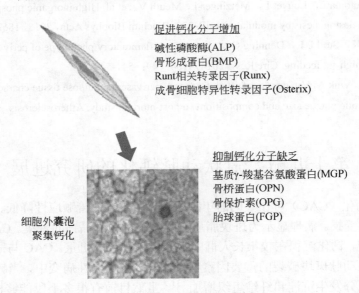

平滑肌细胞向成骨样细胞的转化

促进钙化分子增加
碱性磷酸酶(ALP)
骨形成蛋白(BMP)
Runt相关转录因子(Runx)
成骨细胞特异性转录因子(Osterix)

抑制钙化分子缺乏
基质γ-羧基谷氨酸蛋白(MGP)
骨桥蛋白(OPN)
骨保护素(OPG)
胎球蛋白(FGP)

细胞外囊泡
聚集钙化

图 2-19-1　血管钙化发展过程

2. 细胞外囊泡的作用　细胞外囊泡是由脂质双分子层包裹的小膜状结构，具有高钙化能力[13]。研究提示细胞外囊泡参与异位血管钙化（图2-19-1）。在心血管系统中会导致血管钙化的细胞外囊泡起源于平滑肌和巨噬细胞[14-16]。相关研究证实，在动脉硬化和慢性肾脏病中，细胞外囊泡与磷酸盐和钙失衡相关。在此过程中，钙离子和磷离子会分别通过膜联蛋白和磷离子通道进入囊泡内，以钙磷复合物的形式积累在膜内侧，形成最初的羟基磷灰石结晶。羟基磷灰石结晶体在囊泡内不断增长直至膜破裂。它们与细胞外基质结合作为钙盐结晶核心，继续生长并形成钙化结节[17, 18]。近期也有研究者发现，平滑肌细胞释放的细胞外囊泡在胶原的作用下可聚集和凝结类似于动脉硬化斑块表面的钙化小结[14]。细胞外囊泡也可通过表达小分子核糖核酸（如 miRNA-30、miRNA-125b、miRNA-143、miRNA-145、miRNA-155），调节信号转导分子1（Smad1）、Runx2 和 ALP，从而改变血管平滑肌细胞骨分化的平衡[19-22]。

3. 钙化分子抑制剂缺乏　这类抑制剂包括基质 γ-羧基谷氨酸蛋白（matrix γ-carboxyl glutamic acid protein，MGP）、骨桥蛋白（osteopontin，OPN）、球蛋白、焦磷酸盐等。它们通常在血管壁表达。当这些物质缺乏时均可能导致自发性钙化形成[23-25]。骨保护素（OPG）也是一种重要的动脉钙化的抑制因子，它的缺乏与动脉粥样硬化及 CAC 密切相关[26, 27]。胎球蛋白是一种抑制体外动脉钙化的肝分泌蛋白。虽然胎球蛋白与 CAC 在一般人群中的关联不确定，但胎球蛋白与 CAC 严重性呈反比关系。

4. 细胞因子诱导　单核巨噬细胞释放如肿瘤坏死因子α（TNF-α）、白细胞介素-1（IL-1）和白细胞介素-6（IL-6）等炎症因子，诱导动脉血管平滑肌细胞向具有与成骨细胞或软骨细胞相同的表型标记的钙化细胞转化，从而调控动脉钙化的进程[28, 29]。

（二）冠状动脉钙化的临床因素

虽然 CAC 被认为是一种典型的动脉硬化的表现，但还是与一些其他临床疾病因素密切相关（图 2-19-2）。

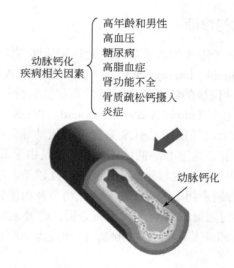

图 2-19-2　动脉钙化临床疾病因素

1. 年龄和性别　动脉硬化随着年龄增长而增加，相应血管中钙盐沉积增多，钙化也会日趋明显[30]。Framingham 研究结果提示，男性 CAC 的发生率要明显高于女性，尤其对于 60 岁以下的人群，女性 CAC 的发生率仅为男性的一半[31]。

2. 血压　高血压对动脉硬化的影响及压力对血管壁的直接作用，会导致 CAC 的加剧，尤其是收缩压、脉压越大的患者，CAC 越为严重[32, 33]。

3. 糖尿病　多项研究证实，糖尿病不但增加冠状动脉硬化的发生率，同样也是 CAC 的重要影响因素[34, 35]，而且对于糖尿病早期的患者，其 CAC 的发生率也显著增高[36]。

4. 高脂血症　脂质代谢紊乱与 CAC 病变相关[37]，高的低密度脂蛋白胆固醇（low density lipoprotein cholesterol，LDL-C）及低的高密度脂蛋白胆固醇（high density lipoprotein cholesterol，HDL-C）都可加速钙化病变的形成[38]，脂蛋白（a）[lipoprotein（a），Lp（a）]升高也被认为是 CAC 的独立危险因素[39]。

5. 肾功能不全　目前认为肾功能不全是与 CAC 相关性最强的疾病之一,可能与肾衰竭后体内钙磷代谢紊乱有关[40-42]。有研究报道[43-45],单纯血尿酸升高、尿蛋白异常及血清半胱氨酸蛋白酶抑制剂升高,同样也是 CAC 的重要影响因素。

6. 骨质疏松　近年来,有人发现,随着骨密度的减少,血管钙化程度也逐年增加,此现象似乎与钙质沉积的转移有关[46,47]。

7. 钙摄入增加　在 Meta 分析中,钙摄入对血管钙化和心血管风险没有显著的不利或有益的影响。同样,在对 2 型糖尿病患者的分析中,膳食钙摄入量或钙补充剂与钙化斑块或死亡风险之间没有显著关联。但膳食钙摄入(>805mg/d)增加钙化斑块心肌梗死风险。然而,当不能达到足够的膳食钙摄入量时,不应停止摄入钙补充剂(在建议的水平)。

其他因素:研究者发现 CAC 还与其他临床问题存在相关性,如饮食结构[48]、抑郁症[49]、环境污染[50]等。因此,CAC 诱因是一个复杂的临床问题,仍需要进一步深入研究。

二、冠状动脉钙化的诊断

对 CAC 的诊断主要基于影像学。目前,主要临床诊断方式包括冠脉计算机体层摄影血管造影(computed tomography angiography,CTA)。冠脉 CTA 是一种无创诊断冠状动脉疾病的方法,它对冠状动脉斑块的特征能进行定性和定量的分析[51,52],冠脉 CTA 作为一种无创检查,与血管内超声(intravascular ultrasound,IVUS)相比,敏感性与特异性与IVUS 相似[53],目前临床上已经使用 CACS 来评价冠状动脉的严重程度。

1. 冠状动脉造影　目前仍是冠心病的诊断标准,但是由于其影像学为二维的特点,对于斑块性质的诊断存在局限性,研究显示,其诊断敏感性较差,但特异性高;同时,也有研究表明冠状动脉造影与血管超声相比,对于微小钙化结节及内膜钙化诊断敏感性较差[54]。

2. 血管内超声　能够对冠脉内斑块进行性质分析,弥补冠脉造影的不足。IVUS 被认为是目前 CAC 诊断的金标准,其敏感度为 90%,特异度为 100%,对微小钙化结节也有较高的诊断率[55]。

3. 光学相干断层成像(optical coherence tomography,OCT)　能够比较清晰看到钙化斑块表面情况,OCT 穿透力较弱,但是分辨率较 IVUS 要高 10 倍,其对斑块钙化面积体积的估测精确度优于 IVUS[56,57]。有研究证实[58],虽然 OCT 穿透力较弱,但是其具有高分辨率,故对冠脉内小结节的诊断有很大的优势,对于指导临床治疗改善预后起到一定作用。

三、冠状动脉钙化的治疗

(一)药物治疗

近年来,多个研究试图证实药物治疗可抑制或逆转 CAC 的进程,但是大部分的研究结果都为阴性。研究者使用他汀治疗 CAC 病变,与安慰剂相比,他汀治疗并不能抑制钙化的进展[59]。而一些研究甚至发现他汀不仅没有抑制钙化的作用,反而可能促进血管钙化的进展[60,61]。也有研究结果提示,他汀经过强化调脂降低 LDL-C 后,CAC 的进展也随之减慢。因此，目前对于他汀类药物治疗对 CAC 斑块的作用仍存在争议[62]。目前仍有不少药物正在进行临床前研究，如二十碳五烯酸有望通过 NADPH 氧化酶-4 及 ω-3 脂肪酸的受体途径抑制动脉钙化的进展[63]，但仍需要进一步临床研究的证实。

（二）介入治疗

一般在 CAC 病变处球囊难以有效预扩张，从而出现球囊扩张不全，使介入手术风险增加（如血管夹层、无复流、冠脉撕裂、球囊破裂、支架膨胀不良等）。这些结果都可直接导致增加不良心血管事件的发生[64]。美国心脏病学会基金会（ACCF）、美国心脏协会（AHA）、美国心血管造影和介入学会（SCAI）和 CAC 病变诊治中国专家共识明确推荐[64, 65]，对于严重钙化病变，可以考虑冠脉旋磨术预处理以改良血管条件，其远期临床预后好，冠脉事件发生率低[66, 67]。另外也可以用双导丝、切割球囊等手段辅助冠脉介入治疗[68, 69]。

CAC 是一个可调控的血管生物学过程，随着对 CAC 病变发病机制的不断深入研究，可为 CAC 病变的诊断和治疗提供依据。

（Yongjian Geng　　郜俊清　　刘宗军）

参 考 文 献

［1］Budoff M J，Young R，Lopez V A，et al. Progression of coronary calcium and incident coronary heart disease events：MESA （Multi-Ethnic Study of Atherosclerosis）. J Am Coll Cardiol，2013，61（12）：1231-1239.

［2］Budoff M J，Shaw L J，Liu S T，et al. Long-term prognosis associated with coronary calcification：observations from a registry of 25，253 patients. J Am Coll Cardiol，2007，49（18）：1871-1873.

［3］Rumberger J A，Simons D B，Fitzpatrick L A，et al. Coronary artery calcium area by electron-beam computed tomography and coronary atherosclerotic plaque area. A Histopathologic Correlative Study. Circulation，1995，92（8）：2157-2162.

［4］Nakahara T，Dweck M R，Narula N，et al. Coronary artery calcification：from mechanism to molecular imaging. JACC Cardiovasc Imaging，2017，10（5）：582-593.

［5］Otsuka F，Kramer M C，Woudstra P，et al. Natural progression of atherosclerosis from pathologic intimal thickening to late fibroatheroma in human coronary arteries：a pathology study. Atherosclerosis，2015，241（2）：772-782.

［6］Sasaki T，Nakamura K，Sasada K，et al. Matrix metalloproteinase-2 deficiency impairs aortic atherosclerotic calcification in ApoE-deficient mice. Atherosclerosis，2013，227（1）：43-50.

［7］Zhang X，Li R，Qin X，et al. Sp1 plays an important role in vascular calcification both in vivo and in vitro. J Am Heart Assoc，2018，7（6）：e007555.

［8］Lee K M，Lee E O，Lee Y R，et al. APE1/Ref-1 inhibits phosphate-induced calcification and osteoblastic phenotype changes in vascular smooth muscle cells. Int J Mol Sci，2017，18（10）：e2053.

［9］Proudfoot D，Skepper J N，Hegyi L，et al. The role of apoptosis in the initiation of vascular calcification. Z Kardiol，2001，90（3）：43-46.

［10］Shroff R，Long D A，Shanahan C. Mechanistic insights into vascular calcification in CKD. J Am Soc Nephrol，2013，24（2）：179-189.

［11］Lu Y，Bian Y，Wang Y，et al. Globular adiponectin reduces vascular calcification via inhibition of ER-stress-mediated smooth muscle cell apoptosis. Int J Clin Exp Pathol，2015，8（3）：2545.

［12］Kapustin A N，Davies J D，Reynolds J L，et al. Calcium regulates key components of vascular smooth muscle cell-derived matrix vesicles to enhance mineralization. Circ Res，2011，109（1）：e1-e12.

［13］New S E，Aikawa E. Role of extracellular vesicles in de novo mineralization an additional novel mechanism of cardiovascular calcification. Arterioscler Thromb Vasc Biol，2013，33（8）：1753-1758.

［14］Hutcheson J D，Goettsch C，Bertazzo S，et al. Genesis and growth of extracellular-vesicle-derived microcalcification in atherosclerotic plaques. Nat mater，2016，15（3）：335-343.

［15］Krohn J B，Hutcheson J D，Martínez-Martínez E，et al. discoidin domain receptor-1 regulates calcific extracellular vesicle release in vascular smooth muscle cell fibrocalcific response via transforming growth factor-β signaling. Arterioscier Thromb vasc Biol，2016，36（3）：525-533.

［16］New S E，Goettschc C，Aikawam M，et al. Macrophage-derived matrix vesicles：an alternative novel mechanism for microcalcification in atherosclerotic plaques. Circ Res，2013，113（1）：72-77.

［17］Warner G P，Hubbard H L，Lloyd G C，et al. 32Pi- and 45Ca-metabolism by matrix vesicle-enriched microsomes prepared from chicken epiphyseal cartilage by isosmotic percoll density-gradient fractionation. Caicif Tissue Int，1983，35（3）：327-338.

［18］Anderson H C. Mechanisms of pathologic calcification. Rheum Dis Clin North Am，1988，14（2）：303-319.

［19］Mizuno Y，Yagi K，Tokuzawa Y，et al. miR-125b inhibits osteoblastic differentiation by down-regulation of cell proliferation. Biochem Biophys Res Commun，2008，368（2）：267-272.

［20］Goettschc，Raunerm，Pacyna N，et al. miR-125b regulates calcification of vascular smooth muscle cells. Am J pathoI，2011，179（4）：1594-1600.

［21］WuT，Zhou H，Hong Y，et al. miR-30 family members negatively regulate osteoblast differentiation. J Biol chem，2012，287（10）：7503-7511.

［22］Chen N X，Kiattisunthorn K，O'Neill K D，et al. Decreased microRNA is involved in the vascular remodeling abnormalities in chronic kidney disease（CKD）. PLoS One，2013，8（5）：e64558.

［23］Cai Y，Xu M J，Tengx et al.，Intermedin inhibits vascular calcification by increasing the level of matrix gamma-carboxyglutamic acid protein. Cardiovasc Res，2010，85（4）：864-873.

［24］Paloian N J，Leaf E M，Giachelli C M. Osteopontin protects against high phosphate-induced nephrocalcinosis and vascular calcification. Kidney Int，2016，89（5）：1027-1036.

［25］Villa-Bellosta R，O'Neill W C. Pyrophosphate deficiency in vascular calcification. Kidney Int，2018，93（6）：1293-1297.

［26］Nugroho J，Widorini W. Correlation between osteoprotegerin serum level and coronary calcification using coronary artery calcium score in patient with moderate-severe cardiovascular risk factor. Int JAngiol，2017，26（4）：234-237.

［27］Makarović S，Makarović Z，Steiner R，et al. Osteoprotegerin and Vascular Calcification：Clinical and Prognostic Relevance. Coll AntropoI，2015，39（2）：461-468.

［28］New S E，Aikawa E. Cardiovascular calcification：an inflammatory disease.Circ J，2011，75（6）：1305-1313.

［29］Shobeiri N，Bendeck M P. Interleukin-1β is a key biomarker and mediator of inflammatory vascular calcification. Arterioscler Thromb Vasc Biol，2017，37（2）：179-180.

［30］Han D，ÓHartaigh B，Gransar H，et al. Prevalence and distribution of coronary artery calcification in asymptomatic United States and korean adults-cross-sectional propensity-matched analysis. Circ J，2016，80（11）：2349-2355.

［31］Hoffmann U，Massaro J M，Fox C S，et al. Defining normal distributions of coronary artery calcium in women and men （from the Framingham Heart Study).Am J Cardiol，2008，102（9）：1136-1141.

［32］Nicoll R，Zhao Y，Ibrahimi P，et al. Diabetes and hypertension consistently predict the presence and extent of coronary artery calcification in symptomatic patients：a systematic review and meta-analysis. Int J Mol Sci，2016，17（9）.

［33］Lehmann N，Erbel R，Mahabadi A A，et al. Accelerated progression of coronary artery calcification in hypertension but also prehypertension. J Hypertens，2016，34（11）：2233-2242.

［34］Rhee E J，Cho J H，Kwon H，et al. Association between coronary artery calcification and the hemoglobin glycation index：the kangbuk samsung health study. J Clin Endocrinol Metab，2017，102（12）：4634-4641.

［35］Milzi A，Burgmaier M，Burgmaier K，et al. Type 2 diabetes mellitus is associated with a lower fibrous cap thickness but has no impact on calcification morphology：an intracoronary optical coherence tomography study. Cardiovass Diabetoi，2017，16（1）：152.

［36］Won K B，Han D，Lee J H，et al. Evaluation of the impact of glycemic status on the progression of coronary artery calcification in asymptomatic individuals. Cardiovasc Diabetol，2018，17（1）：4.

［37］Gallo A，Giral P，Carrié A，et al. Early coronary calcifications are related to cholesterol burden in heterozygous familial hypercholesterolemia. J Clin Lipidol，2017，11（3）：704-711.

［38］Lee D Y，Kim J H，Park S E，et al. Effects of low-density lipoprotein cholesterol on coronary artery calcification progression according to high-density lipoprotein cholesterol levels. Arch Med Res，2017，48（3）：284-291.

［39］Greif M，Arnoldt T，Ruemmier J，et al. Lipoprotein（a）is independently correlated with coronary artery calcification. Eur J Intern Med，2013，24（1）：75-79.

［40］Lai J，Akindavyi G，Fu Q，et al. Research Progress on the Relationship between Coronary Artery Calcification and Chronic Renal Failure.Chin Med J（Engl），2018，131（5）：608-614.

［41］Sheridan K，Logomarsino J V. Effects of serum phosphorus on vascular calcification in a healthy，adult population：A systematic review. J Vasc Nurs，2017，35（3）：157-169.

［42］Bundy J D，Chen J，Yang W，et al. Risk factors for progression of coronary artery calcification in patients with chronic kidney disease：The CRIC study. Atherosclerosis，2018，271：53-60.

［43］Kim H，Kim S H，Choi A R，et al. Asymptomatic hyperuricemia is independently associated with coronary artery calcification in the absence of overt coronary artery disease：A single-center cross-sectional study. Medicine（Baltimore），2017，96（14）：e6565.

［44］Jun J E，Lee Y B，Lee S E，et al. Elevated serum uric acid predicts the development of moderate coronary artery calcification independent of conventional cardiovascular risk factors. Atherosclerosis，2018，272：233-239.

［45］Sugiyama H，Miyoshi T，Osawa K，et al. Serum cystatin C levels are associated with coronary artery calcification in women without chronic kidney disease. J Cardiol，2017，70（6）：559-564.

［46］ Lampropoulos C E，Kalamara P，Konsta M，et al. Osteoporosis and vascular calcification in postmenopausal women：a cross-sectional study. Climacteric，2016，19（3）：303-307.

［47］ Zhang Y，Feng B. Systematic review and meta-analysis for the association of bone mineral density and osteoporosis/osteopenia with vascular calcification in women. Int J Rheum Dis，2017，20（2）：154-160.

［48］ Frölich S，Lehmann N，Weyers S，et al. Association of dietary patterns with five-year degree and progression of coronary artery calcification in the Heinz Nixdorf Recall study. Nut Metab Cardiovasc Dis，2017，27（11）：999-1007.

［49］ Greco C M，Kao A H，Sattar A，et al. Association between depression and coronary artery calcification in women with systemic lupus erythematosus. Rheumatology（oxford），2009，48（5）：576-581.

［50］ Tibuakuu M，Jones M R，Navas-Acien A，et al. Exposure to ambient air pollution and calcification of the mitral annulus and aortic valve：the multi-ethnic study of atherosclerosis（MESA）. Environ Health，2017，16（1）：133.

［51］ Kruku，Noll D，Achenboch S，et al. Impact of coronary artery calcium characteristics on accuracy of CT angiography. JACC Cardiovasc Imaging，2014，7（1）：49-58.

［52］ Nakazato R，Shalev A，Doh J H，et al. Quantification and characterisation of coronary artery plaque volume and adverse plaque features by coronary computed tomographic angiography：a direct comparison to intravascular ultrasound. Eur Radiol，2013，23（8）：2109-2117.

［53］ Fischer C，Hulten E，Belur P，et al. Coronary CT angiography versus intravascular ultrasound for estimation of coronary stenosis and atherosclerotic plaque burden：a meta-analysis. J Cardiovasc Comput Tomogr，2013，7（4）：256-266.

［54］ Ben A H，Bouzouita K，Hamdi I，et al. Comparison of coronary calcifications detection by angiogram versus intravascular ultrasound. Tunis Med，2013，91（3）：196-199.

［55］ Baumgart D，Schmermund A，Goerge G，et al. Comparison of electron beam computed tomography with intracoronary ultrasound and coronary angiography for detection of coronary atherosclerosis. J Am Coll Cardiol，1997，30（1）：57-64.

［56］ Kume T，Okura H，Kawamoto T，et al. Assessment of the coronary calcification by optical coherence tomography. Eurointervention，2011，6（6）：768-772.

［57］ Wang X，Matsumura M，Mintz G S，et al. In Vivo Calcium Detection by Comparing Optical Coherence Tomography，Intravascular Ultrasound，and Angiography. JACC Cardiovascular Imaging，2017，10（8）：869-871.

［58］ Lee T，Mintz G S，Matsumura M，et al. Prevalence，Predictors，and Clinical Presentation of a Calcified Nodule as Assessed by Optical Coherence Tomography. JACC Cardiovascular Imaging，2017，10（8）：883-885.

［59］ Rishi P，Nicholls S J，Mingyuan J，et al. Impact of statins on serial coronary calcification during atheroma progression and regression. J Am Coll Cardiol，2015，65（13）：1273-1282.

［60］ Aramesh S，Gideon B，and Reaven P D. Progression of vascular calcification is increased with statin use in the Veterans Affairs Diabetes Trial （VADT）. Diabetes Care，2012，35（11）：2390-2392.

［61］ Henein M，Granåsen G，Wiklund U，et al. High dose and long-term statin therapy accelerate coronary artery calcification. Int J Cardiol，2015，184（1）：581-586.

［62］Rodriguez-Granillo G A，Carrascosa P，and Bruining N. Progression of coronary artery calcification at the crossroads：sign of progression or stabilization of coronary atherosclerosis? Cardiovasc Diagn Ther，2016，6（3）：250-253.

［63］Nakamura K，MiuraD，Yunoki K，et al. Eicosapentaenoic acid prevents arterial calcification in klotho mutant mice，an animal model of typical aging. PLoS One，2017，12（8）：e0181009.

［64］Levine G N，Bates E R，Blankenship J C，et al. 2011 ACCF/AHA/SCAI Guideline for Percutaneous Coronary Intervention. A report of the American College of Cardiology Foundation/American Heart Association Task Force on Practice Guidelines and the Society for Cardiovascular Angiography and Interventions. J Am Coll Cardiol，2011，58（24）：e44-e122.

［65］王伟民，霍勇，葛均波. 冠状动脉钙化病变诊治中国专家共识. 中国介入心脏病学杂志，2014，22（2）：69-73.

［66］Lee M S，Shlofmitz R A，Martinsen B J，et al. Impact of age following treatment of severely calcified coronary lesions with the orbital Atherectomy system：3-year follow-up. Cardiovasc Revasc Med，2018，19（6）：655-659.

［67］Sareen N，Baber U，Aquino M，et al. Mid-term outcomes of consecutive 998 cases of coronary atherectomy in contemporary clinical practice. J Interv Cardiol，2017，30（4）：331-337.

［68］Akutsu Y，Hamazaki Y，Sekimoto T，et al. Dataset of calcified plaque condition in the stenotic coronary artery lesion obtained using multidetector computed tomography to indicate the addition of rotational atherectomy during percutaneous coronary intervention. Data Brief，2016，7：376-380.

［69］Hashimoto S，Takahashi A，Yamada T，et al. Usefulness of the twin guidewire method during retrieval of the broken tip of a microcatheter entrapped in a heavily calcified coronary artery. Cardiovasc Revasc Med，2018，19（8s）：28-30.

第三章 冠状动脉钙化的检查

第一节 冠状动脉钙化的放射学评估

在具有冠状动脉粥样硬化临床表现的患者中，很大一部分患者会出现冠状动脉相关性猝死。心肌梗死是人类最常见的死亡原因，即使是心肌梗死的存活患者，其后续也需要消耗巨大的人力和财力，并造成巨大的负担[1, 2]。因此，减少冠心病对社会的破坏性影响是一个全球的健康问题[3]，这一任务能否成功很大程度上取决于能否将那些注定会死于冠心病或发生心肌梗死的人与那些不会出现冠心病死亡或心肌梗死的人进行准确的区分。现阶段，对冠状动脉钙化（CAC）的筛查是最易行、可靠的。

一、钙化假说背后的理论模型

体外实验表明，CAC 与冠状动脉粥样硬化有关[4]。对急性心肌梗死患者行尸检，冠状动脉放射学检查结果发现左右冠状动脉均发生了钙化。这些研究成果形成了 CAC 假说的基础及支持对其筛查的理论模型。这个模型依赖于两个代替性指标：①钙化量代表动脉粥样硬化程度。②动脉粥样硬化的程度代表冠状动脉事件发生的概率。如果这两种替代假说成立，钙化筛查应该在临床上有助于识别冠心病事件高危人群。除了这些理论基础外，目前从多项独立进行的研究也发现了 CAC 对事件的预测价值。

二、冠状动脉钙化与冠状动脉粥样硬化之间的关系

早在 20 世纪 50 年代末和 60 年代初，尸检研究即已证实冠状动脉内存在钙沉积，并且钙沉积部位总是存在于动脉粥样硬化斑块内[5]。30 多年后，Mautner 等[6] 应用电子束CT 对冠状动脉钙沉积进行研究，对 50 颗心脏中的 4298 个冠状动脉节段进行了定量组织形态学分析，测定每个节段狭窄的横切面积和钙沉积面积，每条动脉狭窄的平均百分比和总钙的平均百分比是以离动脉开口的距离为函数关系。这项研究的一个惊人发现是，钙的数量是可变的，这不仅与被检查的动脉有关，而且与离动脉开口的距离也有关。CAC 与狭窄的拟合程度较高（$r=0.96$，$P<0.0001$），狭窄程度为 76%～100% 的人中有 93% 有冠状动脉钙沉积，而狭窄程度在 0～50% 的人中仅有 20% 存在冠状动脉钙沉积。Sangiorgi 等[7]分析了来自 37 颗心脏的所有 3 支冠状动脉的 723 个冠状动脉节段切片，经适当的组织学染色后，用计算机测量获得钙化面积和斑块面积，并比较了两个变量，结果显示钙化面积平方根与斑块面积平方根之间的相关系数 r 值为 0.52（$P<0.0001$）。对这两个变量之间关系的研究表明，钙化与斑块的分布范围变化很大，与小的钙化沉积区相关的斑块分布范围相对广泛。一般而言，动脉粥样硬化面积比钙化面积要大，斑块面积在 0.1～32.5mm^2，波动在 325 倍范围内，而钙含量面积为 0.13～6.8mm^2，仅在 7.7 倍范围内。与之有关的无钙区斑块面积是 0.2～4.0mm^2 以上。因此，钙化与动脉粥样硬化的关系是显著的，但也是高

度可变的。

三、冠状动脉粥样硬化程度及冠状动脉事件概率的关系

病理研究表明，动脉粥样硬化在很小的年龄就开始发生了，并且在成年人群中表现出惊人的患病率[8, 9]。虽然冠状动脉粥样硬化的严重程度随着年龄增长而加重，但动脉粥样硬化增加速度并不是恒定的[10]：动脉粥样硬化在30~49岁年龄组迅速增加，在随后的10年中达到最大值，此后一直保持不变。血管造影研究也显示，在某些斑块中，动脉粥样硬化斑块的进展非常缓慢[11]。第一次世界大战、朝鲜战争和越南战争期间进行的尸检研究表明，许多以前认为健康的年轻战士，生前已经存在严重的冠状动脉粥样硬化[12, 13]。著名的青年动脉粥样硬化的病理生物学决定因素研究（PDAY），是一项针对3000多名因非心脏原因死亡的美国年轻人（15~34岁）的大型研究，记录了年轻人严重冠状动脉粥样硬化的高患病率及其与冠心病事件危险因素的关系[14]，研究显示脂纹发展到中度病变的年龄有很大的差异，病变的进展同样也有差异。国际动脉粥样硬化项目对14个国家的19个地区种族群体中死于冠心病和其他原因的23 207支冠状动脉进行了尸检分析，发现在冠状动脉粥样硬化的发生率和程度上有明显的地理和种族差异，动脉粥样硬化的程度与在该地区观察到的冠心病死亡率大致相符[15]。需要指出的是，虽然冠状动脉粥样硬化的程度与冠心病死亡的概率之间存在一定的关系，但由于斑块稳定性、冠状动脉粥样硬化进展速度等原因，这种关系有一定程度的可变性。所以，即便钙化筛选正确并且精确地识别了动脉粥样硬化，但它仍然可能无法可靠地识别未来事件的发生。

X线摄影方法可以检测CAC，也可量化。下文中将回顾检测和量化CAC的方法。

四、冠状动脉钙化放射诊断史

（一）胸部X线摄影

早在1927年就有胸部X线片显示CAC的报道，胸部X线摄影成为一种潜在的评估CAC的方法。1978年，Souza等[16]提出在每个成人胸片中检查"CAC三角"（图3-1-1）。1983年，Kelley等[17]复习大量关于胸部平片检测CAC的报告指出，在以胶片为基础的系统中使用高能量的X线束，可以极大地提高胸片对检测CAC的灵敏度。尽管胸片检查CAC的发现取得了令人鼓舞的初步成果，但由于X线仅仅能明确是否存在CAC，对于CAC定量及钙化准确部位判断存在困难，应用胸片诊断CAC难以引起广泛和持续关注。实际上，如果当时能认识到CAC在预测事件和管理风险方面的临床重要性，使用价格便宜、操作简便的胸片检查进行Souza CAC三角评估，以确定未来主要不良心血管事件（MACE）和风险管理也是非常有价值的。

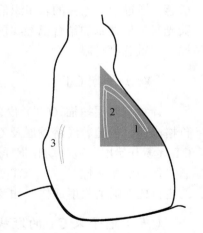

图 3-1-1　Souza CAC 三角

1：左回旋支；2：左前降支

3：右冠状动脉

（二）X 线摄影检查

X 线摄影用于临床后，目前是应用最广泛、价格较便宜的检查方法之一。无论在规模较大的三级甲等医院还是规模较小的社区医院或乡镇医院都可进行胸部 X 线检查。有关无创透视法检测 CAC 的第一次报道出现在 20 世纪 60 年代[18]。大量的报道结果显示，其诊断准确性不低于冠状动脉造影检查[19, 20]，而且随着 X 线机分辨率提高，诊断 CAC 灵敏度和准确性得到提高[21]。大多数研究和 Meta 分析的结论认为，尽管透视的敏感性似乎很低，但它的特异性和准确性高，与冠状动脉造影冠状动脉狭窄的相符程度高。在应用数字减影方法后其敏感性、准确度也明显升高。1980 年出现了最引人注目和令人鼓舞的发现：Margolis 等[22]随访了一组有症状的年轻人，这组年轻人接受了心脏透视和血管造影检查，发现即使控制了血管造影相关并发症，透视后 CAC 阳性仍预测未来死亡率增加 4 倍。因此，CAC 是一个独立的死亡率预测指标。

（三）双能透视

能量减影是一种提高物体清晰度的方法[23-25]，通过利用物质衰减系数的能量依赖关系来分离特定组织，能量减影已应用于肺结节中的钙化检测、骨的矿物质分析、心脏显像中钙化的检测[26]。使用双能减影和平板探测器拍摄的胸部平片能改进 CAC 的评估。双能透视结合平板探测器心脏成像，具有实时图像采集和实时转换 X 线束能量的能力。传统的时间减影方法固有的局限性是易受心脏和患者运动产生的运动伪影的影响，这些运动伪影导致的信号无法与所需用于定量分析的信号分离。实时双能量减法技术解决了与时间减影相关的运动伪影问题[27]。此外，双能成像已经被用来量化 CAC 质量[28]。

双能成像相对于标准摄影的主要优点是能够抑制图像中不需要的组织信号，如在胸部 X 线摄影中，肋骨阴影被认为是解剖背景干扰，限制了肺部结节的检测，而双能影像解决了这一问题[29]。运动伪影阻碍了时间减影在心脏成像中的应用，而双能成像则对运动不敏感，通过消除上覆的软组织信号使对比度增强，从而提高对钙化的检测的准确性，双能荧光与平板技术的结合已经实现了 CAC 的量化[30]。然而，这种技术与成熟的 CT 技术相比，其敏感度有限。

（四）早期 CT

计算机断层扫描（CT）仪自 20 世纪 60 年代开始使用，与荧光透视 X 线仪相比，其价格高昂。但随着经济发展及 CT 普及，多数患者已能负担该项检查。20 世纪 80 年代，CT 逐渐开始用于冠状动脉粥样硬化的诊断，结果提示 CT 比透视在预测血管狭窄方面更敏感，但缺乏特异性[31, 32]。CT 密度分辨率的提高是其预期灵敏度提高的原因。CT 对钙化的定位比普通的投射成像（如荧光透视）更准确和容易。

（五）电子束 CT 的冠状动脉钙化评估

电子束 CT（EBCT）扫描仪具有时间和空间的高分辨率，但也会有 CAC 的影像噪声。EBCT 扫描仪是在 20 世纪 80 年代引入美国市场的。EBCT 与常规 CT 不同，用电子束代替了传统的 X 线球管旋转运动。EBCT 的电子枪发射电子束轰击扫描架上的靶环，从而产生 X 线，电子枪内偏转线圈的磁场变化使电子束旋转扫描钨靶，钨靶产生旋转 X 线，完成对患者的扫描，因 EBCT 无常规 CT 的球管旋转速度限制，扫描速度明显提高、成像时间缩短，但购买和安装费用高。EBCT 的高时间分辨率使搏动的心脏获得清晰图像。关于其潜在的 CAC 成像应用很早就出现在 Tanenbaum 等[33]和 Agatston 等[34]的报道中。EBCT 预测血管造影狭窄的准确性，与运动试验的结果相当[35]。早期部分研究拟确定用这项技术检测到的 CAC 在无症状成人中预测未来冠状动脉事件的价值，但分歧较多[36, 37]。1996年，美国心脏协会（AHA）在 EBCT 支持者的持续建议下，成立了一个关于 EBCT 冠状动脉钙扫描应用的协作小组。该小组的结论是，EBCT 尚未被证明对筛查无症状的受试者有用，还需要更多的研究[38]。尽管 EBCT 扫描的支持者声称，EBCT 在预测事件能力比血管造影疾病准确性提高，但只有一项研究把 EBCT 和透视预测冠心病事件做了比较，Taylor等[39]在他们的研究报告中得出结论，冠状动脉透视和 CT 都提供了冠心病风险的预后信息，但这两种技术的预后准确性都不高，EBCT 成像的预测精度稍高。

（六）多层螺旋 CT 的冠状动脉钙化评估

多层螺旋 CT 仪能获得低噪声、高空间分辨率的图像，但会伴随一些运动伪影。多层螺旋 CT 是在 20 世纪 90 年代末在美国市场上推出的，推出后几乎立即应用于 CAC 的扫描[40]。在两项研究[41, 42]表明 EBCT 和多层螺旋 CT 结果相似后，多探测器扫描才在美国一项大型多中心研究中得到对 CAC 检测应用的认可，即著名的多种族动脉粥样硬化研究（MESA）[43]。这些扫描器可用螺旋扫描（容积扫描）和逐层扫描模式。MESA 考虑到辐射剂量，主要采用标准的逐层扫描模式。

五、评估冠状动脉风险与冠状动脉钙化的标准方法

心血管风险评分系统根据人口统计和危险因素对一个人在特定时间内（通常是 10～30年）罹患心血管疾病的概率做出估计。美国的标准方法是使用 Framingham 风险评分。

MESA 结果[43]显示，在未来的事件中，CACS 结合 Framingham 风险评分优于单纯的 CACS 或 Framingham 风险评分，得分高的白种人、非洲裔美国人、华裔美国人和西班牙人比那些得分为零或低的人更有可能在未来出现冠心病事件。

CAC 的分数或体积是十分相似的，并且在不同的模型、模式、几代扫描仪之间几乎完全相关，这表明 CAC 变量是非常稳定的。MESA 最终表明[44]，CAC 是高加索人、非洲裔美国人、西班牙裔和华裔美国人冠状动脉事件的重要和强有力的预测因素。这个报告及随后的报告为无症状的冠心病中度危险受试者使用 CAC 扫描提供了强有力的证据支持。

具体而言，2010 年 ACC/AHA 指南建议，对冠心病事件（猝死、心肌梗死、心力衰竭、初发心绞痛）的 10 年风险为 10%～20% 的人进行 CAC 检测是合理的，而未指出在风险较低或较高的人群中进行 CAC 检测。但指南后来更新指出包括那些处于"低至中度脑卒中风险"的人群也需要进行 CAC 检测[45]。在 2014 年，美国许多中心超出了指南的范围进行 CAC 检测，不仅对低至中等风险（6%～20%）人群进行扫描，而且还在高风险（＞20%）和低风险（＜6%）的情况下进行扫描。应努力保持在指南范围内应用。

六、冠状动脉钙化测定

CACS 是目前衡量 CAC 的主要指标。Agatston 评分是由 Agatston 和 Janowitz 制定的[34]。这个评分是用一个加权值来计算的，加权值是分配给一个给定的 CAC 的最高密度。得分的加权系数 130~199HU 为 1，200~299HU 为 2，300~399HU 为 3，400HU 及以上为 4。然后，这个加权分数乘以图像层面中 CAC 的体积（mm³），再对所有层面的每个 CAC 点的钙评分进行总结，得出 CAC 积分 CACS。

其他一些评价方法也被提出并尝试过。其中一个直观的有应用前景的方法是钙质量分数[46]。这个质量分数仅是亨氏单位（HU）的总和，亨氏单位校正为被测者扫描影像中已知质量的磷酸钙，单位是毫克。理论上，质量分数应该有较少扫描间可变性和测量误差。但在现实中，质量分数和 Agatston 评分在个别患者的测量中是密切相关的，因为这两个分数的差异很大；至今，也没有任何报道表明，改良的 CACS 对预测血管造影狭窄或冠心病事件的评分准确性有显著提高。现只有一种方法可能提高 Agatston CACS 的效用，就是Brown 等[47] 提出的钙扩散评分，Brown 用一种量化评分方法对所有的 MESA 扫描进行了重新评分，包括测量冠状动脉长度上钙空间分布等，由此这个模型可以推导出一个变量，即扩散分数，它比钙评分更能有效预测冠心病事件发生。钙"薄"地分布在动脉上，比聚集在一起可得到更高的钙化评分（通常在开口附近）。这与目前关于 CAC 病理生理学的思考有关，具有很大的发展前景。不幸的是，Brown 的方法没有投入使用，因为它需要借助难以商业化的特殊软件。

七、冠状动脉钙化的进展

在影像科学家开始进行 CAC 扫描后不久，他们也开始研究 CAC 的变化或进展[48]。对 CAC 进展的研究有些方面值得关注。CAC 进展与首次扫描时 CAC 数量有着直接和显著的关系[49]，CAC 阴性的个体在初次扫描后 5 年内进展到 CAC 阳性的可能性很低。尽管起步早并进行了大量研究，但仍不清楚接受反复 CAC 检测患者的最佳随访时间。CAC 进展现已被用作临床冠状动脉粥样硬化进展的替代标志，以测试药物如他汀类抑制动脉粥样硬化的效果。但到目前为止，研究结果大多不尽如人意，他汀类药物治疗下 CAC 仍存在进展情况[50-52]，其原因需进一步完善机制研究。研究显示，CAC 进展预示着个体发生心血管事件的风险更高[53]。由于多种因素在钙化过程本身和钙化进展过程中起重要作用，因此，需要更多的研究来确定 CAC 的重复扫描是否具有临床意义。

八、总结

CAC 的存在和数量是冠状动脉粥样硬化存在和数量的合理代用标志，相应的，也是冠心病事件的良好预测指标。这是过去 30 年相关研究所依据的理论模型，利用 X 线源和探测器的射线摄影方法可以检测和评估 CAC 的含量，首次报告体内 CAC 的检测使用的是标准胸部 X 线摄影，随后是荧光透视和荧光屏电影摄影检查术，再就是使用 CT 来评价 CAC 含量。后者可以分为 3 种类型：标准早期 CT、EBCT 和多层螺旋 CT。目前大多数 CAC 筛查都采用多层螺旋 CT，使用这些技术的定量评分系统相关性、重复性较好，CT 分析 CAC 不同方法的评分几乎完全相关，同一对象从不同的扫描仪模型中得到的分数之间也有很好的相关性。

CAC 通常使用 Agatston 评分标准。其他的测量包括钙化体积和钙化质量，这些指标与标准 CACS 有很好的相关性。CAC 已经被证明可以预测冠心病事件，推荐用于筛选那些处于低到中度 Framingham 风险的冠心病事件（6%～20%的风险）人群。

研究人员还应该考虑如何应用价格较低的技术，以便使 CAC 评估更容易为普通人群所接受。这点特别重要，因为更简单、价格更低的技术如透视与较先进和昂贵的 CT 扫描已经被证明可以估算出与 EBCT 和多层螺旋 CT 密切相关的钙化含量。

（谭隆旺　Rebert C. Detrano）

参 考 文 献

[1] Members W G，Mozaffarian D，Benjamin E J，et al. Executive summary：heart disease and stroke statistics —2016 update：a report from the American Heart Association. Circulation，2016，127（1）：143-152.

[2] Stone N J. The clinical and economic significance of atherosclerosis. Am J Med，1996，101（4A）：4A6S-9S.

[3] SoRelle R. Global epidemic of cardiovascular disease expected by the year 2050. Circulation，1999，100（20）：e101.

[4] Ross J，Gilpin E A，Madsen E B，et al. A decision scheme for coronary angiography after acute myocardial infarction. Circulation，1989，79（2）：292-303.

[5] Bolick L E，Blankenhorn D H. A quantitative study of coronary arterial calcification. Am J Pathol，1961，39（39）：511-519.

[6] Mautner G C，Mautner S L，Froehlich J，et al. Coronary artery calcification：assessment with electron beam CT and histomorphometric correlation. Radiology，1994，192（3）：619-623.

[7] Sangiorgi G，Rumberger J A，Severson A，et al. Arterial calcification and not lumen stenosis is highly correlated with atherosclerotic plaque burden in humans：a histologic study of 723 coronary artery segments using nondecalcifying methodology. J Am Coll Cardiol，1998，31（1）：126-133.

[8] Yutani C. The second nation-wide study of atherosclerosis in infants，children and young adults in Japan. Atherosclerosis，2001，155（2）：487-497.

[9] Stary H C. Evolution and progression of atherosclerotic lesions in coronary arteries of children and young adults. Arteriosclerosis，2015，9（1）：I19.

[10] Naghavi M，Libby P，Falk E，et al. From vulnerable plaque to vulnerable patient：a call for new definitions and risk assessment strategies：Part II. Circulation，108（15）：1772-1778.

[11] Lichtlen P R，Nikutta P，Jost S，et al. Anatomical progression of coronary artery disease in humans as seen by prospective，repeated，quantitated coronary angiography. Relation to clinical events and risk factors. The INTACT Study Group. Circulation，1992，86（3）：828-838.

[12] Mcnamara J J，Molot M A，Stremple J F，et al. Coronary artery disease in combat casualties in Vietnam. Jama，1971，216（7）：1185-1187.

[13] Strong J P. Landmark perspective：coronary atherosclerosis in soldiers. A clue to the natural history of atherosclerosis in the young. JAMA，1986，256（20）：2863-286.

［14］Wissler R W，Strong J P. Risk factors and progression of atherosclerosis in youth. PDAY Research Group. Pathological Determinants of Atherosclerosis in Youth. Am J Pathol，1998，153（4）：1023-1033.

［15］Mcgill H C，Strong J P. The geographic pathology of atherosclerosis. Ann N Y Acad Sci，2010，149（2）：923-927.

［16］Souza A S，Bream P R，Elliott L P. Chest film detection of coronary artery calcification. The value of the CAC triangle. Radiology，1978，129（1）：7.

［17］Kelley M J，Newell J D. Chest radiography and cardiac fluoroscopy in coronary artery disease. Cardiology Clinics，1983，1（4）：575-595.

［18］Jorgens J，Blank N，Wilcox W A. The cinefluorographic detection and recording of calcifications within the heart：results of 803 examinations. Radiology，1960，74（4）：550.

［19］Stephan A. Can coronary computed tomography angiography replace invasive angiography? Yes：it is all about finding the right test for the right person at the right time. Circulation，2015，131（4）：418.

［20］Gianrossi R，Detrano R，Colombo A，et al. Cardiac fluoroscopy for the diagnosis of coronary artery disease：a meta analytic review. Am Heart J，1990，120（5）：1179-1188.

［21］Mafi J N，Fei B，Roble S，et al. Assessment of coronary artery calcium using dual-energy subtraction digital radiography. J Digit Imaging，2012，25（1）：129-136.

［22］Margolis J R，Chen J T，Kong Y，et al. The diagnostic and prognostic significance of coronary artery calcification. A report of 800 cases. Radiology，1980，137（3）：609-116.

［23］Brody W R，Cassel D M，Sommer F G，et al. Dual-energy projection radiography：initial clinical experience. Am J Roentgenol，1981，137（2）：201-205.

［24］Riederer S J，Kruger R A，Mistretta C A. Three-beam K-edge imaging of iodine using differences between fluoroscopic video images：theoretical considerations. Med Phys，1981，8（4）：471-479.

［25］Brody W R，Butt G，Hall A，et al. A method for selective tissue and bone visualization using dual energy scanned projection radiography. Med Phys，1981，8（3）：353-357.

［26］Molloi S，Ersahin A，Tang J，et al. Quantification of volumetric coronary blood flow with dual-energy digital subtraction angiography. Circulation，1996，93（10）：1919.

［27］Tanguay J，Kim H K，Cunningham I A. A theoretical comparison of x-ray angiographic image quality using energy-dependent and conventional subtraction methods. Med Phys，2012，39（1）：132-142.

［28］Kumar A. Quantification of coronary arterial calcium by dual energy digital subtraction fluoroscopy. Med Phys，1991，18（2）：295-298.

［29］Fischbach F，Freund T，Röttgen R，et al. Dual-energy chest radiography with a flat-panel digital detector：revealing calcified chest abnormalities. AJR Am J Roentgenol，2012，181（6）：1519-1524.

［30］Ducote J L，Xu T，Molloi S. Dual-energy cardiac imaging：an image quality and dose comparison for a flat-panel detector and x-ray image intensifier. Phys Medi Biol，2007，52（1）：183-196.

［31］Tamiya E，Matsui H，Nakajima T，et al. Detection of coronary artery calcification by X-ray computed tomography and its significance：a new CT scoring technique. Angiology，1992，43（1）：22-31.

［32］Timins M E，Pinsk R，Sider L，et al. The functional significance of calcification of coronary arteries as detected on CT. J Thorac Imaging，1991，7（1）：79-82.

［33］Tanenbaum S R，Kondos G T，Veselik K E，et al. Detection of calcific deposits in coronary arteries by ultrafast computed tomography and correlation with angiography. Am J Cardiol，1989，63（12）：870-872.

［34］Agatston A S，Janowitz W R，Hildner F J，et al. Quantification of coronary artery calcium using ultrafast computed tomography. J Am Coll Cardiol，1990，15（4）：827-832.

［35］Detrano R，Hsiai T，Wang S，et al. Prognostic value of coronary calcification and angiographic stenoses in patients undergoing coronary angiography. J Am Coll Cardiol，1996，27（2）：285-290.

［36］Detrano R C，Wong N D，Doherty T M，et al. Coronary calcium does not accurately predict near-term future coronary events in high-risk adults. Circulation，1999，99（20）：2633-2638.

［37］Arad Y，Spadaro L A，Goodman K，et al. Predictive value of electron beam computed tomography of the coronary arteries. 19-month follow-up of 1173 asymptomatic subjects. Circulation，1996，93（11）：1951-1953.

［38］Gibbons R J，Balady G J，Beasley J W，et al. ACC/AHA guidelines for exercise testing. A report of the American College of Cardiology/American Heart Association task force on practice guidelines（Committee on Exercise Testing）. J Am Coll Cardiol，1997，30（1）：260-311.

［39］Taylor A J，O'Malley P G，Detrano R C. Comparison of coronary artery computed tomography versus fluoroscopy for the assessment of coronary artery disease prognosis. Am J Cardiol，2001，88（6）：675-677.

［40］Hu H，He H D，Foley W D，et al. Four multidetector-row helical CT：image quality and volume coverage speed. Radiology，2000，215（1）：55-62.

［41］Carr J J，Crouse J R，Goff D C，et al. Evaluation of subsecond gated helical CT for quantification of coronary artery calcium and comparison with electron beam CT. AJR Am J Roentgenol，2000，174（4）：915-921.

［42］Daniell A L，Wong N D，Friedman J D，et al. Concordance of coronary artery calcium estimates between MDCT and electron beam tomography. AJR Am J Roentgenol，2005，185（6）：1542-1545.

［43］Carr J J，Nelson J C，Wong N D，et al. Calcified coronary artery plaque measurement with cardiac CT in population-based studies：standardized protocol of Multi-Ethnic Study of Atherosclerosis（MESA）and Coronary Artery Risk Development in Young Adults（CARDIA）study. Radiology，2005，234（1）：35-43.

［44］Greenland P，LaBree L，Azen S P，et al. Coronary artery calcium score combined with Framingham score for risk prediction in asymptomatic individuals. JAMA，2004，291（2）：210-215.

［45］Philip G，Alpert J S，Beller G A，et al. 2010 ACCF/AHA guideline for assessment of cardiovascular risk in asymptomatic adults：a report of the American College of Cardiology Foundation/American Heart Association Task Force on Practice Guidelines. J Am Coll Cardiol，2010，56（25）：2182-2199.

［46］Hong C，Pilgram T K，Zhu F，et al. Is coronary artery calcium mass related to Agatston score? Acad Radiol，2004，11（3）：286-292.

［47］Brown E R，Kronmal R A，Bluemke D A，et al. Coronary calcium coverage score：determination，correlates，and predictive accuracy in the Multi-Ethnic Study of Atherosclerosis. Radiology，2008，247（3）：669-675.

［48］Min J K，Lin F Y，Gidseg D S，et al. Determinants of coronary calcium conversion among patients with a normal coronary calcium scan：what is the "warranty period" for remaining normal? J Am Coll Cardiol，2010，55（11）：1110-1117.

[49] Hyo-Chun Y, Emerick A M, Hill J A, et al. Calcium begets calcium: progression of coronary artery calcification in asymptomatic subjects. Radiology, 2002, 224 (1): 236-241.

[50] Raggi P, Callister T Q, Shaw L J. Progression of coronary artery calcium and risk of first myocardial infarction in patients receiving cholesterol-lowering therapy. Arterioscler Thromb Vasc Biol, 2004, 24(7): 1272-1277.

[51] Arad Y, Spadaro L A, Roth M, et al. Treatment of asymptomatic adults with elevated coronary calcium scores with atorvastatin, vitamin C, and vitamin E: the St. Francis Heart Study randomized clinical trial. J Am Coll Cardiol, 2005, 46 (1): 166-172.

[52] Burgstahler C, Reimann A, Beck T, et al. Influence of a lipid-lowering therapy on calcified and noncalcified coronary plaques monitored by multislice detector computed tomography: results of the New Age Ⅱ Pilot Study. Invest Radiol, 2007, 42 (3): 189-195.

[53] Budoff M J, Hokanson J E, Nasir K, et al. Progression of coronary artery calcium predicts all-cause mortality. JACC Cardiovasc Imaging, 2010, 3 (12): 1229-1236.

第二节　冠状动脉钙化的 CT 检查和钙化积分

冠状动脉钙化（CAC）是亚临床动脉粥样硬化的一个标志，它代表了整个冠状动脉斑块负荷，并被视为生理年龄的标志。冠状动脉 CT 扫描是 CAC 量化的最方便、常用的方法，CT 对于 CAC 的筛查是临床上对无冠心病（CHD）患者的主要不良心血管事件（MACE）最强有力的预测因子。在临床实践和绝大多数医学研究中，CACS 采用 Agatston 方法计算。本文着重就冠状动脉 CT 检查和 CACS 相关问题进行介绍。

一、概述

CAC 实际上不是一种现代生活方式下产生的疾病，在 4000 年前的埃及木乃伊中 CAC 即被发现[1]。虽然 CAC 是冠状动脉粥样硬化的预测指标，但 CAC 与冠状动脉粥样硬化形成机制不完全相同。1858 年，病理学家 Virchow 将 CAC 和冠状动脉粥样硬化首次描述为"骨板"[2]。随着认识的加深，根据动脉壁中羟基磷灰石钙的存在和程度，放射性检测被引入 CAC 检测。在 1987 年第一次把 X 线 CT 应用于 CAC 检测后[3]，电子束 CT 和多层螺旋 CT 逐渐成为 CAC 检测的主要无创手段，其敏感性、特异性高，而且能够定量钙化程度。

CAC 的定性检测即根据钙化病变大小超过某一面积或体积阈值、密度或规定的 CT 值阈值，区分冠状动脉斑块内的病变是否为钙化。CAC 积分（CACS）中传统的 AS 积分法定义的面积阈值为 $1mm^2$、CT 值阈值为 130HU。Detrano 等使用 $8.16mm^3$ 作为钙化灶体积大小的阈值[4]。质量积分定义面积阈值为连续的 3 个像素，CT 值阈值为 130HU。Nelson 等的方法使用的面积阈值为 4 个紧邻的像素，CT 值阈值为 130HU[5]。

1990 年，Agatston 和同事使用高分辨率、门控扫描对 CAC 进行了更精确的检测，并引入了 Agatston 钙化积分，使 CAC 得以明确量化[6]，并成为公认的可重复性测量钙化斑块负荷的方法。Agatston 评分是一个基于密度的加权算法，其计算公式为 AS=Σ（CT 值×面积×权重系数），CT 值越高，权重系数越大，130～199HU 为 1，200～299HU 为 2，300～

399HU 为 3，等于或大于 400HU 为 4。然后，这个加权分数乘以图像切片中 CAC 的体积（mm³），再对所有断层片各个 CAC 点的钙评分进行总结，即可得出 CACS。

二、基线冠状动脉钙化积分是独立的死亡预测因子

CT 检测应用于 CAC 筛查将近 30 年后，CAC 已成为临床上对无冠心病患者 MACE 最强有力的预测因子[7, 8]。研究证实，CAC 筛查提供了强有力的预后信息，且比基于标准心血管（CV）风险因子预测 CV 事件的算法更准确，CACS 与无症状患者冠心病风险的增加呈直接和线性相关[9]；但随着 CACS 的增高，其预测冠心病的特异性增高，但敏感性下降。在多种族动脉粥样硬化研究（MESA）中，平均随访了来自不同种族背景的 6722 名受试者 3.8 年，发现与 CACS 为 0 的受试者相比，CACS 为 100～300 的受试者冠心病事件的风险增加了 7.7 倍，而 CACS>300 的则增加了 9.7 倍，CACS 倍增，相应的主要冠心病事件风险将增加 15%～35%；CACS 的这种强大的预测能力在所有种族和民族群体中无差异[10,11]。LaMonte 等[12] 随访了近 11 000 名成人，其随访的中位时间为发现 CACS 后的 3.5 年，在 CACS 为 400 或更高的受试者中，报告了主要冠心病事件的风险比（HR）在男性中为 8.7，在女性中为 6.3。较高的 CACS 也预示着特别高的 CV 风险，如 Wayhs 等[13] 报道，CACS>1000 的患者年事件发生率高达 25%。CACS 不仅仅对标准的 CV 风险评估如 Framingham 风险评分（Framingham risk score，FRS）、NECP ATP Ⅲ评分，还可以对运动耐受性测试和心肌灌注显像给出的危险分层做一个良好的改良[14, 15]。

上文提到的 MESA 中对单纯 CACS 和传统 CV 危险因素做了对比。研究最终对共 6722 例无冠心病患者进行了随访，数据表明，没有 CAC 的个体即使有数个 CV 事件的危险因素（如糖尿病、高血压、低高密度脂蛋白胆固醇等），发生 CV 事件的风险也较低。相比之下，没有 CV 事件风险因素但 CACS 较高的个体则有明显的 MACE 风险；相对于 CACS=0 的个体，单纯 CACS>0 其 MACE 事件发生风险增加 4 倍，而 CACS>400 则增加 9 倍；CACS>400 的无症状个体与那些已确诊冠心病患者具有相近的风险；具有 0 项危险因素和 CACS>300 的个体 CV 事件发生率是具有 3 种危险因素而 CACS=0 的个体的 3.5 倍（10.9 比 3.1）[16]。而且 CAC 筛查作为一种风险分层工具不受年龄的影响，在研究的 45～54 岁组人群中，CACS 增加与冠心病事件风险增加相关；在 75～84 岁的 CACS=0 的人群中，尽管他们高龄，但其 CV 事件的风险较低。MESA 的数据分析了包括 CAC 筛查、颈动脉内膜-中膜厚度、臂血管血流介导的扩张、踝臂指数、C 反应蛋白和冠心病家族史 6 个新的 CV 风险因素发现，CAC 筛选是中等 CV 危险人群改进 Framingham 风险评分的最佳变量[17]；在 HNR（Heinz Nixdorf Recall）研究中也类似，4129 名受试者最初按标准临床 CV 风险因素分类，按成人治疗组（ATP）Ⅲ指南和 FRS 划分为低、中、高风险组，在中度风险人群中 CAC 筛查在预测 CV 未来风险方面同样具有重要的意义[18]。

三、冠状动脉钙化进展的临床价值

动脉粥样硬化随着时间的推移会发生变化，CAC 的程度也是一个动态的过程，所以可能需要通过重复的 CT 检查进行观察。MESA 显示，基线时现有钙化患者的 CAC 年均中位变化为女性 14（Agatston 单位）和男性 21（Agatston 单位），而新检测 CAC 平均每年发生

率为 6.6%（中位数进展 2.2Agastston/年），超过这一指标可认为存在 CAC 进展。相比冠状动脉粥样硬化本身斑块的进展，CAC 进展更为直观及存在可比性，其临床价值也逐渐被研究者发现。

（一）冠状动脉钙化进展的定义

近年来有很多研究使用不同的方法来定义 CAC 进展。CAC 进展的最简单定义是计算随访时 CACS 与基线 CACS 之间的绝对差值。通常，每年<10（Agatston 单位）的差异被认为是 CACS 没有变化，并被视为 CT 扫描差异；许多研究采用绝对差值高于或低于 10、100、200、300（Agatston 单位）作为标准；此算法易于执行且易于解释，但对于低基线 CAC 和高基线 CAC 进展而言，绝对差值的变化可能会对 CAC 进展描述不准确[19, 20]。为了克服这个限制，很多研究中引入了相对进展，定义为 CAC 变化相对于基线的百分比，但同样存在局限性，相对进展可能高估了非常低的 CACS（特别是<10）的进展，因此在大多数研究中使用绝对和相对 CAC 进展的组合[21, 22]。综合以上情况，有学者提出了关于 CAC 进展的明确定义：①如果 CACS 在基线为 0，则第二次随访时 CACS>0 为 CAC 进展；②在基线时 0<CACS<100 的参与者，随访时>10（Agatston 单位）的年度变化为 CAC 进展；③基线时 CACS>100 的参与者年度百分比变化>10% 为 CAC 进展[23]，该定义较为科学地兼顾了各个基线水平的 CAC 进展。也还有学者通过数学校正 CAC 分数偏态分布使用平方根和对数转换的 CACS 之间的差异，CAC 进展可以被重新转换成百分位数增加，使得 CAC 进展具有可比性[24, 25]。

（二）冠状动脉钙化进展与心血管风险

尽管目前还没有公认的用于界定 CAC 进展的金标准，但 CAC 进展与 CV 风险的临床意义已被大量研究证实，研究 CAC 进展的相关危险因素有利于对 CAC 的新认识及预防。MESA 纳入基线时无心血管疾病的普通人 5682 名，在平均随访 2.5 年中，随着绝对 CAC 进展的增加，CV 事件发生率逐步增加；对于 CAC 进展每年超过 300（Agatston 单位）的受试者，调整传统心血管危险因素后，未来 CV 危险风险增加 2.8 倍，冠状动脉疾病风险增加 3.8 倍。Raggi 等[26]在 2003 年也发现心肌梗死患者的 CAC 进展明显高于无心肌梗死的患者。INSIGT（Intervention as Goal for Hypertension Therapy）试验中，存在心血管疾病患者 15 年内的绝对 CAC 进展明显高于无心血管疾病患者[20]。

（三）冠状动脉钙化进展的危险因素

在 HNRS 对 CACS 为 0 的参与者超过 5 年的随访结果中发现，45～75 岁年龄段中约 30% 的男性受试者和 20% 的女性受试者发展为 CAC 阳性；在多变量分析中，年龄、收缩压、低密度脂蛋白（LDL）胆固醇和当前吸烟是 CAC 进展的独立预测因子；近 5 年存在吸烟危险因素的受试者比同年龄段 5 年内无吸烟的受试者有提前 10 年的新发 CAC 风险[27]；Erbel 等也发现，收缩压、降脂药物应用、糖尿病、目前吸烟状态及男性年轻时吸烟史都是 CAC 进展的决定因素[28]。来自 MESA 的数据发现，在 2.5 年的随访时间内，年龄、男性、白种人、高血压、体重指数、糖尿病和心脏病家族史是 CAC 进展的预测因子[19]。在另一项分析中，代谢综合征和糖尿病也是 CAC 发病和进展的预测因子[29]。

CAC 进展的危险因素与动脉粥样硬化的危险因素类似，常用的 RS 和雷诺风险评分也均能够预测 CAC 的发病和进展。

除了传统的心血管危险因素外，还有一些研究调查了心外膜脂肪组织对 CAC 进展的影响，因为心外膜脂肪组织被认为可以通过旁分泌炎症介质局部影响冠状动脉粥样硬化并预测冠状动脉事件[30, 31]。在 HNR 研究中，总体队列中心外膜脂肪组织的 1 个标准差增加与 CAC 相对进展 6% 相关[24]，而且这个结果在 45～55 岁年龄组受试者中更为显著。在无症状糖尿病患者中，Yerramasu 等[25]发现了心外膜脂肪组织和 CAC 进展有显著关联。Nakanishi 等[32]也证实了受试者基线心外膜脂肪组织体积的增加与 CAC 进展有明确相关性。心外膜脂肪组织与动脉粥样硬化和 CAC 的关联及其内在机制值得进一步研究。

（四）他汀类药物与冠状动脉钙化进展

他汀类药物能够稳定甚至逆转冠状动脉粥样硬化斑块，是 CV 一级预防中的常用药物，研究者针对存在 CV 风险的患者使用他汀药物对 CAC 进展的影响情况展开了研究。1998年 Callister 等[33]在回顾性分析中报道，治疗后 LDL 水平低于 120mg/dl 的患者表现出较低的 CAC 进展，这是第一项研究调查他汀类药物对 CAC 进展影响的研究，但数据量较小（$n=149$），而且仅包括了基线 CACS>30 的受试者。与 Callister 及其同事的结果一致，Budoff 等[34]在一项前瞻性研究同样发现，与未使用他汀类药物的受试者相比，未接受治疗的患者 CACS 平均升高幅度更高。然而以上类似结果在随机试验中无法得到证实。EBEAT 研究[35]对低强度和高强度的阿托伐他汀治疗 366 例无症状患者进行比较，在超过 1 年时两组间 CAC 进展未发现差异。同样，针对妇女降脂和血管钙化的研究将绝经后妇女随机分为对照组、阿托伐他汀 80mg 或普伐他汀 40mg 组，1 年后发现相对于对照组，服用他汀组 CAC 进展无明显差异[36]。最近研究发现，他汀治疗可能会带来更高的 CAC 进展趋势。圣弗朗西斯心脏研究是迄今为止最大的他汀类药物摄入对 CAC 进展影响的随机对照试验，对超过 1000 名参与者的 4～6 年的随访发现，相对安慰剂而言，服用他汀类药物的患者 CAC 进展增加[37]。虽然这些结果与最初的结果相反，但它们与最近的腔内影像研究数据一致，IVUS 研究提示他汀类药物的斑块稳定作用与 CACS 增加同时存在，他汀增加 CAC 进展可能与其治疗中引起相应的骨形成蛋白增加相关[38]，但其中机制仍不完善，动脉粥样硬化斑块进展与钙化同步性及其机制是心血管病医生亟须回答的问题。

（五）冠状动脉钙化筛查

一项研究对 710 例患者进行了基线 CACS=0 的调查，结果显示 62% 的患者在最初 5年的随访复查中没有发现 CAC 进展，该项研究建议在最初的 CT 检查为阴性后，可以安全地推迟到至少 5 年后再进行复查[39]。Kronmal 等[19]分析了 MESA 的研究数据，也指出只有 16% 的初始 CACS=0 的参试者在 41 个月的中位随访期间进展为 CAC 阳性人群。

但对于 CACS 异常的患者来说，若已完成生活方式调整（如节食、运动、戒烟）或已经在积极使用具有良好控制风险因素的心脏保护药物，一般不建议重复 CAC 筛查。美国得克萨斯心血管健康中心对 849 例平均年龄为 65.4 岁、CAC 平均评分为 336 分的患者进行了约 58 个月的随访，这类患者均能够严格遵守相关治疗方案，保证每年 2～4 次的定期复查，最终只有 34 例患者（4.0%）达到初级终点，其中 4 例死亡，MACE 发生率很低[40]。

四、冠状动脉钙化对于临床医疗的指导

CAC 能够帮助临床医师制订治疗策略。大量数据表明，基于传统风险因素的中度风险人群可受益于 CACS。对中度风险患者进行基于 CAC 筛查之后重新分类，可以帮助医生识别未来冠心病事件的高危人群或低危人群，这就可以让高危人群侧重于强化风险因素治疗，而让低危人群侧重于均衡饮食和改变生活方式。具有明显 CAC 的患者将被告知勿忽视胸痛之类的新症状，且需进行更频繁的 CV 随访。在 CAC 筛查后，大多数 CACS=0 的人只需遵循生活方式管理，而分数较高的人则可能受益于强化治疗，包括抗血小板及他汀类药物治疗。2018 年 AHA/ACC 血胆固醇管理指南指出[41]，目前大量证据表明，在动脉粥样硬化性心血管病（ASCVD）中等风险（10 年预测 MACE 发生率 7.5%～20%）的成人中，CACS 有助于对患者的 ASCVD 风险进行更细化的分层，CACS≥100 时 ASCVD 发生率更高，CACS 介于 1～99 时 ASCVD 发生风险中等，而 CACS=0 时 ASCVD 风险明显降低。CACS 可在 ASCVD 评分基础上帮助制定一级预防策略[42]。

对于 10 年风险评分中危的患者如果不确定是否需接受他汀及阿司匹林治疗，可以建议行 CAC 筛查。如果 CACS=0，可暂不考虑服用；CACS＞300 的患者，须接受他汀及阿司匹林一级预防治疗；CACS 为 1～99 人群的 CACS 前 75%建议接受中等强度的他汀治疗。

接受 CAC 筛查对患者本身也能产生影响。荟萃分析发现，无症状个体进行 CAC 筛查后，加重了部分受试者的药物依赖[43]。不过，对 CACS 的了解通常也会激励无症状个体促进健康的行为[44]。在 EISNER 的研究中，接受 CAC 筛查的患者随后在血压和血脂等心血管风险因素控制方面有了更大的改善[45]。因此，医生需根据 CACS 来给予患者最佳的医学建议，患者如能遵循这些建议，即能够显著改善风险因素。

五、总结

CT 检查是评估 CAC 的存在和程度的重要检测手段，CACS 是临床上对初级预防患者中 CV 不良事件未来风险最强有力的预测因子之一。在无症状的个体中，若未检测到 CAC 则说明在中期内发生 CV 事件的风险非常低，CACS 为高分则可以识别那些风险增加的受试者，从而对这类患者采取积极的预防措施进行更频繁的随访。个体化评分可以改善医生和患者之间对重要问题的共同决策，如降脂治疗的强度。

（杨　斌　欧阳天昭）

参 考 文 献

[1] Allam A H, Thompson R C, Wann L S, et al. Atherosclerosis in ancient Egyptian mummies: the Horus study. JACC Cardiovasc Imaging, 2011, 4（4）: 315-327.

[2] Virchow V R. Art. XIV. Die Cellular Pathologie, in ihrer Begrndung auf physiologische und pathologische Gewebelehre. Am J Med Sci, 1861, 1（82）: 465-479.

［3］Tanenbaum S R，Kondos G T，Veselik K E，et al. Detection of calcific deposits in coronary arteries by ultrafast computed tomography and correlation with angiography. Am J Cardiol，1989，63（12）：870-872.

［4］Detrano R C，Anderson M，Nelson J，et al. Coronary calcium measurements：effect of CT scanner type and calcium measure on rescan reproducibility—MESA study. Radiology，2005，236（2）：477-484.

［5］Nelson J C，Kronmal R A，Carr J J，et al. Measuring coronary calcium on CT images adjusted for attenuation differences. Radiology，2005，235（2）：403-414.

［6］Agatston A S，Janowitz W R，Hildner F J，et al. Quantification of coronary artery calcium using ultrafast computed tomography. J Am Coll Cardiol，1990，15（4）：827-832.

［7］McClelland R L，Jorgensen N W，Budoff M，et al. 10-year coronary heart disease risk prediction using coronary artery calcium and traditional risk factors：derivation in the MESA（Multi-Ethnic Study of Atherosclerosis）with validation in the HNR（Heinz Nixdorf Recall）study and the DHS（Dallas Heart Study）. J Am Coll Cardiol，2015，66（15）：1643-1653.

［8］Nasir K，Bittencourt M S，Blaha M J，et al. Implications of coronary artery calcium testing among statin candidates according to American College of Cardiology/American Heart Association Cholesterol Management Guidelines：MESA（Multi-Ethnic Study of Atherosclerosis）. J Am Coll Cardiol，2015，66（15）：1657-1668.

［9］Elias-Smale S E，Proenca R V，Koller M T，et al. Coronary calcium score improves classification of coronary heart disease risk in the elderly：the Rotterdam study. J Am Coll Cardiol，2010，56（17）：1407-1414.

［10］Tota-Maharaj R，Blaha M J，Blankstein R，et al. Association of coronary artery calcium and coronary heart disease events in young and elderly participants in the multi-ethnic study of atherosclerosis：a secondary analysis of a prospective，population-based cohort. Mayo Clin Proc，2014，89（10）：1350-1359.

［11］Detrano R，Guerci A D，Carr J J，et al. Coronary calcium as a predictor of coronary events in four racial or ethnic groups. N Engl J Med，2008，358（13）：1336-1345.

［12］LaMonte M J，FitzGerald S J，Church T S，et al. Coronary artery calcium score and coronary heart disease events in a large cohort of asymptomatic men and women. Am J Epidemiol，2005，162（5）：421-429.

［13］Wayhs R，Zelinger A，Raggi P. High coronary artery calcium scores pose an extremely elevated risk for hard events. J Am Coll Cardiol，2002，39（2）：225-230.

［14］Chang S M，Nabi F，Xu J，et al. Value of CACS compared with ETT and myocardial perfusion imaging for predicting long-term cardiac outcome in asymptomatic and symptomatic patients at low risk for coronary disease：clinical implications in a multimodality imaging world. JACC Cardiovasc Imaging，2015，8（2）：134-144.

［15］Solomon C S. Role of calcium scoring in the patient with a normal SPECT. Current Cardiovasc Imaging Rep，2012，59（3）：173-178.

［16］Budoff M J，Hokanson J E，Nasir K，et al. Progression of coronary artery calcium predicts all-cause mortality. JACC Cardiovasc Imaging，2010，3（12）：1229-1236.

［17］Yeboah J，McClelland R L，Polonsky T S，et al. Comparison of novel risk markers for improvement in cardiovascular risk assessment in intermediate-risk individuals. JAMA，2012，308（8）：788-795.

［18］Erbel R，Mohlenkamp S，Moebus S，et al. Coronary risk stratification，discrimination，and reclassification improvement based on quantification of subclinical coronary atherosclerosis：the Heinz Nixdorf Recall study. J Am Coll Cardiol，2010，56（17）：1397-1406.

[19] Kronmal R A，McClelland R L，Detrano R，et al. Risk factors for the progression of coronary artery calcification in asymptomatic subjects：results from the Multi-Ethnic Study of Atherosclerosis（MESA）. Circulation，2007，115（21）：2722-2730.

[20] Shemesh J，Motro M，Grossman C，et al. Progression of coronary artery calcification is associated with long-term cardiovascular events in hypertensive adults. J Hypertens，2013，31（9）：1886-1892.

[21] Budoff M J，Young R，Lopez V A，et al. Progression of coronary calcium and incident coronary heart disease events：MESA（Multi-Ethnic Study of Atherosclerosis）. J Am Coll Cardiol，2013，61（12）：1231-1239.

[22] Raggi P，Callister T Q，Shaw L J. Progression of coronary artery calcium and risk of first myocardial infarction in patients receiving cholesterol-lowering therapy. Arterioscler Thromb Vasc Biol，2004，24（7）：1272-1277.

[23] Berry J D，Liu K，Folsom A R，et al. Prevalence and progression of subclinical atherosclerosis in younger adults with low short-term but high lifetime estimated risk for cardiovascular disease：the coronary artery risk development in young adults study and multi-ethnic study of atherosclerosis. Circulation，2009，119（3）：382-389.

[24] Mahabadi A A，Lehmann N，Kälsch H，et al. Association of epicardial adipose tissue with progression of coronary artery calcification is more pronounced in the early phase of atherosclerosis：results from the Heinz Nixdorf recall study. JACC Cardiovascular Imaging，2014，7（9）：909-916.

[25] Yerramasu A，Dey D，Venuraju S，et al. Increased volume of epicardial fat is an independent risk factor for accelerated progression of sub-clinical coronary atherosclerosis. Atherosclerosis，2012，220（1）：223-230.

[26] Raggi P，Cooil B，Shaw L J，et al. Progression of coronary calcium on serial electron beam tomographic scanning is greater in patients with future myocardial infarction. Am J Cardiol，2003，92（7）：827-829.

[27] Lehmann N，Mohlenkamp S，Mahabadi A A，et al. Effect of smoking and other traditional risk factors on the onset of coronary artery calcification：results of the Heinz Nixdorf recall study. Atherosclerosis，2014，232（2）：339-345.

[28] Erbel R，Lehmann N，Churzidse S，et al. Progression of coronary artery calcification seems to be inevitable，but predictable - results of the Heinz Nixdorf Recall（HNR）study. Eur Heart J，2014，35（42）：2960.

[29] Wong N D，Nelson J C，Granston T，et al. Metabolic syndrome，diabetes，and incidence and progression of coronary calcium：the Multiethnic Study of Atherosclerosis study. JACC Cardiovasc Imaging，2012，5（4）：358-366.

[30] Mahabadi A A，Massaro J M，Rosito G A，et al. Association of pericardial fat，intrathoracic fat，and visceral abdominal fat with cardiovascular disease burden：the Framingham Heart Study. Eur Heart J，2009，30（7）：850-856.

[31] Mahabadi A A，Berg M H，Lehmann N，et al. Association of epicardial fat with cardiovascular risk factors and incident myocardial infarction in the general population：the Heinz Nixdorf Recall Study. J Am Coll Cardiol，2013，61（13）：1388-1395.

[32] Nakanishi R，Rajani R，Cheng V Y，et al. Increase in epicardial fat volume is associated with greater coronary

artery calcification progression in subjects at intermediate risk by coronary calcium score: a serial study using non-contrast cardiac CT. Atherosclerosis, 2011, 218 (2): 363-368.

[33] Callister T Q, Raggi P, Cooil B, et al. Effect of HMG-CoA reductase inhibitors on coronary artery disease as assessed by electron-beam computed tomography. N Engl J Med, 1998, 339 (27): 1972-1978.

[34] Budoff M J, Lane K L, Bakhsheshi H, et al. Rates of progression of coronary calcium by electron beam tomography. Am J Cardiol, 2000, 86 (1): 8-11.

[35] Schmermund A, Achenbach S, Budde T, et al. Effect of intensive versus standard lipid-lowering treatment with atorvastatin on the progression of calcified coronary atherosclerosis over 12 months: a multicenter, randomized, double-blind trial. Circulation, 2006, 113 (3): 427-437.

[36] Raggi P, Davidson M, Callister T Q, et al. Aggressive versus moderate lipid-lowering therapy in hypercholesterolemic postmenopausal women: Beyond Endorsed Lipid Lowering with EBT Scanning (BELLES). Circulation, 2005, 112 (4): 563-571.

[37] Henein M, Granasen G, Wiklund U, et al. High dose and long-term statin therapy accelerate coronary artery calcification. Int J Cardiol, 2015, 184: 581-586.

[38] Park J B. Combination of simvastatin and bone morphogenetic protein-2 enhances the differentiation of osteoblasts by regulating the expression of phospho-Smad1/5/8. Exp Ther Med, 2012, 4 (2): 303-306.

[39] Gopal A, Nasir K, Liu S T, et al. Coronary calcium progression rates with a zero initial score by electron beam tomography. Int J Cardiol, 2007, 117 (2): 227-231.

[40] Bhatti S K, DiNicolantonio J J, Captain B K, et al. Neutralizing the adverse prognosis of coronary artery calcium. Mayo Clin Proc, 2013, 88 (8): 806-812.

[41] Grundy S M, Stone N J, Bailey A L, et al. AHA/ACC/AACVPR/AAPA/ABC/ACPM/ADA/AGS/APhA/ASPC/NLA/PCNA Guideline on the management of blood cholesterol: a report of the American College of Cardiology/American Heart Association task force on clinical practice guidelines. J Am Coll Cardiol, 2018, pii: so735-1097 (18) 39035-1.

[42] Al Rifai M, Cainzos-Achirica M, Kianoush S, et al. Coronary artery calcium: recommendations for risk assessment in cardiovascular prevention guidelines. Curr Treat Options Cardiovasc Med, 2018, 20 (11): 89.

[43] Mamudu H M, Paul T K, Veeranki S P, et al. The effects of coronary artery calcium screening on behavioral modification, risk perception, and medication adherence among asymptomatic adults: a systematic review. Atherosclerosis, 2014, 236 (2): 338-350.

[44] Johnson J E, Gulanick M, Penckofer S, et al. Does knowledge of coronary artery calcium affect cardiovascular risk perception, likelihood of taking action, and health-promoting behavior change? J Cardiovasc Nurs, 2014, 30 (1): 15-25.

[45] Rozanski A, Gransar H, Shaw L J, et al. Impact of coronary artery calcium scanning on coronary risk factors and downstream testing the EISNER (Early Identification of Subclinical Atherosclerosis by Noninvasive Imaging Research) prospective randomized trial. J Am Coll Cardiol, 2011, 57 (15): 1622-1632.

第三节　冠状动脉钙化的磁共振检查

　　冠状动脉钙化（CAC）是冠状动脉粥样硬化的特异性病变。在动脉粥样硬化进展过程中，由于内皮细胞、间充质细胞和造血干细胞的相互作用，激活骨形态发生信号，这些因素相互作用导致血管钙化的发生。钙化是动脉硬化的标志，钙质沉积越严重，动脉粥样硬化病变越广。在冠状动脉介入治疗过程中，由于钙化部位的血管壁僵硬，局部张力不均匀，球囊扩张效果不佳，容易导致冠状动脉内膜撕裂，形成夹层，CAC 是冠状动脉介入治疗过程中夹层形成的独立危险因素。因此，如何发现并准确评估 CAC 程度在临床中具有重要价值及意义。本节着重介绍磁共振成像技术在 CAC 中的应用。

　　1946 年美国斯坦福大学的 Block 和哈佛大学的 Purcell 共同发现了磁共振现象。1952 年，他们共同获得了诺贝尔物理学奖；1973 年 Lauterbur 发明了磁共振成像技术，20 世纪 80 年代早期磁共振成像技术开始应用于临床，2003 年诺贝尔生理学或医学奖授予 Lauterbur 和 Mensfield。在过去数十年中，心脏磁共振检查已经成为一种常规的临床影像学检查方法。

一、磁共振成像的基本原理

　　磁共振的硬件系统包括磁体、梯度系统及射频系统（图 3-3-1）。人体内氢（H）原子核作为磁共振中的靶原子，是人体内最多的物质。H 核只含一个质子，不含中子，最不稳定，最易受外加磁场的影响而发生磁共振现象。磁体又称静磁场，分为常导型、永磁型、超导型；梯度系统用于空间编码和选层；射频系统施加特定频率的射频脉冲，使 H 核磁矩发生 90°偏转，产生能量，当射频脉冲停止时，弛豫过程开始，释放所产生的能量（形成磁共振信号），从而形成磁共振现象。最后，通过信号接收装置及计算机系统完成信号采集、传输、图像重建、后处理等，获得磁共振图像。

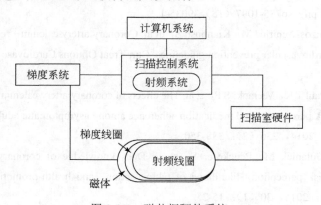

图 3-3-1　磁共振硬件系统

　　磁共振检查有多个成像参数的特点，在 H 原子释放能量（形成磁共振信号），即弛豫过程中，涉及 2 个时间常数：纵向弛豫时间常数 T_1；横向弛豫时间常数 T_2。磁共振图像如主要反映的是组织间 T_1 值差别，为 T_1 加权像（T_1 weighted image，T_1WI）；如主要反映的是组织间 T_2 值差别，为 T_2 加权像（T_2 weighted image，T_2WI）；如主要反映的是组织间质子密度弛豫时的差别，为质子密度加权像（proton density weighted image，PDWI）。此外磁共振血管成像可利用流动的血液直接成像，也可同时使用造影剂，称为增强磁共振血管成像（CE-MRA）。

人体不同组织及其病变具有不同的 T_1、T_2 值和质子密度弛豫时间，因此，在 T_1WI、T_2WI 和 PDWI 像上产生不同的信号强度，具体表现为不同的灰度。MRI 检查就是根据这些灰度变化进行疾病诊断的。因此，组织间及组织与病变间弛豫时间的差别，是磁共振成像诊断的基础。一般而言，组织信号越强，图像上相应部分就越亮；组织信号越弱，图像上相应部分就越暗。但应注意，在 T_1WI 和 T_2WI 图像上，弛豫时间 T_1 值和 T_2 值的长短与信号强度高低之间的关系有所不同：短的 T_1 值（简称为短 T_1）呈高信号，如脂肪组织；长的 T_1 值（简称长 T_1）为低信号，如脑脊液；短的 T_2 值（简称短 T_2）为低信号，如骨皮质；长的 T_2 值（简称长 T_2）为高信号，如脑脊液。

二、磁共振检查的优势

相比超声、CT 等检查，磁共振检查具有明显优势。首先，磁共振无创伤性、无放射性、无电离辐射，也无需碘类对比剂；其次，其可以在同一层面进行多种组织参数成像，如 T_1WI、T_2WI、PDWI 等；除了具有可以很高的软组织对比度以外，磁共振能够任意截面成像；同时具有很高的组织学、分子学特性，使影像诊断从形态学涉及病理生理学；此外，磁共振还能进行功能成像、磁共振波谱分析、磁共振介入等。

因此，磁共振能够提供绝大多数心脏疾病结构和功能方面的双重信息，现在诊断冠心病（CHD）的心脏磁共振（CMR）技术整合了自由呼吸下三维稳态自由进动序列（steady state free precession sequence，SSFP），T_2 加权水肿影像，静息和负荷心肌灌注，以及心肌瘢痕的延迟钆增强（LGE）影像。心脏磁共振成像（MRI）被用于评估心肌功能、灌注和心肌活力，冠状动脉磁共振血管成像（CMRA）也被认为是评估冠状动脉解剖结构的可靠成像检查[1]。在某些有经验的中心，CMRA 已经作为 CMR 检查的一部分内容。CMR 相比其他影像学检查具有明显优势：与冠脉 CTA 相比，其无电离辐射，无需注射对比剂；与心脏超声相比，其具有超高的分辨率和显像能力，且不受患者的体型影响。

尽管如此，冠状动脉 CMR 在技术上比其他血管床的 CMR 更具挑战性，其原因包括冠状动脉的小口径（直径 3～6mm）、冠状动脉的近恒定运动（在呼吸及心动周期过程中）、冠状动脉的高度曲折，以及其邻近心外膜脂肪和心肌组织。为了克服这些障碍，CMR 方法采用：①心脏触发（如矢量心电图）来抑制心脏运动对成像的干扰；②呼吸运动抑制（如屏气、CMR 导航器）；③预脉冲以增强冠状动脉血的对比度；④3D 采集及强大的后期处理能力。接受冠状动脉支架植入术的患者是一类特殊人群，它们通常与 CMR 兼容，但表现出局部信号消失及图像失真，从而无法直接评估冠状动脉内部完整性，这取决于支架材质和 CMR 序列。

三、磁共振检查的注意事项

在患者的安全性方面，CMR 常见医疗设备的禁忌证有起搏电极、耳蜗植入设备、神经刺激设备、脑脊液分流装置、脑动脉瘤金属夹。对于已植入起搏器或植入型心律转复除颤器

（ICD）的患者，进行 MRI 检查的风险包括金属硬件产生电流，磁场造成的装置移位，不恰当的放电或感知，以及天线效应导致的加热反应。很多有临床经验的研究中心报道显示，应用 1.5T 为植入永久起搏器的患者进行 CMR 检查是安全的，但需要一系列的保护措施，包括仔细的患者筛选并程控起搏器，限制任何脉冲系列的能量吸收等。心脏机械瓣、瓣膜成形术后的人工瓣环、冠脉支架、非金属导管、齿科植入物可以安全耐受 1.5T 的扫描；幽闭恐惧症患者可以通过口服镇静剂或应用有更大管径的扫描设备进行检查。

四、冠状动脉钙化的磁共振检查

（一）磁共振与心血管解剖

CMR 通常被认为对血管钙化不敏感，由于血管直径小及心脏收缩和呼吸引起的复杂运动，通过心脏 MRI 评估冠状动脉具有挑战性。然而，随着过去的几十年里心脏 MRI 时间及成像技术等方面的显著发展，CMRA 的诊断成功率及准确性已经取得了相当大的进步[2, 3]。而近期 Serhal 等[4] 报道 PDIP-SOS CMR 可用于评估外周动脉钙负荷，在该研究中，存在髂-股动脉钙化的 32 例患者，其中 20 例患者中以 1.5T 成像，另外 12 例患者中以 3T 成像；另外 11 例主-髂动脉钙化患者中，10 例使用 3T 成像，另 1 例使用 1.5T 成像。CTA 作为参考标准进行图像定性分析及半自动技术定量分析。结果显示，无论是 1.5T 还是 3T，应用 PDIP-SOS CMR 测量斑块体积与 CTA 比较均显示出良好的一致性（对于髂-股骨区 $\kappa = 0.67$，$P<0.001$；对于主-髂动脉区，$\kappa = 0.80$，$P<0.01$），说明 PDIP-SOS CMR 对于钙化体积的测量不依赖于磁场。另外，因为主动脉区存在过度的呼吸和肠运动伪影而导致的早期成像技术无法准确评估该区域病变，使用新的运动抗性 k 空间轨迹来评估主-髂骨钙化与 CTA 存在较好的相关性（$r = 0.98$，$P<0.001$）、一致性及可重复性。使用 3T PDIP-SOS CMR 可以在 6 分钟内同时评估主-髂动脉和髂-股动脉钙化，并且可以检测多种病变体积的钙化，甚至包括仅跨越几个像素的小血管钙化。CMR 不会忽视可能对介入手术结果产生不利影响的大量钙化，也不会错误地显示 CTA 中不存在的钙化。该研究结果表明，PDIP-SOS CMR 为 CT 的血管钙负荷的介入前评估提供了可靠的替代方案。Kim 等[5] 报道了一例左主干＋三支病变的患者，该报道指出，由于冠状动脉 CTA 的技术限制，在严重钙化或运动伪影存在下导致假阳性或阴性结果，使得冠状动脉 CTA 目前不能完全取代有创血管造影术，而 CMRA 对于严重钙化的 CAC 的评估优于冠状动脉 CTA，并被冠状动脉造影（CAG）证实（图 3-3-2）。

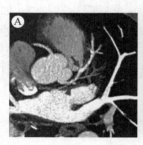
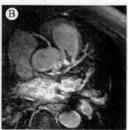
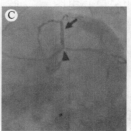
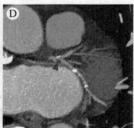

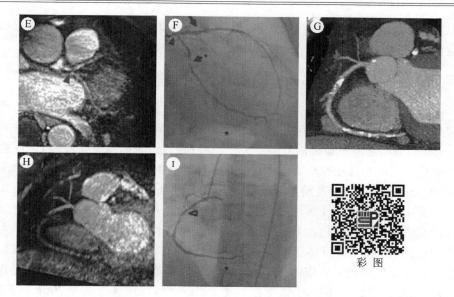

彩图

图 3-3-2　冠状动脉 CTA、CMRA 和侵入性 CAG 评估一例左主干 + 三支病变的患者

由于钙化（A，D，G）严重，冠状动脉 CTA 对狭窄程度的评估有限；但全心 CMRA 显示左主干分叉（B，E，箭头），左侧前动脉（F，虚线箭头）和右中冠状动脉（H，空心箭头）显著狭窄。在 CMRA 和随后的 CAG（C、F、I）之间观察到良好的一致性

[引自：Kim M J, Yoon Y E, Park J J, et al. Additive Role of Coronary Magnetic Resonance Angiography for the Evaluation of Coronary Artery Disease. Korean Circ J，2017，（47）3：409-412]

（二）磁共振与心脏顺应性/心肌灌注

CAC 可导致血管僵硬度增加，顺应性降低，心肌灌注受损[6]。早期的 CMR 对于 CAD 的检测存在明显局限性（包括空间和时间分辨率低），限制了其对于冠心病的检测，但随着 1.5T 和 3T CMR 时间和空间分辨率的提高，越来越多数据表明 CMR 与单光子发射计算机断层成像（SPECT）相比更有利于心肌缺血的检测[7]。一项关于检测心肌灌注的多中心的研究指出，CMR 与 SPECT 相比，CMR 具有更高的特异性[8]。一项研究利用钆螯合物作为造影剂对比检测了患者注射双嘧达莫前后心肌运动强度时间曲线，定义阈值以区分正常和缺血心肌，结果显示诊断准确率为 87%[9]。

对比剂延迟钆增强磁共振成像（late gadolinium enhancement magnetic resonance imaging，LGE-MRI）能够在体显示心肌坏死和瘢痕组织，不仅在诊断和鉴别诊断中发挥作用，而且在疾病预后判断和危险分层中发挥重要指导作用。LGE 目前可用于评价缺血性心脏病，急性或慢性心肌梗死可表现为局部心肌延迟强化。与 X 线血管造影相比，将 CMR 灌注图像定性分析与 LGE 心肌梗死鉴别结合的研究获得了 89% 的敏感度、87% 的特异度及 88% 的准确度[10]。相比 SPECT，LGE 在检测心内膜下梗死瘢痕方面更可靠[11]。研究人员利用 LGE 较强的敏感性来研究经皮介入后的小梗死[12]，并利用 LGE 在 PCI 后 3～12 个月随访。类似的研究已经在接受冠状动脉搭桥手术的患者中进行[13]。研究发现 LGE 是 MACE 的预测因子之一，且独立于左室射血分数和其他常规临床标志物[14]。对 70 岁以上随机选择的患者的研究表明，超过 24% 的患者有 LGE 的缺血证据，其中超过 3/4 的患者是未被识别的心功能不全患者[15]。因此，LGE 可能成为筛查无症状性心肌梗死和预测其预后的重要指标。

（三）磁共振与心脏功能

在一项前瞻性现实临床试验中，入选的 752 例 CAD 患者在心电图表现出 ST 段压低和出现心绞痛症状之前，应用多巴酚丁胺或血管扩张剂诱导节段性室壁运动和灌注异常，使得 CMR 能够检测出功能上显著的 CAD[16, 17]。尽管通过给予药物负荷检测 CAD 的诊断价值高、可重复性强，并且在临床实践中得到广泛认可，但是该检查结果依赖于检测者对心脏局部室壁运动的视觉感受及检测者的经验，具有主观性。于是，应变编码磁共振成像（SENC）被提出，此技术用于客观评价局部心肌应变能力。通过 SENC，心肌变形可以用彩色编码标度进行可视化评估，且应变速率可以在横向和纵向进行量化。SENC 定量心肌应变的能力已经在科学研究和临床工作中得到验证[18]，在对于 101 例 CAD 患者的研究中，SENC 直接彩色编码能力增强了 CMR 对于心肌多巴酚丁胺应激的检测敏感性（86% 比 98%，$P<0.05$）。此外，SENC 使得在中度多巴酚丁胺应激（体重为 20μg/kg）时 CMR 检测出 CAD 患者成为可能，提高了受检者的安全性[19]。

（四）PET/MR

心脏正电子发射断层成像（PET）可以提供关于心肌灌注、存活率、心肌代谢和其他分子过程的精确信息[20]。[18F] FDG 心肌 PET 显示存活心肌细胞中的葡萄糖代谢，是直接显示心肌存活能力的金标准[21]。PET 和 MRI 均可评价心功能，二者结合为冠心病提供了更为全面的检查方法[22, 23]。最近，联合 PET/MR 系统已经逐渐进入人们视野[24]，在临床应用中，通过将电离 CT 成像替换为非电离 MR 成像，PET/MR 混合成像与 PET/CT 相比减少了患者的总辐射剂量[25]。PET 图像质量（IQ）一般受采集时间和注入示踪剂活性这两个关键因素的影响，因为它们同时影响数据统计、图像信号和图像噪声。Oehmigen 等[26]研究显示，在 PET/MR 成像中，可以通过延长的数据采集时间而注入较少的示踪剂，以减少放射性物质的注入。

五、总结

CMR 结合无创性的血管造影技术为斑块位置、形态、体积的检测提供了重要的评估方法，此外，其对于心肌灌注、心脏功能及心肌活性等的评估将使得临床得到更加精确的诊断信息，在这方面它为心血管疾病的诊断提供了重大帮助。目前在很多有经验的中心，CMR 得到了较为广泛的应用，现代成像技术的发展进一步为磁共振的应用创造了更多可能。

（陈炳秀 李 伟）

参 考 文 献

[1] Sakuma H. Coronary CT versus MR angiography: the role of MR angiography. Radiology, 2011, 258（2）: 340-349.

［2］Yoon Y E，Hong Y J，Kim H K，et al. 2014 Korean guidelines for appropriate utilization of cardiovascular magnetic resonance imaging：a joint report of the Korean Society of Cardiology and the Korean Society of Radiology. Korean J Radiol，2014，15（6）：659-688.

［3］Kato S，Kitagawa K，Ishida N，et al. Assessment of coronary artery disease using magnetic resonance coronary angiography：a national multicenter trial. J Am Coll Cardiol，2010，56（12）：983-991.

［4］Serhal A，Koktzoglou I，Aouad P，et al. Cardiovascular magnetic resonance imaging of aorto-iliac and ilio-femoral vascular calcifications using proton density-weighted in-phase stack of stars. J Cardiovasc Magn Reson，2018，20（1）：51.

［5］Kim M J，Yoon Y E，Park J J，et al. Additive role of coronary magnetic resonance angiography for the evaluation of coronary artery disease. Korean Circ J，2017，47（3）：409-412.

［6］Kalra S S，Shanahan C M. Vascular calcification and hypertension：cause and effect. Ann Med，2012，44（Suppl 1）：S85-92.

［7］Schwitter J，Wacker C M，Wilke N，et al. MR-IMPACT Ⅱ：magnetic resonance imaging for myocardial perfusion assessment in coronary artery disease trial：perfusion-cardiac magnetic resonance vs. single-photon emission computed tomography for the detection of coronary artery disease：a comparative multicentre，multivendor trial. Eur Heart J，2013，34（10）：775-781.

［8］Schwitter J，Wacker C M，van Rossum A C，et al. MR-IMPACT：comparison of perfusion-cardiac magnetic resonance with single-photon emission computed tomography for the detection of coronary artery disease in a multicentre，multivendor，randomized trial. Eur Heart J，2008，29（4）：480-489.

［9］Nagel E，Klein C，Paetsch I，et al. Magnetic resonance perfusion measurements for the noninvasive detection of coronary artery disease. Circulation，2003，108（4）：432-437.

［10］Klem I，Heitner J F，Shah D J，et al. Improved detection of coronary artery disease by stress perfusion cardiovascular magnetic resonance with the use of delayed enhancement infarction imaging. J Am Coll Cardiol，2006，47（8）：1630-1638.

［11］Ibrahim T，Bulow H P，Hackl T，et al. Diagnostic value of contrast-enhanced magnetic resonance imaging and single-photon emission computed tomography for detection of myocardial necrosis early after acute myocardial infarction. J Am Coll Cardiol，2007，49（2）：208-216.

［12］Choi J W，Gibson C M，Murphy S A，et al. Myonecrosis following stent placement：association between impaired TIMI myocardial perfusion grade and MRI visualization of microinfarction. Catheter Cardiovasc Interv，2004，61（4）：472-476.

［13］Steuer J，Bjerner T，Duvernoy O，et al. Visualisation and quantification of peri-operative myocardial infarction after coronary artery bypass surgery with contrast-enhanced magnetic resonance imaging. Eur Heart J，2004，25（15）：1293-1299.

［14］Kwong R Y，Chan A K，Brown K A，et al. Impact of unrecognized myocardial scar detected by cardiac magnetic resonance imaging on event-free survival in patients presenting with signs or symptoms of coronary artery disease. Circulation，2006，113（23）：2733-2743.

［15］Barbier C E，Bjerner T，Johansson L，et al. Myocardial scars more frequent than expected：magnetic resonance imaging detects potential risk group. J Am Coll Cardiol，2006，48（4）：765-771.

［16］Greenwood J P，Maredia N，Younger J F，et al. Cardiovascular magnetic resonance and single-photon emission computed tomography for diagnosis of coronary heart disease（CE-MARC）: a prospective trial. Lancet，2012，379（9814）：453-460.

［17］Nandalur K R，Dwamena B A，Choudhri A F，et al. Diagnostic performance of stress cardiac magnetic resonance imaging in the detection of coronary artery disease: a meta-analysis. J Am Coll Cardiol，2007，50（14）：1343-1353.

［18］Korosoglou G，Lehrke S，Mueller D，et al. Determinants of troponin release in patients with stable coronary artery disease: insights from CT angiography characteristics of atherosclerotic plaque. Heart，2011，97（10）：823-831.

［19］Korosoglou G，Lossnitzer D，Schellberg D，et al. Strain-encoded cardiac MRI as an adjunct for dobutamine stress testing: incremental value to conventional wall motion analysis. Circ Cardiovasc Imaging，2009，2（2）：132-140.

［20］Adenaw N，Salerno M. PET/MRI: current state of the art and future potential for cardiovascular applications. J Nucl Cardiol，2013，20（6）：976-989.

［21］Bratis K，Mahmoud I，Chiribiri A，et al. Quantitative myocardial perfusion imaging by cardiovascular magnetic resonance and positron emission tomography. J Nucl Cardiol，2013，20（5）：860-870.

［22］Nensa F，Tezgah E，Poeppel T D，et al. Integrated ^{18}F-FDG PET/MR imaging in the assessment of cardiac masses: a pilot study. J Nucl Med，2015，56（2）：255-260.

［23］Nekolla S G，Martinez-Moeller A，Saraste A. PET and MRI in cardiac imaging: from validation studies to integrated applications. Eur J Nucl Med Mol Imaging，2009，36（Suppl 1）：S121-130.

［24］Nensa F，Poeppel T D，Beiderwellen K，et al. Hybrid PET/MR imaging of the heart: feasibility and initial results. Radiology，2013，268（2）：366-373.

［25］Boellaard R，O'Doherty M J，Weber W A，et al. FDG PET and PET/CT: EANM procedure guidelines for tumour PET imaging: version 1. 0. Eur J Nucl Med Mol Imaging，2010，37（1）：181-200.

［26］Oehmigen M，Ziegler S，Jakoby B W，et al. Radiotracer dose reduction in integrated PET/MR: implications from national electrical manufacturers association phantom studies. J Nucl Med，2014，55（8）：1361-1367.

第四节　冠状动脉钙化的 IVUS 检查

近年来，随着生活方式的不断改变，CAC 在冠状动脉粥样硬化疾病中的发生率明显升高。CAC 的存在常伴随着冠状动脉粥样硬化疾病，其程度与模式的不同影响着冠状动脉粥样硬化所致的管腔狭窄程度。而且，CAC 作为未来心脏事件的预测指标，钙化程度及分布范围对动脉粥样硬化斑块的类型有着一定的预测意义[2]。稳定的冠状动脉病变与不稳定的病变相比，钙的量更多，而钙的数量可能影响经皮冠状动脉介入治疗的成功。不稳定病变与局灶性钙沉积有关，也可能与纤维帽破裂有关，而钙结节是易损斑块的形态之一。某些群体有较高的 CAC 风险。因此，尽早、有效、准确地检测到 CAC 对冠状动脉粥样硬化疾病的诊断、治疗及预后有重要的临床价值。与传统的冠状动脉造影相比，血管内超声

（intravascular ultrasound，IVUS）不仅能够更加准确地定量评价血管管腔的狭窄程度，还能分析血管壁结构的组成成分，并检测斑块形态、部位、性质、钙化程度[1]。通过 IVUS，我们可以尽早发现冠脉造影所不能检测出的早期 CAC 病变，明确斑块类型及成分，对于评估冠状动脉粥样硬化疾病的进展有着重要的临床意义，为进一步的冠状动脉介入治疗提供指导作用。

本节将通过阐述 IVUS 成像下 CAC 的分型和血管壁及斑块成分识别的影像学特点，了解 IVUS 在冠状动脉粥样硬化疾病的经皮冠脉介入术（percutaneous coronary intervention，PCI）及预后评估的临床应用。

一、IVUS 下冠状动脉钙化的影像学特点

IVUS 是一种基于导管的提供血管腔和血管壁的高分辨率横截面图像的成像技术[3]，传统的冠脉造影通过注射造影剂显像，只能粗略地了解病变血管内腔的狭窄程度，虽然能特异性检测 CAC，但对于微钙化等早期 CAC 的存在难以识别，故敏感性较低。而 IVUS 不仅能准确评价血管狭窄程度，对 CAC 的识别也具有高特异性和敏感性，还能分析斑块的大小与成分、血管壁的组成及病变。

（一）IVUS 下钙化病变的分型

钙是一种强大的"超声反应器"，很少有光束能进入或穿透钙，所以钙就能在更深的动脉结构上形成阴影。钙在 IVUS 上的特征是回声致密（高回声）斑块，比带阴影的参照动脉外膜更亮，根据钙化病变在横截面图像弧度分布的范围不同，可将钙化病变分为 5 级：0 级为无钙化；Ⅰ级钙化＜90°；Ⅱ级钙化为 91°～180°；Ⅲ级钙化为 181°～270°；Ⅳ级钙化为 271°～360°；若根据钙化病变在血管内壁分布位置的不同，可分为浅表性钙化（血管管腔与内膜交界处的钙化）、深层钙化（中膜与基底膜交界处的钙化）和混合性钙化[4]。钙与不致密的纤维组织都会产生回声，由于换能器与钙之间的超声波振荡引起多次反射，从而在可重复的距离处引起同心电弧，特别是在使用旋磨术或轨道旋切术治疗之后。

IVUS 对带有阴影的高回声斑块非常敏感，而对于混杂斑块是高度专一的[5]，除微钙化外，IVUS 对斑块内钙的检测敏感且特异。但是，IVUS 因其穿透性有限，容易导致钙化声影的存在，虽然能有效检测钙化病变的弧长，但在钙化病变厚度的精准定量分析上存在极大的局限性；通常 IVUS 检测到的 CAC 病变部位的钙化病变深度会低于实际钙化病变的深度，这同样导致了进一步进展形成的斑块总负荷不能被正确评估。

（二）IVUS 下血管壁及粥样斑块的成像

在 IVUS 成像中，正常血管壁分为 3 层结构：内层表现出较强回声；中膜为低回声暗带；外层呈现出明亮的强回声带。早期动脉粥样硬化在组织学上的改变仅为内膜增厚，IVUS 下的改变为中膜低回声带变薄甚至消失，血管壁 3 层结构模糊不清，同时还可以在内膜腔内发现强回声的斑块影。当斑块成分包含大量脂质时，即脂质斑块，因其表层薄，容易发生破裂又被称为软斑块；脂质斑块的透声性好，在 IVUS 下的成像特点为低回声影，其强度低于血管外膜回声。当斑块成分包含大量纤维组织时即为纤维斑块，其在 IVUS 下的成像特点为不伴声影的高于血管外膜的回声；当斑块成分包含大量钙时，即为钙化斑块，钙

化斑块在 IVUS 下的成像特点为伴声影的高于血管外膜的强回声影；纤维和钙化斑块因其钙成分含量相对较高，不易发生破裂，又称为硬斑块。混合性斑块包括软斑块和硬斑块两种类型，在 IVUS 成像中具备以上两种或两种以上的回声特点[6]。

（三）IVUS-VH 下冠状动脉钙化的成像

血管内超声虚拟组织学成像（IVUS-VH）[7] 是一种新的基于射频技术的 IVUS 技术，在血管内超声的基础上优化了信号成像后处理技术。与传统灰阶 IVUS 比较，虚拟组织学（VH）技术能更好地识别脂质池、斑块内出血、纤维组织、血栓、钙化斑块等特殊病变[8]。IVUS-VH 将钙作为纤维钙化斑块的一部分来进行监测或者在一个坏死核心（钙化的纤维粥样瘤）环境下监测。IVUS-VH 在检测 CAC 中的应用目前仍存在争议，如果钙化不具有 100mm 的间隙（这是常见的），则存在一定水平的超声能量，根据钙的密度和厚度，超声能量在大多数情况下大于随机噪声，因此 IVUS-VH 评估钙的厚度、面积、体积及阴影区域内斑块的组成是可能的。然而，在个别情况下，很难预测是否存在明确的信号而不是大部分的噪声，目前的硬件和软件没有做出这种区分，因此，在这些区域中，组织分类的准确性降低[9]。

二、IVUS 在临床中的应用

（一）钙化对 PCI 的影响

在严重 CAC 病变中，病变部位的血管不仅仅有组织学上的成分改变，在形态学上也发生明显变化，如血管成角、扭曲病变等；同时，血管扩张的顺应性随着钙化程度的加重而明显降低，这大大增加了导管顺利进入和穿越病变血管的难度[10]。同时，因病变血管的严重钙化导致的血管低顺应性，致使球囊在扩张过程中较钙化程度低的病变血管需要更高的压力，这也意味着 PCI 下置入支架的难度和风险增加，术中因操作难度加大导致球囊未充分扩张、血管穿孔及破裂的可能性均明显升高；此外，术后发生支架内血栓、支架内狭窄的可能性大大增加[10]。

临床经验表明，由血管内成像评估的严重钙化现象限制了支架的扩张，严重的支架膨胀不全可能与不良事件有关，包括再狭窄和支架血栓形成[11, 12]。然而，在大量的患者中，缺乏系统的、一致的、决定性的数据成像技术［灰阶 IVUS、射频血管内超声（RF-IVUS）或 OCT］。同样，虽然普遍认为钙化弧度、长度或厚度越大，支架膨胀不全的可能性就越大，但尚无标准截断值。另一方面，血管内成像与高压辅助球囊相结合，可以用于优化支架扩张，这是单独使用血管造影不能实现的。

（二）IVUS 在冠状动脉钙化治疗中的临床应用

CAC 的早期病变血管狭窄程度较低，但血管内的斑块类型多为软斑块，其内成分以大量的脂质为主；软斑块的稳定性较差，极易在外力作用下发生破裂，这大大增加了血栓形成阻塞血管的风险，而且，病变部位软斑块破裂损伤极易诱发血管痉挛，急性冠脉痉挛综合征发生的危险性极高[13]。应用 IVUS 可以早期准确地检测出易损斑块的存在，早期干预，减少急性冠脉综合征的发生。对于中晚期 CAC 病变，PCI 下支架置入术是主要的治疗方法。

IVUS 成像置入支架治疗的指征为 IVUS 检测显示：①斑块面积狭窄率≥70%；②斑块面积狭窄率≥50%，偏心纤维软斑块或脂核纤维帽厚度<0.7mm；①或②加上临床有相应部位心肌缺血的表现[14]。

（三）IVUS 在冠状动脉钙化治疗预后评价的临床价值

IVUS 不仅能为支架置入术提供有效的临床指导，对于 PCI 下支架置入术后的效果评估，IVUS 也发挥着重要的作用。支架置入效果理想的 IVUS 标准：①支架位置满意且长度足够；②支架完全贴壁；③对称指数（支架内腔最小径/最大径）≥0.7；④支架展开良好，最小支架腔截面积/平均参考血管段管腔截面积≥0.8[15]。支架再狭窄是支架置入术常见并发症；探索支架再狭窄的发生机制一直是临床治疗中的热点，IVUS 在支架再狭窄机制研究中发挥着重要作用。已有研究证明，在预测药物洗脱支架发生再狭窄中，IVUS 测定的支架内最小横截面积与其密切相关[16]。

IVUS 可以有效监测术后动脉夹层及壁内血肿的形成，通过 IVUS 成像检测，可以发现术后冠脉夹层常好发部位为软硬斑块交界处；同时 IVUS 能有效地定量分析夹层分离深度和范围，为进一步治疗提供可靠依据。IVUS 通过对血管壁成分进行检测，壁内血肿可以被准确发现；IVUS 还可发现晚期支架贴壁不良；IVUS 对于 CAC 病变冠脉介入治疗术后并发症的防治与检测也具有重要的临床价值[17]。

三、总结

钙以多种方式影响着冠状动脉疾病的自然历史和治疗。在过去 20 年或更长时间里，血管内成像研究，特别是 IVUS，有助于认识钙化与冠状动脉粥样硬化之间的关系。随着介入技术在临床的广泛使用与不断进步，IVUS 在临床诊断 CAC 及 PCI 支架置入的指导作用越来越明显。传统的冠脉造影难以有效分辨血管壁的实际形态，难以区分病变的具体位置，不能有效识别血管内粥样斑块的大小和成分，容易低估冠状动脉病变的程度。IVUS 可以检测出管腔内狭窄，还能有效检测血管壁上的病变如钙化程度、斑块大小和性质及血管壁的形态学改变等；发现 CAC 的早期病变，正确评估冠状动脉粥样硬化的程度与性质，避免误诊与漏诊，为进一步治疗提供更早更准确的治疗方案，对于冠心病的早期防治意义重大。同时，IVUS 在 CAC 的 PCI 治疗过程中有效地指导置入支架的专业类型、位置、长度、贴壁程度、展开度等，有效减少术中和术后并发症的发生，提高支架置入术的成功率，在评价 PCI 术后的预后方面有极高的临床应用价值。虽然，IVUS 较传统的冠脉造影具有十分明显的优越性，但其仍有一定的局限性；受其本身声影成像的原理所限，IVUS 难以分辨钙化斑块的厚度及钙化后的组织成分；此外，一种分辨率更高的基于 IVUS 的新型技术 IVUS-VH 正不断发展。由此可见，在 CAC 的检测与治疗中，IVUS 仍有十分广大的前景，值得人们深入研究。

（周泽南　聂如琼）

参 考 文 献

[1] 王江友，鄢华. 血管内超声在急性心肌梗死患者中的应用. 中华老年心脑血管病杂志，2016，18（7）：

762-765.

[2] Mori H, Torii S, Kutyna M, et al. Coronary artery calcification and its progression: what does it really mean?. JACC Cardiovasc Imaging, 2018, 11 (1): 127.

[3] Galassi A R, Sumitsuji S, Boukhris M, et al. Utility of intravascular ultrasound in percutaneous revascularization of chronic total occlusions. JACC: Cardiovasc Interv, 2016, 9 (19): 1979-1991.

[4] Mintz G S. Intravascular imaging of coronary calcification and its clinical implications. JACC Cardiovasc Imaging, 2015, 8 (4): 461-471.

[5] Mintz G S, Nissen S E, Anderson W D, et al. American college of cardiology clinical expert consensus document on standards for acquisition, measurement and reporting of intravascular ultrasound studies (ivus) 3 3: a report of the american college of cardiology task force on clinical expert consensu. J Am Coll Cardiol, 2001, 37 (5): 1478-1492.

[6] Grove A K, Zeiher A M, Zollner U, et al. Receiver operator curve analysis of sensitivity and specificity of intravascular ultrasound compared with histologic findings. Circulation, 1995, 9 (2): 1-78.

[7] Garcìagarcìa H M, Gogas B D, Serruys P W, et al. IVUS-based imaging modalities for tissue characterization: similarities and differences. Int J Cardiovasc Imaging, 2011, 27 (2): 215-224.

[8] Anuja N, Pauliina M M, Kuban B D, et al. Automated coronary plaque characterisation with intravascular ultrasound backscatter: ex vivo validation. Eurointervention, 2007, 3 (1): 113-120.

[9] Jun P, Mintz G S, Brilakis E S, et al. In vivo characterization of coronary plaques: novel findings from comparing greyscale and virtual histology intravascular ultrasound and near-infrared spectroscopy. Eur Heart J, 2012, 33 (3): 372.

[10] Mintz G S. Clinical utility of intravascular imaging and physiology in coronary artery disease. J Am Coll Cardiol, 2014, 64 (2): 207-222.

[11] Jun T, Peter B, Carlo D M. Heavily calcified coronary lesions preclude strut apposition despite high pressure balloon dilatation and rotational atherectomy: in-vivo demonstration with optical coherence tomography. Circ J, 2008, 72 (1): 157-160.

[12] Mintz G S. Clinical utility of intravascular imaging and physiology in coronary artery disease. J Am Coll Cardiol, 2014, 64 (2): 207-222.

[13] Azeem L, Kensuke T, Giuliano C, et al. Excimer laser lesion modification to expand non-dilatable stents: the ELLEMENT registry. Cardiovasc Revasc Med, 2014, 15 (1): 8-12.

[14] Abedin M, Tintut Y, Demer L L. Vascuiar calcafication: mechanism and ramifications. Arterioscler Thromb Vasc Biol, 2004, 24 (7): 1161-1170.

[15] 陈宝霞, 刘传木, 张明哲, 等. 血管内超声技术对冠心病介入性诊疗中临床价值的研究. 中国分子心脏病学杂志, 2004, 4 (1): 8-11.

[16] 李俊峡, 鹰津良树, 宫本忠司, 等. 冠状动脉支架术后再狭窄发生机制的血管内超声观察. 医学争鸣, 2006, 27 (12): 1119-1121.

[17] 宗振方, 董平栓. 血管内超声在冠心病介入诊疗中的临床应用. 医学综述, 2012, 18 (17): 2854-2856.

第五节　冠状动脉钙化的 OCT 检查

冠状动脉钙化（CAC）与冠心病心血管事件和死亡率有关，亦是对心血管介入医师的严峻挑战。对 CAC 局部组织深入了解有利于介入策略的制定。冠状动脉 CT、MRI、冠状动脉造影及血管内超声等应用使人们对冠状动脉局部组织有了更多的了解，然而由于其分辨率低等原因，对一些微小的钙化仍难以发现。光学相干断层成像（OCT）具有高分辨率，将 OCT 应用于冠状动脉检查能提供冠状动脉斑块的微结构信息，有助于对局部病变更深入地了解。随着冠状动脉导管技术的发展，将 OCT 应用于冠状动脉病变检查成为现实，近年来 OCT 技术更是有了长足的发展。

一、OCT 简介

OCT 是 20 世纪 90 年代逐渐发展起来的三维层析成像技术。光学低相干干涉测量法是 OCT 应用的基础，光学相干反射镜的设计促使 OCT 诞生[1]。OCT 信号源于组织内部光学反射（散射）特性的空间变化，通过扫描可以重构组织的二维或三维图像。冠状动脉 OCT 主要包括时域 OCT 和频域 OCT。

（一）时域 OCT

从 1993 年开始，人们开始努力解决 OCT 在眼外生物组织中应用的技术障碍。起初，OCT 是在时域内进行的，使用一个宽频带源，轴向移动参考镜，扫描穿过深度组织。在接下来的几年里，在兔和人体组织中展示基于导管的时域 OCT，解决了 OCT 在眼外生物组织中应用，产生了基于导管的时域 OCT[2]。

1. 时域 OCT 原理及操作　OCT 的第一根成像导管采用单模光纤，结合 0.7mm 直径梯度折射率透镜打磨至合适长度（0.2725 螺距），以及 0.5mm 棱镜对光束进行角度偏转[3]。将导管与 OCT 控制台连接（图 3-5-1）。通过将导管的光纤嵌入挠性扭矩电缆并将近端连接到旋转耦合器或"旋转接头"和 OCT 进行连接。OCT 旋转接头是使用放置在对接耦合接触的配套套筒内的光学套圈进行配置的。一个套圈是固定的，不允许旋转，为光学连接 OCT。第二个套圈是自由旋转的，连接到导管。成像导管进入冠状动脉时，由导丝提供进一步的引导，导丝直径通常为 0.014in（1in=2.54cm），在成像程序之前置于荧光镜引导下[4]。在成像导管的远端，有一导丝装置，允许导丝穿过导管尖端，然后从近端 1～2cm 的管腔中退出，以便导管与导丝平行引导。导管送至病变部位，注射生理盐水 8～10ml，进行血流阻断。图像采集利用柱状形态，通过沿径向坐标采集信号，然后快速旋转扫描，最后慢慢回拉导管进行扫描。这种模式要求导管能够发射横向到纵轴的聚焦光束，故确定最佳聚焦点非常重要，通常情况下，直径 25μm 的焦点能满足组织深度和广度要求。冠状动脉的直径通常只有几毫米，导管的焦距约为 2mm，是一个合适的光学设计目标。

2. 冠状动脉成像判断　冠状动脉 OCT 成像与尸检组织病理学结果高度一致，冠状动脉分内膜、中膜、外膜 3 层结构，根据冠心病的光谱，提出了图像判断依据[5]。具体判断标准见表 3-5-1[2]。

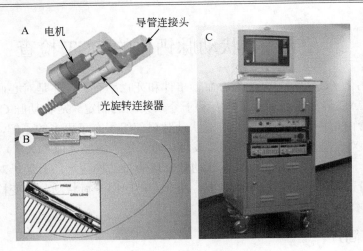

图 3-5-1　时域 OCT 原理及操作

A.导管和旋转接头示意图；B.导管照片；C.OCT 控制台

表 3-5-1　OCT 图像血管特征判读标准

动脉/斑块特征	图像判读标准
正常动脉	3 个同心层：高/低/高信号
纤维斑块	均匀高信号，分层不清，管腔狭窄
钙化结节	回波通透、边缘锋利、穿透力强
富含脂质（动脉粥样硬化）	点状信号，边缘模糊，弱信号
巨噬细胞	点状信号，标准差高
胆固醇结晶	非常高的信号，线性结构
胶原/平滑肌	双折射信号
急性血栓	低双折射、高衰减信号
慢性血栓	高双折射、低衰减信号

正常血管有 3 个均匀的层：内膜为内带，高反射率信号层；中膜为中带，低信号薄层；外层为外带，高反射率强信号层。根据层析图显示使用规则灰度或逆灰度。反射信号越高，对应的像素值越亮（正常），反之，则越暗（逆灰度）。OCT 可显示纤维斑块内部结构，斑块表现为均匀高信号，分层不清，以纤维组织为主的斑块表现出均匀的高散射信号。富含脂质斑块和斑块钙化则是信号"贫瘠区"，可以互相区别基于该区域的边界，富含脂质斑块扩散边界有一个非常快速的信号衰减，而钙化斑块有非常锋利的回波区渗透和良好的信号[5]。基于这个简单判读标准，斑块分类的敏感度和特异度分别为纤维斑块 75% 和 97%，钙化斑块 95% 和 97%，富脂斑块 92% 和 91%。巨噬细胞在动脉粥样硬化、斑块进展和胶原变性中有重要作用，巨噬细胞会产生具有高标准差的点状 OCT 信号，OCT 的巨噬细胞识别是了解斑块进展的一个早期重要标志[6]。最近的一项研究独立证实了巨噬细胞浓度升高区域的高敏感度（100%）和特异度（96.8%）[7]。纤维帽厚度与斑块的稳定性有关，OCT 适合帽厚度测量[5-7]，纤维帽厚度＜65μm 容易导致斑块破裂。胆固醇结晶可破坏易损斑块，OCT 能发现胆固醇结晶，表现为非常高的信号，呈线性结构[8]。基于对偏振敏感 OCT 的

双折射测量，OCT 对胶原和平滑肌的成像能力在 2007 年首次得到证实，胶原和平滑肌表现为双折射信号[9]。OCT 图像能更好地显示冠状动脉结构，提供斑块的信息，有利于斑块性质判断，从而有助于更好地制定治疗策略。

（二）频域 OCT

1. 频域 OCT 连接器 2003 年，几个独立实验提供了频域 OCT 的理论基础和实验演示方法，频域 OCT 高速成像使 OCT 抗干扰能力增强，检测的灵敏度大大提高[10-13]。在血管内成像中，心脏在心脏周期内的快速运动使频域成像成为主要技术，因为频谱域需要在光谱仪中进行时间整合，因此容易发生条纹冲刷[14]。高速波长扫频激光器的快速发展[15]推动了频域 OCT 性能的进步，并导致基于导管的系统每秒采集帧数超过 100 帧[16]。时域 OCT 导管采用单模光纤，与硅胶相连，然后切割到预定长度进行打磨而成。而频域导管利用光纤融合拼接器创建了一个允许光束扩展、聚焦和横向光束重定向的单片元件。频域 OCT 连接重新设计导管的启用高速成像、光学旋转接头（图 3-5-2）。适当使用更精确的轴承和电机传动装置，光学旋转连接与电机之间的连接通过齿形皮带实现。整个装置安装在一个传统的 IVUS 回拉盘内进行纵向扫描，这个新设计允许导管旋转速度高达 7200 转/分和成像为每秒超过 100 帧图像。

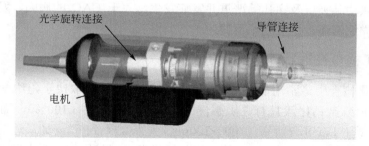

图 3-5-2 频域 OCT 的连接头

2. 频域 OCT 应用

（1）急性冠脉综合征（ACS）：ACS 是导致死亡最常见的心血管疾病，其发病机制主要是斑块破裂、继发血栓形成阻塞冠状动脉，导致心肌细胞坏死，斑块破裂是始动环节，了解斑块形态类型有重要意义。频域 OCT 的应用，使判断斑块的形态和类型更加准确，斑块类型和形态在 ACS 中的作用已被广泛研究[17-19]。巨噬细胞浸润是患者斑块的一个特征，巨噬细胞密度被认为与胶原变性和斑块结构弱化有关，ACS 患者巨噬细胞密度明显升高[17]。OCT 可识别的另一个斑块形态学特征是斑块侵蚀，斑块侵蚀是导致斑块破裂最常见的原因[20]。利用 OCT 的高分辨率，研究斑块破裂时纤维帽的形态，表明动脉粥样硬化患者肩部的冠状动脉帽变薄通常与斑块破裂有关[18, 21]。

（2）术中支架的选择和术后随访：标准的血管造影评估不足以描绘动脉粥样硬化斑块的边界，因此，支架的近端或远端在坏死核斑块内可能不是最理想的。这种"纵向地理缺失"可以不完全覆盖不稳定的位置，导致斑块快速进展和血管造影边缘再狭窄造成支架失效[22]。许多研究都对富脂斑块支架失效及支架失效与支架错位、支架边界位置等特征的相关性进行研究[23, 24]，支架的选择也可以根据斑块的分类进行改进[25]。研究表明，OCT

引导下的经皮冠状动脉介入治疗相对于传统的单纯血管造影引导下的治疗方法而言，可改善预后[26, 27]。研究表明，OCT 常发现支架置入术后异常，支架间不规则组织突起是预后的独立预测因素[28, 29]。

二、冠状动脉钙化

CAC 是冠状动脉疾病的重要标志，并且与动脉粥样硬化的程度和心血管疾病预后相关，病理上 CAC 常见于内膜和中膜。内膜钙化主要与脂类、巨噬细胞和胆固醇在损伤的内膜下积聚相关，一般与动脉粥样斑块共同存在，也称动脉粥样钙化。其钙化灶直径一般小于 50mm，常在 0.5~15μm，是较小的微钙化，导致偏心性重塑，常引起斑块破裂，是产生急性冠脉综合征的重要病理基础，微钙化还参与动脉粥样硬化斑块的发展。微钙化在冠状动脉造影及 CT 检查难以发现，血管内超声由于分辨率的原因，一些较小的微钙化也难以发现，而 OCT 检查由于分辨率高，在检测微钙化方面具有独特的优势。中膜钙化也称为 Monckeberg 硬化，主要为在动脉中磷酸钙沉积，存在于平滑肌细胞周围和弹性层，中膜钙化常表现为片状钙化，临床上冠状动脉造影和 CT 容易发现，大片状钙化预示稳定斑块，但在 PCI 治疗过程中严重钙化难以使用常规方法解决，是心血管介入医师的一个严峻挑战，特殊的检查如 OCT 和血管内超声可指导术中器械的选择及手术方式，制定介入策略，避免冠状动脉夹层及穿孔等严重并发症发生。关于 CAC 的病因、发病机制及表现等相关章节已详细阐述，这里就不再赘述。

三、OCT 检查在冠状动脉钙化的应用

侵入性钙化检查中最常用的是 IVUS，IVUS 检测 CAC 取决于组织学类型，对于大型致密钙化沉积或微钙化簇具有高敏感性（90%）和特异性（100%），而大部分小斑点钙（<50μm）低于 IVUS 分辨率（100~200μm）便检测不到[30]。如最近的离体研究中所报道的，微钙化的存在恰好是 IVUS 检测钙与组织学之间差异的主要来源（9.4%）[31]。此外，血管内超声检查未能检测到钙含量>5%的区段，大密度组织病理学钙化被大的坏死核心掩盖，从而产生回声衰减。钙的定量测量包括钙弧和长度。光学相干断层成像（OCT）具有更高的分辨率（10~20μm），并越来越多地用于诊断和治疗。OCT 测量光的后向散射，并将钙检测为信号贫瘠区域，其边界清晰。与 IVUS 相比，OCT 在组织学验证研究中显示出更高的诊断钙化的准确性，具有几乎完美的灵敏度和特异性[5]。与 IVUS 不同，OCT 可以穿透钙化沉积物，除钙弧和长度外，OCT 还可以评估其厚度、面积和体积[32]。然而，类似于 IVUS，表面脂质积聚可掩盖由于光信号衰减引起的基础钙化[32]。深度穿透力相对较差是 OCT 的固有局限性，这也阻止了深层钙的可视化。在一项比较研究中，IVUS 和OCT 对离体血管标本钙化的表征同样有效。

斑点钙化是易损斑块表型的一种形态学特征，频域 OCT 能显示斑块的微结构，以及与斑块易损相关的微观结构。为了研究斑点钙化与斑块微观结构之间的关系，Kataoka等[33]从克利夫兰诊所频域 OCT（FD-OCT）登记处选取预定的经皮冠状动脉介入治疗之前，招募了 308 例临床稳定的冠心病患者，对靶血管进行 FD-OCT 成像。排除 3 例图像质量较差患者和 5 例行冠状动脉搭桥术（CABG）患者，共 300 例进入研究。FD-OCT 研究探讨了斑点钙化与斑块微观结构之间的关系，结果显示：斑点状钙化斑块的脂质负担较大，

脂质长度和脂质指数高。脂质斑块伴斑点状钙化时，纤维帽厚度更薄，微通道和巨噬细胞的发生率更高。在斑点状钙化的患者中，薄层纤维粥样硬化和斑块破裂的发生率更高。该研究表明微钙化与斑块的易损性有关。同时，该研究对他汀类药物与微钙化进行研究，发现他汀类药物可治疗微钙化，从而稳定斑块。CAC 被认为是巨噬细胞、炎性细胞因子分泌促进血管细胞的成骨转化进而形成微钙化的过程[34-36]。此外，正反馈环进一步刺激巨噬细胞活化和矿化，产生斑点状钙化[35-37]。由于巨噬细胞使斑块易破裂[38]，巨噬细胞引发的斑点状钙化的形成可能会增加斑块的易损性。OCT 具有较好的分辨率，某些 OCT 还可从细胞水平了解斑块的组成和变化。一项体外实验表明，巨噬细胞表现为信号强度高于周围组织的亮点，随后出现亮点突然消失，OCT 被用来量化纤维帽内的巨噬细胞[6]。进一步的研究发现 OCT 中只有 23% 的亮点阳性区域代表巨噬细胞[39]。另一项使用 micro-OCT（空间分辨率为 1μm）的人冠状动脉的研究显示 OCT 成像黏附在内皮细胞表面的白细胞结构与电子显微镜观察结果呈现惊人的相似。对于薄帽纤维斑块，OCT 和 IVUS-VH 具有相似的诊断准确率（76%～79%），未来可能会通过引入混合成像来提高诊断率[40]。微钙化促进炎症，巨噬细胞促进微钙化，微钙化与巨噬细胞共同定位于斑块，是斑块不稳定的公认特征，Burgmaier 等[41] 对 116 例稳定性冠心病患者，在冠状动脉介入治疗之前，使用 OCT 分析含巨噬细胞-钙化动脉阶段斑块形态。钙弧<22.5°定义为微钙化，且巨噬细胞与其距离小于 100μm，结果认为巨噬细胞与钙化共同定位，表明斑块巨噬细胞与冠状动脉靶区段中的钙化共定位，这与高风险形态学特征（包括微钙化和巨噬细胞浸润及更大的钙化负荷）相关。

严重 CAC 是介入治疗难点，对钙化体积及分布的测量对治疗有重要意义。Mehanna 等[32] 对尸检患者的 CAC 进行冷冻成像和频域 OCT 成像，共分析了 1285 个冷冻图像，并与相应共同登记的 257 个 FD-OCT 图像进行比较。由平均深度和平均钙角度表示的钙分布相似，FD-OCT 和低温成像之间具有极好的相关性。OCT 可以定量钙化的绝对体积，血管内 FD-OCT 能够准确地描述 CAC 分布。OCT 对钙化的检出有利于介入策略的选择。ILUMIEN Ⅲ研究结果表明：与 IVUS 相比，OCT 指导支架置入更精准；OCT 比 IVUS 多检测出约 2.5 倍严重夹层，多检测出 45%严重支架贴壁不良，多检测出接近 3 倍的严重斑块和血栓脱垂，可以发现更多主要不良事件，避免 IVUS 评价可能忽略的冠状动脉夹层和支架贴壁不良，从而降低 MACE 的发生率[26]。

四、总结与展望

OCT 是近 20 年发展起来的一项新技术，对 CAC 钙化具有较高的敏感性和特异性，检出率高。OCT 能准确识别斑块的性质，对微钙化的检出具有独特的优势，同时能准确描述 CAC 的分布，指导介入医师进行手术策略的制定；能精确提供支架贴壁及内膜增生信息的影像工具，可以评价远期支架置入后的内膜覆盖情况，包括支架内再狭窄、支架内斑块、晚期贴壁不良、晚期血栓等，这些指标对于评价支架的性能、支架术后的愈合都起重要的作用，具有较广阔的应用前景。但 OCT 的组织穿透力低（1～3μm），难以评估整个斑块的体积，同时对钙化和脂质池的分辨也是一个巨大挑战。OCT 图像采集还需要阻断血流，通过注射生理盐水、回拉冲洗来实现，这也增加了检查的难度。进一步开展 OCT 的其他潜在应用包括弹性成像技术、多普勒 OCT 和偏振光敏感 OCT[42] 及与血管内超声融合可更好地指导治疗。

（张文俐　张瑞岩）

参 考 文 献

［1］Popescu D P，Choo-Smith L P，Flueraru C，et al. Optical coherence tomography：fundamental principles，instrumental designs and biomedical applications. Biophys Rev，2011，3（3）：155.

［2］Bouma B E，Villiger M，Otsuka K，et al. Intravascular optical coherence tomography. Biomed Opt Express，2017，8（5）：2660-2686.

［3］Tearney G J，Boppart S A，Bouma B E，et al. Scanning single-mode fiber optic catheter-endoscope for optical coherence tomography. Optics Letters，1996，21（7）：543-545.

［4］Bhatt D. Cardiovascular Intervention：A Companion to Braunwal's Heart Disease. Elsevier-Health Sciences Division，2015.

［5］Hiroshi Y，Bouma B E，Houser S L，et al. Characterization of human atherosclerosis by optical coherence tomography. Circulation，2002，106（13）：1640-1645.

［6］Tearney G J，Hiroshi Y，Houser S L，et al. Quantification of macrophage content in atherosclerotic plaques by optical coherence tomography. Circulation，2003，107（1）：113.

［7］Di V L，Agozzino M，Marco V，et al. Identification and quantification of macrophage presence in coronary atherosclerotic plaques by optical coherence tomography. Eur Heart J Cardiovasc Imaging，2015，16（7）：807-813.

［8］Abela G S，Kusai A. Cholesterol crystals cause mechanical damage to biological membranes：a proposed mechanism of plaque rupture and erosion leading to arterial thrombosis. Clin Cardiol，2010，28（9）：413-420.

［9］Nadkarni S K，Pierce M C，Park B H，et al. Measurement of collagen and smooth muscle cell content in atherosclerotic plaques using polarization-sensitive optical coherence tomography. J Am Coll Cardiol，2007，49（13）：1474-1481.

［10］Leitgeb R，Hitzenberger C，Adolf F. Performance of fourier domain vs. time domain optical coherence tomography. Opt Express，2003，11（8）：889-894.

［11］Boer J F，Cense B，Park B H，et al. Improved signal-to-noise ratio in spectral-domain compared with time-domain optical coherence tomography. Opt Letters，2003，28（21）：2067-2069.

［12］Michael C，Marinko S，Changhuei Y，et al. Sensitivity advantage of swept source and Fourier domain optical coherence tomography. Opt Express，2003，11（18）：2183-2189.

［13］Yun S，Tearney G，Johannes D B，et al. High-speed optical frequency-domain imaging. Opt Express，2003，11（22）：2953-2963.

［14］Yun S H，Tearney G，de Boer J，et al. Motion artifacts in optical coherence tomography with frequency-domain ranging. Opt Express，2004，12（13）：2977-2998.

［15］Oh W Y，Yun S H，Tearney G J，et al. 115 kHz tuning repetition rate ultrahigh-speed wavelength-swept semiconductor laser. Opt Letters，2005，30（23）：3159-3161.

［16］Yun S H，Tearney G J，Vakoc B J，et al. Comprehensive volumetric optical microscopy in vivo. Nat Med，

2006，12（12）：1429-1433.

［17］Takaoka N，Tsujita K，Kaikita K，et al. Comprehensive analysis of intravascular ultrasound and angiographic morphology of culprit lesions between ST-segment elevation myocardial infarction and non-ST-segment elevation acute coronary syndrome. Int J Cardiol，2014，171（3）：423-430.

［18］Atsushi T，Toshio I，Hironori K，et al. Morphology of exertion-triggered plaque rupture in patients with acute coronary syndrome：an optical coherence tomography study. Circulation，2008，118（23）：2368-2373.

［19］Takashi T，Toshio I，Atsushi T，et al. Various types of plaque disruption in culprit coronary artery visualized by optical coherence tomography in a patient with unstable angina. Circ J，2008，73（1）：187-189.

［20］Jia H，Abtahian F，Aguirre AD，et al. In Vivo diagnosis of plaque erosion and calcified nodule in patients with acute coronary syndrome by intravascular optical coherence tomography. J Am Coll Cardiol，2013，62（19）：1748-1758.

［21］Saia F，Komukai K，Capodanno D，et al. Eroded versus ruptured plaques at the culprit site of STEMI：in vivo pathophysiological features and response to primary PCI. JACC Cardiovasc Imaging，2015，8（5）：566-575.

［22］Corbett S J，John C，Gloria M，et al. Patterns of restenosis after drug-eluting stent implantation：Insights from a contemporary and comparative analysis of sirolimus- and paclitaxel-eluting stents. Eur Heart J，2007，27（19）：2330-2337.

［23］Guagliumi G，Sirbu V，Musumeci G，et al. Examination of the in vivo mechanisms of late drug-eluting stent thrombosis：findings from optical coherence tomography and intravascular ultrasound imaging. JACC Cardiovasc Interv，2012，5（1）：12-20.

［24］Shan L，Yutang W，Luyue G，et al. Evaluation of neointimal coverage and apposition with various drug-eluting stents over 12 months after implantation by optical coherence tomography. Int J Cardiol，2013，162（3）：166-171.

［25］König A，Margolis Mp，VirmaniR，et al. Technology insight：in vivo coronary plaque classification by intravascular ultrasonography radiofrequency analysis. Nat Clin Pract Cardiovasc Med，2008，5（4）：219-229.

［26］Ali Z A，Maehara A，Généreux P，et al. Optical coherence tomography compared with intravascular ultrasound and with angiography to guide coronary stent implantation（ILUMIEN Ⅲ：OPTIMIZE PCI）：a randomised controlled trial. Lancet，2016，388（10060）：2618-2628.

［27］Meneveau N，Souteyrand G，Motreff P，et al. Optical coherence tomography to optimize results of percutaneous coronary intervention in patients with non-ST-elevation acute coronary syndrome：results of the multicenter，randomized DOCTORS study （Does Optical Coherence Tomography Optimize Results of Stenting）. Circulation，2016，134（13）：906-917.

［28］Tsunenari S，Shiro U，Seung-Jung P，et al. Incidence and clinical significance of poststent optical coherence tomography findings：one-year follow-up study from a multicenter registry. Circulation，2015，132（11）：1020-1029.

［29］Sabate M，Windecker S，Iniguez A，et al. Everolimus-eluting bioresorbable stent vs. durable polymer everolimus-eluting metallic stent in patients with ST-segment elevation myocardial infarction：results of the randomized ABSORB ST-segment elevation myocardial infarction-TROFI Ⅱ trial. Eur Heart J，2016，

37（3）：229-240.

[30] Friedrich G J，Moes N Y，Mühlberger V A，et al. Detection of intralesional calcium by intracoronary ultrasound depends on the histologic pattern. Am Heart J，1994，128（3）：435.

[31] Pu J，Mintz G S，Biro S，et al. Insights into echo-attenuated plaques，echolucent plaques，and plaques with spotty calcification：novel findings from comparisons among intravascular ultrasound，near-infrared spectroscopy，and pathological histology in 2，294 human coronary artery segment. J Am Coll Cardiol，2014，63（21）：2220-2233.

[32] Mehanna E，Bezerra H G，Prabhu D，et al. Volumetric characterization of human coronary calcification by frequency-domain optical coherence tomography. Circ J，2013，77（9）：2334-2340.

[33] Kataoka Y，Puri R，Hammadah M，et al. Spotty calcification and plaque vulnerability in vivo：frequency-domain optical coherence tomography analysis. Cardiovasc Diagn Ther，2014，4（6）：460-469.

[34] Kristen R，Tri-Bang T，Jina L，et al. Insulin-like growth factor- I regulates proliferation and osteoblastic differentiation of calcifying vascular cells via extracellular signal-regulated protein kinase and phosphatidylinositol 3-kinase pathways. Circ Res，2005，96（4）：398.

[35] Tintut Y，Patel J，Parhami F，et al. Tumor necrosis factor-alpha promotes in vitro calcification of vascular cells via the cAMP pathway. Circulation，2000，102（21）：2636-2642.

[36] Shioi A，Katagi M，Okuno Y，et al. Induction of bone-type alkaline phosphatase in human vascular smooth muscle cells roles of tumor necrosis factor-α and oncostatin M derived from macrophages. Circ Res，2002，91（1）：9-16.

[37] Aikawa E. Optical molecular imaging of inflammation and calcification in atherosclerosis. Curr Cardiovasc Imaging Rep，2010，3（1）：12-17.

[38] Moore K J，Sheedy F J，Fisher E A. Macrophages in atherosclerosis：a dynamic balance. Nat Rev Immunol，2013，13（10）：709-721.

[39] Phipps J E，Vela D，Hoyt T，et al. Macrophages and intravascular OCT bright spots：a quantitative study. JACC Cardiovasc Imaging，2015，8（1）：63-72.

[40] Brown A J，Obaid D R，Costopoulos C，et al. Direct comparison of virtual-histology intravascular ultrasound and optical coherence tomography imaging for identification of thin-cap fibroatheroma. Circ Cardiovasc Imaging，2015，8（10）：e003487.

[41] Burgmaier M，Milzi A，Dettori R，et al. Co-localization of plaque macrophages with calcification is associated with a more vulnerable plaque phenotype and a greater calcification burden in coronary target segments as determined by OCT. PLoS One，2018，13（10）：e0205984.

[42] Lindsay A C，Choudhury R P. Form to function：current and future roles for atherosclerosis imaging in drug development. Nat Rev Drug Discov，2008，7（6）：517-529.

第六节　冠状动脉钙化的 PET/CT 检查

冠状动脉钙化（CAC）病变是指钙质在冠状动脉管壁组织或粥样硬化斑块内沉积。在 X 线透视下可呈部分不透 X 线的高密度影，分布与冠状动脉的走行一致，并随心脏跳动而摆动。动脉粥样硬化是动脉内膜钙质沉积的重要因素。对于明确的冠心病患者，X 线透视发现 14%～58%的患者有 CAC，而病理检查却发现高达 79%的患者有不同程度的钙化影，通常提示钙化病变累及该冠脉节段的范围较大[1]。冠脉 CT 扫描（尤其为电子束 CT）可准确显示钙化病变的范围和程度，并可定量分析和评估与冠脉管腔狭窄之间的关系[2]。血管内超声（IVUS）是评估 CAC 更为敏感的方法。但由于钙化病变后的声影被完全遮挡，使得 IVUS 无法定量测定钙化病变组织。因此，需要一种冠脉成形术前可提供心肌血流和冠脉狭窄的综合指标，进行术前筛选和预后评估。

20 世纪 80 年代以来，正电子发射断层成像（positron emission tomography，PET）被用于心肌灌注、代谢显像，神经和受体功能及最近出现的基因显像，作为一种无创的评价心脏生理功能的方法，它具有空间分辨率高、敏感性高和准确性高、显像对比度好及能进行定量分析等特点。但是，由于价格高昂而且在很多国家未纳入社保范围，限制了其的一些临床应用。随着近年来 PET 在肿瘤应用中的进展，目前我国很多医学影像中心配备了 PET，这就为其在心血管应用方面提供了新机会。以往 PET 用外放射源进行衰减校正时，需要 20 分钟的时间，患者不易耐受。为了缩短衰减校正时间，Townsend 等[3]于 2001 年首次将 PET 与 CT 相结合进行衰减校正，大大缩短了检查时间。随着 CT 技术进步，64 层 CT 的出现，提高了分辨率，使无创 CTA 应用于临床。将 PET 与 CT 进行融合，CT 能为 PET 提供衰减校正，同时还能提供心脏的解剖结构和生理功能信息，这就为 PET/CT 在心血管领域的发展提供了巨大的空间。本节内容主要讲述 CAC 的 PET/CT 检测。

一、PET/CT 简介

（一）概念

1. PET 即正电子发射断层成像，其原理是通过标记参与人体代谢的某些化合物元素，注入人体后成为稳定的化合物，在活体内参与细胞代谢。依据放射性药物产生的辐射作用，在体外进行采集。它表达细胞分子水平上的生物学过程，而不是对形态学改变进行成像，这是区别于 CT、MRI、超声的主要方面。

2. PET/CT 即将 PET 系统与 CT 系统两者的硬件和软件有机地结合在一起。CT 系统所提供的穿透型信息不仅用于 PET 系统的衰减校正以进行疾病的定量分析，并且可以提供更加精确的解剖信息以与 PET 生理信息进行结合，对疾病作出综合的评价。

（二）PET/CT 成像基本原理

1. PET 的基本原理 是把人体生命元素发射正电子（β^+）的放射性核素（如 ^{11}C、^{13}N、^{15}O、^{18}F 等）标记到能够参与人体生理、生化代谢过程的化合物上。当人体引入这些核素之后，衰变过程中产生的正电子在人体内移动大约 1.5mm 后即与电子发生湮灭辐射，产生一对飞行方向相反、能量相同的光子。PET 通过探测这一对光子来表征衰变的发生。通过图像重建，可获得人体各个部位不同断面标记核素的分布情况；病灶的功能代谢情况是通过病变器官对示踪剂的摄取量来判断的，从而达到对疾病进行准确判断的目的。然而，PET 的不足之处是不能提供某些病灶的精细解剖定位诊断。因此，将 PET 技术与其他影像技术进行融合从而产生的新型分子影像技术具有广阔的应用前景。

2. X 线计算机断层扫描（X-ray computed tomography，X-CT） 是运用扫描并采集

投影的物理技术，以测定 X 线在人体中的衰减系数为基础（人体不同组织对 X 线的衰减能力不同，表现为衰减系数不同），采用一定算法，通过计算机运算处理，求解出人体不同组织某剖面上衰减系数值的二维分布矩阵后，再将其转变为图像上的灰度分布，从而建立断层解剖图像的现代医学影像技术。CT 可以准确描述病变的形态、大小和位置等解剖学特征。虽然 CT 检查密度分辨率高、定位准确，但是只有当疾病发展到"形态改变"这一阶段才能被发现，因此，仅靠病变的解剖学特征诊断疾病有一定的局限性，不能达到"早期诊断"的目的。

（三）PET/CT 对比于 PET 的技术进步

1. 衰减校正 传统 PET 使用的是 ^{68}Ge 作为外放射源进行组织衰减系数的测定，但是它的光子通量很低，采集的时间相应很长，需要超过 20 分钟，其结果是患者必须长时间保持体位不动，使移动伪影的产生机会增多，而且得到的解剖图像质量很差。同时，这造成了患者的不舒适感和此项检查患者量的限制。而当前的 PET/CT 系统使用多层 CT 系统扫描对得到的信息进行衰减校正，它的主要优势在于：可以在短时间内提供分辨率非常高的解剖图像，有效克服了传统 PET 在进行衰减校正时产生的限制。由于采集时间的缩短，也使得患者的放射性接受剂量减少。但是仍有许多问题有待进一步解决，如如何更精确进行 3D 采集的衰减校正，以及因为 PET 和 CT 采集速度差异造成的呼吸及心脏搏动对两项采集技术的影响不同，从而对 PET 和 CT 图像的精确位置配准产生困难。这些问题均是目前的热门研究课题。

2. 图像融合 是通过计算机图像处理技术使各种影像模式统一在一个公共坐标系中，并合成一个新的影像模式。医学上图像融合是将不同影像学技术的图像融合为一幅图像的技术，其中包括同机融合和异机融合。随着软硬件技术的革新和进步，同机融合的仪器已经出现，包括单光子发射计算机断层成像（single photon emission computed tomography，SPECT）、PET/CT，同时软件的迅速发展使得异机融合亦成为可能。不同图像之间经过图像配准、交换和处理，使其在空间位置和空间坐标上达到匹配，产生包含原图像信息的一种新的图像。医学影像技术正在向更加直观的方向发展，融合图像应运而生，它将最能反映生理、病理变化的形态和将功能信息突出显示出来。

融合图像已经在很大程度上指导临床管理。众所周知，并不是所有冠脉狭窄均引起血流灌注改变，故核医学负荷心肌显像对于轻中度冠脉狭窄患者是一种较好的补充，从而获益于早期及时的临床干预。PET/CT 和单纯 PET 心脏检查过程有本质的不同，这是因为 PET/CT 可以同时得到心脏冠状动脉解剖图像和心肌血流灌注图像。当前存在几种不同的商业软件来实现两种图像数据的结合。而这些软件均为基于传统的图像形式，如代表全心室壁的立体血流灌注的二维靶心图，以及多层 CT 扫描得到的心脏断层图。除了这些已经商业化的工具之外，近期的研究热点集中于在三维图像上融合 CT 冠脉造影和血流灌注信息。进一步可以附加更多的定性及定量信息，包括冠脉狭窄的位置、斑块的组成、局部室壁运动等均可进行同步融合，提供更加精确的诊断信息。

PET/CT 技术是近年来发展起来的新型分子影像技术，是一种结合功能和结构的无创性检查技术，可同时了解冠状动脉粥样硬化斑块导致的冠脉血管的狭窄程度及斑块的代谢情况，可用于检测冠状动脉粥样硬化斑块炎症及斑块易损性，获取更多关于斑块功能和形

态的信息（炎症和活动性钙化），有助于评价斑块的易损性[4-6]。PET/CT 成像流程如图 3-6-1
所示。

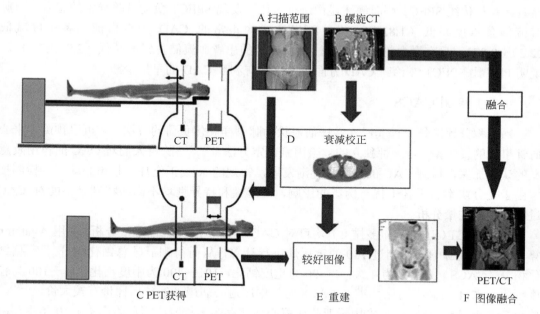

图 3-6-1　PET/CT 成像流程

A：定位；B：螺旋 CT 扫描；C：PET 扫描；D：PET 衰减校正；E：PET 衰减校正后重建；F：PET/CT 图像融合

（引自：Valk P，Delbeke D，Bailey D，et al. Positron Emission Tomography：Clinical Practice. New York：Springer，2006）

近年来，由于 CT 技术的迅猛发展，256 排"极速" CT 的出现，使得心率对心脏冠脉
CTA 的影响大大降低，适应证拓宽，图像质量亦获得很大提高。但是在我国，SPECT/CT
同机融合机器革新速度落后于 CT，同机融合仪器 SPECT/CT 多为 16 排 CT，最高端 PET/CT
配置为 64 排 CT。现我国部分三甲医院已配置高端 CT、高端 MRI（3T）及核医学显像仪
器 SPECT 和 PET，如何能够充分及时利用医疗资源，并为患者提供额外的信息，以软件
为基础的异机融合提供了一种可行的解决方案异机融合可提高检查的性价比，在一定程度
上避免进行额外的有创检查或者治疗，同时可减轻患者的经济和精神负担。当然，图像融
合亦存在很多困难之处，包括运动校正、多模型图像的配准，以及空间归一化等，但是相
信随着软硬件的不断更新和改进，异机融合亦会在临床实践中发挥更大的作用。

二、PET/CT 对冠状动脉钙化的检测

（一）检测冠脉血流储备

PET 采用适宜的示踪剂和数学模型[7]，可以对局部心肌血流（myocardial blood flow，
MBF）进行准确的定量分析，然后通过基础的 MBF 及充分扩张后的冠状动脉 MBF 计算局
部冠状动脉的血流储备（CVR）：CVR=扩张冠状动脉后 MBF/基础 MBF，冠脉血流储备作
为内皮和血管平滑肌舒张功能的综合评价参数，更有利于 CAD 的诊断，尤其是对高危人
群的监测[8]。很多 PET 研究已经证实冠脉血流储备在冠心病早期预测中有重要作用，它

的降低与糖尿病、高血压、高血脂及吸烟等冠心病危险因素有密切的关系[9-12]。Yoshinaga 等[13]对 27 例冠脉造影证实有冠脉狭窄的冠心病患者和 11 例正常人测定了 PET 冠脉血流储备，并与传统 SPECT 心肌灌注显像进行对比，发现 SPECT 负荷试验异常的患者，冠脉血流储备重度减低（1.82±0.54），而灌注显像正常的 CAD 患者血流储备中度减低（2.22±0.87），只有微血管病变而灌注显像正常的患者血流储备轻度减低（2.92±1.21）。说明 PET 比 SPECT 在诊断 CAD 方面更敏感，有利于 CAD 的早期诊断。

（二）检测 CACS

钙化积分评测是一种非侵入性评估冠状动脉粥样硬化负荷的方法，它可以预测未来心血管事件的发生率，是一种独立的危险因素评定方法[14, 15]。随着人们对 CAC 的作用及意义的认识加深，检测 CAC 的技术也逐渐发展，常规的 X 线正位片、超声心动图等检测技术由于受分辨率、重叠干扰、伪影的影响，敏感性和特异性均不高，特别是不能对 CAC 进行准确的定量分析。

电子束 CT（EBCT）和多排 CT 均可对 CAC 程度和范围进行定量分析，利用 Agatston 算法对冠状动脉 HU 值超过 130 的钙化灶进行计算，从而得到冠脉总钙化积分[16]。据钙化积分（CACS）大小分为 4 级：>400 为重度钙化，101～400 为中度钙化，11～100 为轻度钙化，<11 为微小钙化[17-19]。CACS 对轻中度冠心病患者的预后评价有较大价值[20]，传统 Framingham 风险评分多用于亚临床冠心病（存在多种冠心病危险因素）10 年生存率或者危险分级的评价，超声颈动脉中膜厚度测定对于低危险级冠心病患者预后有较大用处。在一项前瞻性观察研究中，将 Framingham 风险评分（根据遗传及环境因素制定的）和 CACS 进行比较，显示高 CACS 能独立于 Framingham 风险评分预测风险，尤其在中度风险组，对其临床决策有重要意义[21]。Newman 等[22]首次将电子束 CT 测得的 CACS 作为危险因素进行早期冠心病的预测。其结果为 CACS 1～100，相较正常其危险度为 2.1（95%CI：1.6～2.9）。CACS>100 的危险度增加至 3.0～17.0，提示 CACS 是预测冠心病事件的一个独立因素。同样，Shaw 等[23]也进行了 5 年的随访（病死率为 2.4%），这些患者均进行了心脏危险因素的评估和电子束 CT 的 CACS 检测。结果显示，冠脉评分为 11～100、101～400、401～1000、>1000 的危险度分别为 1.64、1.74、2.54 和 4.03。得出结论：相比于传统的危险因素，CACS 为病死率的预测提供了附加的独立信息。这些结果显示，多层 CT 系统所测得的 CACS 是预测 CAD 的一个独立因素。

但 CACS 特异性值得商榷，虽然它可提示冠状动脉粥样硬化存在，但不一定表明冠脉血流灌注下降，且冠脉斑块钙化造成管腔狭窄常常出现于中重度粥样硬化患者或其治疗愈合阶段。钙化积分不断升高意味着冠心病发生率增大，但是低钙化积分值不能完全排除其造成冠脉血流减低的可能。

最近苏黎世大学医院的 Berman 等[24]首次应用 64 层 CT 做了一个 67 例连续病例的分析，并与有创性冠脉造影进行了对照，结果显示可被检测的冠脉节段尺寸达到了 1.5mm。CT 检出了全部的 20 例阴性病例。总体的敏感度为 94%，特异度为 97%，阳性预测值为 97%，阴性预测值为 99%。然而，CT 血管造影也存在着其本身的缺陷：它不能正确地对存在严重钙化的冠脉进行估测。同样在上述首次应用 64 层 CT 进行的研究中，18% 的冠脉分支存在 CAC，由于伪影的影响，64 层 CT 不能清楚地显示其冠脉的内腔。这是研究中大部分假阴性及所有假阳性产生的原因。而此时，如果结合 PET 所提供的心肌灌注信息将可以为杜绝假阳性的产生提供帮助。因为，如果钙化的冠脉节段末梢显示灌注储备正常，则可以排除阳性结果，而 PET/CT 系统恰恰可以提供这样的综合信息。并且，其意义远不仅于此。

　　大量研究数据证实冠心病患者的预后与负荷状态下心肌灌注异常的程度和范围密切相关。PET/CT 将减少不必要的诊断性冠脉造影检查，并对冠心病患者介入治疗的筛选提供帮助。Namdar 等[25]对 25 例冠心病患者进行了 PET/CT 的三维融合技术的检查，并与单纯的 PET 加 X 线冠脉造影的结果进行了对比。其诊断冠心病所依据的金标准为冠脉造影的结果，制订治疗方案以决定是否进行介入治疗所依据的金标准为 PET 检查结果及冠脉造影结果均为异常。其结果显示 PET/CT 的敏感度为 90%、特异度为 98%、阳性预测值为 82%、阴性预测值为 99%。其结论为 PET/CT 系统在诊断冠心病方面为一项准确的无创性检查手段，并且通过解剖和功能两者信息的互补，可以准确地制订出理想的治疗方案。同时结合了灌注成像和解剖成像的 PET/CT 系统将大大提高功能检测与形态学检测两者之间的联系，提供更加精确的信息，将为减少以诊断为目的的冠脉造影术及进行介入手术的筛选做出贡献。

　　以上内容表明定量血流储备、CACS 可能将会成为重要的参考指标来指导制订预防方案，而 PET 及 CT 信息的结合将大大扩展这项功能。

（三）检测斑块性质

　　当前已有大量研究证实动脉粥样硬化斑块破裂继发血栓形成是急性心血管事件发生的主要原因，且不稳定斑块破裂有 2/3 发生于非血流限制性病变。此外，不稳定斑块发生破裂前常无任何前期临床症状，且传统实验室检查及影像学检查均不能很好地识别出高危患者，造成临床无法对其进行早期干预及治疗，这就需要显示斑块炎症的信息，预测斑块的风险，检测治疗方案的效果。

　　目前显示动脉粥样硬化影像技术的金标准为冠脉造影。它可以显示粥样斑块的位置和冠脉狭窄的程度。但是，哪些斑块更容易破裂，具有更大的风险呢？

　　细胞凋亡是细胞的程序性死亡。血管平滑肌细胞和巨噬细胞凋亡均参与血管系统的钙化过程。病理因素作用下，血管平滑肌细胞发生凋亡，释放凋亡小体或基质小泡，吸收钙与磷酸盐形成结晶，为钙化提供场所。基础研究显示炎症反应是动脉粥样硬化斑块形成的始动机制，也是贯穿于整个不稳定斑块形成始终的重要因素，而炎症反应产生的多种炎症趋化因子（如 IL-1、MCP-1、TNF-α 等）及 MMP 等均可以促进不稳定斑块形成，同时部分炎症因子触发机体内防御机制，促进稳定斑块的钙化成分在斑块内形成。由此可见，钙化是动脉粥样硬化的一个主要特征，CT 不仅可以检测到动脉管壁钙化灶，而且 CACS 扫描所得的 CACS 也可以评估总体 CAC 水平，但研究证实 CT 检测的宏观钙化灶并不能预测患者未来心血管事件的发生风险[26]。后期研究证实在动脉粥样硬化斑块形成过程中钙化表现出双时相变化（即微观钙化与宏观钙化），且此变化代表的斑块形成的不同阶段临床预后存在明显差异，而 CT 检测到的是宏观钙化，但此时大片的钙化已成功地使不稳定斑块处于稳定状态，未来急性心血管事件的发生风险明显降低。

　　显著的晚期钙化可以采用超声、CT 等传统影像学技术检测到，但是对于早期钙化，传统影像学方法则无法发现。由于晚期钙化是不可逆转的，故发现和阻止早期钙化进展尤为重要。炎症在早期钙化的启动和增殖阶段发挥重要作用，故以炎症为早期监测目标，应当可以监测到早期钙化的进程[8]。汪娇等使用核医学显像技术用放射性核素特异性标记于可反映特定生理功能的靶分子上，将其引入体内后在体外利用核医学设备即可探测其反映的特定生理代谢过程，为临床提供病变的功能代谢学信息。

[18F] 氟代脱氧葡萄糖（[18F] -fluoro-2-deoxy-D-glucose，18F-FDG）PET/CT 是近年心肌灌注和非对比的 CT 扫描评价冠状动脉钙含量迅速发展的分子影像学技术，可以使用 PET 进行炎症反应的示踪标定。18F-FDG 素可以聚集在代谢活跃的细胞，包括斑块内的巨噬细胞。巨噬细胞在引起粥样硬化不稳定中起着重要的作用，黏附分子和趋化蛋白如 MCP-1[27] 的表达使循环中的单核细胞被募集到粥样硬化损害部位，然后分化为巨噬细胞、摄取氧化的脂蛋白，生成泡沫细胞[28]。泡沫细胞和新招募的巨噬细胞分泌大量的前炎症因子和酶如 MMP，破坏纤维帽处的结缔组织，进而降低纤维帽抵抗血流冲力的能力[29]。在感染和炎症时，活化的巨噬细胞会过度表达葡萄糖载体，脱氧葡萄糖和葡萄糖竞争进入代谢活跃的细胞内，PET/CT 显像下 18F-FDG 可以作为葡萄糖载体的分子探针，因而组织对 18F-FDG 的摄取量可间接反映其炎症程度。PET/CT 是将核素分子影像学与解剖学成像相结合，在 CT 完成解剖学图像采集的同时完成 PET 扫描，然后将两组扫描图像叠加，完成某一观察区域的解剖定位，进一步进行分析[30]。粥样硬化斑块内的 FDG 的摄取与动脉管壁的炎症变化相关[31, 32]，有研究表明斑块巨噬细胞内 FDG 的聚集与巨噬细胞的密度相关[33]。

Lederman 等[34] 应用 PET/CT 对兔动脉粥样硬化模型进行检测，经病理证实 18F-FDG 聚集与斑块巨噬细胞的含量呈正相关。剑桥大学的 Rudd 等[35] 首次应用 18F-FDG 对颈动脉斑块进行了显像，发现存在炎症细胞一侧的动脉相比于健侧有更高的 18F-FDG 摄取量。斑块内细胞存在 18F-FDG 的浓聚。但是，作为显示特定细胞的显像剂，18F-FDG 是非特异的，因此需要新型的特异性示踪剂的放射性药物。当前，大量的研究集中在各种新型斑块显像剂的研究上，得到的结果是令人鼓舞的。另外研究发现：18F-FDG 在动脉粥样斑块中的聚集较正常血管壁高，并通过放射自显影技术证明离体动脉粥样硬化斑块巨噬细胞聚集处 18F-FDG 蓄积。巨噬细胞对 18F-FDG 的相对高摄取可能主要有两方面的原因：①巨噬细胞的基础代谢率相较高，通常情况下它的葡萄糖分解代谢活跃度是正常组织细胞的 5～20 倍。②巨噬细胞本身不储备糖原，所以它进行己糖六磷酸旁路途经的能量来源只能靠外源的葡萄糖来供给，一旦被激活，它的葡萄糖利用率会比其基础水平进一步再升高 50 倍。18F-FDG 可能被用作测定斑块内巨噬细胞数量的标志物。研究表明炎症贯穿于动脉粥样硬化发生与发展的全过程，在一定程度上决定着斑块的易损性[36]。巨噬细胞在促使斑块的不稳定方面起核心作用，巨噬细胞的数量是斑块炎症活跃程度和代谢水平的最主要决定因素。因此，18F-FDG 在斑块内的蓄积量有可能预测斑块的易损性。2010 年，Rogers 等[37] 进行了另外一项研究结果显示，急性冠脉综合征患者的罪犯血管病变处 18F-FDG 摄取较稳定型心绞痛患者血管狭窄部位明显增加，提示 18F-FDG PET/CT 可用于检测冠状动脉斑块炎症。

许金鹏等[38]为了探讨 18F-FDG PET/CT 活体成像检测兔动脉粥样硬化早期钙化中炎症和凋亡的作用，用 PET/CT 测量 16 只新西兰雄性大白兔制作动脉粥样硬化模型平均标准化摄取值（SUV$_{mean}$）和最大标准化摄取值（SUV$_{max}$），兔主动脉行免疫组织化学检测，并比较两组斑块面积、巨噬细胞密度、钙化面积百分比及凋亡指数。结果发现炎症及巨噬细胞凋亡对动脉粥样硬化早期钙化有重要作用；^{18}F-FDG PET/CT 显像能够用于评价微小钙化。^{18}F-FDG PET/CT 显像作为一种分子影像学技术，能够通过测定炎症反应程度提示存在早期钙化。

许多报道证实动脉粥样硬化的钙化是一个活跃的、复杂的过程，与新骨的形成非常相似[39]。氟-18-氟化钠（^{18}F-NaF）是一种最早被用于骨显像的显像剂，^{18}F-NaF 可与动脉粥样硬化斑块内微钙化表面的羟基磷灰石晶体以化学吸附和离子交换的形式相结合，而这种微钙化存在于 MACE 风险较高的活动性炎症斑块（即不稳定斑块）内，可见 ^{18}F-NaF PET/CT 通过检测斑块内微钙化而识别不稳定斑块，但动脉粥样硬化斑块病理组织学研究表明仅约20%的不稳定斑块内可见微钙化成分，且阳性率受微钙化有效表面积及血浆蛋白结合率等影响。

基础研究[40-42]结果表明不稳定斑块内钙化形成始于细胞缺血及细胞凋亡，此时钙化以肉眼不可见的微钙化形式存在于不稳定斑块内，而后逐渐发展成为 CT 可见的宏观钙化灶，后者临床随访研究已被证实为稳定斑块，10 年急性心血管事件发生风险＜1%。^{18}F-NaF 可以与不稳定斑块内早期形成的微钙化高度亲和并蓄积于表面，且 ^{18}F-NaF 组织内的分布与 CT 检测的钙化不完全一致。^{18}F-NaF PET/CT 可以无创检测不稳定斑块形成早期存在于斑块内的微钙化，从而早期真正地识别不稳定斑块。

2012 年，Dweck 等[43]研究发现，冠状动脉 ^{18}F-NaF 摄取增加的患者更有可能有心血管事件病史和心绞痛，Framingham 风险评分也较高。但 ^{18}F-NaF 摄取与 CACS 并不总是一致的，41% CACS＞1000 的病变处无明显的 ^{18}F-NaF 摄取，一些 ^{18}F-NaF 高摄取病变处只有相对较少的钙化或无钙化，这可能是因为 ^{18}F-NaF 高摄取处为活动性的微钙化，超出了 CT 的分辨率而无法检测，而严重钙化无 ^{18}F-NaF 摄取的原因可能是无活动性钙化。如果这个假设成立，那么可以推测出一部分钙化代表的是治愈过程（无活动性），一部分代表的是斑块破裂过程（活动性），发生心血管事件的患者更可能有活动性钙化。该研究第一次证明 ^{18}F-NaF PET 可用于检测冠状动脉斑块性质。

2014 年《柳叶刀》（Lancet）杂志[44]发表了一项关于 ^{18}F-NaF PET/CT 识别不稳定斑块能力的研究结果，该研究共纳入 80 例患者，其中包括 40 例急性心肌梗死（AMI）患者、40 例稳定型心绞痛（CSA）患者，其结果表明几乎所有（93%）的 AMI 患者罪犯斑块（根据临床症状、实验室检查、心电图、CAG 等结果综合判定）均有 ^{18}F-NaF 摄取增高，罪犯斑块 ^{18}F-NaF 摄取较非罪犯斑块高 34%。此外，近一半（45%）CSA 患者罪犯斑块 ^{18}F-NaF 摄取增高，且经 IVUS 证实高 ^{18}F-NaF 摄取与 IVUS 检测的高危因素间存在密切的相关性。该项研究结果提示临床 ^{18}F-NaF PET/CT 可以识别及定位已破裂的及高危的动脉粥样硬化斑块。Joshi 同时对其中 12 例有症状的颈动脉狭窄患者行内膜剥脱术，并对颈动脉斑块样本进行离体 ^{18}F-NaF PET/CT 扫描和病理分析，发现 ^{18}F-NaF 在颈动脉斑块破裂处的摄取明显增加，和无 ^{18}F-NaF 摄取的斑块相比，病理可见更多的活动性钙化、巨噬细胞聚集、凋亡和坏死核。此外，部分临床试验也证明 ^{18}F-NaF PET 显像可以用于反映血管内活动性钙化，且 ^{18}F-NaF 摄取与心血管事件发生风险及其临床影响因素如年龄、性别、血压、血脂、吸烟等呈正相关。但上述结论均来源于对欧洲人群的研究结果，部分研究中研究对象已进行了相关的治疗干预，影响结果的准确性，且未有研究对不稳定斑块进行风险分层。

近年来相关的临床研究证实 ^{18}F-NaF 可定位于微钙化而识别临床高危的不稳定斑块，达到预测心血管事件发生风险的目的[45-48]。与 ^{18}F-NaF 相比，^{18}F-NaF 在冠脉系统的信噪比较高以保证图像质量，不被邻近的心肌细胞生理性摄取，可排除图像判读干扰，血浆清除速度快可减少辐射损伤，因此 ^{18}F-NaF 可作为检测微钙化的较理想分子探针。近几年研究发现 ^{18}F-NaF PET/CT 可以通过检测不稳定斑块形成早期存在于斑块内的微钙化识别不稳定斑块，但 ^{18}F-NaF PET/CT 识别不稳定斑块的能力尚存在争议，如 ^{18}F-NaF PET/CT 识别的高危斑块是否真的是不稳定斑块，以及其未来是否均会引发急性心脏事件，事实上已经证实斑块内钙化的触发是斑块稳定性增加的表现之一，且在大多数情况下即使这类斑块发生破裂也是亚临床性的[49]。

以上结果显示，和 ^{18}F-FDG 相比，^{18}F-NaF 不被心肌细胞摄取，对于辨别和定位破裂斑块及易损斑块具有更高特异性和敏感性，也许未来可能成为检测斑块进展的早期标志。当然，还需要更多研究来证实它的可行性。

三、总结

多层 CT 正在成为替代传统血管造影术的无创性的血管造影手段。它对斑块位置、形态的检测结合 PET 的分子、功能检查将使得临床得到更加精确的诊断信息。而且，对冠心病的早期诊断及预测将给冠心病的风险提供明确的量化参数。PET/CT 为心脏病领域带来了重大的进展，并且，还将为心血管疾病的诊断提供更大的帮助。目前所面临的问题就是 PET/CT 硬件及软件的信息融合能否做到最佳，还有价格、产品的实用性、报销问题等均是影响 PET/CT 将来在心脏领域应用的因素。PET/CT 为核心脏病学提供了一个令人兴奋的挑战，还需要临床医师、医学影像学等各方面通力合作，进一步开发 PET/CT 应用的潜力。

（张 宏 赵 燕）

参 考 文 献

[1] Dorbala S，Murthy V L. Coronary artery calcification and vascular function. J Nucl Cardiol，2012，19（2）：227-229.

[2] 张少雄，戴汝平，高润霖. 电子束 CT 对冠状动脉钙化的定量研究. 中华心血管病杂志，1998，26（4）：289-292.

[3] Townsend D W，Cherry S R. Combining anatomy and function：the path to true image fusion. Eur Radiol，2001，11（10）：1968-1974.

[4] Schindler T H. Emergence of integrated cardiac magnetic resonance/positron emission tomography imaging as the preferred imaging modality in cardiac sarcoidosis. JACC Cardiovasc Imaging，2018，11（1）：108-110.

[5] Schafers K P，Stegger L. Combined imaging of molecular function and morphology with PET/CT and SPECT/CT：image fusion and motion correction. Basic Res Cardiol，2008，103（2）：191-199.

[6] 孙涛，韩善清，汪家旺. PET/CT 成像原理、优势及临床应用. 中国医学物理学杂志，2010，27（1）：1581-1582.

［7］田嘉禾. 正电子发射体层显像（PET）图谱. 北京：中国协和医科大学出版社，2002：170.

［8］汪娇，李剑明. PET/CT 正电子心肌灌注显像剂的研究进展. 中国医学影像学杂志，2014，22（11）：877-880.

［9］Greenland P，LaBree L，Azen S P，et al. Coronary artery calcium score combined with Framingham score for risk prediction in asymptomatic individuals. JAMA，2004，291（2）：210-215.

［10］Lee S H，Cho J H，Kim H E，et al. Effect of coronary artery calcification score by lifestyle and correlation with coronary artery stenosis by multidetector computed tomography. J Comput Assist Tomogr，2017，41（2）：236-241.

［11］Balakrishnan R，Nguyen B，Raad R，et al. Coronary artery calcification is common on nongated chest computed tomography imaging. Clin Cardiol，2017，40（7）：498-502.

［12］Sarafidis P A，Bakris G L. Early patterns of blood pressure change and future coronary atherosclerosis. JAMA，2014，311（5）：471-472.

［13］Yoshinaga K，Katoh C，Noriyasu K，et al. Reduction of coronary flow reserve in areas with and without ischemia on stress perfusion imaging in patients with coronary artery disease：a study using oxygen 15-labeled water PET. J Nucl Cardio，2003，10（3）：275-283.

［14］Criqui M H，Denenberg J O，Ix J H，et al. Calcium density of coronary artery plaque and risk of incident cardiovascular events. JAMA，2014，311（3）：271-278.

［15］Blaha M J，Cainzos-Achirica M，Greenland P，et al. Role of coronary artery calcium score of ero and other negative risk markers for cardiovascular disease：the Multi-Ethnic Study of Atherosclerosis（MESA）. Circulation，2016，133（9）：849-858.

［16］Rabbat M G，Berman D S，Kern M，et al. Interpreting results of coronary computed tomography angiography-derived fractional flow reserve in clinical practice. J Cardiovasc Comput Tomogr，2017，11（5）：383-388.

［17］Schuijf J D，Wijns W，Jukema J W，et al. A comparative regional analysis of coronary atherosclerosis and calcium score on multislice CT versus myocardial perfusion on SPECT. J Nucl Med，2006，47（11）：1749-1755.

［18］Shekar C，Budoff M. Calcification of the heart：mechanisms and therapeutic avenues. Expert Rev Cardiovasc Ther，2018，16（7）：527-536.

［19］Ramakrishna G，Miller T D，Breen J F，et al. Relationship and prognostic value of coronary artery calcification by electron beam computed tomography to stress-induced ischemia by single photon emission computed tomography. Am Heart J，2007，153（5）：807-814.

［20］Blum A，Walter F，Ludig T，et al. Multislice CT：principles and new CT-scan applications. Radiol，2000，81（11）：1597-1614.

［21］Gaibazzi N，Rigo F，Facchetti R，et al. Ultrasound carotid intima-media thickness，carotid plaque and cardiac calcium incrementally add to the Framingham Risk Score for the prediction of angiographic coronary artery disease：a multicenter prospective study. Int J Cardiol，2014，177（2）：708-710.

［22］Newman T B，Pletcher M J. Coronary calcium screening. N Engl J Med，2009，361（25）：2491.

［23］Nasir K，Shaw L J，Liu S T，et al. Ethnic differences in the prognostic value of coronary artery calcification for all-cause mortality. J Am Coll Cardiol，2007，50（10）：953-960.

［24］Berman D S，Wong N D，Gransar H，et al. Relationship between stress-induced myocardial ischemia and atherosclerosis measured by coronary calcium tomography. J Am Coll Cardiol，2004，44（4）：923-930.

［25］Namdar M，Hany T F，Koepfli P，et al. Integrated PET/CT for the assessment of coronary artery disease：a feasibility study. J Nucl Med，2005，46（6）：930-935.

［26］Mylonas I，Kazmi M，Fuller L，et al. Measuring coronary artery calcification using positron emission tomography-computed tomography attenuation correction images. Eur Heart J Cardiovasc Imaging，2012，13（9）：786-792.

［27］Rosenfeld M E. Leukocyte recruitment into developing atherosclerotic lesions：the complex interaction between multiple molecules keeps getting more complex. Arterioscler Thromb Vasc Biol，2002，22（3）：361-363.

［28］Vainio S，Ikonen E. Macrophage cholesterol transport：a critical player in foam cell formation. Ann Med，2003，35（3）：146-155.

［29］Chinetti-Gbaguidi G，Colin S，Staels B. Macrophage subsets in atherosclerosis. Nat Rev Cardiol，2015，12（1）：10-17.

［30］Elkhawad M，Rudd J H. Radiotracer imaging of atherosclerotic plaque biology. Cardiol Clin，2009，27（2）：345-354.

［31］Koiwaya H，Tahara N，Tahara A，et al. In vivo molecular imaging of ruptured coronary atherosclerotic plaque using IVUS，OCT，and FDG-PET/CT. JACC Cardiovasc Interv，2016，9（12）：e113-115.

［32］Davies J R，Rudd J H，Weissberg P L，et al. Radionuclide imaging for the detection of inflammation in vulnerable plaques. J Am Coll Cardiol，2006，47（8 Suppl）：C57-68.

［33］Antonopoulos A S，Sanna F，Sabharwal N，et al. Detecting human coronary inflammation by imaging perivascular fat. Sci Transl Med，2017，9（398）. pii：eaal 2658.

［34］Lederman R J，Raylman R R，Fisher S J，et al. Detection of atherosclerosis using a novel positron-sensitive probe and 18-fluorodeoxyglucose （FDG）. Nucl Med Commun，2001，22（7）：747-753.

［35］Rudd J H，Narula J，Strauss H W，et al. Imaging atherosclerotic plaque inflammation by fluorodeoxyglucose with positron emission tomography：ready for prime time? J Am Coll Cardiol，2010，55（23）：2527-2535.

［36］Libby P. Inflammation in atherosclerosis. Nature，2002，420（6917）：868-874.

［37］Rogers I S，Nasir K，Figueroa A L，et al. Feasibility of FDG imaging of the coronary arteries：comparison between acute coronary syndrome and stable angina. JACC Cardiovasc Imaging，2010，3（4）：388-397.

［38］许金鹏，刘洋，聂毛晓，等.（18）F-FDGPET/CT 活体成像检测兔动脉粥样硬化早期钙化中炎症和凋亡的作用. 中国医学影像学杂志，2017，（8）：12-17.

［39］Sarwar A，Shaw L J，Shapiro M D，et al. Diagnostic and prognostic value of absence of coronary artery calcification. JACC Cardiovasc Imaging，2009，2（6）：675-688.

［40］Derlin T，Richter U，Bannas P，et al. Feasibility of 18F-sodium fluoride PET/CT for imaging of atherosclerotic plaque. J Nucl Med，2010，51（6）：862-865.

［41］Derlin T，Toth Z，Papp L，et al. Correlation of inflammation assessed by 18F-FDG PET，active mineral deposition assessed by 18F-fluoride PET，and vascular calcification in atherosclerotic plaque：a dual-tracer PET/CT study. J Nucl Med，2011，52（7）：1020-1027.

［42］Schenker M P，Dorbala S，Hong E C，et al. Interrelation of coronary calcification，myocardial ischemia， and outcomes in patients with intermediate likelihood of coronary artery disease: a combined positron emission tomography/computed tomography study. Circulation, 2008, 117 (13): 1693-1700.

[43] Dweck M R, Chow M W, Joshi N V, et al. Coronary arterial 18F-sodium fluoride uptake: a novel marker of plaque biology. J Am Coll Cardiol, 2012, 59 (17): 1539-1548.

[44] Joshi N V, Vesey A T, Williams M C, et al. 18F-fluoride positron emission tomography for identification of ruptured and high-risk coronary atherosclerotic plaques: a prospective clinical trial. Lancet, 2014, 383 (9918): 705-713.

[45] Janssen T, Bannas P, Herrmann J, et al. Association of linear (18) F-sodium fluoride accumulation in femoral arteries as a measure of diffuse calcification with cardiovascular risk factors: a PET/CT study. J Nucl Cardiol, 2013, 20 (4): 569-577.

[46] Assante R, Zampella E, Arumugam P, et al. Quantitative relationship between coronary artery calcium and myocardial blood flow by hybrid rubidium-82 PET/CT imaging in patients with suspected coronary artery disease. J Nucl Cardiol, 2017, 24 (2): 494-501.

[47] 董薇, 栗佳男, 米宏志, 等. ^{18}F-FDG PET/CT 心肌代谢显像评价冠状动脉慢性完全闭塞患者存活心肌与侧支循环关系. 中国循证心血管医学杂志, 2018, 10 (3): 308-312.

[48] 翟光耀, 王建龙, 刘宇扬, 等. ^{18}F-FDG PET/CT 心肌代谢显像和侧支循环形成对于冠状动脉慢性闭塞性病变心功能预后价值的比较分析. 中华医学杂志, 2018, 98 (17): 1342-1346.

[49] Kitagawa T, Yamamoto H, Toshimitsu S, et al. (18) F-sodium fluoride positron emission tomography for molecular imaging of coronary atherosclerosis based on computed tomography analysis. Atherosclerosis, 2017, 263: 385-392.

第四章 冠状动脉钙化的治疗

第一节 冠状动脉钙化的生活方式干预

心血管疾病（CVD）的预防是一个全球性的健康挑战。采用原始预防策略（预防心血管疾病的危险因素）和综合的初级预防策略（预防冠心病或脑卒中的事件发作）是预防心血管疾病的最佳方法。流行病学方面的证据表明，生活方式干预与降低发生心血管疾病的风险明确有关。冠状动脉钙化（CAC）提示早期、潜在动脉粥样硬化血管疾病，本节着重讨论生活方式的干预与 CAC 之间的关系。

一、前言

CVD 是导致全球死亡的主要原因，每年导致 1700 多万人死亡。随着经济的发展和对疾病的认识、预防策略的实施，发达国家的死亡率在过去 40 年中有所下降，但发展中国家的心血管疾病死亡率仍处于上升趋势，约 80%的 CVD 负担来自低收入和中等收入国家[1]。在发达国家建立的有效的心血管疾病预防策略可能对发展中国家的心血管疾病预防有重要指导价值。作为一种心血管疾病预防策略，大多数发达国家已经采取了初级（一级）预防措施，主要针对那些已经知道危险因素的高危人群（如高血压、血脂异常和糖尿病等）预防冠心病或脑卒中的第一次发作[2]。识别高危个体是进行一级预防和预防动脉粥样硬化性血管疾病进展的基础。美国、欧洲国家和加拿大均建议定期进行包括传统的心血管疾病危险因素（即高血压、血脂异常、吸烟和糖尿病）筛查来检测冠心病风险。这 4 种传统的心血管疾病风险因素解释了约 87%的冠心病或 85%的心血管疾病死亡原因。这也表明，具有零风险因素的人有较低的冠心病或心血管疾病死亡率[3]。研究也发现，87%的致命性冠心病患者存在 1 项及以上的传统心血管疾病危险因素[4]。因此，维持最佳的危险因素（即总胆固醇<200mg/dl、收缩压<120mmHg、舒张压<80mmHg、无糖尿病、不吸烟）是预防心血管疾病的重要因素。

这一系列主要的心血管疾病预防策略包括降低高血压及高胆固醇、减少吸烟，对降低美国的冠心病或脑卒中死亡率起重要作用。但研究数据也显示强调这种主要的预防方法导致美国肥胖症和糖尿病相对高的发病率，这种增长趋势又明显影响了冠心病或脑卒中死亡率。这一方面也说明了初级预防战略与心血管健康状况之间仍存在差距。为此，除了初级预防之外，采取更原始的预防措施是预防心血管疾病的必要条件。事实上，原始预防是改善心血管疾病潜在危险因素（即不健康饮食、缺乏运动、肥胖和吸烟）的理想方法。

约 50%的首次冠状动脉事件发生在健康人群，他们没有前驱症状。其中，分别有 25%是突然死亡或非致命性心肌梗死。因此，确定早期动脉粥样硬化性血管疾病和随后的治疗是预防心血管疾病的重要策略。动脉粥样硬化斑块的形成和钙沉积与动脉中的巨噬细胞、血管平滑肌细胞、纤维化、坏死和脂类聚集有关。CAC 是动脉粥样硬化明确标志，是一种无创性的亚临床动脉粥样硬化状态指标。相比颈动脉内膜厚度或踝关节-臂指数，CAC 对心血管疾病事件有更好的预测能力。研究显示，高 CAC 积分（CACS）能够对冠状动脉管腔狭窄＞50%提供明确的预测价值[5]，CAC 还是心血管疾病和全因死亡的一个强有力的独立预测因子[6]。CACS 为 0 的个体心血管疾病事件的发生率很低[7]。一般来说，CAC 的风险因素与临床心血管疾病的风险因素相似。

二、肥胖和冠状动脉钙化

过度肥胖主要是由于不健康的饮食和久坐不动的生活方式造成的。腹部肥胖是动脉粥样硬化的一个重要危险因素。内脏脂肪的过度积累与胰岛素抵抗和高胰岛素血症有关，而高胰岛素血症也是导致动脉粥样硬化进展的重要因素。腹型肥胖与低密度脂蛋白胆固醇（LDL-C）和氧化低密度脂蛋白胆固醇呈正相关，与上皮细胞损伤和血栓形成有关。青壮年冠状动脉风险发展 CARDIA 研究显示，18～30 岁的年轻人腰围测量得出的腹型肥胖与 CAC 在 15 年后（33～45 岁）评估的早期动脉粥样硬化有直接关系。基线时，腰围最大的青壮年（男性≥84.3cm，女性≥75.5cm）患 CAC 的风险是腰围最低级别年轻人（男性＜77.5cm，女性＜68cm）的 2 倍[8]。韩国的一项横断面研究还显示，以腰围或内脏脂肪测量的腹脂率与 30～86 岁韩国男性 CAC 的指标呈正相关[9]。但也有美国的横断面研究（包括 Framingham 心脏研究[10]和杰克逊心脏研究[11]）表明，腰围或内脏脂肪测量的腹型肥胖与美国男性和女性的 CAC 没有关系。所以，需要更多的纵向研究来确定在种族和性别群体中腹型肥胖和 CAC 之间的联系，也需要更多的研究来确定腰围或内脏脂肪预测 CAC 风险的最佳切点。

三、吸烟与冠状动脉钙化

吸烟是动脉粥样硬化的一个重要的独立危险因素。男性吸烟者的预期寿命平均减少了13.2 岁，女性平均减少了 14.5 岁[12]。吸烟会产生大量的有毒化学物质和自由基，导致内皮细胞损伤和随后的动脉粥样硬化进展。吸烟也与内皮功能障碍有关，主要作用是提高血小板聚集能力、纤维蛋白原水平、内皮渗透性和血浆黏度及降低高密度脂蛋白胆固醇[13]。50%～62%的吸烟者的 CACS＞0[14, 15]。CARDIA 研究和亨氏公司的回溯性研究数据表明，存在吸烟状态与 CAC 呈正相关[16, 17]；终身不吸烟明显降低 CAC 的发生风险。

四、饮酒和冠状动脉钙化

既往研究认为适量的酒精摄入会降低患冠心病的风险，但它仍然与癌症死亡率有潜在的联系，2018 年《柳叶刀》发表的文章认为，即便是少量饮酒，或多或少都会对人体的总体健康造成一定的影响，因此，向公众推荐适度饮酒还是需要谨慎考虑。酒精摄入量与 CAC 之间的关系仍然存在争议。一些研究人员发现，大量饮酒（超过 14 杯/周）与罹患 CAC 的风险呈正相关[18]。其他的研究表明，大量酒精摄入（超过 2 杯/天）与 CAC 之间没有任何关系[19, 20]。因此，还需要更多的研究来确定适度或大量的酒精摄入是否与 CAC 有关。

五、运动和冠状动脉钙化

CAC 是冠状动脉粥样硬化的标志物，较高的 CAC 和较低的心肺健康度

（cardiorespiratory fitness，CRF）都是未来心血管事件的独立强预测因子。临床上心肺健康度通常由跑步机运动时间测量，是最大摄氧量和心搏量的替代测量指标。最大摄氧量由心脏输出量（心率×每搏搏出量）和动静脉的 O_2 差异决定。健康人群的心率相对稳定、动脉-静脉氧差变化很小，因此最大氧摄取量和心肺健康度是每搏输出量和心脏泵功能的代表。

在 CARDIA 系列研究中，Radford 团队[21] 对 8425 名无心血管疾病的男性进行了基线心肺健康度和 CACS 的测定，并进行平均 8.4 年的随访，对心血管事件风险终点（心血管死亡、心肌梗死、脑卒中和冠状动脉血运重建）及全因死亡率、心肌梗死和脑卒中等硬终点进行了分析。受试者根据 CAC-Agatston 单位得分 0、1～99、100～399 和 ≥400 分为 4组。结果提示心肺健康度水平越高，同一 CACS 范围内的心血管事件越少。CARDIA 研究中 CACS 为 0 的男性心血管事件的年发生率仅为 0.1%，而 CACS≥400 的男性心血管事件的年发生率为 1.9%。在此基础上，校正其他危险因素后，所有 CACS 每增加一次代谢当量（MET），所有心血管事件、"硬性"心血管事件的发生风险分别降低 11% 和 14%。较低的心肺健康度增加了所有 CAC 组的风险，但 CACS 最高组的风险增加最大。低心肺健康度的风险也与 CACS 明确相关，最低心肺健康度组在 CACS≥400 的受试者脑卒中风险增加了 5 倍，但在 CACS=0 的受试组中仅增加了 2 倍。Arnson 等[22] 对 10 690 名受试者（男性 66%，女性 34%）的 CACS 和运动水平进行了评估，平均随访 8.9 年。基线运动水平通过问卷调查，最终总死亡率由社会保障数据获得。受试者根据运动情况分为 4 组：无运动组及低、中、高运动组；根据其 CACS 又分为 0、1～399 及 ≥400 的受试者。研究结果类似，运动对高危受试者最有益。非常有意义的结果在于，在没有 CAC 的受试者中，运动不会改变总死亡率，但在 CACS≥400 的受试者中，与高运动组相比，最低运动组的风险升高了 3.1 倍。

以上两个研究是非常好的互补，通常心肺健康度会随着运动而改善，特别是随着运动训练而改善，两项研究中监测的心肺健康度和运动都与 CAC 有关，提示体力锻炼与 CAC相关。毋庸置疑，一定程度的体力锻炼能够降低心血管疾病风险[23]，但从 2008 年以来也有观点认为，大量的耐力运动会增加冠状动脉粥样硬化和 CAC。Mohlenkamp 等[24] 对 108名年龄在 50 岁以上的男马拉松运动员进行了 CAC 检查，受试者均在 3 年内跑了 5 次以上的马拉松（每次 42km 的赛跑）。受试组的心血管病风险（Framingham 风险）确实低于调整了年龄的对照组，但 CAC 无明显差异，在调整了 Framingham 风险评分后，跑步者的CACS 更高。其他使用冠脉 CTA 的研究者也证实，25 年来每年跑 1 次马拉松的男性[25]、专业运动员[26]、中年运动员（>2000MET-分钟/周运动量[27]）的 CAC 增加。但研究[27]也显示这部分受试者的钙化斑块相对更稳定，不太可能发生急性心血管事件。最近的观点认为，心血管事件随着 CACS 增加而增加，但实际上随着钙化密度的增加而减少[28]，这可能解释了运动员的CACS 相对高的原因；在运动过程中也会有甲状旁腺激素水平的增加，可促进 CAC[29]。

六、生活方式因素和冠状动脉钙化的综合效应

身体健康是由行为和环境因素、遗传和亚临床疾病决定的身体活动的客观标志，是心血管疾病死亡率的重要预测因子。改善健康状况可以降低血压，改善血脂、内皮功能和抗

氧化防御系统。在年龄、性别和种族群体中建立与最低心血管疾病死亡率或 CAC 风险相关的准确健康标准是改善心血管健康的重要策略。MESA 研究显示，规律运动（＞150 分钟/周中等活动或＞75 分钟/周剧烈运动）、健康饮食（如地中海饮食）、不吸烟、保持正常体重（18.5≤BMI＜25）的人群与无以上生活方式者相比，患上 CAC 的概率低 46%[30]，采用上述 4 种健康生活方式的人每年钙化评分进展也较慢。其他的一些临床观察如生活方式与心脏研究（Lifestyle Heart Trail，LHT）、斯坦福冠心病危险因素干预项目（Stanford Coronary Risk Intervention Project，SCRIP）和海德堡回归研究（Heidelberg Regression Study）在内的几项临床试验也均表明冠状动脉疾病患者在锻炼基础上接受低脂饮食或其他生活方式改变（不吸烟、低脂饮食和压力管理）的患者 CAC 进展较慢。

七、总结

流行病学证据表明，保持健康的生活方式（健康的饮食、适量规律的锻炼、体重控制和避免吸烟）与降低心血管疾病的风险有关。然而，这些生活方式因素是否会改变早期动脉粥样硬化血管疾病的风险还不太清楚。需要更多的纵向研究和随机对照试验来确定单一和多个生活方式因素或新的危险因素对 CAC 的影响。将来也需要更准确的研究来确定生活方式各因素的最佳切点，这些因素、切点与不同种族、性别和年龄群体有关。这些切点的建立将对预防早期动脉粥样硬化性血管疾病和促进世界范围内的心血管健康起到重要作用。

（刘　宏　杨丽霞）

参 考 文 献

[1] Wu Y，Benjamin E J，MacMahon S. Prevention and control of cardiovascular disease in the rapidly changing economy of China. Circulation，2016，133（24）：2545-2560.

[2] Expert Panel on Detection E and Treatment of High Blood Cholesterol in A. Executive Summary of The Third Report of The National Cholesterol Education Program （NCEP） Expert Panel on Detection，Evaluation，And Treatment of High Blood Cholesterol In Adults （Adult Treatment Panel Ⅲ）. JAMA，2001，285（19）：2486-97.

[3] Greenland P，Alpert J S，Beller G A，et al. 2010 ACCF/AHA guideline for assessment of cardiovascular risk in asymptomatic adults：a report of the American College of Cardiology Foundation/American Heart Association Task Force on Practice Guidelines. J Am Coll Cardiol，2010，56（25）：e50-103.

[4] Hozawa A，Folsom A R，Sharrett A R，et al. Absolute and attributable risks of cardiovascular disease incidence in relation to optimal and borderline risk factors：comparison of African American with white subjects—Atherosclerosis Risk in Communities Study. Arch Intern Med，2007，167（6）：573-579.

[5] Haberl R，Becker A，Leber A，et al. Correlation of coronary calcification and angiographically documented stenoses in patients with suspected coronary artery disease：results of 1764 patients. J Am Coll Cardiol，2001，37（2）：451-457.

[6] Detrano R，Guerci A D，Carr J J，et al. Coronary calcium as a predictor of coronary events in four racial or ethnic groups. N Engl J Med，2008，358（13）：1336-1345.

［7］Blaha M J，Budoff M J，DeFilippis A P，et al. Associations between C-reactive protein，coronary artery calcium，and cardiovascular events：implications for the JUPITER population from MESA，a population-based cohort study. Lancet，2011，378（9792）：684-692.

［8］Lee C D，Jacobs D R Jr，Schreiner P J，et al. Abdominal obesity and coronary artery calcification in young adults：the Coronary Artery Risk Development in Young Adults（CARDIA）Study. Am J Clin Nutr，2007，86（1）：48-54.

［9］Choi S Y，Kim D，Oh B H，et al. General and abdominal obesity and abdominal visceral fat accumulation associated with coronary artery calcification in Korean men. Atherosclerosis，2010，213（1）：273-278.

［10］Fox C S，Hwang S J，Massaro J M，et al. Relation of subcutaneous and visceral adipose tissue to coronary and abdominal aortic calcium （from the Framingham Heart Study）. Am J Cardiol，2009，104（4）：543-547.

［11］Liu J，Musani S K，Bidulescu A，et al. Fatty liver，abdominal adipose tissue and atherosclerotic calcification in African Americans：the Jackson Heart Study. Atherosclerosis，2012，224（2）：521-525.

［12］Centers for Disease C and Prevention. Annual smoking-attributable mortality，years of potential life lost，and economic costs—United States，1995-1999. MMWR Morb Mortal Wkly Rep，2002，51（14）：300-303.

［13］O'Brien K D，Chait A. The biology of the artery wall in atherogenesis. Med Clin North Am，1994，78（1）：41-67.

［14］McEvoy J W，Blaha M J，Rivera J J，et al. Mortality rates in smokers and nonsmokers in the presence or absence of coronary artery calcification. JACC Cardiovasc Imaging，2012，5（10）：1037-1045.

［15］Shaw L J，Raggi P，Callister T Q，et al. Prognostic value of coronary artery calcium screening in asymptomatic smokers and non-smokers. Eur Heart J，2006，27（8）：968-975.

［16］Lehmann N，Mohlenkamp S，Mahabadi A A，et al. Effect of smoking and other traditional risk factors on the onset of coronary artery calcification：results of the Heinz Nixdorf recall study. Atherosclerosis，2014，232（2）：339-345.

［17］Loria C M，Liu K，Lewis C E，et al. Early adult risk factor levels and subsequent coronary artery calcification：the CARDIA study. J Am Coll Cardiol，2007，49（20）：2013-2020.

［18］Pletcher M J，Varosy P，Kiefe C I，et al. Alcohol consumption，binge drinking，and early coronary calcification：findings from the Coronary Artery Risk Development in Young Adults （CARDIA）Study. Am J Epidemiol，2005，161（5）：423-433.

［19］McClelland R L，Bild D E，Burke G L，et al. Alcohol and coronary artery calcium prevalence，incidence，and progression：results from the Multi-Ethnic Study of Atherosclerosis（MESA）. Am J Clin Nutr，2008，88（6）：1593-1601.

［20］Tofferi J K，Taylor A J，Feuerstein I M，et al. Alcohol intake is not associated with subclinical coronary atherosclerosis. Am Heart J，2004，148（5）：803-809.

［21］Radford N B，DeFina L F，Leonard D，et al. Cardiorespiratory fitness，coronary artery calcium，and cardiovascular disease events in a cohort of generally healthy middle-age men：results from the cooper center longitudinal study. Circulation，2018，137（18）：1888-1895.

［22］Arnson Y，Rozanski A，Gransar H，et al. Impact of exercise on the relationship between CAC scores and all-cause mortality. JACC Cardiovasc Imaging，2017，10（12）：1461-1468.

［23］Eijsvogels T M，Molossi S，Lee D C，et al. Exercise at the extremes：the amount of exercise to reduce cardiovascular events. J Am Coll Cardiol，2016，67（3）：316-329.

［24］Mohlenkamp S，Lehmann N，Breuckmann F，et al. Running：the risk of coronary events：prevalence and prognostic relevance of coronary atherosclerosis in marathon runners. Eur Heart J，2008，29（15）：1903-1910.

［25］Schwartz R S，Kraus S M，Schwartz J G，et al. Increased coronary artery plaque volume among male marathon runners. Mo Med，2014，111（2）：89-94.

［26］Merghani A，Maestrini V，Rosmini S，et al. Prevalence of subclinical coronary artery disease in masters endurance athletes with a low atherosclerotic risk profile. Circulation，2017，136（2）：126-137.

［27］Aengevaeren V L，Mosterd A，Braber T L，et al. Relationship between lifelong exercise volume and coronary atherosclerosis in athletes. Circulation，2017，136（2）：138-148.

［28］Criqui M H，Denenberg J O，Ix J H，et al. Calcium density of coronary artery plaque and risk of incident cardiovascular events. JAMA，2014，311（3）：271-278.

［29］Barry D W，Kohrt W M. Acute effects of 2 hours of moderate-intensity cycling on serum parathyroid hormone and calcium. Calcif Tissue Int，2007，80（6）：359-365.

［30］Ahmed H M，Blaha M J，Nasir K，et al. Low-risk lifestyle，coronary calcium，cardiovascular events，and mortality：results from MESA. Am J Epidemiol，2013，178（1）：12-21.

第二节　冠状动脉钙化的介入治疗

冠状动脉钙化（CAC）是动脉粥样硬化形成的一个重要过程。当发展至中度或重度，面临需接受冠状动脉血运重建情况时，相对于冠状动脉搭桥术，介入治疗存在一定难度。从历史上看，钙化性病变的经皮冠状动脉介入治疗有较低的手术成功率、较高的并发症发生率，以及远期较高的不良心血管事件发生率。但随着冠状动脉普通旋磨术、偏心旋磨术及切割球囊、非顺应性球囊技术的发展和抗血小板治疗的进步，CAC 的经皮冠状动脉介入治疗已经拥有极高的成功率和良好的安全状况。我国在 2014 年由王伟明教授牵头编写的《冠状动脉钙化病变诊治中国专家共识》对 CAC 的治疗有了非常好的指导。本节将介绍CAC病理生物学到介入治疗相关问题。

一、前言

动脉粥样硬化疾病的名称来源于希腊语中的"粥"和"硬化"，CAC 是动脉粥样硬化的主要特征之一，与动脉粥样硬化疾病的进展密切相关。动脉钙化是累及性的，与斑块总负荷和多灶性有关，最早多出现在冠状动脉[1,2]。它可以不同的形式存在，从仅在显微镜下可见的细胞钙包裹体[3]，到易导致纤维动脉粥样硬化斑块破裂的点状钙化[4]，再到与冠状动脉血栓形成直接相关的突出的钙化结节[5]，以及最后形成致密的大片钙化的慢性纤维钙化斑块[6]。随着 CAC 检查的多样性及临床的广泛应用，众多循证医学证据表明，CAC可以成为除年龄、性别、血脂、吸烟及糖尿病等传统危险因素之外最重要的心血管疾病、外周血管和脑血管疾病的预测因子[7]。

CAC 是经皮冠脉介入术（PCI）的一个挑战。在包括了 RAVEL、SIRIUS、TAXUS、

ENDEAVOR、SPIRIT 等 14 个研究 11 651 例的荟萃分析结果显示，中至重度的 CAC 在需血运重建患者中的发生率为 20.8%[8]，鉴于我国高冠心病发病率、人口老龄化的发展趋势，钙化病变的比例会不断增加。CAC 病变可能导致介入导管系统通过困难和不充分的病变预处理，进而造成夹层、穿孔、不理想的支架植入等并发症和远期靶病变再次血运重建（TLR）、支架内再狭窄（ISR）、血栓等的不良临床事件。晚期、严重的 CAC 常与其他复杂冠脉病变如开口病变、分支处的斑块、扭曲、弥漫性病变、慢性完全闭塞等共存，都是增加 PCI 风险的预兆。至今，多种介入技术的改进和药物治疗使得 CAC 介入治疗逐渐变得安全及有迹可循。

二、冠状动脉钙化解剖学和病理生理学

CAC 可能会影响动脉内膜及中膜，且内膜和中膜钙化可以共存[9]。二者有共同的危险因素，包括年龄、糖尿病和肾功能不全等；两者也均可被不同的影像学方法检测到。相比而言，血管中膜钙化是动脉硬化及其相关心血管疾病发病率升高的一个更重要的因素（尤其是在慢性肾脏病患者中），但中膜钙化很少引起血管腔的堵塞。

内膜和中膜钙化机制不同，内膜钙化主要导致阻塞性冠状动脉疾病。内膜钙化的发病主要为以血管骨形成为标志的重塑。CAC 的矿物成分主要由羟基磷灰石、碳酸盐磷灰石和钙缺乏磷灰石组成[10]。动脉粥样硬化斑块中的磷灰石矿物的形成过程就像在骨骼中一样，受到严格的调控。机制上，羟基磷灰石粒子的成核仅限于胶原纤维和基质小泡中，主要由血管平滑肌细胞[11]和具有成骨细胞分化的巨噬细胞局部衍生的磷脂结合颗粒构成[12]。羟基磷灰石晶体的有序增殖是由一系列的膜联蛋白、唾液酸蛋白和外生酶组成的；结晶由无机焦磷酸盐调节，通过直接抑制细胞增殖，间接抑制成核，继而上调骨桥蛋白，和局部磷酸酶一起降解无机焦磷酸[13]。

越来越多的证据表明，内膜钙化过程中细胞骨化和血管炎症之间存在着实质性的相互作用。动物研究发现，在小鼠动脉粥样硬化中，早期矿化位于巨噬细胞聚集的部位[14]。在人颈动脉粥样硬化斑块中，斑块微钙化与巨噬细胞泡沫细胞共存，并促进晚期糖基化终产物受体的表达[14]。循环细胞因子的促炎因子可促进斑块巨噬细胞的成骨分化，并可诱导局部钙化信号的上调[15]。

当微钙化点逐渐聚集形成大量钙化时，CAC 可呈现不同的形态；不同的 CAC 呈现形式也对斑块破裂和血栓形成有不同的影响和预后价值。斑点状钙化是高危斑块的标志之一，它可能通过增加纤维帽应力直接导致斑块破裂[16, 17]。相反，致密钙化的斑块会降低纤维帽应力，减少破裂的倾向。钙化结节特指 CAC 中纤维帽局部变薄的钙化，容易导致冠状动脉血栓形成，引发急性心肌梗死[18]。

三、冠状动脉钙化的定义与检查分类

随着矿物质含量的增加，CAC 逐渐变得像骨头一样，在射线下变得不透明，在透视检查中就可以明显观察到。CT 是现代评估 CAC 最为常用的检查手段，CAC 可以用钙质量或钙体积分数来量化，在临床实践和绝大多数医学研究中，CACS 采用 Agatston 方法进行计算[19]。冠状动脉造影对 CAC 敏感性不高，中度 CAC 是指在注射造影剂前跳动循环中明显的高密度影，重度 CAC 则是在注射造影剂之前更明显累及血管两侧的类似火车轨道

的高密度影[20]。血管内超声（IVUS）和光学相干断层成像（OCT）等有创检查也存在不可比拟的优势。在 IVUS 检查中，很少有光束进入或穿透钙化组织，这样钙就会在较深的动脉结构上形成阴影。CAC 在 IVUS 上的特征是回声致密（高回声）斑块，比参照动脉外膜更亮[21]；IVUS 提供的横断面视角可以完整展现 CAC 的弧度、长度和分布，帮助制订介入治疗的策略。根据钙化病变累及血管腔的范围，IVUS 将钙化病变按弧度分为 Ⅰ～Ⅳ级：Ⅰ级为钙化范围＜90°；Ⅱ级为钙化范围在 91°～180°；Ⅲ级为钙化范围在 181°～270°；Ⅳ级为钙化范围＞271°。现认为，Ⅲ级钙化一般可以采用切割球囊等预处理，Ⅳ级多需要冠脉旋磨[22]。与 IVUS 不同，OCT 对钙的渗透比其他组织类型更大，因此，OCT 可以测量钙的厚度、面积和体积，并且可以自动量化这些参数；OCT 的高空间分辨率也能够检测到更小的钙化点，但也可能随斑块脂质含量而变化的光衰减影响评估的准确性。IVUS 和 OCT[23] 的广泛临床应用均为介入治疗提供了比造影结果更准确的参考。

四、冠状动脉钙化的介入治疗

中度或重度 CAC 是美国心脏病学会（ACC）定义的冠状动脉 B 型病变的重要特征之一。据早年的统计，钙化病变会有 60%～85% 的手术成功率和中度的并发症发生率[24]。随着技术和器械的进步，现阶段钙化性病变的治疗成功率明显提高；在药物洗脱支架时代，据统计，血管造影和手术成功率超过 99%[25]。

（一）PCI 患者及病变的选择

和冠状动脉粥样硬化斑块一样，并不是所有存在钙化的冠状动脉疾病都需要血管重建，也不是所有合并钙化的冠状动脉疾病都适合于 PCI。CAC 对冠状动脉造影评估存在一定的影响，从而导致对腔径狭窄程度评估不准确。如面对需处理的钙化病变，建议使用 IVUS 来确定钙化的范围和最小腔内横截面积；也建议采取血流储备分数（FFR）等检测手段评估有关病变解剖学狭窄和功能学之间的相关性。发展至后期阶段的严重钙化在临床中很常见，对于重度 CAC 患者来说，建议由心脏团队来评估 PCI 与冠状动脉搭桥术（CABG）的风险和获益；由于钙化本身增加了 PCI 手术难度，对于存在糖尿病、SYNTAX 评分超过 22 或左主干疾病、复杂三支病变患者，优先考虑 CABG[26]。

（二）指引导管的选择

由于 CAC 常合并有扭曲、成角病变及对介入系统产生的摩擦，通常器械到位率偏低，建议首先考虑能够提供额外支撑力的指引导管如 EBU、XB、AL、SAL 等，选择 7～8F 大腔指引导管也是增强支撑力的一个办法。5 进 6 双导管、延长指引导管 Guidezilla 等也需常备。

（三）导丝的选择

常用的工作导丝也通常适合于大多数钙化病变的 PCI。在特别重的 CAC 病例中，特别是合并有较大角度或迂曲病变时，带有亲水涂层的导丝可能更兼顾操纵性和通过性。鉴于通过性，首选超滑导丝，部分钙化病变迂曲严重，使用支撑力较强的导丝可能增强球囊和支架的通过性，也可能拉直部分病变。对于严重 CAC 的病例，通常合并使用微导管，利于导丝的交换和提高器械到位率。

（四）钙化病变的球囊选择

在介入过程中，CAC 钙化斑块病变会增加预处理球囊扩张、膨胀难度，增加支架扩张不良、无法到位、再狭窄和血栓形成的可能性。CAC 的预处理就显得非常的重要。

1. 半顺应性球囊　球囊的顺应性是指球囊充盈时每增加一个大气压（atm，1atm=101.325kPa）球囊外形或体积相应发生的变化。半顺应性球囊在扩张压力增加时，其直径也会出现部分的扩张。在预扩张过程中会出现无法充分扩张或者高压力扩张球囊破裂等导致夹层或穿孔并发症发生，在使用常规半顺应性球囊后如钙化病变未充分预处理，应延缓支架植入治疗，或采用其他有效的钙化病变应对方法。

2. 非顺应性球囊　其扩张压力增加，直径变化不明显，具有更高的爆破压，非顺应性球囊能够减少半顺应性球囊对不规则病变、较硬的病变产生的不均匀扩张及 "狗骨头效应" 等；处理轻中度钙化病变较半顺应性球囊更安全和有效，但对重度 CAC 效果仍差。

3. 切割球囊和刻痕、棘突球囊　切割球囊在球囊扩张时有刀片伸出，在血管内膜形成纵向血管的切口，切开病变斑块。切割球囊可使用较低的压力而达到均匀、有效的扩张，可减少扩张后的弹性回缩和斑块的挤压移位。刻痕、棘突球囊等均为球囊表面有特制的刻痕或者棘突，使其更好形成有效的斑块嵌入，制造斑块裂缝，可获得更优异的扩张效果。类似球囊虽然不能清除钙化灶，但可通过在斑块中产生不连续的小切口而改善血管的顺应性，从而获得更大程度的病变扩张和减轻病变弹性回缩，同时不增加夹层形成。Vaquerizo 等[27]比较了钙化病变使用切割球囊和冠脉内旋磨预处理后植入药物洗脱支架（drug-eluting stent，DES）的效果，结果发现二者近期和中远期 [（15±11）个月] 预后相似。然而，这些发现是否也适用于重度钙化病变尚需进一步研究。使用刻痕球囊预扩张也已被证实可改善 DES 的膨胀。这些器械为钙化病变 PCI 提供了一种重要辅助手段。

（五）冠状动脉旋磨术

自冠状动脉旋磨术应用至今已有近 30 年的历史[28]，与切割球囊和刻痕球囊不同，冠状动脉旋磨术可以消融冠脉的钙化病变，该技术采用橄榄形、带有钻石颗粒的、转速高达 12 万～20 万转/分的旋磨头，根据 "差异切割" 的理论选择性地去除钙化或纤维化的动脉硬化斑块。

在前支架时代，冠状动脉旋磨术还备受争议，单独使用冠状动脉旋磨术与新生内膜增生、TLR、ISR 的发生风险增加相关，缓慢、精细的器械操作联合或者糖蛋白 II b/IIIa 受体抑制剂虽然可以减轻微栓子的负荷，但在复杂、弯曲钙化病变中旋磨操作依然会引起血管穿孔的风险增加。随着器械的发展，旋磨后 DES 的植入可明显提高即刻管腔面积获得率和减少近期并发症。前瞻性的随机对照研究 ROTAXUS 试验评估了钙化病变在植入紫杉醇洗脱支架前接受旋磨预处理是否较单独球囊预扩张带来更大的获益，该研究把 240 例复杂钙化病变的患者随机分配至旋磨预处理组和标准治疗预处理组，所有患者均随后植入支架，结果发现，旋磨预处理可以提高手术成功率及改善早期即刻管腔获得，但 9 个月后的血管造影复查发现，旋磨组晚期管腔丢失更明显，而 TLR、ISR、确诊的支架内血栓形成和 MACE 发生率在两组中差异无统计学意义[29]。所以，冠状动脉旋磨的远期疗效需要进一步观察。最新的 PCI 指南认为，若球囊无法通过或无法充分扩张钙化病变，行冠脉旋磨是合理的（推荐级别：Ⅱa，证据水平：C）。在美国，约 8%的钙化病变在 PCI 支架植入前接受旋磨预处理。冠状动脉旋磨的禁忌证包括静脉桥病变、无保护左主干病变、血栓病变、三支血管病变、冠脉夹层病变、成角病变（＞45°）、急性心肌梗死、左心功能不全。

近年来，偏心式（轨道）旋磨（Diamondback 360°®Orbital Atherectomy System，DOAS）的技术在 CAC 中的安全性得到初步证实。OA 系统首先应用于外周动脉，随后外推用于冠状动脉。该装置由驱动轴远端镶有钻石及气动控制台提供动力的偏心冠组成，操作者不仅可以直接控制转头的顺行和逆行运动，还可以直接控制轨道速度（80 000～120 000 转/分）。像旋磨一样，偏心式旋磨也能够治疗不同程度的钙化斑块。但旋磨主要通过交换更大的导管和旋磨头来实现，而偏心式旋磨则通过以更快的速度扩大系统运动的轨道来实现。例如，通过 6F 指引导管，使用 1.25mm 的偏心式旋磨导管也可以治疗直径达 3.5mm 的钙化病变（图 4-2-1）。在 ORBIT Ⅰ[30] 研究中证实了偏心式旋磨治疗钙化性冠状动脉疾病的安全性，50 例新生斑块患者的手术成功率为 94%。临床并发症包括两例住院心肌梗死（4%）和主要不良心脏事件的累积发生率，在 30 天、6 个月、2 年、3 年和 5 年随访中分别为 9.1%、12.1%、15.2%、18.2%和 21.2%。在随后的 ORBIT Ⅱ[31] 研究中，有 443 例新钙化斑块患者接受偏心式旋磨治疗，旋磨后支架通过率为 97.7%，在 PCI 后再狭窄使用偏心式旋磨的成功率也达到了 98.8%，同时在院内有相对低的 Q 波心肌梗死（0.7%）、心因性死亡（0.2%）和目标血管再血管化率（0.7%）。在 1 年随访中，主要不良心脏事件发生率为 16.4%，与历史对照组相比，差异有统计学意义（$P<0.05$）。

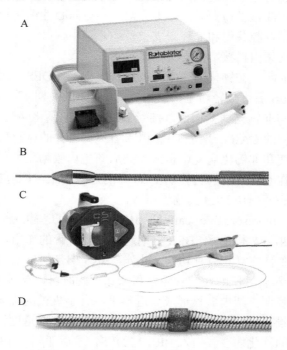

图 4-2-1　冠状动脉 OA 系统的组成部分

A. 常规冠脉旋磨仪；B. 旋磨头；C. Diamondback 360°轨道旋磨系统；D. 偏心金刚石涂层冠

（六）准分子激光冠状动脉斑块消融术

准分子激光冠状动脉斑块消融术（excimer laser coronary atherectomy，ELCA）主要通过光化学效应、光热效应和光机械效应达到治疗效果。在电刺激和高压条件下，惰性气体和反应气体的放置形成了被称为准分子的高能配合物。准分子将储存的能量释放为高能紫外线。ELCA 通过光纤将紫外光脉冲引导到冠状动脉斑块上。这些脉冲反过来会引起水的蒸发、碳-碳键的离解，以及分子振动导致斑块的消失。理论上而言，ECLA 能消融钙化灶，在钙化病变中具有较大的潜能，但既往评估 ELCA 用于钙化病变的研究提示其获益结果不一致，同时可能增加血管夹层（尤其表浅钙化）、血管穿孔及远期血管再狭窄的风险[32]；而且，既往基于 IVUS 的研究并未提供其明显减轻钙化负荷的定性或定量的证据[33]。目前，ELCA 并不是处理钙化性病变的常规工具，但是对于某些经过动脉粥样硬化旋磨仍不能扩张的病灶，或者是钙化病变中顽固的再狭窄，ELCA 可能被认为是一种供选择的治疗手段。国内首都医科大学附属北京安贞医院周玉杰、刘巍等开展过 ELCA 工作，发现在球囊无法通过的钙化病变或慢性完全闭塞（CTO）病变中，ELCA 治疗具有较高的成功率和较低的血管并发症发生率[34]，其应用前景值得关注。

五、钙化病变的支架选择

虽然无论在钙化病变还是非钙化病变中，置入裸金属支架（bare-metal stent，BMS）均较 PTCA 明显改善患者近期和远期的无事件生存率，但是，支架治疗在重度钙化病变中，支架膨胀不良、非对称性膨胀和支架错位十分常见。与向心性钙化相比，偏心性钙化容易导致更少的支架内即刻管腔获得和非环形支架形态。其中，以支架膨胀不良引起术后并发症发生率最高，包括支架内再狭窄与支架内血栓形成[35]。

既往大量研究已证实，在钙化病变中，药物洗脱支架（DES）比 BMS 更有效。与植入 BMS 相比，植入 DES 后可减轻新生内膜增生，从而降低晚期血管管腔丢失、TLR 和 ISR[36-38]。但不管如何，与非钙化病变相比，接受 DES 治疗的钙化病变血管再狭窄和 TLR 发生率均更高。何种程度的 CAC 会增加 DES 植入后不良事件的风险目前仍具有争议。小规模的研究提示钙化病变和非钙化病变中植入支架后新生内膜增生的程度类似，提示抗增殖药物的效果与是否存在 CAC 无关。钙化病变 TLR 的危险因素可能包括支架前预处理情况、支架膨胀不良及钙化病变损伤 DES 药物涂层等。

生物可吸收支架（bioresorbable scaffold，BRS）被认为是冠心病介入领域中继 PTCA、BMS 和 DES 后的第四次技术革命。BRS 早期起到支撑血管的作用，随着在体内逐步降解而被吸收，能使病变血管恢复其自身功能。此外，BRS 携带的抗增殖药物可抑制血管平滑肌细胞增殖，BRS 植入后可使晚期的管腔面积增加，同时可以减少 DES 植入后因内皮化不全所致的晚期和极晚期支架内血栓形成。近年来，有小规模的临床研究探索了 BRS 在钙化病变中的应用前景。ABSORB 研究分析结果提示，中度或重度钙化病变（除外极重度或需要行旋磨预处理的钙化病变）植入 BRS 与 DES，术后即刻及 13 个月后支架内最小管腔面积类似，提示 BRS 并不会对术后即刻及远期随访血管造影的结局产生不良影响[39]。由于植入 BRS 后病变更容易出现弹性回缩，因此，支架植入前需充分的预处理。一个纳入 85 例患者的小型临床研究比较了优化病变准备后植入 BRS 与 DES 的效果，结果提示无论钙化程度轻重，二者即刻管腔获得率无明显差异，而在中度和重度钙化病变中植入 BRS 后急性支架贴壁不良发生率更低，提示 BRS 可能在钙化病变更有效[40]。虽然 BRS 有诸多优点，但当前 BRS 也有其本身不足，包括技术层面的问题、支架径向支撑力不足、可视性差、降解速度和时间、支架血栓和术后双联抗血小板时程等问题，因此，在 BRS 应用于钙化病变前尚需进行大型的临床研究。

六、总结

中重度钙化性病变是冠状动脉介入治疗需要攻克的最坚硬的"堡垒"。随着技术、辅助设备和药物治疗的改进，动脉钙化介入治疗的安全性有了很大的提高。加深对 CAC 病变的认识，加强临床实践和研究，优化介入治疗方案是易化 CAC 病变介入治疗的方向。

（刘　宏　郭瑞威）

参 考 文 献

［1］Allison M A，Criqui M H，Wright C M. Patterns and risk factors for systemic calcified atherosclerosis. Arterioscler Thromb Vasc Biol，2004，24（2）：331-336.

［2］Sangiorgi G，Rumberger J A，Severson A，et al. Arterial calcification and not lumen stenosis is highly correlated with atherosclerotic plaque burden in humans：a histologic study of 723 coronary artery segments using nondecalcifying methodology. J Am Coll Cardiol，1998，31（1）：126-133.

［3］Vengrenyuk Y，Carlier S，Xanthos S，et al. A hypothesis for vulnerable plaque rupture due to stress-induced debonding around cellular microcalcifications in thin fibrous caps. Proc Natl Acad Sci U S A，2006，103（40）：14678-14683.

［4］Ehara S，Kobayashi Y，Yoshiyama M，et al. Spotty calcification typifies the culprit plaque in patients with acute myocardial infarction：an intravascular ultrasound study. Circulation，2004，110（22）：3424-3429.

［5］Virmani R，Kolodgie F D，Burke A P，et al. Lessons from sudden coronary death：a comprehensive morphological classification scheme for atherosclerotic lesions. Arterioscler Thromb Vasc Biol，2000，20（5）：1262-1275.

［6］Ruiz J L，Hutcheson J D，Aikawa E. Cardiovascular calcification：current controversies and novel concepts. Cardiovasc Pathol，2015，24（4）：207-212.

［7］Baber U，Mehran R，Sartori S，et al. Prevalence，impact，and predictive value of detecting subclinical coronary and carotid atherosclerosis in asymptomatic adults：the BioImage study. J Am Coll Cardiol，2015，65（11）：1065-1074.

［8］Uetani T，Amano T. Current status of rotational atherectomy in the drug-eluting stent era. Circ J，2018，82（4）：946-947.

［9］Madhavan M V，Tarigopula M，Mintz G S，et al. Coronary artery calcification：pathogenesis and prognostic implications. J Am Coll Cardiol，2014，63（17）：1703-1714.

［10］Schmid K，McSharry W O，Pameijer C H，et al. Chemical and physicochemical studies on the mineral deposits of the human atherosclerotic aorta. Atherosclerosis，1980，37（2）：199-210.

［11］Demer L L，Tintut Y. Vascular calcification：pathobiology of a multifaceted disease. Circulation，2008，

117（22）：2938-2948.

［12］New S E, Goettsch C, Aikawa M, et al. Macrophage-derived matrix vesicles: an alternative novel mechanism for microcalcification in atherosclerotic plaques. Circ Res, 2013, 113（1）: 72-77.

［13］Wada T, McKee M D, Steitz S, et al. Calcification of vascular smooth muscle cell cultures: inhibition by osteopontin. Circ Res, 1999, 84（2）: 166-178.

［14］Aikawa E, Nahrendorf M, Figueiredo J L, et al. Osteogenesis associates with inflammation in early-stage atherosclerosis evaluated by molecular imaging in vivo. Circulation, 2007, 116（24）: 2841-2850.

［15］Deuell K A, Callegari A, Giachelli C M, et al. RANKL enhances macrophage paracrine pro-calcific activity in high phosphate-treated smooth muscle cells: dependence on IL-6 and TNF-alpha. J Vasc Res, 2012, 49（6）: 510-521.

［16］Motoyama S, Kondo T, Sarai M, et al. Multislice computed tomographic characteristics of coronary lesions in acute coronary syndromes. J Am Coll Cardiol, 2007, 50（4）: 319-326.

［17］Pflederer T, Marwan M, Schepis T, et al. Characterization of culprit lesions in acute coronary syndromes using coronary dual-source CT angiography. Atherosclerosis, 2010, 211（2）: 437-444.

［18］Huang H, Virmani R, Younis H, et al. The impact of calcification on the biomechanical stability of atherosclerotic plaques. Circulation, 2001, 103（8）: 1051-1056.

［19］Bild D E, Detrano R, Peterson D, et al. Ethnic differences in coronary calcification: the Multi-Ethnic Study of Atherosclerosis（MESA）. Circulation, 2005, 111（10）: 1313-1320.

［20］Moussa I, Ellis S G, Jones M, et al. Impact of coronary culprit lesion calcium in patients undergoing paclitaxel-eluting stent implantation（a TAXUS-IV sub study）. Am J Cardiol, 2005, 96（9）: 1242-1247.

［21］Mintz G S, Popma J J, Pichard A D, et al. Patterns of calcification in coronary artery disease. A statistical analysis of intravascular ultrasound and coronary angiography in 1155 lesions. Circulation, 1995, 91（7）: 1959-1965.

［22］Sakakura K, Yamamoto K, Taniguchi Y, et al. Intravascular ultrasound enhances the safety of rotational atherectomy. Cardiovasc Revasc Med, 2018, 19（3 Pt A）: 286-291.

［23］Mehanna E, Bezerra H G, Prabhu D, et al. Volumetric characterization of human coronary calcification by frequency-domain optical coherence tomography. Circ J, 2013, 77（9）: 2334-2340.

［24］Ryan T J, Faxon D P, Gunnar R M, et al. Guidelines for percutaneous transluminal coronary angioplasty. A report of the American College of Cardiology/American Heart Association Task Force on Assessment of Diagnostic and Therapeutic Cardiovascular Procedures（Subcommittee on Percutaneous Transluminal Coronary Angioplasty）. Circulation, 1988, 78（2）: 486-502.

［25］Bangalore S, Vlachos H A, Selzer F, et al. Percutaneous coronary intervention of moderate to severe calcified coronary lesions: insights from the National Heart, Lung, and Blood Institute Dynamic Registry. Catheter Cardiovasc Interv, 2011, 77（1）: 22-28.

［26］Head S J, Milojevic M, Daemen J, et al. Mortality after coronary artery bypass grafting versus percutaneous coronary intervention with stenting for coronary artery disease: a pooled analysis of individual patient data. Lancet, 2018, 391（10124）: 939-948.

［27］Vaquerizo B, Serra A, Miranda F, et al. Aggressive plaque modification with rotational atherectomy and/or cutting balloon before drug-eluting stent implantation for the treatment of calcified coronary lesions. J

Interv Cardiol，2010，23（3）：240-248.

[28] Ritchie J L，Hansen D D，Intlekofer M J，et al. Rotational approaches to atherectomy and thrombectomy. Z Kardiol，1987，76（Suppl 6）：59-65.

[29] Abdel-Wahab M，Richardt G，Büttner H J，et al. High-speed rotational atherectomy before paclitaxel-eluting stent implantation in complex calcified coronary lesions：the randomized ROTAXUS （Rotational Atherectomy Prior to Taxus Stent Treatment for Complex Native Coronary Artery Disease）trial. JACC Cardiovasc Interv，2013，6（1）：10-19.

[30] Parikh K，Chandra P，Choksi N，et al. Safety and feasibility of orbital atherectomy for the treatment of calcified coronary lesions：the ORBIT Ⅰ trial. Catheter Cardiovasc Interv，2013，81（7）：1134-1139.

[31] Genereux P，Bettinger N，Redfors B，et al. Two-year outcomes after treatment of severely calcified coronary lesions with the orbital atherectomy system and the impact of stent types：insight from the ORBIT Ⅱ trial. Catheter Cardiovasc Interv，2016，88（3）：369-377.

[32] Dahm J B. Excimer laser coronary angioplasty（ELCA）for diffuse in-stent restenosis：beneficial long-term results after sufficient debulking with a lesion-specific approach using various laser catheters. Lasers Med Sci，2001，16（2）：84-89.

[33] Block P C. Ultrasound findings after ELCA. Cathet Cardiovasc Diagn，1996，37（2）：119.

[34] 刘巍，周玉杰，赵迎新，等. 经桡动脉入径行准分子激光冠状动脉斑块消融术在冠状动脉钙化病变及慢性完全闭塞病变中的应用：中国最初应用经验分享. 中国介入心脏病学杂志，2016，24（9）：511-514.

[35] Zhang B C，Wang C，Li W H，et al. Clinical outcome of drug-eluting versus bare-metal stents in patients with calcified coronary lesions：a meta-analysis. Intern Med J，2015，45（2）：203-211.

[36] Copeland-Halperin R S，Baber U，Aquino M，et al. Prevalence，correlates，and impact of coronary calcification on adverse events following PCI with newer-generation DES：findings from a large multiethnic registry. Catheter Cardiovasc Interv，2018，91（5）：859-866.

[37] Huisman J，van der Heijden L C，Kok M M，et al. Impact of severe lesion calcification on clinical outcome of patients with stable angina，treated with newer generation permanent polymer-coated drug-eluting stents：A patient-level pooled analysis from TWENTE and DUTCH PEERS （TWENTE Ⅱ）. Am Heart J，2016，175：121-129.

[38] Huang B T，Huang F Y，Zuo Z L，et al. Target lesion calcification and risk of adverse outcomes in patients with drug-eluting stents. A Meta-Analysis. Herz，2015，40（8）：1097-1106.

[39] Ohya M，Kadota K，Sotomi Y，et al. Impact of lesion calcification on angiographic outcomes after absorb everolimus-eluting bioresorbable vascular scaffold implantation：an observation from the ABSORB Japan trial. EuroIntervention，2017，12（14）：1738-1746.

[40] Faggioni M，Mehran R. Target lesion failure with BRS? good old DES to the rescue. Catheter Cardiovasc Interv，2016，87（5）：837-838.

第三节　冠状动脉钙化的旋磨治疗

在当前经皮冠脉介入术（PCI）领域中，钙化病变仍是增加操作难度和并发症及导致患者预后不佳的重要因素之一[1, 2]。旋磨治疗（rotational atherectomy，RA）将钙化斑块去除，有助于球囊及支架等介入器械输送至治疗部位，提高操作成功率[3, 4]。然而，以往的报告指出，RA 增加裸金属支架（BMS）再狭窄发生率[5, 6]。在当前药物洗脱支架（DES）的年代，有必要重新评估 RA 的应用指征和临床获益。本节将就 RA 的适应证、操作方法和并发症防治等的进展做一阐述。

一、旋磨治疗适应证及临床获益

　　RA 因可有效修饰、去除钙化斑块，其治疗适应证包括中重度钙化病变，特别是在内膜严重钙化病变、球囊不能通过或扩张不良等情况。RA 在钙化病变中的应用可分为补救性和计划性，前者是指在导丝通过病变后，球囊不能通过或未能充分扩张；后者是在预处理之前主动 RA，进而使支架在钙化病变中获得最佳扩张效果，从而改善支架术后的长期临床疗效。

　　病变钙化通常是 PCI 失败、支架扩张不良、再狭窄增加及其他严重并发症发生的重要因素[7]。既往的回顾性研究（ORS）提示，RA 处理后使钙化病变 PCI 操作成功率增高（93.4%～98.6%）[5, 8]。钙化病变在 RA 后植入 DES，其临床疗效显著优于植入 BMS，术后 1～2 年靶病变再次血运重建（TLR）发生率多低于 10%[9, 10]。

　　目前，RA 本身能否改善患者预后尚不清楚。理论上，RA 处理后血管腔将变得更为圆整，有助于支架释放和更好地贴壁，从而降低再狭窄的发生。ROTAXUS 研究入选 240 例造影中重度钙化患者 1：1 随机接受 RA 处理后植入紫杉醇药物洗脱支架，尽管 RA 组 PCI 成功率明显高于对照组，但两组术后 9 个月和两年的主要不良心血管事件（MACE）发生率相似，且 RA 组晚期管腔丢失明显高于对照组[11]。但是，ROTAXUS 研究造影随访率较低（80%），样本量不足以比较 MACE 终点的差异，RA 组病变长度更长且最终扩张压力明显低于对照组。因此，对于 RA 后植入 DES 能否改善患者临床预后，还需进一步临床研究。

二、旋磨治疗操作要点

　　最初，RA 治疗通常需要股动脉入径、应用 8～9F 指引导管、直接置入旋磨导丝并应用高速旋磨等操作。在当今常规经桡动脉入径进行 PCI 的年代，6F 指引导管可兼容最大直径 1.75mm 的旋磨头。左冠脉的 EBU、XB、BL 等单个弯度的强支撑指引导管既可提供良好的支撑，又可减少磨头通过指引导管头端时的阻力。由于旋磨导丝操控性较差，直接通过病变较为困难，目前多数术者常规应用易操控的普通导丝先通过病变，随后应用微导管来交换旋磨导丝。对于某些严重狭窄的病变，Corsair 微导管在通过性方面有一定的优势。应用微导管交换旋磨导丝的另一优势在于避免直接操控旋磨导丝时导致导丝过度扭曲，后者可造成磨头通过时产生障碍。另外，旋磨导丝头端应轻轻塑形，过度扭弯及置入小分支远端均会增加旋磨时导丝断裂或血管穿孔的风险。体外准备旋磨导丝时切记避免导丝打折，后者会影响磨头进入，造成操作失败。

　　旋磨治疗时从小直径磨头开始起用，小磨头对扭曲及长病变有更好的通过性和安全性。在临床实践中，直径 1.5mm 的磨头通常可取得足够的斑块修饰效果，已成为当代 RA 的首选。极度钙化狭窄的病变可从直径 1.25mm 磨头开始。通过病变时推荐转速 13.5 万～18 万转/分，低于 13.5 万转/分时磨头有卡陷风险，高于 18 万转/分可增加血小板激活和血栓形成[12]。也有学者推荐磨头大小和血管直径比为 0.5～0.6，转速在 14 万～15 万转/分，磨头短时间内高速旋磨（15～20 秒），这些操作有益于减少围术期心肌梗死和降低血小板激活[13, 14]。

通过病变时，磨头推送要以"点啄"的方式进行，同时需要观察工作站转速或注意聆听旋磨声音，后者可以实时反馈磨头的转速，若转速下降速度＞5000 转/分则立刻停止向前推送磨头。若反复尝试磨头不能通过病变，则需要更换小一号的磨头，或在推荐范围内增加转速，或更换支撑力更强的指引导管。RA 操作需耐心，一次通过困难时可进行多次尝试，同时可调整转速、更换磨头甚至指引导管。在磨头通过病变后通常需进行常规"打磨"，一般 3～5 次磨头反复通过病变处，以进一步对病变进行有效预处理。

RA 操作结束后，撤出磨头，通常可再次进入微导管将旋磨导丝交换成常规导丝或强支撑指引导丝，随后应用直径 2.0～2.5mm 高压球囊缓慢扩张，仔细观察球囊扩张过程中的压迹。若常规压力下压迹消失，则可植入支架；若球囊仍有压迹且存在血管撕裂风险，则应考虑用更大直径的磨头再次旋磨。

三、特殊病变的旋磨治疗

RA 在某些特殊冠脉病变，如开口、分叉、左主干、慢性完全闭塞（CTO）、支架内再狭窄病变等，也有应用的报道。

（一）开口处病变

特别是在分叉病变分支开口，往往存在严重钙化且容易发生斑块移位影响。有研究提示分支开口 RA 处理，随后主支植入支架，可减少分支闭塞段发生率[10, 15]。对于冠脉开口病变，过度球囊扩张可能造成动脉撕裂，因此应用 RA 等方式对斑块进行预处理有助于 PCI 治疗的成功。对于此类情况，建议选用较大内径的指引导管，并且在进行 RA 处理时保持指引导管与冠脉的同轴性以避免磨头卡陷。

（二）左主干病变

RA 对此类病变的处理并不在指南或共识推荐的范围内，但对于严重钙化的左主干病变，仍可考虑 RA 处理[15, 16]，特别是对于无外科手术条件、球囊扩张不良或无法通过的患者。建议此类患者 RA 从最小的磨头（直径 1.25mm）开始，以避免可能出现的慢血流等现象对患者血流动力学的影响。术前左心室功能不良等高危患者建议同时应用血流动力学辅助装置。

（三）慢性完全闭塞病变

对于某些导丝通过但球囊无法通过的 CTO 病变，RA 应当是一种有效的治疗选择。此类情况下，将 CTO 导丝交换成旋磨导丝是技术上难点之一。微导管（Tornus、Corsair 导管等）的应用有助于解决这一困难。旋磨导丝交换完成以后，造影（对侧）证实导丝位于远端血管真腔也是必要步骤。一般来讲，小磨头（直径 1.25mm）单次旋磨后即可通过球囊并进行扩张及完成后续的介入治疗。

（四）支架内再狭窄

支架扩张不良是导致再狭窄发生的重要因素之一。对于此类情况，也有报道可应用 RA 进行处理[17]。但需要有足够 RA 操作经验的术者及心脏外科手术条件，因为这一情况下磨头卡陷的风险相对较高，在临床工作中并不常规提倡。对于选用磨头的大小，目前仍存有争议，小磨头有助于通过，稍大的磨头可能有助于避免磨头卡陷。操作旋磨扩张不良的支架时需要注意不可用蛮力推送磨头，可采用反复"点啄"方式逐步打磨支架钢梁，以期最终通过。

四、旋磨治疗并发症防治

RA 的并发症主要包括慢血流或无再流、冠脉撕裂、磨头卡陷及穿孔等。欧洲专家共识对此提出了相应的预防和处理建议（表 4-3-1）。充分的术前准备、病变评估、详细的方案制订均有助于并发症的防治。

表 4-3-1　RA 治疗并发症防治

	预防措施	处理建议
慢血流/无再流	应用较小磨头和较低转速耐心操作	维持动脉血压
		冠脉内注射药物（硝酸甘油、维拉帕米、腺苷、硝普钠）
		应用旋磨冲洗液
冠脉撕裂	严格病例选择，排除重度扭曲病变	若发现撕裂，停止进一步旋磨，处理原则同常规 PCI 治疗
磨头卡陷	极少发生，与操作经验相关，严格病例选择	尝试来回推送移动旋磨导管
		尝试进入第二根导丝，并进行球囊扩张以松动磨头
		深插指引导管或应用 5 进 6 子母导管深插（剪掉旋磨导管近端连接处），松动磨头外科手术
穿孔	通常与操作技术相关（磨头过大、病变过度扭曲、转速过快等）	处理原则同常规 PCI，包括心包穿刺、应用覆膜支架等

五、总结

随着我国人口老龄化进程加快，临床工作中所遇的冠脉病变也日趋复杂高危，PCI 治疗中也遇到了越来越多的钙化病变。尽管 RA 本身能否改善支架植入后患者临床预后尚不清楚，但其能提高钙化病变 PCI 成功率，在高危、复杂冠脉病变介入治疗中必不可少。

近年来，我国 RA 的应用有明显增加的趋势，但大多集中在规模较大的医疗中心。对于准备开展 RA 的医疗单位，熟悉及掌握当代 RA 治疗的最新理念和操作要点对减少并发症、提高操作成功率非常重要。

（张　奇）

参 考 文 献

[1] Rathore S，Terashima M，Katoh O，et al. Predictors of angiographic restenosis after drug eluting stents in the coronary arteries: contemporary practice in real world patients. EuroIntervention，2009，5（3）：349-354.

[2] Onuma Y，Tanimoto S，Ruygrok P，et al. Efficacy of everolimus eluting stent implantation in patients with calcified coronary culprit lesions: two-year angiographic and three-year clinical results from the SPIRIT Ⅱ study. Catheter Cardiovasc Interv，2010，76（5）：634-642.

[3] Fujii K，Carlier S G，Mintz G S，et al. Stent underexpansion and residual reference segment stenosis are related to stent thrombosis after sirolimus-eluting stent implantation: an intravascular ultrasound study. J Am Coll Cardiol，2005，45（7）：995-998.

[4] Cavusoglu E，Kini A S，Marmur J D，et al. Current status of rotational atherectomy. Catheter Cardiovasc Interv，2004，62（4）：485-498.

[5] Moussa I，Di Mario C，Moses J，et al. Coronary stenting after rotational atherectomy in calcified and complex lesions. Angiographic and clinical follow-up results. Circulation，1997，96（1）：128-136.

[6] Warth D C，Leon M B，O'Neill W，et al. Rotational atherectomy multicenter registry: acute results, complications and 6-month angiographic follow-up in 709 patients. J Am Coll Cardiol，1994，24（3）：641-648.

[7] Bangalore S，Vlachos H A，Selzer F，et al. Percutaneous coronary intervention of moderate to severe calcified coronary lesions: insights from the National Heart，Lung，and Blood Institute Dynamic Registry. Catheter Cardiovasc Interv，2011，77（1）：22-28.

[8] Hoffmann R，Mintz G S，Kent K M，et al. Comparative early and nine-month results of rotational atherectomy，stents，and the combination of both for calcified lesions in large coronary arteries. Am J Cardiol，1998，81（5）：552-557.

[9] Mangiacapra F，Heyndrickx G R，Puymirat E，et al. Comparison of drug-eluting versus bare-metal stents after rotational atherectomy for the treatment of calcified coronary lesions. Int J Cardiol，2012，154（3）：373-376.

[10] Rathore S，Matsuo H，Terashima M，et al. Rotational atherectomy for fibro-calcific coronary artery disease in drug eluting stent era: procedural outcomes and angiographic follow-up results. Catheter Cardiovasc Interv，2010，75（6）：919-927.

[11] Abdel-Wahab M，Richardt G，Joachim Buttner H，et al. High-speed rotational atherectomy before paclitaxel-eluting stent implantation in complex calcified coronary lesions: the randomized ROTAXUS (Rotational Atherectomy Prior to Taxus Stent Treatment for Complex Native Coronary Artery Disease) trial. JACC Cardiovasc Interv，2013，6（1）：10-19.

[12] Williams M S，Coller B S，Vaananen H J，et al. Activation of platelets in platelet-rich plasma by rotablation is speed-dependent and can be inhibited by abciximab（c7E3 Fab；ReoPro）. Circulation，1998，98（8）：742-748.

[13] Tomey M I，Kini A S，Sharma S K. Current status of rotational atherectomy. JACC Cardiovasc Interv，2014，7（4）：345-353.

[14] Whitlow P L，Bass T A，Kipperman R M，et al. Results of the study to determine rotablator and transluminal

angioplasty strategy （STRATAS）. Am J Cardiol，2001，87（6）：699-705.

[15] Garcia-Lara J，Pinar E，Valdesuso R，et al. Percutaneous coronary intervention with rotational atherectomy for severely calcified unprotected left main：immediate and two-years follow-up results. Catheter Cardiovasc Interv，2012，80（2）：215-220.

[16] Dahdouh Z，Roule V，Dugue A E，et al. Rotational atherectomy for left main coronary artery disease in octogenarians：transradial approach in a tertiary center and literature review. J Interv Cardiol，2013，26（2）：173-182.

[17] Bastante T，Rivero F，Cuesta J，et al. Calcified neoatherosclerosis causing "Undilatable" in-stent restenosis：insights of optical coherence tomography and role of rotational atherectomy. JACC Cardiovasc Interv，2015，8（15）：2039-2040.

第四节　冠状动脉钙化的准分子激光治疗

过去 PCI 治疗常在较大的医疗中心开展，但随着人口老龄化进展，冠心病患者数量增加，PCI 治疗得以普及，许多县区级医院也已常规开展。然而，由于冠状动脉狭窄常合并冠状动脉钙化（CAC），使病变复杂化，治疗更加困难，这对大多数心内科介入医师仍然是一个严峻的挑战。例如，预扩张球囊高压力扩张常导致冠状动脉内膜撕裂，形成冠状动脉夹层，甚至导致穿孔、心脏压塞等严重并发症，不得不进行外科手术干预。随着导管和导丝改进，切割球囊、药物球囊等应用明显提高 PCI 成功率，但经常会遇到一些严重钙化病变不适合行常规 PCI。鉴于此，具有切除斑块性质的 CAC 旋磨术、偏心式旋磨术、激光治疗等为严重 CAC 合并狭窄的患者提供了一些选择。准分子激光冠状动脉斑块切除术（excimer laser coronary atherectomy，ELCA）是治疗复杂病变的有效方法，自 20 世纪 80 年代应用，但第一代激光治疗由于冠状动脉穿孔、夹层等并发症及药物洗脱支架出现而受到冷落。激光治疗导管改进及结合盐水灌注清除血液和造影剂明显减少了冠状动脉夹层和穿孔并发症。由于其作用机制和靶病变与冠状动脉旋磨术不同，ELCA 目前多应用于 CABG 术后大隐静脉桥血管病变、支架再狭窄、分叉病变、开口病变、钙化病变、慢性完全闭塞、支架扩张不足病变。

一、ELCA 介绍

（一）ELCA 的机制

ELCA 导管含有光纤，可传输 308nm 的紫外线脉冲光波，脉冲持续时间为 135 纳秒，每脉冲产生 165mJ 的能量输出。激光能量来源于电能，当氯化氙气体被电能激发并以 308nm 的波长发出单色相干光时，即从氯化氙激光器产生了激光能量[1]。激光造成的组织破坏分为 3 个步骤：首先，50μm 紫外线脉冲穿透组织，紫外光的快速吸收导致蛋白质或核酸分子结构中碳-碳键的断裂，碳-碳键断裂导致光化学细胞解离，随后能量耗散。这种能量耗散导致细胞内的水蒸发，产生蒸汽泡，这些蒸汽泡的迅速膨胀破裂导致组织裂解。其次，光热和光化学作用使斑块的消融扩大，光热产生分子振动，导致细胞破坏进一步加重，高能脉冲对钙化灶的治疗更为有效。这个过程产生直径小于 10μm 微粒，便于从循环中清除，使 PCI 过程中微循环栓塞的风险降低，降低无复流风险[2]。最后，激光能量可以抑制血小板聚集，因此使用 ELCA 治疗急性冠脉综合征可以有效抑制慢血流现象[3]。ELCA 通过上述机制导致纤维斑块解体。

（二）ELCA 的适应证及并发症

ELCA 适应证：①CABG 术后大隐静脉桥血管病变；②支架术后再狭窄；③分叉病变；④开口病变；⑤钙化病变；⑥慢性闭塞病变；⑦支架膨胀不全病变；⑧球囊难以通过病变；⑨存在血栓病变的急性冠脉综合征。

ELCA 并发症：①PCI 相关心肌梗死；②无复流、慢血流；③冠状动脉夹层；④冠状动脉穿孔；⑤死亡。

（三）ELCA 的步骤及注意事项

如果常规 PCI 治疗球囊不能扩张的病变如严重钙化病变、分叉病变，ELCA 技术是除冠脉旋磨术等提高 PCI 治疗成功率的一个手段。ELCA 激光机（CVX-300 spectranetics®）使用氯化氙和通过一系列相互关联的过程释放 308nm 波长的紫外光脉冲。所产生的紫外脉冲只能穿透 50μm 的组织深处，导致较纯的斑块解体，而不会损伤较深的内膜或外膜层[4]。所有患者在 ELCA 术前均口服用双联抗血小板治疗。PCI 期间抗凝包括肝素［测定活化凝血时间（ACT）维持在 250～300 秒］。所有患者出院时均需接受双抗血小板治疗 3 个月。具体过程如下[5]：①在进行 ELCA 之前应注意选择合适指引导管。根据病变部位和性质，选择支撑力好的导管，以便通过病变及进行治疗，选择方法同常规 PCI 手术。②选择大小合适的 ELCA 导管。在进行 ELCA 前应进行 IVUS 或 OCT 检查，根据影像结果选择 ELCA 导管，若 IVUS 或 OCT 导管不能到达病变部位，应根据冠状动脉造影选择 ELCA 导管[6]，所有 ELCA 导管均与普通 0.014in（1in=2.54cm）导丝兼容，在弯曲的冠状动脉中建议使用管径较小的 ELCA 导管。ELCA 导管长度和工作能力见表 4-4-1。四种单轨 ELCA 导管（0.9mm、0.14mm、1.7mm 和 2.0mm），均可于 0.014in 导丝上应用。建议初次使用 0.9mm XB-80，与 6Fr 导管兼容）[4]。③将 ELCA 导管推送至病变部位。④确定造影剂清除。在进行 ELCA 手术之前，确认造影剂已完全从冠状动脉中移除（ELCA 的超适应证使用除外，如支架膨胀不全时使用造影剂，而不是生理盐水）。为了减少血液中颗粒产生微泡意外造成的剥离或穿孔风险，建议在激光治疗期间持续输注生理盐水（通常为 1～2ml/s）[4]。⑤ELCA 导管的移动速度应小于 1mm/s（建议 0.5mm/s）。ELCA 导管从近端到远端（推入法）的前进可能会使组织外侧汽化。相反，从远端到近端（拉拔法）的回归可能会使组织的内侧汽化，根据需要，适当使用推拉方法。⑥在使用高能 ELCA 策略（压力脉冲高达 100 个大气压）时需要谨慎，因为这时会显著增加冠状动脉穿孔的风险。根据病变特点，脉冲数、脉冲长度和总 ELCA 治疗时间应因人而异[4]。⑦导丝放置勿过深，如行走至内膜下血管，不应选用 ELCA。

表 4-4-1　ELCA 长度和工作能力[5]

RX	0.9mm	0.9mm XB-80	1.4mm	1.7mm	1.7mm Eccentric	2.0mm	2.0mm Eccentric
导丝（in）	0.014	0.014	0.014	0.014	0.014	0.014	0.014/0.018

续表

RX	0.9mm	0.9mm XB-80	1.4mm	1.7mm	1.7mm Eccentric	2.0mm	2.0mm Eccentric
导管（F）	5	5	6	7	7	8	8
最小血管直径（mm）	1.5	2.0	2.5	2.5	2.5	3.0	3.0
最大头端直径（in）	0.038	0.038	0.057	0.069	0.066	0.080	0.079
最大轴外径（in）	0.049	0.049	0.062	0.072	0.072	0.084	0.084
工作长度（cm）	130	130	130	130	130	130	130
效能（mJ/mm^2）	30～60	30～80	30～60	30～60	30～60	30～60	30～60
重复频率（Hz）	20～40	25～80	20～40	20～40	20～40	20～40	20～40
开/关时间（s）	5～10	5～10	5～10	5～10	5～10	5～10	5～10

二、冠状动脉钙化 PCI 手术

CAC 可出现点状钙化和片状钙化，点状钙化导致斑块破裂，与心血管急性血栓事件和死亡率有关。片状钙化常出现纤维钙化斑块，AHA 将其分为 Ⅴb 型，纤维钙化斑块为致密组织，降低斑块应力，增加斑块的稳定性，但增加动脉僵硬度，与心血管死亡率亦有关[7, 8]。CAC 类似骨形成过程，病理上出现钙化结节。钙化结节是钙化的一种特殊形式，其特征是伴有纤维帽局部变薄的钙喷发，喷发的钙化结节通常是偏心的，突出到管腔内，钙结节上方无内皮细胞和胶原蛋白，并伴有血小板丰富的血栓，通常为非闭塞性血栓。钙化结节出现与冠状动脉血栓形成有关，是急性心肌梗死的第三常见病理相关因素[9]。最近的研究表明，钙化结节在高血压、慢性肾脏病肌酐升高的老年患者中更为常见[10-12]。随着矿物质含量增加，CAC 像骨一样变得 X 线不能透过，在透视下很明显。在行 PCI 手术时，CAC 可通过透视发现，如果发现钙化严重，估计常规 PCI 难以完成，需进行 IVUS 和 OCT 等检查[13]。

根据 AHA/ACC 定义和分类，中度或重度 CAC 为 B 型病变，既往认为其成功的可能性为 60%～85%，发生并发症的风险为中度[14]。钙化病变明显增加了随后发生支架内再狭窄和支架血栓形成的风险。虽然对钙化结节患者行冠状动脉成形术的临床效果知之甚少，但由于钙化层表面存在钙化结节，因此膨胀不全的发生率较高。现今，通过正确的方法如使用 IVUS 和 OCT 进行评估，采用冠状动脉旋磨术、ELCA 等，使钙化病变手术成功率极大提高，超过 99%[15]。冠状动脉旋磨术使钙化病变手术成功率得到了很大提高，但仍有部分患者冠状动脉旋磨术不能成功，或即使旋磨成功，球囊扩张和支架扩张仍然是不够的，在这种情况下，使用 ELCA 或 ELCA 与旋磨术联合成为一种选择[5]。

三、ELCA 在冠状动脉钙化中的应用

20 世纪后期 ELCA 对 CAC 研究的体外实验表明 ELCA 可治疗 CAC 病变[16]。随后，ELCA 在临床应用逐渐在临床应用[17-19]，然而随着 PCI 导丝、导管、球囊和支架的改良，大部分 PCI 手术均能完成，且第一代导管并发症多、安全性低，心脏介入医师对 ELCA 的兴趣降低，早期激光技术逐渐被淘汰。随着 ELCA 导管的改进，新一代 ELCA 技术问世，

其具有更短波长的紫外线光源、更小导管和脉冲式发射冷光源,明显提高有效性和安全性,ELCA 的适应证不断扩大[6]。2017 年 3 月 28 日上海复旦大学附属中山医院葛均波在上海地区首次完成 2 例复杂患者 ELCA 手术。2018 年 7 月首都医科大学附属北京安贞医院周玉杰在第十五届心脏影像及心脏干预大会(CICI 2018)上做了 ELCA 在冠状动脉疾病应用进展的报告。严重 CAC 仍是介入医师的挑战,虽然冠状动脉旋磨术使其成功率提高,但仍有部分患者不能完成血运重建,使 ELCA 再次进入人们的视野。

对于严重 CAC 患者,ELCA 治疗使 PCI 治疗变得更容易,提高介入手术成功率[20-22]。早期的研究表明 ELCA 治疗对球囊扩张不良的钙化和非钙化病变同样有效,对钙化病变和非钙化病变成功率分别为 79% 和 96%,钙化病变成功率明显低于非钙化患者[18, 23],这可能与应用早期 ELCA 导管有关,早期 ELCA 导管有效率相对较低。LEONARDO 研究是一项关于 ELCA 与 CAC 的研究,患者来自 4 个中心,共入选 80 例患者、100 处冠脉复杂病变。其中钙化患者 45 例(56.3%),钙化病变 57 处,球囊失败 32 处,慢性闭塞 11 处,病变多数为钙化病变。使用 ELCA 进行治疗,结果显示钙化病变 PCI 成功率 96.4%,无不良并发症发生。该研究结果表明,激光辅助冠状动脉 PCI 是治疗复杂冠状动脉病变的一种简单、安全、有效的方法,尤其是 CAC 患者,该研究中钙化患者成功率高可能与采用高能量模式有关[24]。冠状动脉狭窄伴 CAC 使球囊不能充分扩张病变,也是导致支架膨胀不全的重要原因,现有的优化支架的治疗通常是无效的,并且可能有害[25]。膨胀不全也易造成切割球囊通过困难,导致治疗失败[26]。ELLEMENT 注册研究对 ELCA 与支架膨胀不全进行研究,从 2009 年 7 月至 2011 年 11 月收集 28 例支架膨胀不全患者(有 25 例存在 CAC,占 89%),进行 ELCA 高能效治疗,结果显示,成功 27 例,管腔直径和面积治疗后较治疗前明显增加;围术期心肌梗死占 7.1%,慢血流占 3.6%,ST 段抬高 3.6%。随访半年无心肌梗死,1 例患者死亡。该研究证实了 ELCA 治疗 CAC 所致支架膨胀不全的有效性,且使用造影剂是可行的[27]。ELLEMENT 后续研究对 ELCA 对药物洗脱支架的长期疗效进行观察,ELCA 对支架膨胀不全患者仍然有效,不仅扩大管腔直径;且使用 ELCA 治疗组的长期生存率(77.4%)高于未用 ELCA 组(70.7%);用 ELCA 治疗组和未用 ELCA 组的靶血管再重建率分别为 21.7% 和 25.9%;虽然两组生成率和靶血管重建率没有差异,同时心血管死亡、非心血管死亡、心肌梗死及支架内血栓形成也没有差异,但研究者也指出这可能与样本小(n=81)有关,需进一步扩大样本量进行研究[28]。LAMA 多中心研究从 2008 年至 2016 年对美国退伍军人管理局 116 例行 121 次 PCI 130 处靶血管患者进行研究,其中包括 62% 中重度 CAC 病变,结果表明 ELCA 治疗包括钙化复杂病变的成功率高达 90%,MACE 仅为 3.45%,证实 ELCA 治疗复杂病变安全有效[29]。ULTRAMAN 注册研究同样证实了 ELCA 对包括严重钙化等复杂病变的有效性和安全性[6]。国内首都医科大学附属北京安贞医院周玉杰、刘巍团队完成了一组 ELCA 病例观察,研究纳入 2015 年 3 月至 2016 年 4 月安贞医院 15 例复杂冠状动脉病变患者,共 15 处病变行 ELCA 辅助治疗,对手术即刻成功率和临床成功率进行观察,发现 CAC 及 CTO 病变中,ELCA 成功率较高,并发症发生率低,有推广价值[30]。

虽然 ELCA 治疗 CAC 病变有效,但成功率及并发症与医师的熟练程度有关,且目前 ELCA 尚未普及,开展中心不多,对于钙化病变优先考虑行冠状动脉旋磨术。冠状动脉旋磨将钙化斑块通过磨头磨成微小颗粒,这些颗粒小于红细胞,通过冠状动脉微循环,然后由内皮系统清除[31]。如病变对旋磨效果差，可考虑行 ELCA 治疗。

四、总结与展望

总之，ELCA 对 CAC 病变安全有效，但目前属于新技术，掌握该项技术的术者不多，且大多数研究病例数少，需进一步增加病例数进行研究及积累经验。相信随着病例数增加及经验积累，将会有更多复杂病变患者获益，同时可从定向控制及更大脉冲方面对器械进一步完善，期待未来有更多能量模式设置，给复杂病变患者带来福音。

（陈炳秀　李　伟　吴新华）

参 考 文 献

[1] Bilodeau L，Fretz E B，Taeymans Y，et al. Novel use of a high-energy excimer laser catheter for calcified and complex coronary artery lesions. Catheter Cardiovasc Interv，2004，62（2）：155-161.

[2] Topaz O，Ebersole D，Das T，et al. Excimer laser angioplasty in acute myocardial infarction （the CARMEL multicenter trial）. Am J Cardiol，2004，93（6）：694-701.

[3] Topaz O，Minisi A J，Bernardo N L，et al. Alterations of platelet aggregation kinetics with ultraviolet laser emission: the "stunned platelet" phenomenon. Thromb Haemost，2001，86（4）：1087-1093.

[4] Shavadia J S，Vo M N，Bainey K R. Challenges with severe coronary artery calcification in percutaneous coronary intervention: a narrative review of therapeutic options. Can J Cardiol，2018，34（12）：1564-1572.

[5] Ashikaga T. Excimer Laser Coronary Atherectomy//Schmidt W，Lanzer P. Catheter-Based Cardiovascular Interven-tions. Springer Berlin Heidel-berg，2018：699-712.

[6] Nishino M，Mori N，Takiuchi S，et al. Indications and outcomes of excimer laser coronary atherectomy: efficacy and safety for thrombotic lesions-The ULTRAMAN registry. J Cardiol，2017，69（1）：314-319.

[7] Huang H，Virmani R，Younis H，et al. The impact of calcification on the biomechanical stability of atherosclerotic plaques. Circulation，2001，103（8）：1051-1056.

[8] Yuliya V，Stéphane C，Savvas X，et al. A hypothesis for vulnerable plaque rupture due to stress-induced debonding around cellular microcalcifications in thin fibrous caps. Proc Nati Acad Sci U S A，2006，103（40）：14678-14683.

[9] Virmani R，Kolodgie F D，Burke A P，et al. Lessons from sudden coronary death. Arterioscler，Thromb，Vasc Biol，2000，20（5）：1262-1275.

[10] Haibo J，Farhad A，Aguirre A D，et al. Invivo diagnosis of plaque erosion and calcified nodule in patients with acute coronary syndrome by intravascular optical coherence tomography. J Am Coll Cardiol，2013，62（19）：1748-1758.

[11] Jin-Bae L，Mintz G S，Lisauskas J B，et al. Histopathologic validation of the intravascular ultrasound diagnosis of calcified coronary artery nodules. Am J Cardiol，2011，108（11）：1547-1551.

[12] Hunt N，Greetham G，Towrie M，et al. TCT-107: prevalence, distribution, predictors, and outcomes of patients with calcified nodules in native coronary arteries: a three-vessel intravascular ultrasound analysis from PROSPECT. Circulation，2012，126（5）：537-545.

[13] Tomey M I，Sharma S K. Interventional options for coronary artery calcification. Curr Cardiol Rep，2016，

18（2）：12.

［14］Bredlau C E，Roubin G S，Leimgruber P P，et al. In-hospital morbidity and mortality in patients undergoing elective coronary angioplasty. Circulation，1985，72（5）：1044-1052.

［15］Bangalore S，Selzer F，Vlachos H A，et al. Percutaneous coronary intervention of moderate to severe calcified coronary lesions：insights from the national heart，lung，and blood institute dynamic registry. Catheter Cardiovasc Interv，2011，77（1）：22-28.

［16］Rajavashisth T B，Xu X P，Jovinge S，et al. Membrane type 1 matrix metalloproteinase expression in human atherosclerotic plaques：evidence for activation by proinflammatory mediators. Circulation，1999，99（24）：3103-3109.

［17］Kara K，Mahabadi A A，Berg M H，et al. Predicting risk of coronary events and all-cause mortality：role of B-type natriuretic peptide above traditional risk factors and coronary artery calcium scoring in the general population：the Heinz Nixdorf Recall Study. Eur J Prev Cardiol，21（9）：1171-1179.

［18］Takahashi N，Calderone A，Izzo N J Jr. ，et al. Hypertrophic stimuli induce transforming growth factor-beta 1 expression in rat ventricular myocytes. J Clin Invest，1994，94（4）：1470-1476.

［19］Rawlins J，Talwar S，Green M，et al. Optical coherence tomography following percutaneous coronary intervention with Excimer laser coronary atherectomy. Cardiovasc Revasc Med，2014，15（1）：29-34.

［20］Mangieri A，Jabbour R J，Tanaka A，et al. Excimer laser facilitated coronary angioplasty of a heavy calcified lesion treated with bioresorbable scaffolds. J Cardiovasc Med（Hagerstown），2016，17（Suppl 2）：e149-e150.

［21］Kadohira T，Schwarcz A I，De Gregorio J. Successful retrieval of an entrapped guide wire between a deployed coronary stent and severely calcified vessel wall using excimer laser coronary atherectomy. Catheter Cardiovasc Interv，2015，85（2）：E39-42.

［22］Bilodeau L，Fretz E B，Taeymans Y，et al. Novel use of a high-energy excimer laser catheter for calcified and complex coronary artery lesions. Catheter Cardiovasc Interv，2004，62（2）：155-161.

［23］Bittl J A. Changing profile of excimer laser coronary angioplasty：refinements in catheters//Adibi A，Lin S Y，Scherer A. Proceedings of SPIE-The Inter-national Society for Optical Engineering. Societg of Photo-optical Instrumentation Engineers，1994.

［24］Ambrosini V，Sorropago G，Laurenzano E，et al. Early outcome of high energy Laser（Excimer）facilitated coronary angioplasty ON hARD and complex calcified and balloOn-resistant coronary lesions：LEONARDO Study. Cardiovasc Revasc Med，2015，16（3）：141-146.

［25］Herzum M，Cosmeleata R，Maisch B. Managing a complication after direct stenting：removal of a maldeployed stent with rotational atherectomy. Heart，2005，91（6）：e46.

［26］Balan O，Moses J W. Cutting balloon angioplasty for underexpanded stent deployed through struts of previously implanted stent. J Invasive Cardiol，2002，14（11）：697-701.

［27］Latib A，Takagi K，Chizzola G，et al. Excimer laser lesion modification to expand non-dilatable stents：the ELLEMENT registry. Cardiovasc Revasc Med，2014，15（1）：8-12.

［28］Ichimoto E，Kadohira T，Nakayama T，et al. Long-term clinical outcomes after treatment with excimer laser coronary atherectomy for in-stent restenosis of drug-eluting stent. Int Heart J，2018，59（1）：14-20.

［29］Karacsonyi J，Armstrong E J，Htd T，et al. Contemporary use of laser during percutaneous coronary interventions: insights from the Laser Veterans Affairs （LAVA） multicenter registry. J Invasive Cardiol, 2018, 69 （11）: 1115.

[30] 刘巍，周玉杰，赵迎新，等. 经桡动脉入径行准分子激光冠状动脉斑块消融术在冠状动脉钙化病变及慢性完全闭塞病变中的应用：中国最初应用经验分享. 中国介入心脏病学杂志，2016，24 （9）: 511-514.

[31] Hansen D D, Auth D C, Vracko R, et al. Rotational atherectomy in atherosclerotic rabbit iliac arteries. Am Heart J, 1988, 115 （1）: 160-165.

第五章　冠状动脉钙化的常见临床问题

第一节　冠状动脉钙化与冠状动脉粥样硬化性心脏病

　　冠状动脉粥样硬化性心脏病简称冠心病（CHD），是威胁人类生命健康的一类重要疾病，已经成为严重的全球性健康问题，其病理学基础是冠状动脉粥样硬化性斑块形成。冠状动脉粥样硬化性斑块最早病变可发生在青少年时期，紧随脂质条纹形成出现，其发病却多在中老年，其间经历漫长的亚临床动脉粥样硬化病变过程[1]。对冠状动脉粥样硬化自然病程发生、发展及转归的观察有助于进一步明确冠心病的病因，指导干预措施。

　　冠状动脉钙化（CAC）在很长一段时间内被认为是冠状动脉粥样硬化的最后阶段，而最新研究表明，血管钙化是一个持续发展的过程，即使在动脉粥样硬化的早期阶段也可发现血管钙化[2]。越来越多的研究发现，CAC 是冠状动脉粥样硬化进程中重要的组成部分，是冠状动脉粥样硬化形成和粥样斑块负荷程度的特异性标志，也是冠状动脉粥样硬化性心脏事件发生的独立预测因子[3]。早期预测和延缓 CAC 进展将是未来冠心病诊治中一项重要的工作。本节就 CAC 在冠心病中的作用及其病理生理机制进行综述。

一、冠状动脉钙化与冠状动脉粥样硬化的危险因素呈一致性

　　CAC 在人类冠脉中很常见，研究发现 CAC 的危险因素与冠状动脉粥样硬化相似：高BMI、高血压、血脂异常（较高的 LDL、TG 或较低的 HDL，使用降脂药物治疗）、血糖紊乱（空腹血糖受损、治疗或未治疗的糖尿病）、CAC 家族史、慢性肾脏病、高纤维蛋白原水平、高 C 反应蛋白水平更容易引起 CAC[4]。CAC 的进展反映各危险因素随暴露时间所致的动脉粥样硬化斑块负荷动态变化。

（一）年龄和性别

　　CAC 发生率和钙化积分随年龄增长而增加，年龄和性别对其有显著影响，其中男性CAC 发生率明显高于女性。一项针对 40～50 岁健康成年人的临床研究表明，22.4%男性和 7.9%女性发生 CAC[5]。而在年龄超过 70 岁的人群中，CAC 的发生率分别达到 90%和67%。CAC 男性突发心血管病事件风险比冠状动脉无钙化者增加 11.8 倍[6]，提示 CAC 检测对于预测男性无症状冠状动脉粥样硬化性心脏突发事件的发生有重要价值。

（二）血脂

　　血脂与 CAC 关系的研究表明，斑块局部脂质沉积和循环血中血脂增高参与了动脉粥样硬化形成过程。与 CAC 联系最为密切的是载脂蛋白 B（apolipoprotein B，ApoB），其与CAC 的决定系数在男性为 20.2%，女性为 21.6%，而低密度脂蛋白胆固醇（LDL-C）/高密度脂蛋白胆固醇（HDL-C）、ApoB/ApoA-1、脂蛋白（a）[Lp（a）]亦与 CAC 密切相关[7]。

另有研究证实，HDL-C 与 CAC 显著相关，HDL-C 水平越低，CACS 越高。高 Lp（a）可横穿动脉内皮转移胆固醇和氧化磷脂类，使之沉积于动脉内皮下，促进血管平滑肌细胞增生和内皮损伤，Lp（a）穿过内皮与细胞外基质牢固结合促进冠状动脉脂质沉积，以及冠状动脉粥样硬化斑块形成及钙盐沉积[8]。高脂饮食促进血液胆固醇和低密度脂蛋白合成，可引起高脂血症，从而成为冠状动脉粥样硬化斑块形成的基础。2015 年关于饮食对动脉钙化影响的调查表明，脂肪和单糖可能通过诱导氧化应激反应而促进血管钙化，与冠心病相关研究一致，鱼油的长链ω-3 脂肪酸可能起保护作用，延缓 CAC 的进展[9]。青年期高脂高热量饮食，可引起青年腹型和全身肥胖，与亚临床冠心病密切相关，是中年人疾病进展的独立影响因素，青年期预防或延缓肥胖的发生可能会降低 CAC 的形成风险[10]。

（三）血压

多项研究表明，血压升高，尤其是舒张压升高，是 CAC 的重要危险因素。研究表明血压升高可导致血管壁损伤，刺激和诱导骨桥蛋白表达增高[11]。老年高血压患者 CAC 程度及范围明显加重，同时高敏 C 反应蛋白（hs-CRP）浓度显著升高[12]。老年人血压升高可能通过血管壁损伤、氧化应激等介导血管炎症反应而加重冠状动脉粥样硬化及钙化形成[13]。然而，在慢性肾脏病患者中，夜间收缩压下降＞10%是 CAC 的危险因素，CAC 与夜间血压下降及下降的百分比密切相关[14]。

（四）血糖

高血糖、高胰岛素血症或胰岛素抵抗等可导致细胞毒性损伤和血管功能障碍，引起动脉内皮功能不全，均可促进 CAC 的发生[15]。研究发现糖尿病患者 CAC 发生率女性达 16.5%、男性达 23.3%，而糖尿病患者心血管事件危险系数是非糖尿病患者的 2～4 倍[16]。

（五）吸烟

长期吸烟（≥20 包/年）与 CAC 的发生和进展有密切关系。烟草中的尼古丁可引起氧化应激和炎症反应，从而导致血管内皮细胞受损、变性和坏死，提供钙化初期需要的基质。研究发现长期吸烟者戒烟后，不论以前的吸烟量大小，均能减少 CAC 积累，从而有可能在一定程度上减少冠状动脉粥样硬化性心脏事件的风险[17]。

（六）睡眠

单因素分析显示，CACS 与睡眠缺乏、低氧饱和度、睡眠呼吸暂停低通气指数、觉醒指数相关，中重度睡眠呼吸暂停和 CAC 显著相关[18]。研究随访了 495 名芝加哥青年参与者并获取了其 5 年左右的家庭睡眠监测和自我睡眠评估数据，统计学分析结果表明，长时间睡眠可以降低 CAC 的发生率[19]。一项回顾性研究表明，在无症状亚临床心血管疾病人群中，阻塞性睡眠呼吸暂停综合征与 CAC 相关[20]。因此，保证睡眠充足和提高睡眠质量对于预防 CAC 至关重要，应受到重视。

二、冠状动脉钙化的形成机制及研究进展

研究证明 CAC 是主动调节的过程，是一个主动的、复杂的、有机的和可调控的过程。CAC 的位置、密度、聚集可使部分动脉管腔通畅度发生改变，使血管顺应性降低、血管运动反应异常、心肌灌注受损[21]。钙化也可以发生在薄纤维帽上，使动脉粥样斑块纤维帽应力增加，导致斑块更容易破裂。

（一）冠状动脉钙化参与冠状动脉粥样硬化斑块进程

与冠状动脉粥样硬化斑块的进程一致，早期动脉钙化开始于脂质的沉积、血管平滑肌细胞的凋亡及基质膜泡的释放。在显微镜下观察到随着动脉内膜病理性增厚，巨噬细胞渗入脂质池内，对抗坏死中心的蛋白聚糖和透明质酸的减少，凋亡小体清除作用减弱使早期动脉壁内纤维瘤形成。而堆积的凋亡小体能积累钙离子和钙化，钙离子可随吞噬作用渗入脂质核内，源于血管平滑肌细胞的凋亡小体可能成为钙结晶的核心结构[22]。通过高碘酸希夫（PAS）染色基底膜，巨噬细胞 CD68 抗原染色和 von Kossa 染色检测钙化研究病理性冠状动脉内膜（PIT）也发现早期钙化明显存在于脂质池中，钙化的进展从微钙化（micro-calcification，直径≥0.5μm，通常直径<15μm）开始进展为大量巨噬细胞、血管平滑肌细胞凋亡和钙化形成大的点状、块状外观的大钙化（macro-calcification，≥15μm）。

随着动脉粥样硬化斑块的进展，钙化可聚集延伸并和周围的胶原基质融合形成钙化斑和钙化碎片、面积较大的钙化片或钙化板，甚至可能破裂出现结节钙化并伴随纤维蛋白沉积。进一步对血管壁的电镜观察显示，钙化最初发生在基质小泡中，通常靠近内弹性膜，可能与巨噬细胞或血管平滑肌细胞释放基质小泡或细胞凋亡相关，并且呈现不同的钙化形态。钙化结节可以突出到内腔，这种特殊的模式通常开始于靠近内弹性层的坏死核心的较深区域。中央核心要么完全钙化，要么在此阶段保持非钙化。也可在薄纤维帽内检测到由巨噬细胞或血管平滑肌细胞死亡引起的不同程度的微钙化、钙化片甚至钙化板，这些不同程度的钙化均可能与斑块破裂有关。与动脉粥样硬化脂质斑块不同的是，CAC 坏死核心内巨噬细胞与骨相关蛋白如骨保护素（OPG）、骨桥蛋白和基质γ-羧基谷氨酸蛋白（MGP）共定位，表明在动脉钙化部位有骨生成的诱导，但在动脉钙化中心特别是在严重钙化区段中却很少观察到骨形成。钙化通常发展到坏死核心的周围区域形成钙化片，其中胶原基质和坏死核心均出现钙化。在管腔闭塞的情况下斑块内可发生结节性钙化，其特征在于钙化板中的钙离子被纤维蛋白分离，骨化可能发生在钙化区域（尤其是结节性钙化）的边缘[23]。

（二）冠状动脉钙化与血管炎症相关

最近的研究表明 CAC 的程度与局部血管炎症及动脉粥样硬化的进展密切相关。在过去的 10 年中，人们发现了包括炎症过程在内的多种高度调节的分子信号级联放大过程对血管钙化的作用[24]。炎性反应是动脉粥样硬化和血管疾病的危险因素，是动脉粥样硬化及其临床表现的一个重要特征。钙化主要形式是羟基磷灰石，主要与冠状动脉粥样硬化和炎症相关，炎症甚至是动脉钙化和动脉粥样硬化的桥梁[25]。年龄、吸烟、糖脂代谢紊乱、慢性肾脏病等各种危险因素可引起血管内皮功能障碍，启动炎症反应，促进动脉粥样硬化发生和动脉壁细胞骨化。动脉粥样硬化区域的间质细胞（如血管内皮细胞、成纤维细胞、

平滑肌细胞）可形成类成骨细胞，类成骨细胞表达骨钙素、骨桥蛋白、碱性磷酸酶等相关蛋白。在血钙、血磷水平升高的基础上，转化生长因子、氧化低密度脂蛋白等可引起细胞外基质钙化，最终导致血管钙化[26]。C 反应蛋白和炎性细胞因子均参与了 CAC 的发生。肿瘤坏死因子α（TNF-α）体外能诱导钙化血管细胞矿化，将钙化血管细胞与单核细胞（可释放大多数炎症因子）共同培养，能加重前者的钙化。细胞因子激活血管平滑肌细胞中的碱性磷酸酶，后者在血管钙化的形成中发挥了积极的促进作用。有研究显示，TNF-α抑制剂英夫利昔单抗能减少血管平滑肌细胞向成骨细胞表型转化，从而抑制中膜钙化。动脉粥样硬化是一种慢性炎症性疾病的观点越来越受到重视。目前，炎性反应导致 CAC 的机制还不完全清楚，需进一步研究。最新研究表明诸如基质抑制蛋白的遗传变异、肿瘤坏死因子的多态性和炎性因子等都有可能影响 CAC[27]。另外，CAC 常与冠脉粥样硬化再狭窄并存，尤其在组织学标本中，广泛的钙化往往与显著的冠脉狭窄有关[28]。

三、冠状动脉钙化与心血管临床事件相关

长期以来，人们认为 CAC 随着年龄的增长而增加，是退行性病变引起的动脉粥样硬化后期矿物质沉积于血管壁所致。最近有研究确定 CAC 在动脉粥样硬化的发展中起着重要的作用，冠状动脉粥样硬化与内膜钙化有关，CAC 的存在与心血管疾病患者的临床事件有关，内膜钙化更是进一步增加了未来心血管事件风险[29]。

（一）冠状动脉钙化与心血管临床事件相关性的研究

一些传统观点认为，CAC 的发生是通过加强易于破裂的、脆弱的动脉粥样硬化斑块的性质，进而限制斑块生长，增加动脉粥样斑块的稳定性，属于良性改变。一项前瞻性研究中共入选 24 小时内急性心肌梗死患者 264 例，临床影像学研究及心源性休克病例的尸检研究均证实，与稳定性斑块相比，破裂斑块及易损斑块中只有轻度 CAC，住院死亡率与血栓独立相关，而与 CAC 无关[30]。ROMICAT II 研究入选 260 例低中危急性胸痛及疑似急性冠脉综合征患者，冠脉 CTA 显示患者均存在 CAC 斑块。研究者将受试者的 207 段钙化冠状动脉分为 3 组，发现钙化最少的冠状动脉中高危斑块往往较多[31]。

然而，最新研究表明，在动脉粥样硬化早期即可发现血管钙化，钙盐的沉积使斑块变硬、变脆，容易破裂，从而导致局部出血及血栓形成。这对以往 CAC 传统观念提出了挑战。研究显示急性心肌梗死组患者的 CAC 面积显著高于对照组，钙化面积和斑块面积之间存在显著相关性，并且管腔狭窄的程度与钙化面积的延伸呈正相关。组织病理学研究发现，在冠脉猝死患者的破裂斑块中，69%的斑块存在钙化，证明 CAC 与斑块负荷有密切联系。CAC 是显著冠脉粥样硬化的指标，钙化积分越高，发生冠脉事件的危险性亦越高[32]。罗马大学对 32 例金黄色葡萄球菌感染的 2 组死亡患者的 960 个冠脉节段（CS）进行了研究，在 960 例 CS 中发现有 350 例出现钙化（36.5%），107 例（11.1%）出现小钙化点，在急性心肌梗死组的 47%的 CS 中发现了钙化斑块，而在死于非心血管原因的无心脏病史的年龄匹配对照组患者中也发现了这种特征。虽然多元分析显示，与不稳定斑块相联系的形态学特征是薄纤维帽、脂质坏死核心、纤维帽的高度炎症而非钙化。但不稳定斑块的钙化程度明显低于稳定斑块，钙化的延伸和纤维帽炎症程度也存在负相关[33]，因此可以推断 CAC 与冠状动脉粥样硬化斑块破裂、血管狭窄、致命的缺血事件密切相关，与易感患者危

险的致命的心血管事件有相关性。

（二）冠状动脉钙化参与心血管临床事件的可能机制

点状钙化被非钙化组织包裹，是微小的、密集的（CT 值＞130HU）斑块成分。稳定斑块中的钙化直径通常大于薄帽纤维粥样斑块及斑块破裂中的钙化，并且常呈斑点或碎片状。碎片钙化扩散到周围富含胶原的基质中，形成钙化斑片，即纤维钙化斑。钙化斑片可能破裂成纤维蛋白沉积的结节，并且当伴有腔内突出时，其与血栓形成相关。Panh 等[34]对急性心肌梗死患者进行血管内超声（IVUS），研究发现在发生急性血栓形成的罪犯血管的钙化病变中点状钙化明显增加，94.4%表现为点状钙化，而未发生急性血栓的急性冠脉综合征患者的靶血管钙化病变中只有 55.6%存在点状钙化，两者相比差异有统计学意义。Hutcheson 等[35]研究发现，与体积较大的钙化可能稳定斑块作用相反，生物力学模型表明斑块纤维帽内的微小钙化可导致足够的应力积累以引起斑块破裂。Sakaguchi 等[36]研究共入选 98 例急性冠脉综合征患者，经过在罪犯病变采集光学相干断层成像（OCT）图像，将患者分为斑块破裂组和非破裂组。通过多变量分析显示斑点性钙化的存在和年龄是斑块破裂的独立预测因素，点状钙化的存在为高危斑块特点之一。

另外，可能由于钙化与非钙化部分界面生物力量的改变，反而增加粥样硬化斑块破裂的机会。根据研究结果，科学家们认为可能存在两种类型的动脉粥样硬化性冠状动脉疾病：第一种是与症状发作无关的稳定形式，缓慢形成大斑块，促进新血管重塑；第二种是产生症状的高风险不稳定形式，后者不一定存在管腔严重的狭窄。钙化在斑块不稳定性和破裂上发挥间接作用。管腔狭窄会引起血液流变学改变，导致狭窄部位不规则分布的剪切力。存在严重狭窄的动脉节段的较大稳定性斑块可能引起动脉壁的性质和剪切力的机械性改变，与邻近狭窄的动脉节段的易损性破裂相关。各种研究证明血液流变学改变促进了内皮细胞基因的表达和白细胞黏附的增强，增强了动脉壁的氧化应激与炎症状态，促进斑块破裂。同样，严重狭窄血管段近端可能出现内皮剪切力的降低，低内皮剪切力可激活动脉粥样硬化内部的多条信号通路，促进强烈的血管炎症，引起进行性的脂质累积与坏死核心的形成和扩张，形成易损性斑块，继而导致破裂后形成急性血栓。

此外，拉伸应变可以在钙化和相邻的非钙化动脉节段间过渡，进一步促进易损斑块的破裂。所有的这些因素可以解释为什么斑块不稳定和钙化两者虽呈负相关，但均与急性心肌梗死临床事件有关。斑块的稳定性与斑块表面的钙化面积和密度有关，而与机体钙化水平关系不大。CAC 增加与斑块负荷增加密切相关，同时也意味着患者已处于动脉粥样硬化晚期（与高危斑块无关）。研究结果提示 CAC 程度与动脉粥样硬化程度及未来心血管事件发生密切相关，CAC 可以用来推测未来心血管事件的发生，然而其不一定能用于评估不稳定斑块。

四、冠状动脉钙化积分在评估临床事件中的意义

CAC 是动脉粥样硬化的一个重要危险因素，CAC 和粥样硬化斑块负荷有着密切的关系，因此 CAC 程度的测量在预测未来心血管事件及死亡率中起着重要作用（表 5-1-1）。严重钙化亦是发生心血管事件的独立预测因子，早期发现动脉粥样硬化病变并对动脉粥样硬化负荷较重者早期生活方式干预或必要时药物干预（冠心病的一级预防），可能有助于

减少冠心病的发生[37]。准确地评估危险因素在减少心血管事件中起着重要的作用，新的指南呼吁使用有效的筛查方法来区别高危人群，预防心脏疾病的突然发作。因此，预防和延缓冠心病的进展，对无症状个体的 CAC 状态进行早期检测势在必行。

表 5-1-1　通过钙化积分划分斑块负荷的程度如下

钙化积分	斑块负荷
0	无明显斑块负荷
0～10	轻微斑块负荷
11～100	轻度斑块负荷
101～400	中度斑块负荷
401～1 000	重度斑块负荷
>1 000	极重度斑块负荷

引自：Greenland P，Blaha MJ，Budoff MJ，et al. Coronary Calcium Score and Cardiovascular Risk. J Am Coll Cardiol，2018，72（4）：434-447。

　　临床广泛应用的心血管事件的危险分层评价方法如 Framingham 风险评分（Framingham risk score，FRS）可对人群进行危险分层，有效识别高危患者，制定相应干预措施，但其对于中低危人群的评价却存在局限性。因此，有必要通过更恰当、更有针对性的预测手段来准确进行风险评估，降低心血管事件的发生率。普通人群的流行病学调查表明，血管钙化与粥样硬化斑块阳性相关，血管钙化可以增加心肌梗死、周围血管病变及介入治疗术后死亡的危险，CAC 为冠心病事件的独立危险因素。故此，除传统心血管危险因素外，钙化积分近年来被证明对心血管事件有额外的预测作用[38]。2010 年美国心脏病学会基金会（ACCF）及美国心脏协会（AHA）将 CACS 用来对中危无症状人群进行心血管风险分层、定量硬化负荷和预测未来心血管事件（尤其是死亡及非致死性心肌梗死）。它的预测作用比传统的危险因素预测作用高 7 倍[39]。

　　近年来有诸多大型前瞻队列研究分析了钙化积分与心血管风险之间的关系，包括 MESA、HNR、Rotterdam。MESA 队列从 2000 年开始，共纳入 6814 名 45～84 岁的男性与女性，包括高加索人、非洲裔美国人、西班牙人、亚洲人等多个族群（其中 10%为中国人），发现尽管各族群之间的钙化积分有显著差异（白人似乎更高一些），但各种族人群新发钙化及其进展均随年龄增长，基线有钙化者同年龄段男性平均钙化积分进展较女性高，在各族群内部使用钙化积分的百分位数都可以在传统危险因素外提供额外的心血管风险预测[40]。在传统危险因素中加入 CACS，有助于对无症状 CAD 患者进行分析，即可在钙化的不同阶段采取不同的治疗策略，从而尽早有针对性地采取治疗措施减慢动脉粥样硬化的进展。MESA 队列研究中，研究者们根据传统危险因素与钙化积分设计出全新的 10 年心血管事件风险模型，并在其他大型队列研究中进行了验证。这是目前为止唯一利用 CACS 进行心血管风险评估并且已得到验证的模型（图 5-1-1）[41]。

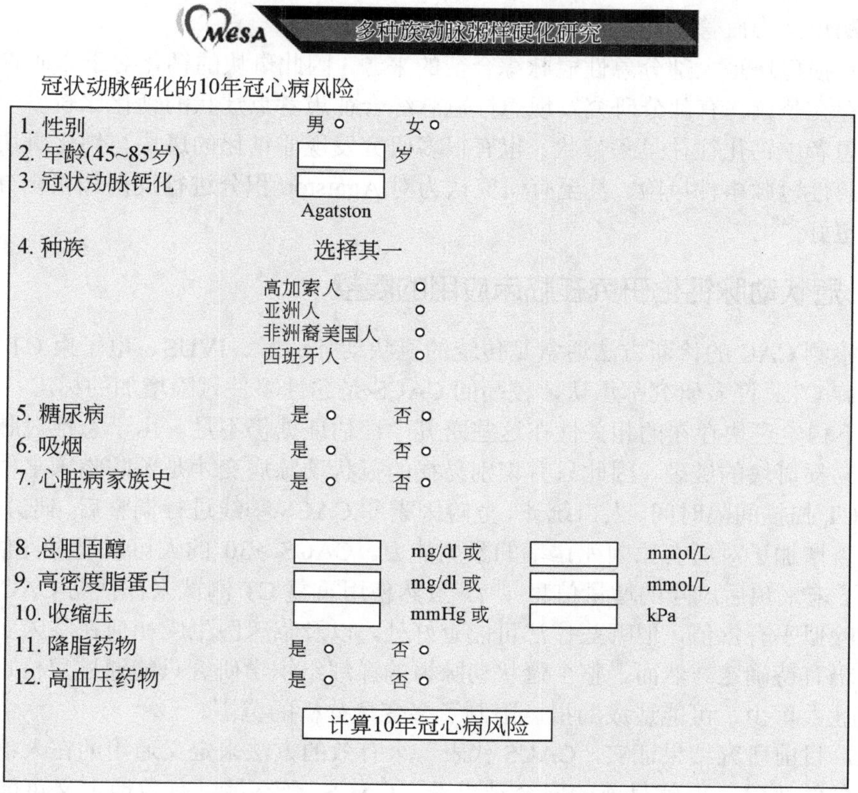

MESA 多种族动脉粥样硬化研究

冠状动脉钙化的10年冠心病风险

1. 性别　　　　　　　　　　男 ○　　　女 ○
2. 年龄(45~85岁)　　　　□□□□ 岁
3. 冠状动脉钙化　　　　　□□□□
　　　　　　　　　　　　Agatston
4. 种族　　　　　　　　　　选择其一

　　　　　　　　　　高加索人　　　　○
　　　　　　　　　　亚洲人　　　　　○
　　　　　　　　　　非洲裔美国人　　○
　　　　　　　　　　西班牙人　　　　○

5. 糖尿病　　　　　　　是 ○　　　否 ○
6. 吸烟　　　　　　　　是 ○　　　否 ○
7. 心脏病家族史　　　　是 ○　　　否 ○

8. 总胆固醇　　　　□□□□ mg/dl 或　□□□□ mmol/L
9. 高密度脂蛋白　　□□□□ mg/dl 或　□□□□ mmol/L
10. 收缩压　　　　□□□□ mmHg 或　□□□□ kPa
11. 降脂药物　　　　　是 ○　　　否 ○
12. 高血压药物　　　　是 ○　　　否 ○

　　　　　　　　　计算10年冠心病风险

图 5-1-1　利用 CACS 的心血管风险评估模型

　　HNR 队列纳入了 4487 名 45~74 岁的男性与女性，得出的结论与 MESA 类似，即除传统心血管危险因素外，钙化积分确实可以对心血管事件的风险做出额外预测[42]。Rotterdam 队列是一个明显更加高龄的研究（至少 55 岁，平均约 71 岁），证明了在高龄患者中钙化积分同样适用，而且在遭遇过心血管事件的患者中对未来心血管事件的预测准确性甚至要优于年龄[43]。Nasir 等[44] 研究显示 FRS 中度危险伴管脉钙化积分超过 300 者心源性死亡或心肌梗死的年发生率为 2.8%（大致等同于 10 年发生率 28%），应被视为高危。而一项纳入 79 例心脏猝死患者的研究表明，CAC 是 FRS 预测未来心血管事件的补充。

　　在一项 44 052 名无症状中年无已知冠状动脉疾病患者的合并队列研究中，CACS 为 0 的研究对象全因死亡率为每年 0.87/1000（风险<1%/10 年或 0.1%/年）[45]。在合并传统的心血管危险因素，特别是在吸烟和糖尿病的研究对象中，CAC 分数低（CACS 1~10）的个体死亡率仍然较低（风险<5%/10 年，或者<0.5%/年）。CACS 在 FRS 或其他传统风险评分方法基础上能进一步增加无症状人群未来心血管事件的预测能力，建议在传统风险评分基础上增加 CACS，对人群，特别是 FRS 中危人群进行更准确的风险分层，增加对未来发生心血管事件及全因死亡的预测价值[46]。

　　另外，钙化积分可以用来计算动脉年龄，如一个实际年龄 55 岁的患者，其钙化积分为 400，则其动脉年龄大约为 83 岁。使用动脉年龄计算 FRS 比使用真实年龄计算 FRS 能更好地预测短期心血管事件的发生率[47]。

　　由于易损斑块是大部分急性冠脉综合征的来源，因此斑块的钙化对于心血管风险的影响目前还存在争议。有部分研究发现急性冠脉综合征患者点灶状的钙化比较多，而在稳定性冠心病患者中钙化往往呈条带状。也有很多研究发现非钙化的斑块与钙化斑块相比，会大大增加急性冠脉事件风险。甚至有研究认为对 Agatston 积分进行反向加权积分，对风险的预测会更好[48]。

五、冠状动脉钙化研究在临床应用的展望

　　目前检测 CAC 的诊断方法通常是传统的冠状动脉造影、IVUS、电子束 CT（EBCT）和多层螺旋 CT。许多研究都承认，较高的 CACS 是恶性事件风险增加的标志[34]。然而，CACS 与不稳定斑块存在的相关性在这些研究中评估证据仍不足。由于急性冠脉症状的发生是由于易损斑块的破裂，因此只有识别易损的冠状动脉病变才是预防临床事件发生的关键。在对 CT 扫描间隔时间、人口统计、危险因素和 CACS 基线进行调整后，研究发现 CAC 的进展显著增加了对所有原因死亡率的预测能力。CACS＞30 的人可以通过评估 CAC 进展，增加了未来预后风险的增量信息[49]。虽然使用重复 CT 测试来评估与 CAC 改变相关的个人风险似乎有价值，但哪些疗法可能有好处，以及临床医生应如何在临床实践中使用这些数据仍有待确定。然而，整个冠状动脉树的详细组织学研究只能通过尸检进行，且由于易损病灶数量少，可能造成漏报，限制了多变量分析的范围。

　　总之，目前研究结果证实，CACS 代表一个有效的方法来定义通用的在人群中急性冠脉临床事件的风险。但就目前的研究结果看，CACS 尚不足以有效地定义可能会导致症状出现的易损性斑块，需要治疗以防止急性冠脉事件。为了达到这一目标，CAC 相关研究亟须进一步展开及深入，CAC 评估与新的成像技术相结合可能成为未来在临床研究的方向。

（李海瑞　李自成）

参 考 文 献

[1] Sakamoto A, Virmani R, Finn A V. Coronary artery calcification: recent developments in our understanding of its pathologic and clinical significance. Curr Opin Cardiol, 2018, 33（6）: 645-652.

[2] Koulaouzidis G, Charisopoulou D. The European perspective: coronary artery calcification in South Asians. Atherosclerosis, 2018, 276: 203.

[3] Jun J E, Lee Y B, Lee S E, et al. Elevated serum uric acid predicts the development of moderate coronary artery calcification independent of conventional cardiovascular risk factors. Atherosclerosis, 2018, 272: 233-239.

[4] Fujiyoshi A, Arima H, Tanaka-Mizuno S, et al. Association of coronary artery calcification with estimated coronary heart disease risk from prediction models in a community-based sample of Japanese men: the Shiga Epidemiological Study of Subclinical Atherosclerosis（SESSA）. J Atheroscler Thromb, 2018, 25（6）: 477-489.

[5] Nakao Y M, Miyamoto Y, Higashi M, et al. Sex differences in impact of coronary artery calcification to

predict coronary artery disease. Heart, 2018, 104 (13): 1118-1124.

[6] Ramanathan R, Sand N P R, Sidelmann JJ, et al. Sex difference in clot lysability and association to coronary artery calcification. Biol Sex Differ, 2018, 9 (1): 9.

[7] Wilson P W F. Development and progression of coronary artery calcification. JACC Cardiovasc Imaging, 2017, 10 (8): 867-868.

[8] Lee D Y, Kim J H, Park S E, et al. Effects of low-density lipoprotein cholesterol on coronary artery calcification progression according to high-density lipoprotein cholesterol levels. Arch Med Res, 2017, 48 (3): 284-291.

[9] Nafakhi H, Almosawi A, Alnafakh H, et al. The relationship of socioeconomic status with coronary artery calcification and pericardial fat. Kardiol Pol, 2017, 75 (4): 368-375.

[10] Yoon J W, Jung C H, Kim M K, et al. Influence of the definition of "metabolically healthy obesity" on the progression of coronary artery calcification. PLoS One, 2017, 12 (6): e0178741.

[11] Kalra S S, Shanahan C M. Vascular calcification and hypertension: cause and effect. Ann Med, 2012, 44 (Suppl 1): S85-92.

[12] Lehmann N, Erbel R, Mahabadi A A, et al. Accelerated progression of coronary artery calcification in hypertension but also prehypertension. J Hypertens, 2016, 34 (11): 2233-2242.

[13] Nicoll R, Zhao Y, Ibrahimi P, et al. Diabetes and hypertension consistently predict the presence and extent of coronary artery calcification in symptomatic patients: a systematic review and meta-analysis. Int J Mol Sci, 2016, 17 (9): E1481.

[14] Osugi N, Suzuki S, Shibata Y, et al. Coronary artery calcification scores improve contrast-induced nephropathy risk assessment in chronic kidney disease patients. Clin Exp Nephrol, 2017, 21 (3): 391-397.

[15] Eun Y M, Kang S G, Song S W. Fasting plasma glucose levels and coronary artery calcification in subjects with impaired fasting glucose. Ann Saudi Med, 2016, 36 (5): 334-340.

[16] Reaven G M, Knowles J W, Leonard D, et al. Relationship between simple markers of insulin resistance and coronary artery calcification. J Clin Lipidol, 2017, 11 (4): 1007-1012.

[17] Carroll A J, Auer R, Colangelo L A, et al. Association of the interaction between smoking and depressive symptom clusters with coronary artery calcification: the CARDIA study. J Dual Diagn, 2017, 13 (1): 43-51.

[18] Kawada T. Obstructive sleep apnea and coronary artery calcium with special emphasis on obesity. Am J Cardiol, 2015, 116 (10): 1647-1648.

[19] Vichayavilas P, Kelly C. Relationship between sleep duration and incident coronary artery calcification. JAMA, 2009, 301 (18): 1879-1880.

[20] Kwon Y, Duprez D A, Jacobs D R, et al. Obstructive sleep apnea and progression of coronary artery calcium: the multi-ethnic study of atherosclerosis study. J Am Heart Assoc, 2014, 3 (5): e001241.

[21] Nakahara T, Dweck M R, Narula N, et al. Coronary artery calcification: from mechanism to molecular imaging. JACC Cardiovasc Imaging, 2017, 10 (5): 582-593.

[22] Boström K I. Where do we stand on vascular calcification. Vascul Pharmacol, 2016, 84: 8-14.

[23] Otsuka F, Sakakura K, Yahagi K, et al. Has our understanding of calcification in human coronary atherosclerosis progressed. Arterioscler Thromb Vasc Biol, 2014, 34 (4): 724-736.

［24］Polonskaya Y V，Kashtanova E V，Murashov I S，et al. Associations of osteocalcin，osteoprotegerin，and calcitonin with inflammation biomarkers in atherosclerotic plaques of coronary arteries. Bull Exp Biol Med，2017，162（6）：726-729.

［25］Yoshihara F. Systemic inflammation is a key factor for mortality risk stratification in chronic kidney disease patients with coronary artery calcification. Circ J，2016，80（7）：1537-1538.

［26］von S B J，Reinhard H，Hansen TW，et al. Markers of inflammation and endothelial dysfunction are associated with incident cardiovascular disease，all-cause mortality，and progression of coronary calcification in type 2 diabetic patients with microalbuminuria. J Diabetes Complications，2016，30（2）：248-255.

［27］Torres T，Bettencourt N，Ferreira J，et al. Influence of TNF-α gene polymorphisms in coronary artery calcification in psoriasis patients. J Eur Acad Dermatol Venereol，2016，30（1）：191-193.

［28］Demer L L，Tintut Y. Vascular calcification：pathobiology of a multifaceted disease. Circulation，2008，117（22）：2938-2948.

［29］Greenland P，Blaha M J，Budoff M J，et al. Coronary calcium score and cardiovascular risk. J Am Coll Cardiol，2018，72（4）：434-447.

［30］Mosleh W，Adib K，Natdanai P，et al. High-risk carotid plaques identified by CT-angiogram can predict acute myocardial infarction. Int J Cardiovasc Imaging，2017，33（4）：561-568.

［31］Liu T，Maurovich-Horvat P，Mayrhofer T，et al. Quantitative coronary plaque analysis predicts high-risk plaque morphology on coronary computed tomography angiography：results from the ROMICAT Ⅱ trial. Int J Cardiovasc Imaging，2018，34（2）：311-319.

［32］Oikawa M，Owada T，Yamauchi H，et al. Predominance of abdominal visceral adipose tissue reflects the presence of aortic valve calcification. Biomed Res Int，2016，2016：2174657.

［33］Mauriello A，Servadei F，Zoccai G B，et al. Coronary calcification identifies the vulnerable patient rather than the vulnerable Plaque. Atherosclerosis，2013，229（1）：124-129.

［34］Panh L，Lairez O，Ruidavets J B，et al. Coronary artery calcification：from crystal to plaque rupture. Arch Cardiovasc Dis，2017，110（10）：550-561.

［35］Hutcheson J D，Goettsch C，Rogers M A，et al. Revisiting cardiovascular calcification：a multifaceted disease requiring a multidisciplinary approach. Semin Cell Dev Biol，2015，46：68-77.

［36］Sakaguchi M，Hasegawa T，Ehara S，et al. New insights into spotty calcification and plaque rupture in acute coronary syndrome：an optical coherence tomography study. Heart Vessels，2016，31（12）：1915-1922.

［37］Osawa K，Nakanishi R，Budoff M. Coronary artery calcification. Glob Heart，2016，11（3）：287-293.

［38］Vergallo R，Xing L，Minami Y，et al. Associations between the Framingham Risk Score and coronary plaque characteristics as assessed by three-vessel optical coherence tomography. Coron Artery Dis，2016，27（6）：460-466.

［39］Mahabadi A A，Möhlenkamp S，Lehmann N，et al. CAC score improves coronary and CV risk assessment above statin indication by ESC and AHA/ACC primary prevention guidelines. JACC Cardiovasc Imaging，2017，10（2）：143-153.

［40］Anderson J J，Kruszka B，Delaney J A，et al. Calcium intake from diet and supplements and the risk of coronary artery calcification and its progression among older adults：10-year follow-up of the Multi-Ethnic Study of Atherosclerosis（MESA）. J Am Heart Assoc，2016，5（10）.

［41］Kronmal R A，McClelland R L，Detrano R，et al. Risk factors for the progression of coronary artery calcification in asymptomatic subjects：results from the Multi-Ethnic Study of Atherosclerosis（MESA）. Circulation，2007，115（21）：2722-2730.

［42］Kälsch H，Mahabadi A A，Moebus S，et al. Association of progressive thoracic aortic calcification with future cardiovascular events and all-cause mortality：ability to improve risk prediction? Results of the Heinz Nixdorf Recall（HNR）study. Eur Heart J Cardiovasc Imaging，2019，20（6）：709-717.

［43］Campos-Obando N，Kavousi M，van Lennep JE R，et al. Bone health and coronary artery calcification：the rotterdam study. Atherosclerosis，2015，241（1）：278-283.

［44］Nasir K，Santos R D，Tufail K，et al. High-normal fasting blood glucose in non-diabetic range is associated with increased coronary artery calcium burden in asymptomatic men. Atherosclerosis，2007，195（2）：e155-e160.

［45］Nasir K，Rubin J，Blaha M J，et al. Interplay of coronary artery calcification and traditional risk factors for the prediction of all-cause mortality in asymptomatic individuals. Circ Cardiovasc Imaging，2012，5（4）：467-473.

［46］Hoffmann U，Massaro J M，D'Agostino R B，et al. Cardiovascular event prediction and risk reclassification by coronary，aortic，and valvular calcification in the framingham heart study. J Am Heart Assoc，2016，5（2）：e003144.

［47］Ferencik M，Pencina K M，Liu T，et al. Coronary artery calcium distribution is an independent predictor of incident major coronary heart disease events：results from the framingham heart study. Circ Cardiovasc Imaging，2017，10（10）.

［48］Christensen J L，Sharma E，Gorvitovskaia A Y，et al. Impact of slice thickness on the predictive value of lung cancer screening computed tomography in the evaluation of coronary artery calcification. J Am Heart Assoc，2019，8（1）：e010110.

［49］Šprem J，de Vos B D，Lessmann N，et al. Coronary calcium scoring with partial volume correction in anthropomorphic thorax phantom and screening chest CT images. PLoS One，2018，13（12）：e0209318.

第二节　冠状动脉钙化与钙磷代谢异常

随着人口老龄化程度日益加深，心血管疾病的发病率呈逐年升高趋势，并已成为人类死亡的首位病因。在血管病变中，血管钙化是动脉粥样硬化、高血压、糖尿病血管病变、慢性肾脏病（CKD）、血管损伤和衰老等普遍存在的共同的病理变化，是导致原发病病情恶化、死亡率增加的高危因素之一[1]。其中冠状动脉钙化（CAC）可导致血管僵硬度增加、顺应性降低，造成冠脉灌注减少、左心室肥大，最终发展为充血性心力衰竭。临床研究表明，血管钙化的形成与患者冠状动脉粥样硬化、心肌梗死和恶性心律失常等心血管事件密切相关，患者血管的钙化严重程度已经成为预测患者死亡的重要因素，可独立于动脉粥样硬化或者同时存在[2, 3]。未来心血管事件的预测中，CAC 也具有重要的价值，对 CAC 早期准确检出，能够有效提高预防未来心血管事件的效果；如患者已经确诊为冠心病，也可通过对 CAC 进展的监测，实现对冠状动脉粥样硬化进展的评估，从而为临床治疗提供充分的依据和指导。

一、血管钙化的发生机制

血管钙化是随着年龄增长和代谢综合征的发生而持续形成的一种退行性改变[4]，既往观点认为其是羟磷灰钙在受损组织中的被动沉积[5]，近年来的分子生物学和免疫组织化学研究表明其发生发展类似于骨发育代谢和软骨形成的主动过程[6]。

目前国内外对于血管钙化的研究主要集中于以下 3 个方面。

（一）钙磷代谢紊乱学说

大量的研究工作表明，机体内钙磷水平的升高可直接影响血管平滑肌细胞（VSMC）的代谢和功能，并促进血管平滑肌细胞发生钙化。高磷通过诱导血管平滑肌细胞凋亡及成骨样分化、促进基质小泡的释放及基质重塑，从而促进血管钙化[7]。Dai 等[8] 研究发现高磷可以通过增加线粒体膜电位而诱导活性氧产生，增加的活性氧可以激活 NF-κB 信号通路，诱导血管平滑肌细胞成骨样分化，促进血管钙化；在高磷诱导的人血管平滑肌细胞钙化模型中，发现 Gas6 及其受体 Ax1 的表达明显下调，这提示 Gas6 可能是高磷参与血管平滑肌细胞凋亡的潜在机制。进一步的研究发现，Gas6 通过 Bcl-2 介导的 PI3K/AKT 信号通路发挥抗凋亡效应。在 CKD 诱导的中膜钙化模型中，常可出现沿动脉弹力膜呈线性矿物质沉积的典型现象，这是由于弹力蛋白降解，使得细胞外基质对 Ca^{2+} 的亲和力增加，进而促进羟基磷灰石沿弹力膜沉积。与磷的作用不同，钙主要作为羟基磷灰石晶体的成核剂参与血管钙化的发生。近年来大量研究显示血管平滑肌细胞坏死或凋亡后的降解产物基质小泡是血管钙化的启动环节或起始点[9]。钙能够诱导血管平滑肌细胞凋亡和基质小泡释放，释放出含有很高碱性磷酸酶（ALP）活性的基质小泡，形成易于钙磷沉积的微环境，同时基质小泡结合细胞外基质蛋白，参与早期钙化的级联反应，从而启动血管钙化过程[9]。然而，在正常的生理环境下，钙依赖性的基质小泡成分的改变可通过囊泡摄入的钙化阻滞剂所逆转。当胞内 Ca^{2+} 升高，循环中的钙化阻滞剂 MGP 和胎球蛋白 A，被吸收并进入基质小泡，抵抗 Ca^{2+} 诱导的基质小泡钙化，这是血管平滑肌细胞为了适应内环境改变的自主反应，但是，当持续刺激超过正常范围，将导致内质网应激及内质网上的羧化作用通路失调，从而使其诱导的细胞凋亡被激活，应用内质网应激抑制剂抑制内质网应激反应则显著减轻血管钙化时血管平滑肌细胞向成骨细胞样表型转化[10]。

（二）血管平滑肌细胞凋亡和成骨样表型转化学说

血管平滑肌细胞的细胞表型由收缩型转变为合成分泌型，这为血管钙化的发生提供了条件。血管平滑肌细胞的病变参与了血管钙化的发生，主要表现为血管平滑肌细胞的凋亡和血管平滑肌细胞的表型改变，血管平滑肌细胞是血管中膜的重要组成部分，血管平滑肌细胞在许多因素的刺激下转化成软骨样或骨样细胞，呈现成骨样细胞表型的特征，转分化的血管平滑肌细胞能够主动沉积羟基磷灰石，进而导致血管钙化。此外，近年来大量研究显示血管平滑肌细胞坏死或凋亡后的降解产物基质小泡是血管钙化的启动环节。各种致钙化因素损伤血管平滑肌细胞，从而释放出含有很高 ALP、ATP 酶、活性氧的基质小泡[11]，形成易于钙磷沉积的微环境，同时基质小泡结合细胞外基质蛋白，从而启动血管钙化过程，这些微钙化往往在显微镜下可见[12]。

（三）血管钙化促发与抑制因素失衡学说

机体同时存在血管钙化促发与抑制因素，两者相互制约共同维持机体平衡。在病理条件下，促进转分化的因素表达上调和（或）血管钙化抑制因素表达下调均可导致两者失衡，从而促进血管钙化[13]。

二、冠状动脉钙化的机制

CAC 是复杂的、可调控的和主动过程，是动脉粥样硬化的表现形式之一。它也是一种退行性病变，随着年龄的增长和代谢综合征的发生而持续形成。在此过程中，促炎细胞因子和尿毒症环境引起 PiT-1 表达上调，作为钠依赖性的磷酸转运蛋白，PiT-1 通过介导磷的吸收参与 CAC 中血管平滑肌细胞向成骨和软骨细胞表型的转化[14]。

CAC 可分为动脉内膜钙化和中膜钙化两种类型。其发生机制有以下区别：①虽然内膜钙化类似于长骨软骨化生，内膜早期钙化并不需要特定细胞的参与，但是其损伤进程可能来源于软骨样细胞的参与，与巨噬细胞和泡沫细胞释放的炎症因子相关。许多疾病，如高脂血症、高血压、系统性炎症性疾病（系统性红斑狼疮）、糖尿病、肾脏疾病，影响着粥样硬化、血管重塑、血管钙化的生物学进程。②中膜的钙化来源于成骨样细胞的活化。在骨形成蛋白 2（BMP-2）的作用下，Wnt 信号通路的激活上调转录因子 Runx2/Cbfa1 的表达[15]，此信号通路是血管细胞向成骨样细胞转分化的直接原因，是中膜钙化的主要机制。

三、冠状动脉钙化的临床危险因素

CAC 的病因尚不完全清楚，可能是由多种环境因素与机体自身因素相互作用的结果。国内外研究表明，冠心病的传统危险因素如年龄、性别、糖尿病、高血压、血脂紊乱、吸烟、代谢综合征等与 CAC 密切相关。新近研究表明还与炎症、内分泌激素、钙磷代谢紊乱、肾脏疾病、药物因素、肥胖及家族史、种族/民族等密切相关，而且所伴随危险因素越多，CAC 的发生率越高。

（一）年龄和性别

国内外的研究表明，CAC 的发生、发展及程度与年龄和性别有着密切关系。在冠状动脉脂纹形成后，血管的钙化程度随着年龄增长而增加[16]。这种变化可能是由于钙离子吸收有关的组织脏器生理功能下降，使钙的摄入、吸收减少，血钙浓度降低，结果导致骨骼中钙离子的沉积减少，钙离子由骨骼游离入血，使血钙异常升高，从而引起钙盐在血管内壁的沉积，最终导致动脉钙化[17, 18]。男性 CAC 明显高于女性，特别是在年龄＜60 岁的人群中，女性钙化的发生率为男性的一半[16]。这是由于雌激素可通过改变动脉粥样硬化斑块内骨相关蛋白（骨桥蛋白、骨保护素等）的表达而调节动脉钙化过程[19, 20]，同时雌激素可以抑制 TNF-α 的表达，阻碍 TNF-α 对平滑肌细胞骨化促进作用，进而减少钙化斑块在血管中的积聚[21]。雄激素对骨代谢的作用主要是促进成骨样细胞合成和分泌多种生长因子、骨基质蛋白等，从而促进血管钙化。因此年龄和性别对 CAC 的影响较大。

（二）糖尿病

在人群中除了年龄、性别外，糖尿病是 CAC 最重要的危险因素，糖尿病患者 CAC 发生率明显高于非糖尿病患者[22]。糖尿病患者糖代谢紊乱，细胞内糖酵解提供能量，可以激活 ALP 活性，促进骨细胞样细胞（成骨样细胞等）的形成，同时促使骨相关蛋白（骨桥蛋白、骨保护素、骨形成蛋白）的表达[23, 24]。此外高血糖症可使多个信号通路的功能活跃性增加，促进血管平滑肌向成骨细胞转化，最终导致血管钙化，所以在糖尿病患者中检测 CAC 具有非常重要的临床意义。

（三）高血压

国内外研究提示肾素-血管紧张素、醛固酮路径是动脉钙化形成的机制之一[25]。血压长期升高，可以引起血管内皮损伤和（或）功能障碍，使内膜对脂质的通透性增加，引发和加快冠状动脉粥样硬化的过程，可进一步促进斑块中骨细胞样细胞的形成、骨相关蛋白的表达，从而诱导血管矿化过程，最终导致血管钙化。

（四）血脂

血脂在血管钙化中的作用尚不明确。长期暴露于高低密度脂蛋白、高胆固醇环境可增加 CAC 的发生率，加快冠状动脉粥样硬化的进展[25]。有体外研究表明，高密度脂蛋白可抑制血管钙化细胞中骨向分化通路的活性，从而抑制血管钙化的形成。同时也有研究表明增加的脂蛋白会损伤内皮细胞功能，引起血管壁内细胞（单核细胞、巨噬细胞、泡沫细胞等）间的相互作用。另外，分泌的一些相关蛋白及细胞因子等可促使成骨样细胞的形成，促进钙盐沉积，最终导致血管钙化。国际上很多研究表明严格控制正常人的血脂水平可在一定程度上控制冠心病事件的发生率，并且能减轻冠心病的发病程度。

（五）吸烟

烟草内的一些致突变物质，可引起血管平滑肌细胞的增生。在综合作用下，诱导血管平滑肌细胞向成骨样细胞转化，促进成骨样细胞的形成及骨相关蛋白表达，使细胞外基质矿化，最终导致血管钙化[26, 27]。研究表明二手烟也是 CAC 的独立危险因素，烟内的物质可以使血小板聚集活化、内皮细胞功能障碍、血流介导的血管扩张、动脉僵硬、内皮祖细胞功能障碍，促进 CAC 的发生；同时烟内的物质可以增加白细胞介素、C 反应蛋白、胰岛素抵抗等，最终导致 CAC[28]。

（六）心包疾病

近来有研究表明，心包和心脏脂肪沉积是心血管疾病的一个危险因素[29]。心包脂肪组织较大者，往往年龄较大，体重指数、平均收缩压、血糖水平、高敏 C 反应蛋白、白细胞介素-6、三酰甘油和低密度脂蛋白胆固醇水平均较高，CACS 也较高[30]。脂肪细胞的炎症反应被认为是过量脂肪导致心血管疾病的机制[31]，心包脂肪组织相比皮下脂肪可产生更多的炎症因子[32]；因冠状动脉邻近心包脂肪，故容易受炎症活动影响，导致 CAC。

（七）慢性肾脏病

CKD 常引起水、电解质、糖类、脂类、维生素等代谢紊乱，引起低钙血症、高磷血症、继发性甲状旁腺功能亢进症、维生素 K 缺乏症、高尿酸血症等。其中，维生素 K 是糖基化蛋白激活必不可少的一部分，也是组织钙化有效的抑制剂，维生素 K 缺乏容易导致血管钙化，补充维生素 K_2 可显著减缓 CAC 进展和减少颈动脉内膜厚度[33]。研究也表明，维生素 K 缺乏可能是血液透析患者的一个心血管危险因素。另外，维生素 K 拮抗剂可能加重血液透析患者的血管钙化[34]。

（八）高尿酸血症

高尿酸可以促进低密度脂蛋白的氧化和脂质的过氧化，促进血管平滑肌向成骨细胞转化。同时高尿酸还参与白细胞介素、C 反应蛋白等众多炎症介质的产生，使血管内皮细胞、血管平滑肌细胞受损，尿酸盐在血管壁的沉积可直接损伤血管内膜，加重血管内膜的炎症反应，促进血小板的聚集。高尿酸血症还可以激活肾素-血管紧张素-醛固酮系统，刺激血管紧张素的生成，引起血管平滑肌的氧化应激[35]。总之，高尿酸血症可通过多途径促进 CAC，但其是否为 CAC 的独立危险因素仍存在争议。

四、钙磷代谢紊乱对冠状动脉钙化的影响

体内钙磷代谢主要由甲状旁腺激素、1, 25-$(OH)_2D_3$ 和降钙素 3 种激素作用于肾脏、骨骼和小肠 3 个靶器官来调节。甲状旁腺激素（parathyroid hormone，PTH）是一种内分泌激素，可促进骨对钙和磷的释放。高血磷时，可诱导甲状旁腺功能亢进，PTH 水平升高，使骨动员增加、血磷浓度升高，同时细胞间和细胞内钙浓度也增加，最终导致磷在内皮粥样斑块和动脉肌层沉积，导致血管钙化，增加心血管事件发生的风险。维生素 D 是钙磷代谢的主要调节激素。1, 25-$(OH)_2D_3$ 是维生素 D 在肝脏和肾脏羟化酶作用下转化的活性形式，除调节人体内钙磷平衡外，在心血管系统也具有重要的作用，是肾素-血管紧张素系统的负向调节因子，可抑制肾素-血管紧张素-醛固酮系统和 NF-κB 通路，上调血管内皮细胞一氧化氮合酶转录，抑制左心室肥厚和血管钙化[36]，同时能直接作用于动脉血管壁控制血管平滑肌细胞钙离子的流量，在心血管系统容量调节中起重要的作用，其缺乏时上述调节功能减低，导致血管硬化、钙化。降钙素是由甲状腺的滤泡旁细胞分泌的一种可降低血钙水平的激素，可直接抑制骨质溶解，使释放入血的骨盐减少，同时骨骼仍继续从血浆中摄取钙，从而起到降低血钙和血磷水平的作用。降钙素可抑制肾小管对钙、磷的重吸收，因而使尿钙、尿磷增加，血钙、血磷减少。降钙素也可抑制肾脏中的 25-$(OH)D_3$ 羟化酶的作用，因此，抑制 25-$(OH)D_3$ 转化成 1, 25-$(OH)_2D_3$，而后者能增加肠道对钙的吸收，故降钙素可间接抑制肠道对钙的吸收。

研究[17, 37]表明 CAC 与钙磷乘积水平、PTH、血磷等密切相关，尤其在 CKD 患者中，大量研究发现心血管疾病是 CKD 患者最重要的并发症和最主要的死亡原因，钙磷代谢紊乱是 CKD 患者最常见的电解质紊乱，超过半数的 CKD 患者处于由血管钙化导致的心血管事件危险中[19]。

钙内流增加可致血管平滑肌细胞增殖、迁移、内膜增厚、血小板聚集、血管内膜损伤，引起动脉硬化形成[38]。磷的代谢异常可以引起 CAC，有文献称其具有"血管毒性"，血磷控制不佳者 CAC 进展较快[39]。研究[23, 40]发现高磷血症使血管平滑肌细胞表达成骨细胞表型，最终引起细胞钙化，血磷＞2.1mmol/L 的患者比血磷＜1.78mmol/L 患者冠心病的死亡危险性增加 56%，猝死的危险性增加 27%，钙磷乘积（Pi＞2.0mmol/L）每增加 10，猝死的危险性增加 11%。Eddington 等[27]在一项大规模的前瞻性研究中发现，血磷每升高 1mg/dl，心血管死亡的风险将增加 50%，其主要原因为磷促进了血管钙化、左心室肥厚等心血管并发症的发生。此外，钙磷乘积升高也是引起异位钙化的主要因素，因为当钙磷乘积值超过磷酸钙溶解度时，易造成骨外转移性钙化[41]，从而可导致冠状动脉、心肌等多组织的钙化沉积，并引起心血管组织的结构和功能异常。但也有研究[42]证明，如果血磷升高、钙磷乘积增加，冠状动脉疾病的危险性及猝死的风险性也相应升高，而血钙与冠状动脉疾病的风险性无明显相关，所以认为血磷是冠状动脉疾病风险增加的主要因素。在非尿毒症患者中，血磷浓度与冠状动脉疾病的严重程度也直接相关。不过，如果仅有高钙磷环境而没有机体矿化防御机制的损伤及血管壁细胞表型的转变，血管钙化仍然不能形成[43]。因此，CAC 的发生机制非常复杂，多种因素参与其中，但钙磷代谢紊乱在其中发挥重要作用。尤其 CKD 患者的钙磷代谢紊乱往往伴随着明显的 CAC，而 CAC 增加了心血管病死亡风险。

五、冠状动脉钙化与钙磷代谢紊乱的防治

CAC 是冠心病的特异性标志和独立预测因子，其形成机制复杂，早期预测和延缓 CAC 进展将是未来冠心病诊治中一项任重道远的工作。

CAC 与冠状动脉狭窄常并存，Budoff 等[44]的一项大样本、平均 6.8 年的长期随访研究发现，增加的 CACS 与全因死亡之间存在强烈的相关性，并指出随着钙化血管数增多，预后会更差。对冠状动脉猝死患者进行尸检及组织病理学，69%的破裂斑块被证实存在钙化。许多大型临床试验表明 CAC 可作为传统心血管风险评估的有益补充，且 CACS 要优于传统危险因子如高敏 C 反应蛋白及颈动脉内膜中膜厚度[45]。CAC 负荷与冠心病的严重程度相关，并可准确预测将来心脏事件的发生，且 CAC 与粥样硬化斑块阳性相关，血管钙化可以增加心肌梗死、周围血管病变及造影术后死亡的危险，合理应用 CAC 进行心血管风险分层，可帮助临床医师识别那些可以从一级预防中获益的患者。

现有的资料表明，钙化对于斑块稳定性的影响尚存争议。Virmani 等[46]描述有一种伴有钙化结节的特殊类型病变，该类型病变易于发生破裂，因为突入管腔的表浅钙化更接近管腔，钙化容积较小，是易损斑块的一种类型。Abedin 等[47]研究认为，小的钙化，尤其处于软、硬斑块组织交界部位时可使斑块稳定性降低，而随粥样硬化斑块病变进展，钙化程度增加，分散的钙化斑块交界面逐渐扩大融合，斑块破裂风险反而降低。因此，早期的钙化特别是斑块内和斑块肩部的钙化极其不稳定，但此期间若无不良事件发生，后续融合后形成的"晚期硬斑块"则相对稳定，故钙化对于斑块破裂存在双向性影响，但其具体影响机制有待进一步深入研究。

心血管疾病是 CKD 患者最常见的死亡原因，血管钙化是心血管疾病风险最有力的预测因素之一[48]，CKD 在我国是一个公共健康问题。一项调查显示，我国 CKD 的患病率

为 10.8%，预测 CKD 患者为 11 950 万例[49]。Zhou 等[50]对 39 所肾病中心 3194 例未接受透析的 CKD 患者进行分析发现，在 CKD 3a 期、3b 期、4 期和 5 期的患者中，高磷血症患者的比例分别为 2.6%、2.9%、6.8% 和 27.1%；而低于血清磷治疗靶水平的患者比例分别为 17.11%、14.5%、7.2%和 1.9%。另外，在被诊断为高磷酸盐血症的患者中，有 71.6% 的患者未使用磷酸盐黏合剂，而 17.5%的低磷血症患者仍在使用磷酸盐黏合剂治疗，表明我国 CKD 患者的血清磷水平及其控制率均与美国、意大利和日本相似。然而，该研究结果也反映出我国在高磷酸盐血症治疗上存在不足，还需临床医师进一步努力。预防 CKD 患者发生 CAC 更为重要，包括控制高磷血症，防治高钙血症及正确应用活性维生素 D。

CAC 钙盐的主要成分是羟磷灰钙，它是一种高度不可溶解的物质，因此，去除动脉血管壁上沉积的钙盐非常困难。近年来多项针对 CAC 的药物研究试图证实，其可以抑制甚至逆转钙化的进程，但是大多数研究结果为阴性。研究发现，早期的他汀类药物干预可以延缓 CAC 的进展，而也有最新的研究提示他汀不仅未抑制钙化，反而可能促进血管钙化的进展；应用钙通道阻滞剂、激素、磷酸盐结合剂可以延缓 CAC 的进程，但多为小规模的随机前瞻性研究发现，尚缺乏大规模的前瞻性试验证据证实。因此，随着对血管钙化形成机制及钙化危险因素的深入认识，对潜在治疗靶点的干预和调控，将对血管钙化的逆转和消退带来有益的影响。

血管钙化严重影响着人们的生活，而且其引发的各种血管钙化性疾病给患者带来巨大的困扰和经济负担。但人们也必须认识到，尽管 CAC 是未来心脏事件的良好预测因子，但是它并不能预测不稳定斑块的发生。因此，CAC 的发生机制与临床干预尚待进一步深入研究与探讨。

（林　志　王永洁　关星绘　杨　帆　孙　林）

参 考 文 献

[1] 黄辉. 血管钙化的基础和转化研究的探索. 中山大学学报（医学科学版），2017，38（2）：184-188.

[2] 王伟民，霍勇，葛均波. 冠状动脉钙化病变诊治中国专家共识. 中国介入心脏病学杂志，2014，22（2）：69-73.

[3] Alexopoulos N，Raggi P. Calcification in atherosclerosis. Nat Rev Cardiol，2009，6（11）：681-688.

[4] 柴萌，周玉杰. 冠状动脉钙化治疗新进展. 心肺血管病杂志，2016，35（7）：578-579.

[5] Kellyarnold A，Maldonado N，Laudier D，et al. Revised microcalcification hypothesis for fibrous cap rupture in human coronary arteries. Proc Natl Acad Sci U S A，2013，110（26）：10741-10746.

[6] Shigematsu T，Sonou T，Ohya M，et al. Preventive strategies for vascular calcification in patients with chronic kidney disease. Contrib Nephrol，2017，189：169-177.

[7] Shanahan C M，Crouthamel M H，Kapustin A，et al. Arterial calcification in chronic kidney disease：key roles for calcium and phosphate. Circ Res，2011，109（6）：697-711.

[8] Dai X Y，Zhao M M，Cai Y，et al. Phosphate-induced autophagy counteracts vascular calcification by reducing matrix vesicle release. Kidney Int，2013，83（6）：1042-1051.

[9] Shanahan C M. Autophagy and matrix vesicles：new partners in vascular calcification. Kidney Int，2013，

83（6）：984-986.

[10] De Schutter T M，Behets G J，Geryl H，et al. Effect of a magnesium-based phosphate binder on medial calcification in a rat model of uremia. Kidney Int，2013，83（6）：1109-1117.

[11] Bailey G，Meadows J，Morrison A R. Imaging atherosclerotic plaque calcification：translating biology. Curr Atheroscler Rep，2016，18（8）：1-8.

[12] New S E，Goettsch C，Aikawa M，et al. Macrophage-derived matrix vesicles：an alternative novel mechanism for microcalcification in atherosclerotic plaques. Circ Res，2013，113（1）：72-77.

[13] Gao J，Zhang K，Chen J，et al. Roles of aldosterone in vascular calcification：an update. Eur J Pharmacol，2016，786：186-193.

[14] Moe S M，Chen N X. Vascular calcification in end stage renal disease. Clin Calcium，2002，12（10）：1417.

[15] Chen N X，Duan D，O'Neill K D，et al. High glucose increases the expression of Cbfa1 and BMP-2 and enhances the calcification of vascular smooth muscle cells. Nephro Dial Transplant，2006，21（12）：3435-3442.

[16] Mcclelland R L，Chung H，Detrano R，et al. Distribution of coronary artery calcium by race，gender，and age results from the Multi-Ethnic Study of Atherosclerosis（MESA）. Circulation，2006，113（1）：30-37.

[17] Vervloet M，Cozzolino M. Vascular calcification in chronic kidney disease：different bricks in the wall？ Kidney Int，2016，91（4）：808.

[18] Ensrud K E，Nevitt M C，Yunis C，et al. Correlates of impaired function in older women. J Am Geriatr Soc，1994，42（5）：481-489.

[19] 罗丽花，管保章，黄盛玲，等. 维持性血液透析患者钙磷代谢紊乱治疗进展. 临床肾脏病杂志，2015，9：567-570.

[20] Saika M，Inoue D，Kido S，et al. 17beta-estradiol stimulates expression of osteoprotegerin by a mouse stromal cell line，ST-2，via estrogen receptor-alpha. Endocrinology，2001，142（6）：2205-2212.

[21] Hofbauer L C，Heufelder A E. Role of receptor activator of nuclear factor-κB ligand and osteoprotegerin in bone cell biology. J Mol Med，2001，79（5-6）：243.

[22] Nicoll R，Zhao Y，Wiklund U，et al. Diabetes and male sex are key risk factor correlates of the extent of coronary artery calcification：a Euro-CCAD study. J Diabetes Complications，2017，31（7）：1096-1102.

[23] Zhang M，Xu X，Liu H，et al. Nocturnal diastolic blood pressure decline is associated with higher 25-hydroxyvitamin D level and standing plasma renin activity in a hypertensive population. Clin Exp Hypertens，2017，61（357）：1-6.

[24] Csiszar A，Smith K E，Koller A，et al. Regulation of bone morphogenetic protein-2 expression in endothelial cells. Circulation，2005，111（18）：2364-2372.

[25] Hartiala O，Kajander S，Knuuti J，et al. Life-course risk factor levels and coronary artery calcification. The cardiovascular risk in young finns study. Int J Cardiol，2016，225：23-29.

[26] Guthikonda S，Sinkey C，Barenz T，et al. Xanthine oxidase inhibition reverses endothelial dysfunction in heavy smokers. Circulation，2003，107（3）：416.

[27] Eddington H，Hoefield R，Sinha S，et al. Serum phosphate and mortality in patients with chronic kidney

disease. Clin J Am Soc Nephrol，2010，5（12）：2251-2257.

［28］Yankelevitz D F，Henschke C I，Yip R，et al. Second-hand tobacco smoke in never smokers is a significant risk factor for coronary artery calcification. JACC Cardiovasc Imaging，2013，6（6）：651-657.

［29］Iacobellis G，Willens H J，Barbaro G，et al. Threshold values of high-risk echocardiographic epicardial fat thickness. Obesity，2012，16（4）：887-892.

［30］Mcclain J E，Hsu F C，Brown E R，et al. Pericardial adipose tissue and coronary artery calcification in The Multi-Ethnic Study of Atherosclerosis（MESA）. Obesity，2013，21（5）：1056-1063.

［31］Knudson J D，Dick G M，Tune J D. Adipokines and coronary vasomotor dysfunction. Exp Biol Med，2007，232（6）：727-736.

［32］Caluwé R，Pyfferoen L，De Boeck K，et al. The effects of vitamin K supplementation and vitamin K antagonists on progression of vascular calcification：ongoing randomized controlled trials. Clin Kidney J，2016，9（2）：273-279.

［33］Kurnatowska I，Grzelak P，Masajtis-Zagajewska A，et al. Effect of vitamin K2 on progression of atherosclerosis and vascular calcification in nondialyzed patients with chronic kidney disease stages 3-5. Pol Arch Med Wewn，2015，125（9）：631-640.

［34］Caluwé R，Pyfferoen L，Boeck K D，et al. The effects of vitamin K supplementation and vitamin K antagonists on progression of vascular calcification：ongoing randomized controlled trials. Clin Kidney J，2016，9（2）：273-279.

［35］Johnson R J，Duk-Hee K，Daniel F，et al. Is there a pathogenetic role for uric acid in hypertension and cardiovascular and renal disease? Hypertension，2003，41（6）：1183-1190.

［36］Jean G，Souberbielle J C，Chazot C. Vitamin D in chronic kidney disease and dialysis patients. Nutrients，2017，9（4）：722.

［37］Zhang K，Gao J，Chen J，et al. MICS, an easily ignored contributor to arterial calcification in CKD patients. Am J Physiol Renal Physiol，2016，311（4）：F663-F670.

［38］Criqui M H，Aruna K，Allison M A，et al. Risk factor differences for aortic versus coronary calcified atherosclerosis：the multiethnic study of atherosclerosis. Arterioscler Thromb Vasc Biol，2010，30（11）：2289.

［39］Ye M，Tian N，Liu Y，et al. High serum phosphorus level is associated with left ventricular diastolic dysfunction in peritoneal dialysis patients. PLoS One，2016，11（9）：e0163659.

［40］Vaidya A，Forman J P，Hopkins P N，et al. 25-hydroxyvitamin D is associated with plasma renin activity and the pressor response to dietary sodium intake in caucasians. J Renin Angiotensin-Aldosterone Syst，2011，12（3）：311.

［41］孟婷，周巧玲. 钙磷代谢与慢性肾脏病相关性心血管疾病. 中华临床医师杂志（电子版），2013，6：11-12.

［42］肖娜，田文. 冠状动脉钙化的研究进展. 心血管病学进展，2015，4：382-387.

［43］王中群. 血管钙化形成与消退机制的新进展. 中国动脉硬化杂志，2010，18（10）：833-836.

［44］Budoff M J，Shaw L J，Liu S T，et al. Long-term prognosis associated with coronary calcification：observations from a registry of 25，253 patients. J Am Coll Cardiol，2007，49（18）：1871-1873.

［45］Sharma R K，Sharma R K，Voelker D J，et al. Cardiac risk stratification：role of the coronary calcium score. Vasc Health Risk Manag，2010，6（1）：603-611.

[46] Virmani R，Burke A P，Farb A. Plaque morphology in sudden coronary death. Cardiologia，1998，43（3）：267-271.

[47] Abedin M，Tintut Y，Demer L L. Vascular calcification：mechanisms and clinical ramifications. Arterioscler Thromb Vasc Biol，2004，24（7）：1161-1170.

[48] Hunt J L，Ronald F，Mitchell M E，et al. Bone formation in carotid plaques：a clinicopathological study. Stroke，2002，33（5）：1214-1219.

[49] Hwang S J，Lin M Y，Chen H C. Prevalence of chronic kidney disease in China. Lancet，2012，380（9838）：214.

[50] Zhou C，Wang F，Wang J W，et al. Mineral and bone disorder and its association with cardiovascular parameters in Chinese patients with chronic kidney disease. Chin Med J，2016，129（19）：2275-2280.

第三节 冠状动脉钙化与糖尿病

尽管近几十年来心血管疾病（CVD）的治疗和诊断取得了新进展，但糖尿病的风险仍在不断增加。即使调整了年龄、吸烟习惯、体重指数和高血压之后，糖尿病仍然是一个重要而独立的心血管危险因素[1]。2014 年国际糖尿病联合会报告的全球糖尿病患者估计为3.87 亿，总体发病率为 8.3%，预计到 2030 年将增至 5.52 亿[2, 3]。冠状动脉钙化（CAC）在糖尿病患者中有较高的发病倾向[4]，这与总斑块负荷相关。实际上，除了代表不利结局的独立危险因素之外，CAC 的其他危险因素还包括年龄和慢性肾脏病，这些疾病本身也与糖尿病有关。研究显示，糖尿病进展早期过程中动脉粥样硬化病变（即病理性内膜增厚和早期纤维瘤样病变）的微钙化无法通过 CT 确定，但是糖尿病患者晚期与 CACS（Agatston评分≥400）密切相关[5]。

一、糖尿病是冠状动脉钙化的重要危险因素

流行病学研究证实：血糖异常使动脉粥样硬化性冠状血管疾病（包括 CAC）的风险增加，糖化血红蛋白（HbAlc）每增加 1%，心血管事件发生率可增加 11%～16%[6]。一项纳入 10 项研究包括 12 682 例无症状患者的荟萃分析发现，除了高血压，糖尿病是 CAC 的存在和程度的重要预测指标[7]。Raggi 等[8]研究了 CACS 在无症状患者中全因死亡率的预后价值，包括 903 例糖尿病患者和 9474 例无糖尿病患者，5 年随访结果发现 CAC 是糖尿病患者的全因死亡率中的一个独立预测因子。2017 年，欧洲钙化性冠状动脉疾病（EUR-CCAD）队列研究中回顾性调查了来自丹麦、法国、德国、意大利、西班牙和美国的 6309 例有症状的患者（其中男性占 62%），所有受试者均进行常规心血管危险因素评估和 CT 扫描测定 CACS，结果发现在所有患者中，男性[相对危检度（OR）=4.85，$P<0.001$]和糖尿病（OR=2.36，$P<0.001$）是 CAC 程度的最重要危险因素，虽然年龄、高血压、血脂异常和吸烟也有一定的关系，但通过四分法分别回归进一步发现，在每一个分位上，糖尿病都始终是最重要的与 CAC 程度明确相关的因素[9]。韩国学者对本国 2006～2010 年3017 例无症状冠心病患者行 64 排双源 CT 冠脉造影发现，虽然慢性肾脏病的存在往往只在中度以上肾功能不全者加剧 CAC，但由于糖尿病的存在，即便是轻度的肾功能不全也将

明显加快 CAC 的进展，这也提示糖尿病是加重 CAC 的独立危险因素[10]。国内高传玉等[11]对 588 例门诊及院外的可疑冠心病患者（其中包括 208 例糖尿病患者）进行平均 20 个月的随访，结果显示糖尿病患者的 CACS 较非糖尿病患者均明显升高。糖尿病患者的血糖控制情况也明确影响 CAC 的进展。德国 HNR 研究对 3453 例 45～74 岁的糖尿病（包括已诊断及新发）患者 HbA1c 和 CAC 进行平均 5 年的随访调查发现，HbA1c 控制差的患者 CAC 进展明显[12]。

但糖尿病对 CAC 的发生及相关预后是否有明确的影响仍存在争议。一项对 2076 例 CACS 基线为 0 的患者进行 4 年的 CT 随访结果发现，有 204 例患者发展成 CAC 阳性，其中胰岛素抵抗患者占了大多数[13]。在一项 25 554 名无糖尿病的韩国成年人［（41.4±7.0）岁］的研究中，Chang 等[14] 报道了 HbA1c 能预测 CAC 发病，特别是女性。但 CARDIA 研究在 2005～2006 年开始对 2076 名受试者行基线 HbA1c 监测和非对比剂 CT 评估，并在 5 年后（2010～2011 年）重复 CT；结果发现较高的 HbA1c 水平与非糖尿病患者已有高程度的 CAC（基线＞100 Agatston 积分）进展独立相关，而与总的 CAC 进展与新发 CAC 无明确关联[15]。

二、糖尿病与动脉钙化相关的病理学基础

偶发的微量或大块钙化被认为是亚临床动脉粥样硬化负荷的标志，尤其是在糖尿病患者中。血管钙化通常出现在内膜和中膜中，冠状动脉和颈动脉血管多以内膜钙化常见[16]。在 2 型糖尿病、慢性肾脏病中，内膜和中膜钙化率均明显增加[17]。研究发现，超过 70% 的男性和 50% 的女性的冠心病患者如若合并 1 型糖尿病，将在 45 岁左右发展为 CAC[18]。CAC 最早的冠状病变形态表现为凋亡的血管平滑肌和基质小泡（直径 30～300nm）引起的病理性内膜增厚，同时出现以微钙化表现形式的富含胆固醇的脂质库，直径 0.5～15μm。斑块钙化的程度随着病变进展逐渐加剧，继而巨噬细胞浸润脂质库，产生凋亡及坏死，发展过程中钙化将逐渐转变为纤维粥样瘤的一部分[19]。晚期斑块中的钙表现为整合在由胶原蛋白和血管平滑肌组成的纤维化组织内，其可能涉及或不涉及斑块的坏死核心。在病变进展的情况下，CAC 的范围与斑块负荷相关，但不一定与管腔狭窄的严重程度相关[20]。一项通过对猝死患者尸检射线检测结果提示，在糖尿病及非糖尿病病例中均出现明确的年龄相关的 CAC 进展，在糖尿病病例（包括 1 型和 2 型）中，严重钙化病变程度高于非糖尿病病例[21]。

三、糖尿病与冠状动脉钙化发病机制

尽管血管钙化具有明确的临床意义，但调控血管钙化所涉及的复杂分子机制仍不完全清楚。而且，现阶段对血管钙化的遗传基础研究多集中于小鼠模型，与人类不同的是，在这些模型上通常不会同时发生动脉钙化和动脉粥样硬化，比如在易发生动脉粥样硬化的小鼠（ApoE 或 LDLR 敲除）中很少见到动脉钙化；同样，骨保护素或基质 Gla 蛋白（MGP）缺陷的小鼠动脉中膜钙化发生时也通常无明显动脉粥样硬化。血管钙化被 Demer 团队大致分为 3 种类型：炎症型、代谢型和遗传型[22]，遗传型多表现为中膜钙化[22]。与在冠状动脉或颈动脉血管中很少观察到的中膜钙化不同，内膜钙化除受氧化应激和炎症的局部作用外，还受传统全身系统 CVD 危险因素影响。除明确的年龄与钙化之间相关性外，CACS

还与 CHD 危险因素存在相关性。冠状动脉疾病进展的血管钙化动力学相对复杂。CAC 有双重作用，钙沉积的类型和特点会使得斑块进展至稳定斑块或易损斑块[23]。一般认为，斑点状或颗粒状微钙化与促炎症过程和病变不稳定性相关，而常常在纤维化病变观察到的片状或层状大块钙化与斑块稳定呈正相关。部分情况下，也有少量片状基质钙化容易形成结节性钙化，这样的钙化结节也可能在管腔内引起斑块破裂，导致血栓形成。

虽然现今已经提出了至少 4 种不同的血管钙化机制观点，但动脉中膜内的羟基磷灰石矿化过程是基础。比如，矿化抑制剂如 MGP 和焦磷酸盐的缺失会促进小鼠血管中膜钙化[24]；Ⅰ型胶原蛋白、骨形成蛋白 2（BMP-2）和骨钙素及可成矿的基质小泡的释放会促进钙的形成。实验动物研究发现，血管平滑肌细胞可以进行成骨转化，转化成表型不同的成骨细胞样细胞，这些细胞能够表达和释放软骨细胞蛋白；细胞死亡也可以提供富含磷脂的碎屑，升高的钙或磷促进磷灰石成核和晶体生成，也是血管钙化的主要机制。糖尿病和血管钙化之间的联系是由促炎因素和促成骨因素共同驱动的[25]。与糖尿病相关的许多激素和病理生理异常可通过氧化应激、内皮功能障碍、矿物质代谢变化、炎性细胞因子生成增加、骨髓原始细胞从骨髓的释放促进内膜钙化。

（一）AGE/RAGE 信号途径

糖尿病对血管损伤的病理过程为高血糖引起的自由基即超氧化物阴离子损伤。自由基能够激活包括多元醇、己糖胺、晚期糖基化终产物（AGE）、蛋白激酶 C（PKC）和 NF-κB 介导的血管炎症途径。AGE 与晚期糖基化终产物受体（RAGE）的相互作用通过 p38MAPK、TGF-β 和 NF-κB 激活 PKC 以触发信号下游信号通路活化。有研究显示，AGE 能够通过多种机制促进血管平滑肌细胞钙化，机制包括增加碱性磷酸酶（ALP）、骨基质蛋白、Runt 相关转录因子 2（Runx2）水平等，说明 AGE/RAGE 促进血管平滑肌细胞向成骨细胞样表型转化[26]。同时 AGE 活化将引起负反馈级联反应激活 TGF-β、NF-κB 和 NADPH 氧化酶（Nox-1）而引起活性氧增多，从而导致氧化应激加剧。血管平滑肌细胞本身能够表达的 S100A12 因子作为一种人 RAGE 配体，在 RAGE 系统激活情况下也将导致活性氧产生，在体研究显示这一个过程能够在 $ApoE^{-/-}$ 小鼠的近端主动脉和无名动脉中形成中膜钙化，与 BMP-2 和 Runx2 的增加有关[27]；S100A12 的作用依赖于 RAGE 和氧化应激信号，使用 RAGE 的诱饵受体和 Nox 抑制剂可减少成骨细胞钙化。临床研究也发现血液透析患者中该诱饵受体的血清水平与血管钙化呈负相关[28]。

（二）氧化应激

高血糖本身也会通过增加三羧酸循环中的葡萄糖氧化来增加线粒体活性氧，加剧氧化应激。研究发现，氧化应激能够明显上调 Runx2，并促进血管平滑肌细胞钙化[29]。氧化应激和脂质过氧化还可通过 Runx2 诱导小鼠血管平滑肌细胞 RANKL 表达增加，并减少骨保护素对血管钙化的抑制作用[30, 31]。

（三）炎症

高血糖还可以通过增加二酰甘油的合成来激活 PKC 途径，这一途径在激活 PKC、PKCβ、PKCδ 和 PKCα 中起关键作用。Nadra 等[32]研究表明，碱性磷酸钙晶体沉积于动脉粥样硬化斑块内促炎性的巨噬细胞中，巨噬细胞在吞噬碱性磷酸钙过程中会引起炎症反应，如增加炎性细胞因子 TNF-α、IL-1 及 IL-8 的分泌，PKCα 是这些效应的关键介质。还有学者认为肿瘤坏死因子诱导的 NF-κB 在抑制焦磷酸盐（钙化抑制剂）的同时可以促进人体主动脉平滑肌细胞的无机磷酸盐产生，从而诱导钙化[33]。因此，高血糖激活 PKC 可能产生恶性循环，巨噬细胞摄取碱性磷酸钙不仅可诱导炎症，而且也能促进钙化。

（四）蛋白质丝氨酸和苏氨酸残基的翻译后修饰

葡萄糖代谢通过己糖胺生物合成途径产生 UDP-β-D-N-乙酰葡糖胺，乙酰葡糖胺作为底物促进涉及蛋白质丝氨酸和苏氨酸残基的翻译后修饰（O-GlcNAcylation）。研究发现，这一类翻译后修饰能够刺激软骨形成和骨生成，并与成骨调节因子 Runx2 的转录活性相关[34]。临床研究已经证实人类糖尿病患者颈动脉斑块中的 O-GlcNAcylation 升高[35]。Heath 等则确定了 AKT 的 T430 和 T479 氨基酸位点糖基化修饰是糖尿病诱发血管钙化的潜在调节方式；在链脲佐菌素诱导的糖尿病小鼠模型中，血管 O-GlcNAcylation 增加的同时也伴随着血管钙化的增加[36]。

（五）内皮细胞功能障碍

糖尿病患者的内皮细胞功能障碍也是血管钙化的促进因素。1 型糖尿病患者内皮细胞功能障碍主要源于血糖控制不佳和糖尿病持续时间较长；而在 2 型糖尿病患者中，胰岛素抵抗是血管内皮功能障碍的重要因素。高血糖诱导葡萄糖代谢的各种途径（二酰甘油、PKC 和己糖胺）激活、氧化应激产生及 AGE 形成等共同作用于血管内皮细胞，致使内皮细胞凋亡及其整体功能障碍，促进内皮细胞通透性增加，使血管平滑肌细胞暴露于高血糖症和其他促进钙化、炎症的循环因子中，进而诱导产生 BMP-2。BMP-2 是一种有效的成骨细胞分化因子，通过激活同源异形体同系物 Msx2 和 Wnt 信号转导途径来促进成骨。

血管钙化与动脉粥样硬化斑块负荷增加相关，流行病学研究已经证实动脉钙化是糖尿病患者动脉粥样硬化病变的公认并发症。糖尿病可通过多种机制促进 CAC 的发生，这些机制包括高血糖引起的氧化应激增加、炎性细胞因子的产生、内皮功能障碍等；也可能与肾功能诱导的矿物质代谢改变、骨髓祖细胞再生相关。加强对糖尿病性血管疾病认识有助于制订更好的治疗方案以延缓糖尿病进展，改善患者最终的临床转归。

（于甜乐　刘　宏）

参 考 文 献

[1] Mukamal K J，Nesto R W，Cohen M C，et al. Impact of diabetes on long-term survival after acute myocardial infarction: comparability of risk with prior myocardial infarction. Diabetes Care，2001，24（8）：1422-1427.

[2] Lam D W，LeRoith D. The worldwide diabetes epidemic. Curr Opin Endocrinol Diabetes Obes，2012，19（2）：93-96.

[3] Emerging Risk Factors Collaboration. Diabetes mellitus，fasting blood glucose concentration，and risk of vascular disease: a collaborative meta-analysis of 102 prospective studies. Lancet，2010，375（9733）：

2215-2222.

[4] Khazai B，Luo Y，Rosenberg S，et al. Coronary atherosclerotic plaque detected by computed tomographic angiography in subjects with diabetes compared to those without diabetes. PLoS One，2015，10（11）：e0143187.

[5] Otsuka F，Sakakura K，Yahagi K，et al. Has our understanding of calcification in human coronary atherosclerosis progressed? Arterioscler Thromb Vasc Biol，2014，34（4）：724-736.

[6] Holman R R，Paul S K，Bethel M A，et al. 10-year follow-up of intensive glucose control in type 2 diabetes. N Engl J Med，2008，359（15）：1577-1589.

[7] Nicoll R，Zhao Y，Ibrahimi P，et al. Diabetes and hypertension consistently predict the presence and extent of coronary artery calcification in symptomatic patients：a systematic review and meta-analysis. Int J Mol Sci，2016，17（9）：E1481.

[8] Alexopoulos N，Raggi P. Calcification in atherosclerosis. Nat Rev Cardiol，2009，6（11）：681-688.

[9] Nicoll R，Zhao Y，Wiklund U，et al. Diabetes and male sex are key risk factor correlates of the extent of coronary artery calcification：a Euro-CCAD study. J Diabetes Complications，2017，31（7）：1096-1102.

[10] Choi I J，Lim S，Choo E H，et al. Differential impact of chronic kidney disease on coronary calcification and atherosclerosis in asymptomatic individuals with or without diabetes：analysis from a coronary computed tomographic angiography registry. Cardiorenal Med，2018，8（3）：228-236.

[11] Zhu L，Liu J，Gao C，et al. Comparison of coronary plaque，coronary artery calcification and major adverse cardiac events in Chinese outpatients with and without type 2 diabetes. Springerplus，2016，5（1）：1678.

[12] Kowall B，Lehmann N，Mahabadi A A，et al. Progression of coronary artery calcification is stronger in poorly than in well controlled diabetes：results from the heinz nixdorf recall study. J Diabetes Complications，2017，31（1）：234-240.

[13] Rhee E J，Kim J H，Park H J，et al. Increased risk for development of coronary artery calcification in insulin-resistant subjects who developed diabetes：4-year longitudinal study. Atherosclerosis，2016，（245）：132-138.

[14] Chang Y，Yun K E，Jung H S，et al. A1C and coronary artery calcification in nondiabetic men and women. Arterioscler Thromb Vasc Biol，2013，33（8）：2026-2031

[15] Carson A P，Steffes M W，Carr J J，et al. Hemoglobin a1cand the progression of coronary artery calcification among adults without diabetes. Diabetes Care，2015，38（1）：66-71.

[16] Ho C Y，Shanahan C M. Medial arterial calcification：an overlooked player in peripheral arterial disease. Arterioscler Thromb Vasc Biol，2016，36（8）：1475-1482.

[17] Lanzer P，Boehm M，Sorribas V，et al. Medial vascular calcification revisited：review and perspectives. Eur Heart J，2014，35（23）：1515-1525.

[18] Olson J C，Edmundowicz D，Becker D J，et al. Coronary calcium in adults with type 1 diabetes：a stronger correlate of clinical coronary artery disease in men than in women. Diabetes，2000，49（9）：1571-1578.

[19] Yutani C. Pathology of coronary arterial calcification. Clin Calcium，2007，17（3）：332-337.

[20] Yahagi K，Kolodgie F D，Otsuka F，et al. Pathophysiology of native coronary，vein graft，and in-stent atherosclerosis. Nat Rev Cardiol，2016，13（2）：79-98.

［21］Yahagi K，Kolodgie F D，Lutter C，et al. Pathology of human coronary and carotid artery atherosclerosis and vascular calcification in diabetes mellitus. Arterioscler Thromb Vasc Biol，2017，37（2）：191-204.

［22］Demer L L，Tintut Y. Inflammatory，metabolic，and genetic mechanisms of vascular calcification. Arterioscler Thromb Vasc Biol，2014，34（4）：715-723.

［23］Pugliese G，Iacobini C，Blasetti Fantauzzi C，et al. The dark and bright side of atherosclerotic calcification. Atherosclerosis，2015，238（2）：220-230.

［24］Luo G，Ducy P，McKee M D，et al. Spontaneous calcification of arteries and cartilage in mice lacking matrix GLA protein. Nature，1997，386（6620）：78-81.

［25］Shemesh J，Tenenbaum A，Fisman E Z，et al. Coronary calcium in patients with and without diabetes：first manifestation of acute or chronic coronary events is characterized by different calcification patterns. Cardiovasc Diabetol，2013，（12）：161.

［26］Kay A M，Simpson C L，Stewart J A Jr. The role of AGE/RAGE signaling in diabetes-mediated vascular calcification. J Diabetes Res，2016，（2016）：6809703.

［27］Hofmann Bowman M A，Gawdzik J，Bukhari U，et al. S100A12 in vascular smooth muscle accelerates vascular calcification in apolipoprotein E-null mice by activating an osteogenic gene regulatory program. Arterioscler Thromb Vasc Biol，2011，31（2）：337-344.

［28］Kim H S，Chung W，Kim A J，et al. Circulating levels of soluble receptor for advanced glycation end product are inversely associated with vascular calcification in patients on haemodialysis independent of S100A12（EN-RAGE）levels. Nephrology（Carlton），2013，18（12）：777-782.

［29］Sun Y，Byon C H，Yuan K，et al. Smooth muscle cell-specific runx2 deficiency inhibits vascular calcification. Circ Res，2012，111（5）：543-552.

［30］Byon C H，Sun Y，Chen J，et al. Runx2-upregulated receptor activator of nuclear factor kappaB ligand in calcifying smooth muscle cells promotes migration and osteoclastic differentiation of macrophages. Arterioscler Thromb Vasc Biol，2011，31（6）：1387-1396.

［31］Harper E，Forde H，Davenport C，et al. Vascular calcification in type-2 diabetes and cardiovascular disease：Integrative roles for OPG，RANKL and TRAIL. Vascul Pharmacol，2016，（82）：30-40.

［32］Nadra I，Mason J C，Philippidis P，et al. Proinflammatory activation of macrophages by basic calcium phosphate crystals via protein kinase C and MAP kinase pathways：a vicious cycle of inflammation and arterial calcification？Circ Res，2005，96（12）：1248-1256.

［33］Zhao G，Xu M J，Zhao M M，et al. Activation of nuclear factor-kappa B accelerates vascular calcification by inhibiting ankylosis protein homolog expression. Kidney Int，2012，82（1）：34-44.

［34］Andres-Bergos J，Tardio L，Larranaga-Vera A，et al. The increase in O-linked N-acetylglucosamine protein modification stimulates chondrogenic differentiation both in vitro and in vivo. J Biol Chem，2012，287（40）：33615-33628.

［35］Federici M，Menghini R，Mauriello A，et al. Insulin-dependent activation of endothelial nitric oxide synthase is impaired by O-linked glycosylation modification of signaling proteins in human coronary endothelial cells. Circulation，2002，106（4）：466-472.

［36］Heath J M，Sun Y，Yuan K，et al. Activation of AKT by O-linked N-acetylglucosamine induces vascular calcification in diabetes mellitus. Circ Res，2014，114（7）：1094-1102.

第四节 冠状动脉钙化与肾衰竭

慢性肾衰竭（chronic renal failure，CRF）是临床常见威胁人类健康的重大疾病，心血管疾病是慢性肾衰竭的常见死亡原因。慢性肾衰竭患者常合并冠心病，冠心病患者亦常常合慢性肾衰竭，且两种情况同时存在出现冠状动脉钙化（CAC）的概率大大增加。慢性肾衰竭合并 CAC 临床常见，预后差，在病理、病理生理、临床表现各有特点。诊断及治疗上由于肾衰竭导致造影剂应用有一定困难。肾衰竭合并 CAC 是当代研究热点。

一、肾衰竭合并冠状动脉钙化临床研究

慢性肾衰竭是指由慢性肾脏病（CKD）引起的肾小球滤过率（glomerular filter rate，GFR）估计数（eGFR）下降及其相关代谢紊乱的症状。慢性肾衰竭常出现钙磷代谢异常、甲状旁腺功能亢进、炎症因子激活等导致CAC,许多研究表明慢性肾衰竭患者常出现CAC。

CKD 患者 CAC 的发生率高于其他疾病和健康人。Koukoulaki 等[1] 对 49 例 18 岁以上无冠心病和糖尿病 CKD3～4 期患者进行研究，设立年龄、性别和危险因素相同无肾功能损害患者作为对照。采用多排 CT 评估 CAC，结果表明，79.6%的 CKD 患者出现 CAC，对照组有 59.2%患者出现 CAC，CKD 患者出现 CAC 者明显高于对照组（$P=0.028$）。CKD 患者和对照组 CACS 分别为 139（23～321）和 61（6～205），CKD 患者 CACS 明显高于对照组（$P=0.007$）。

肾衰竭患者出现 CAC 与肾衰竭所处阶段有关：CKD 不同阶段，CAC 患病率不同，随着肾功能恶化，CKD 分级增高，CAC 患病率增加。Qunibi 等[2] 比较早期 CKD（1～2 期）患者 29 例和晚期 CKD（4～5 期）患者 26 例的 CAC 患病率，发现 CAC 在早期 CKD 和晚期 CKD 的 CAC 发生率分别占 38%和 73%。一项研究发现，eGFR<60ml/（min·1.73m^2）（CKD3～5 期）患者的 CAC 发生率是没有 CKD 患者的 8 倍[3]。Górriz 等[4] 随访了 742 例非维持性血液透析的 CKD（3～5 期）患者 3 年，结果提示基础 eGFR 降低与 CAC 之间存在相关性。与正常 GFR 患者相比，患有轻度和中度 CKD 患者合并 CAC 的可能性分别为 2.2 倍和 6.4 倍。首尔国立大学医学院的 KNOW-CKD 研究[5] 在 2000～2013 年对肾小球肾炎、糖尿病肾病、多囊性肾病、高血压肾病及未分类的肾病患者进行研究，结果表明，CAC 与 GFR 呈负相关，eGFR 越低，CACS 越高。CAC 在儿童和青年的 CKD 晚期患者中也具有高患病率和快速进展特点[6]。肾移植患者 CAC 的发生率和进展也和肾功能有关[7]。诺丁汉大学医院 Porter 等[8] 评估 CKD3～4 期伴或不伴糖尿病患者的 CAC 情况，结果表明老年糖尿病患者 CAC 进展快，CAC 最重要的预测因子是基线 CAC、BMI 和血清磷酸盐水平。

不同性别 CKD 患者，CAC 患病率不同。MESA[9]表明，在 eGFR<60ml/（min·1.73m^2）的 CKD 患者，男性和女性 CAC 患病率分别为 14.8%和 6.9%，男性患病率明显高于女性，这与冠心病的流行情况类似。在我国一项研究中[10]，对在中国人民解放军总医院住院的年龄>60 岁且 GFR>45ml/（min·1.73m^2）的 105 例中国男性患者进行研究，使用螺旋CT 检测 CAC，结果表明中国老年男性肾功能与 CAC 独立相关。CAC 本身是血管衰老的表现之一，随着年龄的增长，CAC 患病率随之增加，在 CKD 患者也存在类似规律。Shu

等[11]分析了台湾 99 例肾移植患者的 CAC 患病率，60%的患者 CACS 超过 10 Agatston 单位。CASC 与年龄和高血压的存在密切相关。在多变量分析中，女性和高密度脂蛋白胆固醇被确定为保护因素。

在许多的研究中，CAC 和骨代谢之间存在联系，在骨再吸收过多的临床情况下，骨骼系统中一定量的矿物质可能沉积在软组织中，包括血管壁血管钙化、血管硬度与骨密度呈反比关系[12]。CKD 以骨骼和矿物质紊乱为特征，其复杂程度远超过骨质疏松症[13]。所谓的"无力性"骨病（低骨形成率），由骨矿物质代谢障碍（MD）引起，是 CKD 晚期一种伴发进行性血管钙化疾病[14]。Cristianne 等[15]通过多层冠状动脉断层扫描评估 CAC、未脱钙骨活检评估骨形成情况，研究 CKD 透析前患者 CAC 与骨组织形成之间关系。结果表明：骨形成率低与 CAC 的存在独立相关，是无症状透析前 CKD 患者 CAC 患病率较高的原因。OPG-RANKL 轴在骨再吸收调节中起关键作用，也被认为参与尿毒症的软组织钙化[16]。

二、慢性肾脏病引起冠状动脉钙化的可能机制

CKD 患者引起 CAC 机制可能与代谢紊乱、炎症因子激活、尿毒症毒素及其他如 FGF-23、FA、Klotho 等有关[17]。

（一）代谢因素

1. 钙和磷酸盐 在慢性肾衰竭患者中，由于 eGFR 降低，导致钙磷代谢紊乱，它是常见的电解质紊乱，与血管钙化有密切关系。高磷时血管平滑肌细胞表达 PiT-1 增加，导致钙磷沉积，从而促进基质小泡释放，进一步导致钙磷沉积增加，钙磷还可引起细胞凋亡，促进血管平滑肌细胞向成骨样细胞分化，导致血管钙化[18-20]。

2. PTH CKD 患者常由于钙磷代谢紊乱、活性维生素 D 缺乏、甲状旁腺细胞钙敏感受体表达减少及 FGF-23 增加，导致 PTH 分泌增多，发生继发性甲状旁腺功能亢进。PTH 与血管钙化有密切关系，即使仅存在低水平的钙或正常水平的磷，高水平的 PTH 也会导致血管钙化。Mario 等[21]发现 PTH 可以激活 PKC 或 PKK 通路，诱导 AGE 和 IL-6 的表达，促进血管钙化。PTH 的高分泌破坏破骨细胞和成骨细胞之间的平衡，使大量磷释放到血液中，这导致 $1,25-(OH)_2D_3$ 的生成减少，从而降低了血浆中的维生素 D，进一步加重钙化。

3. 维生素 D 许多研究表明，CKD 患者可导致维生素 D 水平降低，与血管钙化有密切关系。维生素 D 可以调节血清钙磷水平，提高 CKD 患者的心血管功能和生存能力。活性维生素 D 通过巨噬细胞抑制胆固醇的吞噬作用，减少泡沫细胞的形成，导致巨噬细胞活性下降，降低动脉钙化和动脉粥样硬化的风险[22]。维生素 D 可以调节肾素–血管紧张素系统（RAS）的活性，同时控制血管平滑肌细胞中钙离子的流动。维生素 D 还可以抑制 BMP 的表达和促炎细胞因子的产生，从而减少钙在血管中的沉积[23]。如果活性维生素 D 含量低，上述调节功能下降。这导致巨噬细胞活性增加，引起强吞噬作用、泡沫细胞形成增多、RAS 活性增强。因此，钙离子沉积在细胞内，促进动脉硬化和钙化。

（二）炎症因子激活

CKD 患者常伴有炎症因子激活，炎症因子在 CKD 的发展过程中起重要作用，与 CKD

患者的临床预后相关[24]。Leonardis 等[25]研究发现，CKD2～5 期患者 TNF-α、IL-6 及 IL-1β 升高，且与 eGFR 呈负相关。炎症因子在血管钙化过程中起重要作用，其持续激活导致炎症相关信号通路、巨噬细胞和 T 淋巴细胞的激活，从而导致血管平滑肌细胞的成骨细胞样分化[26]。炎症因子可刺激内皮细胞释放 BMP，从而激活 BMP/Smad 通路，促进血管平滑肌细胞和基质细胞向成骨细胞分化[27]。体外研究表明，IL-1、TNF-α 增强 Wnt 信号和 BMP-2 成骨细胞的表达。IL-1 也有刺激作用，通过诱导血管平滑肌细胞中独立于 Runx2 的机制，促进 ALP 活性和矿化[28]。IL-6 可促进 TNF-α 的表达，增加 Runx2 与 PiT-1 的表达和钙沉积[29]。总之，炎症因子通过刺激内皮释放 BMP 或直接导致 BMP 增加、Wnt 信号通路或由 PiT-1 导致钙磷沉积和血管平滑肌细胞向成骨样细胞分化等引起血管钙化。

（三）尿毒症相关毒素

研究表明，与年龄和性别匹配的健康人群相比，维持性血液透析（maintained hemodialysis，MH）患者的死亡风险增加了 10～20 倍[30, 31]，CAC 导致心血管事件是 MH 患者死亡率增加的原因之一。硫酸吲哚（IS）是大分子蛋白质结合的毒素，不能被 MH 清除。食物中的色氨酸在肠道菌群内发生转化，在肝脏内氧化形成硫酸吲哚，然后被肾脏清除。肾功能障碍患者清除硫酸吲哚能力下降，血液透析也不能清除，导致硫酸吲哚增加。硫酸吲哚酚引起血管钙化主要机制可能包括下列几方面：①能引起白细胞黏附在血管内皮细胞，增强 TNF-α 活动和血管炎症，导致血管钙化[32]。②上调 NADHP 氧化酶，促进活性氧的产生，诱导平滑肌细胞中骨细胞特异性蛋白的表达，从而促进 CAC[33]。③硫酸吲哚基通过刺激 PiT-1 及其 mRNA 的表达促进血管平滑肌细胞钙化[34]。④通过上调 DNA 甲基转移酶的表达进而下调 Klotho 的表达来促进 *Klotho* 基因的甲基化[35]。在 CKD 中，其他毒素也可能参与血管钙化的发病机制，但它们的生物学效应尚未显示。慢性肾衰竭患者血管钙化是一种活跃的细胞介导过程，涉及血管平滑肌细胞凋亡和囊泡释放、钙化抑制剂和促进剂对这种平衡的控制。血管钙化是 CKD 患者最严重的并发症。

（四）其他因素

1. FGF-23　是一种激素样物质，是由骨骼分泌的成纤维生长因子。CKD 患者血清中 FGF-23 水平升高，FGF-23 可抑制 PiT-1（近端小管表达）中磷的再吸收，诱导磷酸化并抑制 $1, 25\text{-}(OH)_2D_3$ 合成，从而增加 PTH 分泌[36]。同时，高血清 FGF-23 水平可导致血管内皮功能障碍[37]。然而，为了维持体内正常的磷水平，FGF-23 必须与膜蛋白抗衰老因子 Klotho 结合。FGF-23-Klotho 系统作为维持磷酸盐平衡的内分泌轴是必不可少的[38]。*Klotho* 基因编码一种主要在肾脏中表达的单通道跨膜蛋白，血管平滑肌细胞具有 Klotho 的功能表达能力[39]。事实上，Klotho 存在于血液、尿液和脑脊液中。因此，Klotho 以两种形式存在：膜型和分泌型。前者是与 FGF-23 的唯一共受体，而分泌的 Klotho 与 FGF-23 的体液因子无关。Klotho 的缺失会以不同的方式影响不同的组织[40]。在 CAC 机制中，分泌的 Klotho 抑制 PiT-1 表达，从而抑制钙化，维持血管平滑肌细胞正常分化[41]。Klotho 还可以抑制 Wnt 信号通路，降低成骨细胞分化和血管平滑肌细胞钙化；Klotho 通过抑制肾近端小管减少磷的吸收[33]。随着肾功能的下降，eGFR 和 Klotho 表达下降，导致一个非常重要的抑制血管钙化的因子大量丢失。随着 FGF-23 表达的增加，PTH 水平升高，导致维生素 D

活性降低，促进血管平滑肌细胞分化和 CAC。Srivaths 等[42]研究表明，FGF-23 和血清磷酸盐被认为是与 CACS 独立相关的。

2. 胎球蛋白 A（FA） 是从肝脏分泌后释放到血液中的。它存在于细胞外液中，对钙和磷的沉积有 50% 的抑制作用[43]。血清中 FA 被血管平滑肌细胞吸收，并集中于细胞内囊泡。FA 与钙、磷形成可溶性矿物复合物，抑制磷灰石前体的形成和沉淀，进而抑制钙化。随后，FA 由凋亡和存活的血管平滑肌细胞小泡分泌。细胞外 FA 可抑制细胞凋亡[44]。此外，FA 可通过血管平滑肌细胞增强小泡的吞噬作用，抑制炎症细胞的活化，减少炎症因子的释放，降低炎症对血管内皮损伤的影响[45, 46]。然而，Liang 等[47]在研究中发现，终末期肾病（ESRD）接受 MH 的患者 FA 水平明显低于 CKD 2/3 期患者 FA 水平，且 FA 与MH 患者钙化评分呈负相关。此外，CKD 患者通常处于营养不良、微炎症或炎症状态，在这种情况下，FA 等蛋白的表达可能是下调的[48]。Price 等[48, 49]发现长期 CKD 合并钙化负荷增加到一定程度时，有 FA 释放，但最终均会被耗尽。

3. 骨相关蛋白 骨保护素（OPG）是一种可溶性分泌糖蛋白，是 TNF 受体家族中的一员，广泛分布于肝脏、心脏、肺、肾脏和骨骼。它也存在于内皮细胞和平滑肌细胞，通过自分泌和旁分泌方式发挥作用[50]。在 CAC 形成过程中，多种炎症因子和细胞因子可上调血管平滑肌细胞和内皮细胞中 OPG 的表达和释放。OPG 可以通过提高内皮细胞的生存能力来防止促炎细胞因子引起的血管损伤[51]。

RANKL 是由成骨细胞和骨髓基质细胞合成的促进骨分化的细胞因子，与内皮细胞膜结合，介导血管内皮细胞释放 BMP-2，导致血管钙化[52]。OPG 和 RANKL 与 RANK 竞争结合，抑制 RANKL/RANK 系统，进而抑制血管钙化。与此同时，OPG 还能抑制破骨细胞分化，降低成熟破骨细胞的骨吸收活性[53]。肾组织中 OPG mRNA 的表达与一定程度的肾功能损害有关，体内 OPG 水平的升高可能具有补偿性和保护性，但不能完全预防损伤。OPG 可延缓组织损伤的进展，血清 OPG 浓度与 CACS 相关[54]。

三、慢性肾脏病合并冠状动脉钙化的处理

（一）生活方式的控制

生活方式的改变，包括有规律的肌肉锻炼，限制盐的摄入，减少能量摄入，以及戒烟，对一般人群的心血管有显著的好处。同样，对引起 CAC 危险因素的预防及控制能极大地降低其发病率，如控制血糖、血脂。控制血压可以抑制透析前 CKD 患者 GFR 下降的速度[55]，高血压 CKD 患者应按照指南进行治疗。RAS 抑制剂刺激 CKD 患者 *Klotho* 基因表达，通过对 *Klotho* 基因的调控，RAS 受体阻滞剂减轻 CAC，从而发挥心血管保护作用[56, 57]。醛固酮可引起血管钙化，期待临床研究来评估醛固酮拮抗剂是否具有保护作用。

（二）他汀类药物

脂质代谢异常是动脉粥样硬化的公认诱因，也与动脉钙化有关。Qunibi[58]联合他汀类药物与醋酸钙的研究显示，其控制 CAC 进展的效果与司维拉姆类似。另一项研究使用瑞舒伐他汀治疗 CKD 患者，其结果也表明疗效与司维拉姆相当[59]。然而，他汀类药物治疗 CAC，结果模棱两可，至今仍没有科学依据来断定这些药物能阻止 CAC 的进展[60-63]。

预防 CAC 可能不是 CKD 患者开始使用这些药物的主要适应证，因为它们已经被广泛使用。

（三）磷酸盐结合剂

磷酸盐结合剂可减少肠道对钙和磷酸盐的吸收，主要用于 CKD 矿物质和骨异常（CKD-mineral and bone disorder，CKD-MBD）的治疗。它包括含钙磷酸盐结合剂和无钙磷酸盐结合剂两类，含钙磷酸盐结合剂有碳酸钙、醋酸钙和柠檬酸钙等，无钙磷酸盐结合剂包括碳酸镧和司维拉姆。一些研究表明含钙磷酸盐结合剂治疗血管钙化有效[58, 64, 65]，但这类药物中的钙导致钙的额外增加及甲状旁腺过度抑制[66]，从而限制了此类药物使用。对于磷酸盐结合剂治疗血管钙化的研究大多集中在无钙磷酸盐结合剂。Shantouf 等[67]在一项横断面研究中发现，长期使用血液透析及司维拉姆的患者，其 CACS 低于那些优先使用含钙磷酸盐黏合剂的患者。Russo 等[68]随机选取 100 例 CKD3～5 期患者，分为饮食组（仅给予低磷酸盐饮食）、司维拉姆组、碳酸钙组。结果发现饮食组和碳酸钙组 2 年后 CACS 显著增加，而在使用司维拉姆的患者中，CACS 保持稳定，司维拉姆可有效阻止这一过程中的 CAC 进展。最近在日本完成的一项对 183 例血液透析患者进行的随机研究，随机将患者分为盐酸司维拉姆和碳酸钙组，1 年后，两组 CACS 均升高，但在调整组间基线差异后，使用司维拉姆的患者 CACS 升高值明显降低[69]。司维拉姆还具有多效性，如纠正脂质代谢的某些异常，显著降低 IL-6、sCD14、hs-CRP 等炎症参数[70, 71]，降低血清尿酸浓度[72]，减少血清 FGF-23[73, 74]，提高血清 FA 和 Klotho 水平[74]，改善 CKD 患者的内皮功能[75]，这些作用也可延缓 CAC 进展。

（四）双膦酸盐类

焦磷酸盐能够抑制磷酸钙的沉淀，是重要的血管钙化抑制剂。Nitta 等[76]对终末期肾病患者进行研究，使用依替膦酸钠 200mg/d 持续 14 天，90 天重复 1 次，共治疗 3 次。与治疗开始前相比，依替膦酸钠治疗组 CAC 的进展较未治疗组明显减轻。Ariyoshi 等[77]研究表明：在接受慢性血液透析的终末期肾病患者中，依替膦酸显著降低动脉钙化，从而改善慢性血液透析患者的长期预后。研究表明，双膦酸盐可降低 65 岁以上女性 CAC，但仍无法抑制 65 岁以下女性 CAC 的进展[78]。

（五）碳酸镧

碳酸镧是一种新型磷酸黏接剂，可替代氢氧化铝治疗高磷血症。Ohtake 等[79]对 52 例血液透析患者进行研究，随机分为碳酸镧组（19 例）和碳酸钙组（23 例），治疗 6 个月后评估 CACS。结果显示碳酸镧组和碳酸钙组的 CACS 变化分别为-288.9±1176.4 和 107.1±559.6，碳酸镧组 CACS 降低较碳酸钙组更明显（$P=0.036$），碳酸镧比碳酸钙能更有效地预防血液透析患者 CAC 的进展，且碳酸镧对 CKD 患者的总死亡率没有影响。

（彭 媛 刘 宏）

参 考 文 献

[1] Koukoulaki M，Papachristou E，Kalogeropoulou C，et al. Increased prevalence and severity of coronary

artery calcification in patients with chronic kidney disease stage Ⅲ and Ⅳ. Nephron Extra, 2012, 2 (1): 192-204.

[2] Qunibi W Y. Cardiovascular calcification in nondialyzed patients with chronic kidney disease. Semin Dial, 2010, 20 (2): 134-138.

[3] Kramer H, Toto R, Peshock R, et al. Association between chronic kidney disease and coronary artery calcification: the dallas heart study. J Am Soc Nephrol, 2005, 16 (2): 507.

[4] Górriz J L, Pablo M, M Jesús C, et al. Vascular calcification in patients with nondialysis CKD over 3 years. Clin J Am Soc Nephrol, 2015, 10 (4): 654.

[5] Kang E, Han M, Kim H, et al. Baseline general characteristics of the korean chronic kidney disease: report from the korean cohort study for outcomes in patients with chronic kidney disease (KNOW-CKD). J Korean Med Sci, 2017, 32 (2): 221-230.

[6] Goodman W G, Goldin J, Kuizon B D, et al. Coronary-artery calcification in young adults with end-stage renal disease who are undergoing dialysis. N Engl J Med, 2000, 342 (20): 1478-1483.

[7] Seyahi N, Cebi D, Altiparmak M R, et al. Progression of coronary artery calcification in renal transplant recipients. Nephrol Dial Transplant, 27 (5): 2101-2107.

[8] Porter C J, Aristeidis S, Roe S D, et al. Detection of coronary and peripheral artery calcification in patients with chronic kidney disease stages 3 and 4, with and without diabetes. Nephrol Dial Transplant, 2011, 26 (8): 2582-2589.

[9] Mcclelland R L, Hyoju C, Robert D, et al. Distribution of coronary artery calcium by race, gender, and age: results from the Multi-Ethnic Study of Atherosclerosis (MESA). Circulation, 2006, 113 (1): 30-37.

[10] Fu S, Zhang Z, Luo L, et al. Renal function had an independent relationship with coronary artery calcification in Chinese elderly men. BMC Geriatr, 2017, 17 (1): 80.

[11] Shu K H, Tsai I C, Ho H C, et al. Coronary artery calcification in kidney transplant recipients with long-term follow-up. Transplant Proc, 2012, 44 (3): 687-690.

[12] Lampropoulos C E, Papaioannou I, D'Cruz D P. Osteoporosis—a risk factor for cardiovascular disease? Nat Revi Rheumatol, 2012, 8 (10): 587-598.

[13] Aoki A, Kojima F, Uchida K, et al. Associations between vascular calcification, arterial stiffness and bone mineral density in chronic hemodialysis patients. Geriatr Gerontol Int, 2010, 9 (3): 246-252.

[14] Barreto D V, Barreto Fde C, Carvalho A B, et al. Association of changes in bone remodeling and coronary calcification in hemodialysis patients: a prospective study. Am J Kidney Dis, 2008, 52 (6): 1139-1150.

[15] Cristianne T, Carvalho A B, Andrea H, et al. Coronary calcification is associated with lower bone formation rate in CKD patients not yet in dialysis treatment. J Bone Miner Res, 2010, 25 (3): 499-504.

[16] Ozkok A, Caliskan Y, Sakaci T, et al. Osteoprotegerin/RANKL axis and progression of coronary artery calcification in hemodialysis patients. Clin J Am Soc Nephrol, 2012, 7 (6): 965-973.

[17] Lai J, Akindavyi G, Fu Q, et al. Research progress on the relationship between coronary artery calcification and chronic renal failure. Chin Med J (Engl), 2018, (5): 608-614.

[18] Jono S, Shioi A, Ikari Y, et al. Vascular calcification in chronic kidney disease. J Bone Miner Metab, 2006, 24 (2): 176-181.

[19] Jablonski K L, Chonchol M. Vascular calcification in end-stage renal disease. Hemodial Int, 2013, 17

（S1）：S17-S21.

[20] Askar A M. Hyperphosphatemia. The hidden killer in chronic kidney disease. Saudi Med J, 2015, 36 (1):
13-19.

[21] Mario C, Florjan M, Paola C, et al. The effect of paricalcitol on vascular calcification and cardiovascular
disease in uremia: beyond PTH control. Int J Nephrol, 2011, 2011: 269060.

[22] Oh J, Weng S, Felton S K, et al. 1, 25(OH)2 vitamin D inhibits foam cell formation and suppresses
macrophage cholesterol uptake in patients with type 2 diabetes mellitus. Circulation, 2009, 120 (8):
687-698.

[23] Han M S, Che X, Cho G H, et al. Functional cooperation between vitamin D receptor and Runx2 in vitamin
D-induced vascular calcification. PLos One, 2013, 8 (12): e83584.

[24] Mihai S, Codrici E, Popescu I D, et al. Inflammation-related mechanisms in chronic kidney disease
prediction, progression, and outcome. J Immunol Res, 2018, 2018: 1-16.

[25] Leonardis D, Spoto B, Parlongo R M, et al. Plasma cytokines, glomerular filtration rate and adipose
tissue cytokines gene expression in chronic kidney disease (CKD) patients. Nutr Metab Cardiovasc Dis,
2012, 22 (11): 981-988.

[26] Al-Aly Z, Shao J S, Lai C F, et al. Aortic Msx2-Wnt calcification cascade is regulated by TNF-
alpha-dependent signals in diabetic Ldlr$^{-/-}$ mice. Arterioscler Thromb Vasc Biol, 2007, 27 (12): 2589-2596.

[27] Lim S, Park S. Role of vascular smooth muscle cell in the inflammation of atherosclerosis. Bmb Reports,
2014, 47 (1): 1-7.

[28] Ouyang L, Zhang K, Chen J, et al. Roles of platelet-derived growth factor in vascular calcification. J Cell
Physiol, 2018, 233 (4): 2804-2814.

[29] Zhu C G, Yu B, Liu Y X, et al. The role of inflammation in coronary artery calcification. Aging Res Rev,
2007, 6 (4): 263-270.

[30] Kuroo M. The FGF23 and Klotho system beyond mineral metabolism. Clin Exp Nephrol, 2017, 21 (Suppl
1): 1-6.

[31] Ito S, Yoshida M. Protein-bound uremic toxins: new culprits of cardiovascular events in chronic kidney
disease patients. Toxins, 2014, 6 (2): 665-678.

[32] Guo J, Lu L, Hua Y, et al. Vasculopathy in the setting of cardiorenal syndrome: the roles of protein-bound
uremic toxins. Am J Physiol Heart Circ Physiol, 2017, 313 (1): 787.

[33] Gao H, Liu S. Role of uremic toxin indoxyl sulfate in the progression of cardiovascular disease. Life Sci,
2017, 185: 23-29.

[34] Wu Y, Han X, Wang L, et al. Indoxyl sulfate promotes vascular smooth muscle cell calcification via the
JNK/Pit-1 pathway. Ren Fail, 2016, 38 (10): 1702-1710.

[35] Chen J, Zhang X, Zhang H, et al. Indoxyl sulfate enhance the hypermethylation of klotho and promote the
process of vascular calcification in chronic kidney disease. Int J Biol Sci, 2016, 12 (10): 1236-1246.

[36] Stompór T. Coronary artery calcification in chronic kidney disease: an update. World J Cardiol, 2014, 6
(4): 115.

[37] Zoccali C, Yilmaz M I, Mallamaci F. FGF23: a mature renal and cardiovascular risk factor? Blood Purif,
2013, 36 (1): 52-57.

［38］Memon F，El-Abbadi M，Nakatani T，et al. Does Fgf23-klotho activity influence vascular and soft tissue calcification through regulating mineral ion metabolism? Kidney Int，2008，74（5）：566-570.

［39］Kuroo M. Klotho，phosphate and FGF-23 in ageing and disturbed mineral metabolism. Nat Rev Nephrol，2013，9（11）：650-660.

［40］Kenneth L，Tzong-Shi L，Guerman M，et al. Vascular Klotho deficiency potentiates the development of human artery calcification and mediates resistance to fibroblast growth factor 23. Circulation，2012，125（18）：2243-2255.

［41］Chang H M，Mingjun S，Jianning Z，et al. Klotho deficiency causes vascular calcification in chronic kidney disease. J Am Soc Nephrol，2011，22（1）：124-136.

［42］Srivaths P R，Goldstein S L，Silverstein D M，et al. Elevated FGF 23 and phosphorus are associated with coronary calcification in hemodialysis patients. Pediatr Nephrol，2011，26（6）：945-951.

［43］Holt S G，Smith E R. Fetuin-A-containing calciprotein particles in mineral trafficking and vascular disease. Nephrol Dial Transplant，2016，31（10）：1583.

［44］Lin H H，Liou H H，Wu M S，et al. Factors associated with serum fetuin-A concentrations after long-term use of different phosphate binders in hemodialysis patients. Bmc Nephrology，2016，17（1）：1-7.

［45］Dautova Y，Kozlova D，Skepper J N，et al. Fetuin-A and albumin alter cytotoxic effects of calcium phosphate nanoparticles on human vascular smooth muscle cells. PLos One，2014，9（5）：e97565.

［46］Yamada S，Tokumoto M，Tsuruya K，et al. Fetuin-A decrease induced by a low-protein diet enhances vascular calcification in uremic rats with hyperphosphatemia. Am J Physiol Renal Physiol，2015，309（8）：F744-F754.

［47］Liang X L，Shi W，Zhang B，et al. Association of cardiovascular events with serum fetuin A and coronary artery calcification in ESRD patients. Chin J Nephrol，2006，22（6）：336-340.

［48］Price P A，Thomas G R，Pardini A W，et al. Discovery of a high molecular weight complex of calcium，phosphate，fetuin，and matrix γ-carboxyglutamic acid protein in the serum of etidronate-treated rats. J Biol Chem，2002，277（6）：3926-3934.

［49］Price P A，Eun L J. The inhibition of calcium phosphate precipitation by fetuin is accompanied by the formation of a fetuin-mineral complex. J Biol Chem，2003，278（24）：22144-22152.

［50］Peres L A，Pércio P P. Mineral and bone disorder and vascular calcification in patients with chronic kidney disease. J Bras Nefrol，2014，36（2）：201-207.

［51］Dellegrottaglie S，Sanz J，Rajagopalan S. Molecular determinants of vascular calcification：a bench to bedside view. Curr Mol Med，2006，6（5）：515-524.

［52］Davenport C，Harper E，Forde H，et al. RANKL promotes osteoblastic activity in vascular smooth muscle cells by upregulating endothelial BMP-2 release. Int J Biochem Cell Biol，2016，（77）Pt A：171-180.

［53］Wu M，Rementer C，Giachelli C M. Vascular calcification：an update on mechanisms and challenges in treatment. Calcif Tissue Int，2013，93（4）：365-373.

［54］Montañez-Barragán A，Gómez-Barrera I，Sanchez-Niño M D，et al. Osteoprotegerin and kidney disease. J Nephrol，2014，27（6）：607-617.

［55］Bakris G L，Williams M，Dworkin L，et al. Preserving renal function in adults with hypertension and diabetes：a consensus approach. Am J Kidney Dis，2000，36（3）：646-661.

[56] Haruo M，Nobukazu I，Toru A，et al. In vivo klotho gene transfer ameliorates angiotensin II-induced renal damage. Hypertension，2002，39（39）：838-843.

[57] Karalliedde J，Maltese G，Hill B，et al. Effect of renin-angiotensin system blockade on soluble klotho in patients with type 2 diabetes，systolic hypertension，and albuminuria. Clin J Am Soc Nephrol，2013，8（11）：1899-1905.

[58] Qunibi W Y. Dyslipidemia and progression of cardiovascular calcification（CVC）in patients with end-stage renal disease（ESRD）. Kidney Int Suppl，2005，67（95）：S43.

[59] Lemos M M，Watanabe R，Carvalho A B，et al. Effect of rosuvastatin and sevelamer on the progression of coronary artery calcification in chronic kidney disease：a pilot study. Clin Nephrol，2013，80（1）：1-8.

[60] Tenenbaum A，Shemesh J，Koren-Morag N，et al. Long-term changes in serum cholesterol level does not influence the progression of coronary calcification. Int J Cardiol，2011，150（2）：130-134.

[61] Houslay E S，Cowell S J，Prescott R J，et al. Progressive coronary calcification despite intensive lipid-lowering treatment：a randomised controlled trial. Digest of the World Core Med J，2007，92（9）：1207-1212.

[62] Aramesh S，Gideon B，Reaven P D. Progression of vascular calcification is increased with statin use in the Veterans Affairs Diabetes Trial（VADT）. Diabetes Care，2012，35（11）：2390.

[63] Mulders T A，Sivapalaratnam S，Stroes E S G，et al. Asymptomatic individuals with a positive family history for premature coronary artery disease and elevated coronary calcium scores benefit from statin treatment：a post hoc analysis from the St. Francis Heart Study. JACC Cardiovasc Imaging，2012，5（3）：252-260.

[64] Qunibi W，Moustafa M，Muenz L R，et al. A 1-Year randomized trial of calcium acetate versus sevelamer on progression of coronary artery calcification in hemodialysis patients with comparable lipid control：the Calcium Acetate Renagel Evaluation-2（CARE-2）study. Am J Kidney Dis，2008，51（6）：877-879.

[65] Barreto D V，Barreto F C，Carvalho A B，et al. Phosphate binder impact on bone remodeling and coronary calcification--results from the BRiC study. Nephron Clin Pract，2008，110（4）：c273-c283.

[66] Hans-Gernot A，Johan B，Rolfdieter K，et al. Two year comparison of sevelamer and calcium carbonate effects on cardiovascular calcification and bone density. Nephrol Dial Transplant，2005，20（8）：1653-1661.

[67] Shantouf R，Ahmadi N，Flores F，et al. Impact of phosphate binder type on coronary artery calcification in hemodialysis patients. Clin Nephrol，2010，74（1）：12-18.

[68] Russo D，Miranda I，Ruocco C，et al. The progression of coronary artery calcification in predialysis patients on calcium carbonate or sevelamer. Kidney Int，2007，72（10）：1255.

[69] Takatoshi K，Reika T，Toru H，et al. Effect of sevelamer and calcium-based phosphate binders on coronary artery calcification and accumulation of circulating advanced glycation end products in hemodialysis patients. Am J Kidney Dis，2011，57（3）：422-431.

[70] Ferramosca E，Burke S，Chasan-Taber S，et al. Potential antiatherogenic and anti-inflammatory properties of sevelamer in maintenance hemodialysis patients. Am Heart J，2005，149（5）：820-825.

[71] Navarro-González J F，Mora-Fernández C，Muros de Fuentes M，et al. Effect of phosphate binders on serum inflammatory profile，soluble CD14，and endotoxin levels in hemodialysis patients. Clin J Am Soc Nephrol C，2011，6（9）：2272.

[72] Garg J P，Chasan-Taber S，Blair A，et al. Effects of sevelamer and calcium-based phosphate binders on uric acid concentrations in patients undergoing hemodialysis：a randomized clinical trial. Arthritis Rheum，2012，52（1）：290-295.

[73] Oliveira R B，Cancela A L，Graciolli F G，et al. Early control of PTH and FGF23 in normophosphatemic CKD patients：a new target in CKD-MBD therapy? Clin J Am Soc Nephrol，2010，5（2）：286-291.

[74] Hsin-Hung L，Hung-Hsiang L，Ming-Shiou W，et al. Long-term sevelamer treatment lowers serum fibroblast growth factor 23 accompanied with increasing serum Klotho levels in chronic haemodialysis patients. Nephrology，2015，19（11）：672-678.

[75] Anjay R. Sevelamer revisited：pleiotropic effects on endothelial and cardiovascular risk factors in chronic kidney disease and end-stage renal disease. Ther Adv Cardiovasc Dis，2013，7（6）：322-342.

[76] Nitta K，Akiba T，Suzuki K，et al，Effects of cyclic intermittent etidronate therapy on coronary artery calcification in patients receiving long-term hemodialysis. Am J Kidney Dis，2004，44（4）：680-688.

[77] Ariyoshi T，Eishi K，Sakamoto I，et al. Effect of etidronic acid on arterial calcification in dialysis patients. Clin Drug Investig，2006，26（4）：215-222.

[78] Elmariah S，Delaney J A，O'Brien K D，et al. Bisphosphonate use and prevalence of valvular and vascular calcification in women MESA(The Multi-Ethnic Study of Atherosclerosis). J Am Coll Cardiol，2010，56（21）：1752-1759.

[79] Ohtake T，Kobayashi S，Oka M，et al. Lanthanum carbonate delays progression of coronary artery calcification compared with calcium-based phosphate binders in patients on hemodialysis：a pilot study. J Cardiovasc Pharmacol Ther，2013，18（5）：439.

第五节　冠状动脉钙化与甲状旁腺激素功能异常

甲状旁腺激素（PTH）是调节钙磷代谢的关键激素，钙磷代谢在冠状动脉钙化（CAC）过程中起重要作用，PTH 增多可通过促进炎症因子表达、调节维生素 D 等引起 CAC，近年来有许多关于甲状旁腺功能异常引起 CAC 的研究，PTH 与 CAC 关系越来越受到重视，研究 PTH 与 CAC 关系可能给 CAC 的防治带来新的视角，对降低冠心病死亡率可能有一定帮助。

一、甲状旁腺激素

（一）甲状旁腺激素的结构

1. 甲状旁腺激素的一级结构及氧化过程　PTH 是由甲状旁腺主细胞分泌的含 84 个氨基酸残基的单链多肽激素，PTH 的 N 端（1～34）具有较高的序列保守性，种属间差异小，其 N 端 1～34 活性片段保留了全部的成骨活性[1]。Brewer 等[2] 报道了牛 PTH（bPTH）的一级结构，随后在 1978 年，Keutmann 等[3] 报道了人 PTH（hPTH）的一级结构，指出 hPTH 是由 84 个氨基酸残基组成的一条单链多肽分子，且分子中不含半胱氨酸，故分子中不含二硫键。在氧化应激条件下，第一步是甲硫氨酸的残基在第 8 位和第 18 位可以氧化成亚砜甲硫氨酸，这个过程是可逆的，第二步是亚砜甲硫氨酸进一步氧化为甲硫氨酸砜，这个过程是不可逆的。PTH 氧化改变它的三维结构，阻止了 PTH 和其受体结合，氧化 PTH 生物学上是不活跃的。

2. 甲状旁腺激素的二级结构　1995 年，Marx 等[4]研究发现，hPTH（1～37）N 端的 4 个氨基酸呈现不稳定的构象，在异亮氨酸-天冬酰胺之间存在一个稳定的α螺旋，此螺旋后连接一个柔性的甘氨酸 12～赖氨酸 13 片段和一个组氨酸 14～丝氨酸 17 的转角结构，后者通过色氨酸 23 和亮氨酸 15 间的疏水相互作用加以稳定，在丝氨酸 17 和亮氨酸 28 之间又形成稳定的α螺旋。2000 年，Marx 等[5]又对 hPTH（1～34）、bPTH（1～37）和 hPTH（1～39）的溶液结构进行了研究，发现三者前 34 个氨基酸残基的二级结构是一致的，即一个短的 N 端α螺旋，一个长的 C 端α螺旋和组氨酸 14 和丝氨酸 17 之间的柔性区域，三者之中 bPTH（1～37）的 N 端α螺旋结构最规则，其生物活性也最高。由于 PTH 的二级结构大多数是在含有三氟乙醇（TFE）的溶液中观察到的，TFE 虽然有助于 PTH 形成二级结构，但它会削弱分子间的疏水相互作用，从而破坏尚未证实的三级结构[6]。

（二）甲状旁腺激素及其与受体的相互作用

1. 甲状旁腺激素 1 受体（PTH1 receptor，PTH1R）　PTH 受体是经典的 B 型 G 蛋白偶联受体，PTH1 主要位于肾脏和骨组织中。PTH 主要通过与 PTH1R 结合发挥其主要生理作用。研究表明[7]，PTH（1～14）片段在激活第二信使中起决定性作用，PTH（15～34）片段则在与受体的结合中起决定性作用。在 PTH 与 PTH1R 作用时，PTH 的 C 端和受体的胞外 N 端区域结合，从而引导 PTH 的 N 端与受体的近膜区胞外环结合，激活细胞内的环腺苷酸（cAMP）信号系统，增加胞内 cAMP 浓度，从而达到调节钙磷代谢的目的。

2. PTH2R　PTH2 主要位于脑组织和胰腺中[8]。PTH2R 在大脑中最为丰富，其含有很少的 PTH。PTH2R 在大脑皮质等部位表达，是 7 个跨膜结构域受体，也属于家族 B 类 G 蛋白偶联受体[9]。人 PTH2R 与啮齿动物 PTH2R 具有约 84%的氨基酸序列同一性，与人 PHT1R 具有约 50%的氨基酸序列同一性。基于其选择性激活 PTH2R，相关研究显示小鼠和大鼠结节漏斗肽（TIP39）序列及人和牛 TIP39 序列是相同的，而啮齿动物和人 TIP39 序列之间的 4 个氨基酸是不同的。啮齿动物 TIP39 序列仅分别与 PTH 和甲状旁腺激素相关肽［parathyroid hormone-related peptide，PTHrP，别名 PTH 样激素（Pthlh）］共有 6 个和 4 个氨基酸残基，而人类肽的相应氨基酸相似数分别为 8 个和 5 个。PTH1R 通过 PTH 和 PTHrP 以亚纳摩尔效力激活，并且两种肽被认为是其生理配体。PTH 从甲状旁腺中被释放并在钙代谢中起关键作用，而人 PTHrP 是局部产生的，参与许多组织特别是骨骼的发育和重塑。相反，TIP39 对 PTH1R 没有显著影响[10]，但人 PTH2R 能被 PTH 和 TIP39 有效激活[11]。TIP39 对大鼠 PTH2R 的效力与人类受体相似，而 PTH 的效力较其低几千倍，仅产生 TIP39 最大效应[11]的 40%。PTHrP 不激活大鼠或人 PTH2R。因此，也有强有力的药理学证据表明 TIP39 是 PTH2R 的内源性配体。

3. PTH3R（Pthlh）　是第一种在鱼中分离出的 PTH 肽，具有最佳的功能特征。1978 年在 Parsons 等[12]的初步研究中，使用哺乳动物 PTH 抗血清，已显示出虹鳟鱼中具有高钙血症作用的鳕鱼和鳗鱼垂体中 PTH 样因子的证据。1991 年，Fraser 等[13]在银耳鲑鱼的垂体中发现了 PTH3，并于 1993 年，Danks 等[14]在研究中发现了 PTH3。在哺乳动物中，PTHrP 作为旁分泌激素起作用，调节软骨、骨骼、牙齿、胰腺和胸腺的模式。然而，除了哺乳动物之外，人们对 PTHrP 调节早期发育的分子遗传机制仍知之甚少[15]。

39 个残基的 TIP39 是 PTH 配体家族的第三个成员，并且是 PTH2R 的激动剂[11]。人 PTH2R 与人 PTH1R 仅具有 51% 的氨基酸序列同一性。PTH 结合并刺激两种受体，而 PTHrP 仅对 PTH1R 起作用[9]。TIP39 也与两种受体结合，但其对 PTH2R 的亲和力比 PTH1R 强 100 倍。外源性 TIP39 对 PTH1R 具有拮抗活性。

4. PTH4R　PTH4 是 PTH 家族的最新成员。最初通过河豚鱼的计算机分析鉴定[16]，并显示具有 PTH1 和 PTH3 的中间特征。初步生物活性研究表明，河豚 PTH4（1～34）能够诱导鲷鱼幼虫体内钙离子流入的显著体内刺激。与 PTH3（1～34）相比，由于其有效地动员钙活动，有人认为它可能在鱼类中具有与哺乳动物相同的 PTH 等效功能[17]。随后，这种新的 PTH ohnolog 在鸡和青蛙中被鉴定出来，并且还显示出在钙稳态中的作用[18]。直到 2017 年，Suarez-Bregua 等[19]证明了 PTH4 由两个下丘脑神经元簇合成，轴突投射到脑干和脊髓，他们还证明 PTH4 表达由 Runx2 直接调节，PTH4 可以激活下游信号转导。此外，通过对成年转基因斑马鱼的功能获得分析表明，PTH4 作为骨矿物质密度的神经肽调节磷酸盐稳态。总体而言，他们的结果定义了一种新的神经脑-骨通路，涉及从下丘脑到控制骨矿物质稳态的骨受体的传出神经信号。

5. C-PTH 片段　PTH 片段（不管有没有保存部分的 N-结构），都由甲状旁腺以钙依赖性方式分泌[20, 21]，并在 PTH（1～84）在肝脏 Kuppfer 细胞外周代谢时产生[22, 23]，并经由肾脏清除代谢，因此肾衰竭时会有 C-PTH 的集聚[24, 25]，C-PTH 片段在循环中受到钙和镁浓度的快速调节[20, 26, 27]。该调节在钙和镁的正常范围内出现。当刺激 PTH 的分泌时，低钙血症有利于 PTH 的输出，降低 C-PTH/PTH 至最低值[20, 26]；当 PTH 分泌受到抑制时，高钙血症有利于增加 C-PTH/PTH 达到其最高值。这适用于两种类型的 C-PTH 片段[25]。

PTH 的生物活性不再受限于 hPTH（1～84）与 I 型 PTH/PTHrP 的相互作用受体。首先，hPTH（1～84）是循环 PTH 和其他分子形式的次要形式，更能代表 hPTH（1～84）的 C 结构和循环量，似乎 hPTH（1～84）通常通过一种不同的、不太明确的 C-PTH 受体发挥相反的生物学效应。PTH 受体之间的相互作用是一个新的研究领域。钙水平和骨转换调节这两个系统可能在未来的研究中会受到重视。

（三）PTH 的构效关系

PTH 是由甲状旁腺主细胞分泌的肽类激素，是人体内重要的钙、磷调节因子[28]，PTH 不必具备完整的 84 个氨基酸的肽链即可有生物活性[2, 5]。PTH（1～34）已具有完整 PTH 的生物活性，比 PTH（1～34）小的片段亦有少许生物活性。在体外实验中发现 hPTH（2～34）仅保留部分活性，而 hPTH（3～34）则完全丧失了活性[29]，这表明 hPTH（1～34）N 端丝氨酸和缬氨酸是激活受体后产生一系列反应的关键氨基酸残基。虽然从 N 端逐步截短 hPTH（1～34）片段，其活性显示下降或消失，但仍存在竞争阻滞 hPTH（1～34）的作用，而 hPTH（25～34）是具有此竞争拮抗能力的最短片段[30]，这表明 hPTH（1～34）片段中与受体结合的区域位于 25～34 位氨基酸序列中，与活性基团是分离的。PTH（1～34）活性片段以外的区域 PTH（35～84）尽管缺乏生物活性，但在完整的 PTH（1～84）分子中，它具有防止活性氨基端失活的作用，使 PTH（1～84）在构象上比 PTH（1～34）更加稳定[31]。

PTH 通过与 PTH/PTHrP 受体（PTH1R）结合，在调节矿物离子和骨稳态中发挥重要作用。小剂量的 PTH 具有明显的成骨作用[28]，PTH 的传统靶器官为骨和肾组织，可与细胞膜上的 PTH 受体结合，通过促进骨钙入血和促进肾远球小管对钙的重吸收，减少尿钙排泄，从而维持血液中钙的水平；与 PTH1R 结合的配体激活多种细胞内信号通路，包括 cAMP 依赖性 PKA、钙依赖性 PKC 信号通路和 ERK/MAPK 通路，最终影响细胞活动[1, 3]。现认为 PTH 除通过对肾、骨的效应来维持血液中钙的水平以外，还可影响多种细胞功能。PTH 也被广泛认为是矿物离子稳态的关键调节剂。PTH 可增加 FGF-23 的转录和分泌，这是磷酸盐稳态和骨骼代谢的另一个重要调节因子。同时 PTH 也是磷酸盐稳态的关键调节剂[32, 33]。

1. PTH 分泌的调节　血浆钙离子浓度是 PTH 分泌的主要调节因素。钙离子浓度与甲状旁腺分泌活动呈反比关系，二者构成反馈系统。血中 $1,25-(OH)_2D_3$ 对 PTH 分泌有抑制作用。降钙素对 PTH 分泌有促进作用，一方面由于它降低血钙而刺激 PTH 的分泌；另一方面，它也有直接刺激 PTH 分泌的作用。

2. PTH 的生理作用　PTH 是使血清钙维持在正常浓度的一个重要因素，甲状旁腺并不直接作用于血清钙，而是通过骨、肾脏和肠道的影响起作用，骨、肾、肠和软组织也是一个重要的钙储存和动员的场所。

3. PTH 对骨代谢的影响　骨质中可区分出骨细胞、成骨细胞、破骨细胞及未分化的间叶细胞。未分化的间叶细胞受到激活后可以转变为破骨细胞，破骨细胞可转变为成骨前细胞，进而转变为骨细胞。PTH 对各种骨质细胞的共同作用是促使细胞内钙离子浓度升高，从而在不同骨细胞中产生不同的生理效应。

4. PTH 对肾脏功能的影响　PTH 对钙排泄有影响，当甲状腺功能减退时，肾小管再吸收钙的能力下降，PTH 对钙在肾脏中的滤过率无影响，但能抑制肾小管近端对钙的吸收，而加强远端对钙的吸收。PTH 对磷排泄也有影响，其对肾脏排磷的调节作用比对排钙的调节作用更明显。在 PTH 的作用下，钠可被大量吸收，而磷的重吸收很少。

5. PTH 对维生素 D 的作用　PTH 对维生素 D 的生成有调节作用。低血钙可引起 PTH 分泌增多，而 PTH 对 $1,25-(OH)_2D_3$ 的生成有促进作用，使血钙升高，反过来，$1,25-(OH)_2D_3$ 对 PTH 的分泌有抑制作用，所以血钙、PTH、$1,25-(OH)_2D_3$ 三者之间相互调节，使血钙在正常水平。$1,25-(OH)_2D_3$ 抑制 PTH 分泌的途径主要有两条：①$1,25-(OH)_2D_3$ 可以作用于肠道和骨组织，促进钙离子的吸收，通过提高血钙水平抑制 PTH 分泌；②$1,25-(OH)_2D_3$ 直接作用于甲状旁腺等靶器官的细胞，通过与胞质内的维生素 D 受体和胞核染色体中特异序列结合抑制 PTH 的分泌。PTH 首先激活肾中的 1α-羟化酶，通过催化和激活非活性 $25-(OH)D_3$，增加肠内钙和磷的吸收并减少肾中磷的再吸收。FGF-23 是一种由骨分泌的蛋白质。近期研究发现，当体内处于高磷血症状态时，FGF-23 主要通过减少肾脏近端小管中钠磷共转运体的磷酸化作用，刺激肾脏内磷排泄，从而维持磷稳态。同时其可降低 1α-羟化酶的活性，导致 $1,25-(OH)_2D_3$ 水平降低[2]。

二、甲状旁腺激素与血管钙化

很多研究结果表明血清 PTH 水平能够预测 CAC。甲状旁腺功能亢进会损害冠状动脉微循环，PTH 与冠状动脉血流储备异常独立相关。此外，一些研究指出了也 PTH 过度表达对异位钙化的重要影响，包括对颈动脉、腹主动脉、瓣膜钙化及 CAC 的影响。

（一）甲状旁腺激素与血管钙化的相关研究

1. 甲状旁腺激素与冠状动脉钙化的临床研究　PTH 与钙磷代谢关系密切，钙磷代谢在 CAC 过程中扮演重要作用，大量研究表明 PTH 与 CAC 相关。肾衰竭患者常伴甲状旁腺功能异常，在肾功能不全患者中有较多关于 PTH 与 CAC 的研究。Malluche 等[27]研究 PTH 增加与 CAC 进展情况的关系，入选来自肯塔基州 38 个透析中心的慢性肾脏病 5 期维持性透析（CKD5D）患者共有 213 例，评价 CAC、骨密度（bone mineral density，BMD）及血常规和血清生化参数作为基线资料，结果显示，其中约 80%具有可测量的 CAC，其中近 50%的 CACS＞400，1 年后 122 例患者中 3/4 有 CACS 增加，PTH 水平高于 450pg/ml 的患者 CAC 进展快。

虽然甲状旁腺水平与肾衰竭密切相关，但非肾衰竭患者 PTH 与 CAC 的关系如何仍然值得关注。中国人民解放军第 101 医院对接受了冠状动脉 CTA 检查的 157 例患者进行回顾性评估[34]，研究无肾衰竭患者的 PTH 水平与 CAC 之间的相关性。结果显示，CAC 组患者的 PTH 水平显著高于非钙化组患者。PTH 水平与 CACS 呈正相关（$r=0.288, P<0.001$）。ROC 曲线表明，PTH≥31.05pg/ml 是预测 CAC 的最佳临界点，敏感度为 80.88%，特异度为 60.67%，曲线下面积为 0.761。血清 PTH 水平与 CAC 预测的 OR 为 1.050（$P<0.001$）。该研究表明无肾衰竭患者的血清 PTH 水平与 CAC 相关，因此 PTH 可用作 CAC 的可靠预测因子。王梦婧等[35]研究也表明 PTH 水平与 CAC 明显相关。

2. 甲状旁腺激素与血管钙化的基础研究　高磷血症是血管钙化和伴有肾衰竭的继发性甲状旁腺功能亢进发病的驱动力。Uzawa 等[25]制造甲状旁腺功能亢进大鼠模型，排除膳食中磷的影响，对大鼠进行低磷、正常磷、高磷喂养，结果表明输注 PTH 的大鼠发生严重的主动脉中膜钙化，并且一些动物还出现了 CAC，说明 PTH 增加可导致动脉钙化，接受高浓度 PTH 持续输注的大鼠会出现类似于 Monckeberg 硬化症的大量主动脉中膜钙化及冠状动脉中膜钙化，且动脉钙化与膳食中磷无关。他们为了排除肾功能对 PTH 的影响，研究 PTH 的隔离效应，对大鼠进行肾大部分切除（5/6 肾），结果表明 PTH 所致动脉钙化与肾功能无关，说明 PTH 增加本身可导致动脉钙化。高 PTH 水平可诱导高骨转换和内膜钙化（类似于 Monckeberg 硬化症）。

在嘌呤处理的大鼠血管钙化实验模型中，血清 PTH 水平升高的同时，Neves 等[36]也观察到大量的血管钙化。然而，并不能得出血管钙化仅与 PTH 的作用有关，而与高磷血症和高钙饮食无关的结论。在 Neves 的模型中，尽管无法确定 PTH 发挥的是直接还是间接的影响，但模型还是证明了持续的高 PTH 水平本身能够诱导大鼠的血管钙化。在高磷血症和生理性连续 PTH 输注的情况下未观察到大鼠的血管钙化，动物中出现的血管钙化可能与 PTH 对血管平滑肌细胞的直接影响有关。PTH 理论上有通过其合成代谢作用增加矿物沉积和周转的能力。研究者在肾功能正常的实验模型发现 PTH（1～34）的药理学给药可以预防和调节成骨血管钙化[37, 38]，并证明用该 PTH 片段刺激 PTH1R 可抑制牛血管平滑肌细胞的钙化。研究表明，在肾功能正常的动物中持续给予 PTH 会降低骨体积，而间歇性给予 PTH 则具有合成及代谢骨的作用[39]。

（二）甲状旁腺激素对动脉钙化影响的相关机制

1. PTH 增高引起高磷血症导致动脉钙化　磷［主要以无机磷（Pi）的形式］是细胞和保持全身稳态的重要组成部分。很多激素调节剂包括 PTH、FGF-23、Klotho 和 1, 25-(OH)$_2$D$_3$ 可调节磷平衡。这些激素主要通过调节肾的重吸收或肠道吸收来起作用。PTH 可促进骨重建，从而将磷移入和移出骨骼[40]。在早期 CKD 中，肾功能不全导致磷排泄受损，但血清磷水平通过上调 FGF-23 使 PTH 维持在正常范围内[41-43]。随着 CKD 肾小球滤过率下降，低磷排泄加上骨质疏松重建和持续摄入磷导致高磷血症。大量研究结果表明，磷和钙水平升高对血管平滑肌细胞的功能有直接影响，而且可促进钙化。矿物离子可以通过多种不同方式被血管平滑肌细胞吸收或感知，这会影响血管平滑肌细胞对刺激的最终反应。

高磷血症被证明可诱导血管平滑肌细胞凋亡[44, 45]。血管平滑肌细胞经历细胞凋亡后，从细胞表面排泄大量凋亡小体，基质小泡和凋亡小体均通过作为细胞外基质中矿物质沉积的成核位点而促进细胞外钙化，最后发生钙磷沉积[46, 47]。除了作为骨的主要成分之外，钙离子（以可扩散的电离形式）对于许多生理过程（包括神经元信号转导、肌肉收缩和血液凝固）也是至关重要的。很明显，失调的钙和磷稳态在驱动 CKD 中的血管平滑肌细胞钙化中起主要作用。除了升高钙磷乘积外，升高的钙和磷可直接作用于血管平滑肌细胞，以驱动易于钙化的不同途径和重叠途径[19]。

高磷血症是发生血管钙化和继发性血管病变的驱动力，甲状旁腺功能亢进与肾衰竭有关。尤其对于肾功能下降的患者，早期存在磷的潴留、高磷环境会刺激甲状旁腺细胞增生、肥大，且分泌 PTH，同时也降低 1α-羟化酶活性，造成低钙血症，这也促进了 PTH 的分泌。在此过程中，FGF-23 发挥了很大的作用。FGF-23 是一种新型调磷因子，属于分泌型蛋白，主要来源于骨组织，作用于肾脏、甲状旁腺等，它与甲状旁腺激素间有着经典的反馈回路，PTH 升高可诱导 FGF-23 的表达增加，反之 FGF-23 可以抑制 PTH 合成与分泌。FGF-23 与继发性甲状旁腺功能亢进症的发生发展关系密切。FGF-23 与血磷水平呈正相关，在血磷升高时，FGF-23 分泌增加，通过抑制维生素 D 合成和减少肾小管对磷重吸收实现对血磷负向调控。CKD 透析患者由于肾小球滤过率不断下降，血磷调控平衡被破坏，FGF-23 表达呈指数型升高，血清 FGF-23 水平往往可升高为正常水平的 100～1000 倍，继而出现低 1, 25-(OH)$_2$D$_3$ 和高磷血症。

考虑到高磷血症在继发性甲状旁腺功能亢进的发病机制中的作用，治疗高磷血症的重要性是不言而喻的[48]。磷代谢的紊乱和甲状旁腺激素水平高低还有其他的一些显著的不良后果[49]。在最近的研究中，高磷血症或目前用于其的措施都对晚期 CKD 患者的心血管高死亡率及内脏和外周血管钙化的高发病率有影响[50]。虽然确切的机制尚不清楚，但可能涉及血管钙化。Jono 等[51]的体外研究表明，无机磷酸盐能通过 PiT-1 的直接作用将血管平滑肌细胞转化为钙化细胞。高磷血症相关的 PTH 分泌过多也可能间接参与这个转化过程[52]。PTH 对血管钙化的确切影响，仍然是一个有争论的问题。最近，一些研究认为血清高 PTH 水平与透析患者的较高死亡率相关[49, 53]。然而，有一些体外研究表明 PTH 对血管钙化的直接影响其实无法得到证实[54]。一些人认为 PTH 治疗骨质疏松症后同时也可以延缓动脉钙化的进展[55]。在 CKD 患者中也无法评估 PTH 的作用或磷的效应，因为高磷血症通常伴有 PTH 升高和其他可能干扰其影响的因素。此外，许多患者接受高磷血症或甲状旁腺功能亢进的治疗，这些治疗本身可促进血管钙化。

2. PTH 增高通过调节炎症导致动脉钙化　研究显示 PKC 能被成骨细胞中的 PTH 激活，有证据表明这种激活介导并影响骨吸收的反应，包括刺激破骨细胞生成细胞因子 IL-6。先前研究表明，PTH 可以对骨重建产生几种不同且独立的影响，引起新骨的形成和骨吸收。不同的信号通路都可能介导这两种作用[56]。PTH 受体与 Gs 蛋白[57]和 Gq 蛋白[58]的偶联，这可能导致 PTH 对骨的双重作用。Gs 介导途径的激活刺激产生 cAMP，并且有证据表明该途径对于骨形成是非常重要的[59, 60]。PTH 还可以激活成骨细胞中的 PKC[61-63]。磷脂酶 C 介导磷脂酰肌醇水解的 Gq 偶联途径[64]中 PTH 受体激活可产生二酰甘油（DAG），它是常规和新型 PKC 同工酶的直接激活剂[65]。DAG 也可以来自磷脂酶 D（PLD）催化的磷脂酰胆碱的水解[66, 67]，并且 PTH 可通过刺激 PLD 活性为骨母细胞中 PKC 的活化提供另一条潜在途径[68]。抑制 PKC 可减弱 PTH 诱导的骨吸收，表明 PTH 可通过 PKC 介导的途径刺激骨吸收[56, 57]。另外的证据也表明 PTH 可通过 PKC 诱导骨吸收，当 PKC 被抑制或下调时，PTH 刺激的成骨细胞中 IL-6 的产生减少[58-63]，IL-6 促进破骨细胞分化并刺激骨吸收[61, 62]。炎性细胞因子 TNF-α 和 IL-1β[55]也刺激骨的吸收并可增加成骨细胞中 IL-6 的产生[63, 69]。PKC 的抑制或下调减弱了这些细胞因子对骨细胞中 IL-6 表达的影响[59, 70]，表明 PKC 是细胞因子和激素刺激途径的重要组成部分，导致骨吸收。

另外，关于炎症、维生素 D 在钙化过程中的潜在保护作用的主要见解之一是炎症依赖性钙化。临床数据和动物模型发现动脉钙化与促炎因子的水平升高有关，如 TNF-α、IL-1β、IL-6 和 Msx2-Wnt 信号通路[71, 72]。据报道，炎症通过刺激矿物质吸收和破骨细胞活动促进血管细胞矿化[71, 73]。生理维生素 D 水平能够通过调节炎症过程来抑制钙化过程，维生素 D 缺乏导致促炎活性，随后驱动钙化。之前涉及 *LDLR* 敲除小鼠的维生素 D 缺乏症研究发现 TNF-α 表达增加伴随着维生素 D 摄入不足的小鼠成骨因子和主动脉钙化的上调[74, 75]。在人血管平滑肌细胞的体外系统中，高磷酸盐浓度的培养基通过诱导 TNF-α 表达增强钙化[76]。

Wang 等[77]进一步阐述了补充骨化三醇或维生素 D 类似物马沙骨化醇，可以通过抑制血管平滑肌矿化过程降低 TNF-α 水平。维生素 D 缺乏促进炎症驱动的钙化机制可以用促炎因子对内皮的影响来解释，内皮介导应激和功能障碍，然后可以成为血管钙化的刺激物[78]。实际上，维生素 D 在维持内皮完整性方面发挥着重要作用，维生素 D 的缺乏与炎症的增加及氧化应激和细胞黏附有关[79]。目前已知的钙化的主要内皮应激机制，涉及上皮间充质转化过程的刺激及 BMP 和 MGP 的表达，尚未与维生素 D 缺乏相关。对该领域的进一步研究将阐明对维生素 D 缺乏的推测，以及内皮与钙化发展的相关性。除了有证据表明炎症和内皮功能障碍可能是维生素 D 缺乏促进钙化的主要机制之外，还有报道称维生素 D 甾醇可以下调 Runx2 通路，这表明它有可能直接抑制血管平滑肌细胞的成骨分化过程[80]。

3. PTH 通过调节维生素 D 引起动脉钙化　失调的钙平衡和维生素 D 水平通过刺激血管平滑肌细胞成骨分化和矿化来促进钙化的发生和发展。而正常人的血清钙浓度与 PTH 分泌密切相关，当血钙上升时，甲状旁腺细胞的钙敏感受体激活，抑制甲状旁腺细胞分泌 PTH 并促进 PTH 的降解，而血钙水平降低时，则促进 PTH 的分泌，尤其慢性肾衰竭患者常可发生低钙血症，其原因有多方面：高磷血症、1, 25-(OH)$_2$D$_3$ 合成减少及钙摄入不足等，各种因素均可促进 PTH 大量分泌,甲状旁腺细胞在上述因素长期刺激下出现增生、肥大,甲状旁腺可呈结节状增生或弥漫性增生,致使 PTH 大量分泌,然后发生继发性甲状旁腺功能亢进(secondary hyperparathyroidism,SHPT)。

高剂量钙三醇或中毒剂量的维生素 D₃ 治疗会导致血管和软组织钙化[76,81-83]。Mizobuchi 等[84]的研究表明,使用骨化三醇和度骨化醇(甲状旁腺功能亢进治疗用药)可有效降低 PTH 水平升高的剂量,在 5/6 肾切除大鼠中可引起严重的内膜钙化。维生素 D 由于其全身作用而促进血管钙化[85]。血管平滑肌细胞中维生素 D 受体激活后通过刺激平滑肌分化和抑制成骨细胞转变来抑制基质矿化[86]。维生素 D 对血管平滑肌细胞钙化的影响可以在两个相反的方向上进行:首先是钙化前效应,包括对血管平滑肌细胞的直接影响,通过提高磷酸盐和钙水平促进血管钙化,以及 PTH 的过度抑制导致动态骨病和低骨转换。而另一种为保护作用,其对心血管系统具有多效抗炎和免疫调节作用[87],抑制肾素和肌细胞的增殖[88]和预防甲状旁腺功能亢进。这表明了维生素 D 对血管系统的双相影响。

总之,血管钙化是一种退行性血管疾病,可作为独立因子导致心血管疾病的死亡率增加。虽然传统的致动脉粥样硬化因子可以促进动脉钙化的发展,但最近的研究结果表明,非传统危险因素在钙化过程中发挥更重要的作用,如 PTH 等激素波动和矿物质代谢紊乱等,仍可用来解释异常血管钙化。了解血管钙化及 CAC 的形成及影响因素对于判断冠脉粥样硬化的发展或转归情况是非常重要的。

(马国菲　匡时权)

参 考 文 献

[1] Morley P, Whitfield J F, Willick G E. Anabolic effects of parathyroid hormone on bone. Trends Endocrinol Metab,1997,8(6):225-231.

[2] Brewer H B, Ronan R. Bovine parathyroid hormone:amino acid sequence. Proceedings of the National Academy of Sciences of the United States of America,1970,67(4):1862-1869.

[3] Keutmann H T, Sauer M M, Hendy G N, et al. Complete amino acid sequence of human parathyroid hormone. Biochemistry,1978,17(26):5723-5729.

[4] Marx U C, Austermann S, Bayer P, et al. Structure of human parathyroid hormone 1-37 in solution. J Biol Chem,1995,270(25):15194-15202.

[5] Marx U C, Adermann K, Bayer P, et al. Solution structures of human parathyroid hormone fragments hPTH (1~34)and hPTH(1-39)and bovine parathyroid hormone fragment bPTH(1-37). Biochem Biophys Res Commun,2000,267(1):213-220.

[6] Pellegrini M, Royo M, Rosenblatt M, et al. Addressing the tertiary structure of human parathyroid hormone-(1~34). J Biol Chem,1998,273(17):10420-10427.

[7] Vad R, Nafstad E, Dahl L A, et al. Engineering of a pichia pastoris expression system for secretion of high amounts of intact human parathyroid hormone. J Biotechnol,2005,116(3):251-260.

[8] Gensure R C, Gardella T J, Jüppner H. Parathyroid hormone and parathyroid hormone-related peptide, and their receptors. Biochem Biophys Res Commun,2005,328(3):666-678.

［9］Usdin T B，Gruber C，Bonner T I. Identification and functional expression of a receptor selectively recognizing parathyroid hormone，the PTH2 receptor. J Biol Chem，1995，270（26）：15455-15458.

［10］Hoare S R，Usdin T B. Tuberoinfundibular peptide（7-39）［TIP（7-39）］，a novel，selective，high-affinity antagonist for the parathyroid hormone-1 receptor with no detectable agonist activity. J Pharmacol Exp Ther，2000，295（2）：761.

［11］Hirasawa T，Nakamura T A，Morita M，et al. Adverse effects of an active fragment of parathyroid hormone on rat hippocampal organotypic cultures. Br J Pharmacol，2010，129（1）：21-28.

［12］Reeve J，Meunier P J，Parsons J A，et al. Anabolic effect of human parathyroid hormone fragment on trabecular bone in involutional osteoporosis: a multicentre trial. Br Med J，1980，280（6228）：1340-1344.

［13］Fraser R A，Kaneko T，Pang P K，et al. Hypo- and hypercalcemic peptides in fish pituitary glands. Am J Physiol，1991，260（3 Pt 2）：R622.

［14］Danks J A，Devlin A J，Ho P M W，et al. Parathyroid hormone-related protein is a factor in normal fish pituitary. Gen Comp Endocrinol，1993，92（2）：201.

［15］Winkler D G，Sutherland M K，Geoghegan J C，et al. Osteocyte control of bone formation via sclerostin，a novel BMP antagonist. EMBO J，2003，22（23）：6267-6276.

［16］Canario A V M，Josep R，Juan F，et al. Novel bioactive parathyroid hormone and related peptides in teleost fish. FEBS Lett，2006，580（1）：291-299.

［17］Guerreiro P M，Renfro J L，Power D M，et al. The parathyroid hormone family of peptides: structure，tissue distribution，regulation，and potential functional roles in calcium and phosphate balance in fish. Am J Physiol Regul Integr Comp Physiol，2007，292（2）：R679.

［18］Carnevale V，Nieddu L，Romagnoli E，et al. Regulation of PTH secretion by 25-hydroxyvitamin D and ionized calcium depends on vitamin D status: a study in a large cohort of healthy subjects. Bone，2010，47（3）：626-630.

［19］Suarez-Bregua P，Torresnuñez E，Saxena A，et al. Pth4，an ancient parathyroid hormone lost in eutherian mammals，reveals a new brain-to-bone signaling pathway. FASEB J，2017，31（2）：569-583.

［20］Brossard J H，Cloutier M，Roy L，et al. Accumulation of a non-（1-84）molecular form of parathyroid hormone（PTH）detected by intact PTH assay in renal failure: importance in the interpretation of PTH values. J Clin Endocrinol Metab，1996，81（11）：3923.

［21］Mayer G P，Keaton J A，Hurst J G，et al. Effects of plasma calcium concentration on the relative proportion of hormone and carboxyl fragments in parathyroid venous blood. Endocrinology，1979，104（6）：1778-1784.

［22］D'Amour P，Segre G V，Roth S I，et al. Analysis of parathyroid hormone and its fragments in rat tissues: chemical identification and microscopical localization. J Clin Invest，1979，63（1）：89-98.

［23］Delmez J A，Slatopolsky E. Hyperphosphatemia: its consequences and treatment in patients with chronic renal disease. Am J Kidney Dis，1992，19（4）：303-317.

［24］Jono S，Nishizawa Y，Shioi A，et al. 1，25-Dihydroxyvitamin D3 increases in vitro vascular calcification by modulating secretion of endogenous parathyroid hormone-related peptide. Circulation，1998，98（13）：1302.

［25］Uzawa T，Hori M，Ejiri S，et al. Comparison of the effects of intermittent and continuous administration of human parathyroid hormone（1～34）on rat bone. Bone，1995，16（4）：477-484.

[26] Neves K R，Graciolli F G，Reis L M D，et al. Vascular calcification：contribution of parathyroid hormone in renal failure. Kidney Int，2007，71（12）：1262-1270.

[27] Malluche H H，Blomquist G，Monierfaugere M C，et al. High parathyroid hormone level and osteoporosis predict progression of coronary artery calcification in patients on dialysis. J Am Soc Nephrol，2015，26（10）：2534.

[28] Brewer HB Jr，Fairwell T，Rittel W，et al. Recent studies on the chemistry of human，bovine and porcine parathyroid hormones. Am J Med，1974，56（6）：759-766.

[29] Potts J T Jr，Murray T M，Peacock M，et al. Parathyroid hormone：sequence，synthesis，immunoassay studies. Am J Med，1971，50（5）：639-649.

[30] Rosenblatt M，Segre G V，Tyler G A，et al. Identification of a receptor-binding region in parathyroid hormone. Endocrinology，1980，107（2）：545-550.

[31] Bringhurst F R，Potts J T. Bone collagen synthesis in vitro：structure/activity relations among parathyroid hormone fragments and analogs. Endocrinology，1981，108（1）：103-108.

[32] Reidhaar-Olson J F，Davis R M，Souza-Hart J A，et al. Active variants of human parathyroid hormone（1～34）with multiple amino acid substitutions. Mol Cell Endocrinol，2000，160（1）：135-147.

[33] Gardella T J，Axelrod D，Rubin D，et al. Mutational analysis of the receptor-activating region of human parathyroid hormone. J Biol Chem，1991，266（20）：13141-13146.

[34] Wu G Y，Xu B D，Wu T，et al. Correlation between serum parathyroid hormone levels and coronary artery calcification in patients without renal failure. Biomed Rep，2016，5（5）：601.

[35] Wang M J，You L，Yu X L，et al. Association of serum phosphorus variability with coronary artery calcification among hemodialysis patients. PLos One，2014，4（9）：e93360.

[36] Neves K R，Graciolli F G，Reis L M，et al. Adverse effects of hyperphosphatemia on myocardial hypertrophy，renal function，and bone in rats with renal failure. Kidney Int，2004，66（6）：2237-2244.

[37] Segre G V，D'Amour P，Hultman A，et al. Effects of hepatectomy，nephrectomy，and nephrectomy/uremia on the metabolism of parathyroid hormone in the rat. J Clin Invest，1981，67（2）：439-448.

[38] D'Amour P，Lazure C，Labelle F. Metabolism of radioiodinated carboxy-terminal fragments of bovine parathyroid hormone in normal and anephric rats. Endocrinology，1985，117（1）：127.

[39] Brossard J H，Lepage R，Cardinal H，et al. Influence of glomerular filtration rate on non-（1-84）parathyroid hormone（PTH）detected by intact PTH assays. Clin Chem，2000，46（5）：697-703.

[40] Wang J，Zhang X Y，Guan Y F. Hyperphosphatemia in Chronic Kidney Disease（CKD）. Sheng Li Ke Xue Jin Zhan，2015，46（4）：241.

[41] Koh N，Fujimori T，Nishiguchi S，et al. Severely reduced production of klotho in human chronic renal failure kidney. Biochem Biophys Res Commun，2001，280（4）：1015-1020.

[42] Rouached M，El kadiri Boutchich S，Al Rifai A M，et al. Prevalence of abnormal serum vitamin D，PTH，calcium，and phosphorus in patients with chronic kidney disease：results of the study to evaluate early kidney disease. Kidney Int，2007，71（1）：31-38.

[43] Tamara I，Patricia W，Vargas G S，et al. Fibroblast growth factor 23 is elevated before parathyroid hormone and phosphate in chronic kidney disease. Kidney Int，2011，79（12）：1370-1378.

［44］Reynolds J L，Joannides A J，Skepper J N，et al. Human vascular smooth muscle cells undergo vesicle-mediated calcification in response to changes in extracellular calcium and phosphate concentrations：a potential mechanism for accelerated vascular calcification in ESRD. J Am Soc Nephrol，2004，15（11）：2857-2867.

［45］Shroff R C，Rosamund M N，Skepper J N，et al. Chronic mineral dysregulation promotes vascular smooth muscle cell adaptation and extracellular matrix calcification. J Am Soc Nephrol，2010，21（1）：103-112.

［46］Wada T，Mckee M D，Steitz S，et al. Calcification of vascular smooth muscle cell cultures inhibition by osteopontin. Circ Res，1999，84（2）：166.

［47］Schlieper G，Aretz A，Verberckmoes S C，et al. Ultrastructural analysis of vascular calcifications in uremia. J Am Soc Nephrol，2010，21（4）：689-696.

［48］Slatopolsky E，Lopez-Hilker S，Dusso A，et al. Pathogenesis of secondary hyperparathyroidism in renal failure. Bone，1996，29（3）：295.

［49］Block G A，Klassen P S，Lazarus J M，et al. Mineral metabolism，mortality，and morbidity in maintenance hemodialysis. J Am Soc Nephrol，2004，15（8）：2208-2218.

［50］Block G A，Hulbert-Shearon T E，Levin N W，et al. Association of serum phosphorus and calcium x phosphate product with mortality risk in chronic hemodialysis patients: a national study. Am J Kidney Dis，1998，31（4）：607-617.

［51］Jono S，Mckee M D，Murry C E，et al. Phosphate regulation of vascular smooth muscle cell calcification. Circ Res，2000，87（7）：10-17.

［52］Amann K，Ritz E，Wiest G，et al. A role of parathyroid hormone for the activation of cardiac fibroblasts in uremia. J Am Soc Nephrol，1994，4（10）：1814-1819.

［53］Young E W，Albert J M，Satayathum S，et al. Predictors and consequences of altered mineral metabolism：the dialysis outcomes and practice patterns study. Kidney Int，2005，67（3）：1179-1187.

［54］Lomashvili K，Garg P，O'Neill W C. Chemical and hormonal determinants of vascular calcification *in vitro*. Kidney Int，2006，69（8）：116-119.

［55］Shao J S，Cheng S L，Charlton-Kachigian N，et al. Teriparatide（human parathyroid hormone（1～34））inhibits osteogenic vascular calcification in diabetic low density lipoprotein receptor-deficient mice. J Biol Chem，2003，278（50）：50195-50202.

［56］Bos M P，Most W，van Leeuwen J P，et al. Role of protein kinase C（PKC）in bone resorption：effect of the specific PKC inhibitor 1-alkyl-2-methylglycerol. Biochem Biophys Res Commun，1992，184（3）：1317.

［57］Ransjö M，Lerner U H. 12-O-Tetradecanoylphorbol-13-acetate，a phorbol ester stimulating protein kinase C，inhibits bone resorption in vitro induced by parathyroid hormone and parathyroid hormone-related peptide of malignancy. Acta Physiol Scand，1990，139（1）：249.

［58］Löwik C W，Van d P G，Bloys H，et al. Parathyroid hormone（PTH）and PTH-like protein（PLP）stimulate interleukin-6 production by osteogenic cells：a possible role of interleukin-6 in osteoclastogenesis. Biochem Biophys Res Commun，1989，162（3）：1546-1552.

［59］Sanders J L，Stern P H. Protein kinase C involvement in interleukin-6 production by parathyroid hormone and tumor necrosis factor-alpha in UMR-106 osteoblastic cells. J Bone Miner Res，2010，15（5）：885-893.

［60］Kurihara N，Bertolini D，Suda T，et al. IL-6 stimulates osteoclast-like multinucleated cell formation in long term human marrow cultures by inducing IL-1 release. J Immunol，1990，144（11）：4226-4230.

［61］Ishimi Y，Miyaura C，Jin C H，et al. IL-6 is produced by osteoblasts and induces bone resorption. J Immunol，1990，145（10）：3297-3303.

［62］Black K，Garrett I R，Mundy G R. Chinese hamster ovarian cells transfected with the murine interleukin-6 gene cause hypercalcemia as well as cachexia，leukocytosis and thrombocytosis in tumor-bearing nude mice. Endocrinology，1991，128（5）：2657-2659.

［63］Gowen M，Wood D D，Ihrie E J，et al. An interleukin 1 like factor stimulates bone resorption *in vitro*. Nature，1983，306（5941）：378-380.

［64］Kim G S，Kim C H，Choi C S，et al. Involvement of different second messengers in parathyroid hormone-and interleukin-1-induced interleukin-6 and interleukin-11 production in human bone marrow stromal cells. J Bone Miner Res，2010，12（6）：896-902.

［65］Abedin M，Tintut Y，Demer L L. Vascular calcification：mechanisms and clinical ramifications. Arterioscler Thromb Vasc Biol，2004，24（7）：1161-1170.

［66］Exton J H. Signaling through phosphatidylcholine breakdown. J Biol Chem，1990，265（1）：1-4.

［67］Billah M M，Anthes J C. The regulation and cellular functions of phosphatidylcholine hydrolysis. Biochem J，1990，269（2）：281-291.

［68］Singh A T K，Radeff J M，Kunnel J G，et al. Phosphatidylcholine-specific phospholipase C inhibitor，tricyclodecan-9-yl xanthogenate（D609），increases phospholipase D-mediated phosphatidylcholine hydrolysis in UMR-106 osteoblastic osteosarcoma cells. Bio chim Biophys Acta，2000，1487（2）：201-208.

［69］Sanders J L，Stern P H. Expression and phorbol ester-induced down-regulation of protein kinase C isozymes in osteoblasts. J Bone Miner Res，2010，11（12）：1862-1872.

［70］Nagy Z，Radeff J，Stern P. Stimulation of interleukin-6 promoter by parathyroid hormone，tumor necrosis factor alpha，and interleukin-1beta in UMR-106 osteoblastic cells is inhibited by protein kinase C antagonists. J Bone Miner Res，2001，16（7）：1220-1227.

［71］Stenvinkel P，Ketteler M，Johnson R J，et al. IL-10，IL-6，and TNF-α：central factors in the altered cytokine network of uremia—the good，the bad，and the ugly. Kidney Int，2005，67（4）：1216-1233.

［72］Al-Aly Z，Shao J S，Lai C F，et al. Aortic Msx2-Wnt calcification cascade is regulated by TNF-alpha-dependent signals in diabetic Ldlr$^{-/-}$ mice. Arterioscler Thromb Vasc Biol，2007，27（12）：2589-2596.

［73］Merkel K D，Erdmann J M，Mchugh K P，et al. Tumor necrosis factor-α mediates orthopedic implant osteolysis. Am J Pathol，1999，154（1）：203-210.

［74］Schmidt N，Brandsch C，Schutkowski A，et al. Dietary vitamin D inadequacy accelerates calcification and osteoblast-like cell formation in the vascular system of LDL receptor knockout and wild-type mice. J Nutr，2014，144（5）：638-646.

［75］Schmidt N，Brandsch C，Kühne H，et al. Vitamin D receptor deficiency and low vitamin D diet stimulate aortic calcification and osteogenic key factor expression in mice. PLos One，2012，7（4）：e35316.

［76］Riella M C. Kidney disease：improving global outcomes（KDIGO）CKD work group. KDIGO 2012 clinical practice guideline for the evaluation and management of chronic kidney disease. Kidney Int Suppl，2013，3（1）：1-150.

［77］Wang J，Zhou J J，Robertson G R. Vitamin D in vascular calcification：a double-edged sword? Nutrients，2018，10（5）：652.

［78］Deanfield J E，Halcox J P，Rabelink T J. Endothelial function and dysfunction testing and clinical relevance. Circulation，2007，115（10）：1285-1295.

［79］Dalan R，Liew H，Tan W K A，et al. Vitamin D and the endothelium：basic，translational and clinical research updates. IJC Metab Endocr，2014，1（4）：4-17.

［80］Drissi H，Pouliot A C，Stein J L，et al. 1, 25-(OH)$_2$-vitamin D3 suppresses the bone-related Runx2/Cbfa1 gene promoter. Exp Cell Res，2002，274（2）：323-333.

［81］Price P A，Omid N，Than T N，et al. The amino bisphosphonate ibandronate prevents calciphylaxis in the rat at doses that inhibit bone resorption. Calcif Tissue Int，2002，71（4）：356-363.

［82］Haffner D，Hocher B，Müller D，et al. Systemic cardiovascular disease in uremic rats induced by 1, 25-(OH)$_2$D3. J Hypertens，2005，23（5）：1067.

［83］Andreassen T T，Willick G E，Morley P，et al. Treatment with parathyroid hormone hPTH（1～34），hPTH（1-31），and monocyclic hPTH（1-31）enhances fracture strength and callus amount after withdrawal fracture strength and callus mechanical quality continue to increase. Calcif Tissue Int，2004，74（4）：351-356.

［84］Mizobuchi M，Finch J L，Martin D R，et al. Differential effects of vitamin D receptor activators on vascular calcification in uremic rats. Kidney Int，2007，72（6）：709.

［85］Lomashvili K A，Wang X，O'Neill W C. Role of local versus systemic vitamin D receptors in vascular calcification. Arterioscler Thromb Vasc Biol，2014，34（1）：146.

［86］Mathew S，Lund R J，Chaudhary L R，et al. Vitamin D receptor activators can protect against vascular calcification. J Am Soc Nephrol，2008，19（8）：1509-1519.

［87］Shroff R，Egerton M，Bridel M，et al. A bimodal association of vitamin D levels and vascular disease in children on dialysis. J Am Soc Nephrol，2008，19（6）：1239.

［88］Levin A，Li Y C. Vitamin D and its analogues：do they protect against cardiovascular disease in patients with kidney disease? Kidney Int，2005，68（5）：1973-1981.

第六节　冠状动脉钙化与 LDL-C 和他汀治疗

脂代谢异常在冠心病等疾病中扮演着重要的角色，冠状动脉钙化（CAC）与冠状动脉粥样硬化密切相关，而硬化斑块中的钙化与脂质特别是低密度脂蛋白胆固醇（LDL-C）密切相关，有研究证实他汀类药物可逆转冠状动脉粥样硬化和降低临床事件发生，LDL-C 尤其是氧化低密度脂蛋白（ox-LDL）在 CAC 中起重要作用，然而，他汀类药物对 CAC 作用尚无定论，目前仍存在争议，本节将对 LDL 及他汀类药物与 CAC 关系进行阐述。

一、LDL 的组成、功能

低密度脂蛋白（LDL，也称为"坏胆固醇"）是含有数百种脂质和单拷贝载脂蛋白 B（ApoB）的非共价组装体，在大多数人中，LDL 颗粒占空腹循环血液中含有 ApoB 的脂蛋白约 90%[1]。而载脂蛋白 B 是一种 550kDa 糖蛋白，占总 LDL 蛋白的 95%以上，血浆 LDL[2] 是向外周细胞递送胆固醇的主要载体。在动脉粥样硬化研究中，多种证据表明富含胆固醇的 LDL 和其他含 ApoB 的脂蛋白，包括极低密度脂蛋白（VLDL）及其残留物、中密度脂蛋白（IDL）和脂蛋白（a）[Lp（a）]，直接涉及动脉粥样硬化性心血管疾病（ASCVD）的发展[2, 3]。动脉粥样硬化形成的最初迹象是在内皮下间隙中出现富含胆固醇的细胞外脂滴[4-7]。血浆 LDL-C 水平，特别是 ApoB 是动脉粥样硬化及其致病因子的最强预测因子。LDL 脂质沉积在动脉内膜中；动脉基质蛋白聚糖的 LDL 保留引发一系列促动脉粥样硬化的事件，最终形成动脉粥样硬化斑块[8, 9]。此外，磷脂酶 A2 和鞘磷脂酶与蛋白聚糖的离子相互作用降低了 LDL 的稳定性，并促进了它们的融合和破裂（即核心脂质的释放）。脂蛋白的融合阻止它们从动脉内膜中退出，增强动脉巨噬细胞对 LDL 的摄取，并引发动脉粥样硬化病变的形成。因此，解剖 LDL 融合的致病途径并鉴定促进或抑制该途径的关键因子，可以帮助获得动脉粥样硬化的新治疗靶标[10, 11]。

二、氧化 LDL 和酶修饰的非氧化 LDL

动脉粥样硬化的氧化修饰假说源自 30 年前 ox-LDL 对培养细胞有毒的观察结果[12-14]，ox-LDL 很容易被巨噬细胞通过清道夫受体摄取，转化为泡沫细胞[15, 16]。ox-LDL 颗粒在动脉粥样硬化斑块发展的最早阶段引起内皮功能障碍的两种主要方式：①LDL 由内皮细胞修饰、转化将会导致氧化过程，与内皮细胞直接相互作用；②从动脉壁中存在的巨噬细胞和其他细胞释放促炎细胞因子，导致泡沫细胞的形成积累[17]。LDL，特别是其氧化形式（ox-LDL）在内皮功能障碍和动脉粥样硬化形成中发挥关键作用[18]。总之，ox-LDL 的致病性归因于其促泡沫细胞形成及促循环单核细胞向动脉壁募集的能力，诱导血小板聚集及其他促炎和促血栓形成的能力[6, 19, 20]。此外，酶修饰的非氧化 LDL（ELDL）与 ox-LDL 的不同之处在于它缺乏氧化脂质，ELDL 已经在人类动脉粥样硬化病变中被检测到，且已被证明与其他修饰的 LDL 如乙酰化低密度脂蛋白（acLDL）或 ox-LDL 相比，是更有效的巨噬细胞、泡沫细胞诱导剂[21]。体内和体外的许多证据直接将 LDL 聚集、融合过程与动脉粥样硬化形成联系起来。因此，阐明该致病过程中涉及的分子机制可以帮助建立动脉粥样硬化的新生物标志物和治疗靶标，如他汀类药物[22]。

三、他汀类药物的概述

Endo[23] 1971 年发现橘霉素强烈抑制 HMG-CoA 还原酶，并进一步降低大鼠血清胆固醇水平。1978～1979 年进行了美伐他汀 I 期、II 期临床试验，所有参与的医院都对使用美伐他汀的显著疗效和出色的安全性进行了报道。然而，这种药物可导致犬患淋巴瘤，Sankyo 因此停止了美伐他汀的临床开发。在开发第二种他汀类药物普伐他汀时，Sankyo 通过将其最大剂量限制在 25mg/（kg·d）避免了同样的副作用。随后默克公司的科学家于 1979 年 2 月从真菌土曲霉中分离出另一种他汀类药物，称为洛伐他汀。Brown 和 Goldstein 报道洛伐他汀可以增加犬的肝脏 LDL 受体，这导致血浆 LDL 水平大幅下降。随后在人体上进行了试验，洛伐他汀有较强降低 LDL 的作用且副作用较小，并于 1987 年 9 月获 FDA 批准成为第一个商业他汀类药物。随后 6 种他汀类药物，包括 2 种半合成他汀类药物（辛伐他汀和普伐他汀）和 4 种合成他汀类药物（氟伐他汀、阿托伐他汀、瑞舒伐他汀和匹伐他汀）

已被引入市场。

四、他汀类药物的作用

他汀类药物是治疗脂质紊乱的第一线药物，因此是最广泛使用的一类药物。他汀类药物的主要作用是降低 LDL-C 水平，不同的他汀类药物具有不同的降低 LDL 的能力[24]。除此之外，他汀类药物在降低非 LDL-C 水平方面也非常有效，可降低血浆三酰甘油水平[25, 26]。对于 LDL-C 和三酰甘油水平升高的患者，他汀类药物治疗可以非常有效地改善血脂水平，因此是治疗混合性高脂血症患者的第一类药物，他汀类药物治疗在降低 ApoB 水平方面非常有效[27, 28]。他汀类药物适度增加 HDL-C 水平[29, 30]。除了对脂质代谢的影响外，他汀类药物还具有多效性，可能与脂质代谢的改变无直接关系[31]。例如，他汀类药物具有抗炎作用，并且持续降低 CRP 水平[32]，他汀类药物的其他多效作用包括抗增殖作用，抗氧化作用，抗血栓形成，改善内皮功能障碍和减弱血管重塑[31]。这些多效性是否有助于他汀类药物预防心血管疾病的有益作用尚不确定，他汀类药物对心血管疾病的许多有益作用可归因于脂质水平的下降[2, 33, 34]。

五、血管钙化

血管钙化是动脉粥样硬化的标记，是一个活跃而复杂的过程。动脉壁中的钙沉积涉及多种机制，血管钙化可增加心血管疾病的发病率和死亡率[35]。然而，到目前为止还没有有效的预防或靶向治疗心血管钙化的手段，因此深入研究和了解血管钙化机制可能是建立有效的血管保护疗法的关键[36, 37]。血管钙化的机制前面已详细阐述，这里就不再赘述。

六、LDL 与冠状动脉钙化的关系

体外研究表明平滑肌细胞的脂质负荷通过胆固醇、ox-LDL、acLDL、ELDL 等作用完成。体外血管平滑肌细胞胆固醇沉积加速泡沫细胞的出现，引起表型改变，即调控 mRNA 水平导致类似巨噬细胞样分化转移，并使平滑肌表型受体标志物表达下降[38]。ELDL 和 ox-LDL 是重要的 LDL 转化前体，在动脉粥样硬化中扮演着重要角色，然而关于脂质将平滑肌细胞转化为泡沫细胞的机制研究很少。

（一）ox-LDL

ox-LDL 是血管钙化的重要因素之一[39, 40]，已被证明在动脉粥样硬化的进展中起关键作用，并促进血管平滑肌细胞的成骨分化和钙化[39, 41, 42]。Liao 等[43]用低、中、高剂量 ox-LDL 处理人血管平滑肌细胞，结果表明 ox-LDL 以剂量依赖性的方式增加人血管平滑肌细胞钙化及成骨转录因子表达。Yung 等[44]研究提出 BMP-6 和 ox-LDL 能独立和协同诱导成骨分化和矿化。Derwall 等[45]研究表明 ox-LDL 使 BMP-2 表达增加，诱导氧化应激产物增多，从而增强平滑肌细胞的成骨分化，促进随后血管钙化形成。Tang 等[46]研究结果证明用 ox-LDL 处理后血管平滑肌细胞（大鼠颈动脉平滑肌）钙沉积和钙化增加，且钙化组织中钙蛋白酶活性增强，ox-LDL（25～100mg/L）可显著增强钙蛋白酶的活性，而伴随着细胞外无机焦磷酸盐（Ppi）（血管钙化的内源性抑制剂）水平的增加；加入特异性钙蛋白酶抑制剂 calpain-1 可抑制高胆固醇血症大鼠的血管钙化，这表明钙蛋白酶与 ox-LDL 协同促进大鼠颈动脉平滑肌钙沉积和钙化。

　　ox-LDL 可刺激中性鞘磷脂酶（N-Smase）的活化，激活 N-Smase/神经酰胺信号通路，并刺激 p38MAPK 的磷酸化，导致血管平滑肌细胞中的细胞凋亡，从而启动血管平滑肌细胞钙化。Liao 等[43]为了确定 ox-LDL 对血管钙化的影响，用 10μg/ml、30μg/ml 或 50μg/ml ox-LDL 处理人血管平滑肌细胞。茜素红染色用于评估矿化，发现 ox-LDL 以剂量依赖性方式增加人血管平滑肌细胞钙化。此外，PCR 显示 ox-LDL 分别在 30μg/ml 时使血管平滑肌细胞中的成骨转录因子 Msx2 mRNA 表达增加 2.1 倍，在 50μg/ml 时增加 2.6 倍。p38MAPK 在凋亡细胞中起着非常重要的作用，N-Smase/神经酰胺信号通过 p38MAPK 信号转导在 ox-LDL 诱导的血管平滑肌细胞钙化中起重要作用。

　　BMP 信号被发现是诱导内皮细胞活性氧（ROS）的关键过程，ox-LDL 刺激人主动脉内皮细胞以 BMP 依赖的方式生成 ROS，BMP 信号转导和 ROS 均增强平滑肌细胞的成骨分化，并因此促进血管钙化[45]，ox-LDL 诱导内皮细胞氧化应激，与 BMP-2 诱导培养细胞钙化的氧化应激相关[47]。有研究用 BMP-6 和 ox-LDL 处理牛颈动脉内皮细胞（BAEC），BMP-6 和 ox-LDL 可协同上调 Osterix，增加成骨和软骨转录因子 Runx2、Msx2 的产生，提示 BMP-6 和 ox-LDL 可独立或协同诱导成骨分化和矿化，且需要 ROS 激活来介导[44]。Mazière 等[48]研究显示 ox-LDL 10～50μg/ml 抑制了磷酸诱导的 UMR106 大鼠成骨细胞的矿化，降低了 Runx2 的表达。ox-LDL 通过 ERK/JNK 和 AP1/CREB 转录因子抑制磷酸信号传递和磷酸诱导矿化，ox-LDL 通过氧化应激的产生，抑制了磷酸信号传递和磷酸诱导的成骨细胞分化。

　　此外，在培养的原代大鼠血管平滑肌细胞中观察到血管过氧化物酶 1（VPO1），VPO1 通过 Runx2 促进 ox-LDL 诱导的血管平滑肌细胞钙化[49]。TLR4 则可通过调控 NF-κB 激活 ox-LDL 诱导血管平滑肌细胞钙化[50]。在血管钙化过程中，血管平滑肌细胞合成许多成骨因子，如骨涎蛋白（BSP），氧化应激在动脉粥样硬化的进展中起关键作用，并且还增加 BSP 的表达。ox-LDL 诱导的 BSP 表达依赖于 Runx2 的表达[51, 52]。

（二）ELDL

　　研究证明 ELDL 在鼠的血管平滑肌细胞转化为泡沫细胞的作用要远大于天然的 LDL、ox-LDL、acLDL 的作用，ELDL 与 ox-LDL 的不同之处在于它缺乏氧化脂质，ELDL 已经在人类动脉粥样硬化病变中被检测到[53-55]。ELDL 可使血管平滑肌细胞有效吸收，并介导平滑肌细胞转化成泡沫细胞和增强成骨细胞基因谱的表型转化。此外 ELDL 在人类平滑肌细胞中拥有诱导细胞迁移和成骨细胞作用的潜力，这可能对人类动脉粥样硬化中平滑肌细胞的迁移和钙化产生影响[56]。Twardowski 等[55]关于 ELDL 存在于主动脉硬化各个阶段对疾病发展的影响研究结果显示：与 ox-LDL 或 LDL 相比，ELDL 孵育人冠状动脉平滑肌细胞（HCASMC）导致泡沫细胞形成显著增加，并且 ELDL 对钙化的影响呈剂量依赖性。

　　有研究[21]采用胰蛋白酶和胆固醇酯酶作为修饰蛋白酶来作用于天然 LDL 制备 ELDL，通过透析和无菌过滤，得到 100～2500kDa 的 ELDL，在 10μg/ml 改良 LDL（acLDL、ox-LDL 或 ELDL）的存在下培养 SMC 和巨噬细胞，并且通过油红 O 染色显现脂质含量。与 SMC 相比，10μg/ml 的 ELDL、ox-LDL 和 acLDL 在 24 小时内在巨噬细胞中均能够诱导泡沫细胞形成，ELDL 作用最强。

关于 ELDL 存在于主动脉硬化各个阶段对疾病发展的影响研究结果显示[55]：与 ox-LDL 或天然 LDL 相比，低浓度 ELDL（10μg/ml）孵育 HCASMC 导致泡沫细胞形成显著增加。用 ELDL（10μg/ml）刺激 HCASMC 的迁移增加，成骨细胞基因谱增加，DMP-1、ALPL、Runx2、OPN/Spp1、Osterix/SP7、BMP 的 mRNA 显著增加和 MGP、ENPP1 的 mRNA 减少。p38MAPK 在凋亡细胞中起着非常重要的作用，其在血管钙化中也扮演着重要的角色[57, 58]。一项关于 p38αMAPK/MAPK14 的抑制剂 skepinone-L 对 p38MAPK 途径的 ELDL 诱导的影响研究[59]显示，ELDL 在 RNA 和蛋白质水平上诱导 CD36 的表达，并且这种诱导通过 skepinone-L 的作用显著降低。与 CD36 一样，ELDL 诱导 ABCA1 的表达，并且这种诱导通过 skepinone-L 的作用显著降低。在体外，skepinone-L 抑制 ELDL 诱导的 p38MAPK 通路激活，抑制 ELDL 诱导的 CD36 和 ABCA1 表达。为了测试 ELDL 是否促进血管钙化，在含磷酸盐培养基中培养 HCASMC，发现添加 ELDL 高度降低 MGP 和 ENPP1 的基因表达，同时上调其他促进钙化的基因。已知 MGP 是钙化的主要抑制剂[60, 61]。ELDL 加速 SMC 钙化的直接分子机制尚不清楚，但至少它与获得 SMC 中的部分成骨细胞基因谱有关[62-64]。

（三）ox-LDL、ELDL 与他汀类药物

ox-LDL 是动脉粥样硬化起始和发展的关键介质，且有研究表明，用 ox-LDL 处理人脐静脉内皮细胞显著增加 BMP-2 表达，BMP-2 与 ox-LDL 活化 NF-κB 相关，但阿托伐他汀可能通过抑制 NF-κB 活化而抑制 BMP-2 表达[65]。Kougialis 等[66]关于阿托伐他汀治疗颈动脉粥样硬化病的研究结果显示，用低剂量阿托伐他汀治疗的颈动脉粥样硬化病患者 ox-LDL 明显减少。也有新近研究提供了他汀类药物可以抑制 ox-LDL 诱导的血管内皮细胞凋亡的证据，即辛伐他汀可抑制 ox-LDL 诱导的内皮细胞凋亡，但目前为止未发现关于他汀是否通过降低 ox-LDL 进一步抑制血管钙化的证据[67, 68]。此外，虽然 ELDL 已经在人类动脉粥样硬化病变中被检测到，已证实 ELDL 介导平滑肌细胞转化成泡沫细胞和增强成骨细胞基因谱的表型转化，但是关于他汀类药物与 ELDL 的关系目前研究甚少。

七、他汀类药物对冠状动脉钙化的影响

关于他汀类药物对 CAC 影响进行了许多临床研究，一部分研究显示他汀类药物可减少 CAC，一部分研究显示其对钙化没有影响，而另外一部分研究又显示其增加了钙化。他汀类药物对钙化的影响可能与他汀类药物剂量、研究人群、LDL-C 水平等相关（表 5-6-1）。

表 5-6-1　关于他汀类药物对 CAC 影响部分研究

参考文献	药物	设计	人数	CAC 估算	结果
Callister 等[69]	他汀类药物治疗 12 个月	回顾性研究	149 例患者（无冠状动脉疾病，男性 61%，女性 39%）	CT	LDL-C 基础水平>120mg/dl，使用他汀药物的患者钙化体积积分减少
Budoff 等[70]	他汀类药物治疗 1～6.5 年	回顾性研究	299 例患者（各种疾病状态：包括高血压、高血脂、糖尿病、烟草使用者）	CT	使用他汀药物的患者钙化体积积分减少

续表

参考文献	药物	设计	人数	CAC 估算	结果
Achenbach 等[71]	西立伐他汀 0.3mg/d 治疗 12 个月	前瞻性队列研究	66 例患者（曾经未行降脂治疗）	CT	LDL-C 基础水平＞130mg/dl，使用西立伐他汀的患者钙化体积积分减少
Houslay 等[72]	阿托伐他汀 80mg、安慰剂组治疗 24 个月	随机对照试验	102 例患者（他汀组 48 例，安慰剂组 54 例）	CT	使用他汀药物对 CAC 进展没有影响
Arad 等[73]	阿托伐他汀 20mg+维生素 C+维生素 E、安慰剂组治疗 4.3 年	随机对照试验	1005 例患者（无症状、基本健康）	CT	使用他汀药物且 LDL-C 基线＞130mg/dl 患者的 CAC 进展没有消退
Schmermund 等[74]	阿托伐他汀 80mg、阿托伐他汀 10mg 治疗超过 12 个月	随机对照试验	417 例患者（没有冠状动脉疾病史，也没有高级别冠状动脉狭窄的证据）	CT	使用他汀药物对患者 CAC 进展没有影响，高剂量和低剂量他汀药物对 CAC 进展影响差异无统计学意义
Nakazato 等[75]	他汀类药物	回顾性研究	6673 例（他汀类药物治疗 2413 例，无他汀类药物治疗 4260 例），没有已知的 CAD 和他汀类药物使用状态	CT	使用他汀药物增加患者钙化斑块负担或混合斑块负担
Puri 等[76]	他汀类药物	Meta 分析	来自于 8 个试验并有冠状动脉疾病患者 3495 例	IVUS	高剂量和低剂量他汀类药物均可增加 CAC
Banach 等[77]	他汀类药物	Meta 分析	9 项研究，他汀类药物治疗 16 组、830 例参与者	IVUS-VH	冠状动脉斑块体积、纤维斑块体积减小，CAC 增加

（一）他汀类药物减轻冠状动脉钙化

作为冠状动脉粥样硬化治疗基石的他汀类药物对 CAC 的影响一直存在争议，1998 年《新英格兰医学杂志》研究发现，在他汀类药物治疗过程中，HMG-CoA 转化酶抑制剂能够改善患者 CT 检测的 CACS[69]，此研究纳入 149 例无冠状动脉疾病患者，分为三组（第一组 44 例患者未使用他汀类药物且 LDL-C 水平＞120mg/dl，第二组 40 例患者使用他汀药物且 LDL-C 水平＞120mg/dl，第三组 65 例患者使用他汀药物且 LDL-C 水平＜120mg/dl），研究时限 12 个月，与基础 CACS 相比，第一组和第二组的钙化积分均明显增高，且第一组增高程度大于第二组，第三组有 63% 患者 CACS 较基础值降低，37% 患者增高，但钙化积分增高程度均比第一、二组低。这表明他汀类药物可以减少 CAC 斑块体积，其机制可能与 LDL-C 基础水平、他汀降低 LDL-C 水平有关，但在第三组中出现了 37% 患者 CACS 增高，这可能与他汀类药物的非降脂作用有关系[69]。也有其他研究报道提出他汀类药物降低 LDL-C 水平的同时可以阻止 CAC 的进展，甚至可以促使 CAC 消退，并且在他汀类药物治疗过程中，除了高胆固醇血症受试者外，性别或其他危险因素（包括高血压、糖尿病、烟草使用）对钙化影响无明显统计学意义[70, 71]。

（二）他汀类药物对冠状动脉钙化进程影响不大

2006 年欧洲爱丁堡大学 104 例关于"强化降脂治疗与 CAC 关系"的随机双盲试验研究[72]发现在无症状患者中他汀类药物治疗对 CAC 进程起不到主要影响作用，尽管大剂量他汀类药物治疗降低了血清 LDL 和 CRP 水平，但并不能阻止钙化主动脉瓣狭窄患者 CAC

的进展或使其消退,这与无症状人群试验结果一致。在无症状基本健康人群中使用低剂量阿托伐他汀 4.3 年,期间虽然降低了总胆固醇、LDL 和三酰甘油水平,可能会减少 ASCVD 事件,尤其是钙分数>400 的受试者,但其对 CAC 进展没有影响[73]。也有其他研究认为高剂量或低剂量他汀类药物对 CAC 进展没有影响,治疗中 LDL-C 水平与钙化冠状动脉粥样硬化进展之间的关系不大[74]。

(三)他汀类药物增加冠状动脉钙化

Nakazato 等[75]做的一项关于他汀类药物和冠状动脉斑块沉积的回顾性研究表明,与不使用他汀的人群相比,使用他汀患冠状动脉疾病的风险增加,这可能与他汀促进混合斑块、钙化斑块的形成有关,在多变量分析中,他汀类药物的使用与越来越多具有混合斑块的冠状动脉节段相关,他汀可增加钙化斑块或混合斑块;2015 年克里夫兰临床研究中心总结 8 个中心的钙化 IVUS 研究发现[76],高剂量他汀相对于低剂量他汀或安慰剂而言,能够明显降低斑块的进展(粥样斑块体积百分比),但却增加了 CAC。基础研究认为他汀使斑块变得致密钙化,从而更稳定、不易破裂。

Trion 等[78]使用新生大鼠血管平滑肌细胞的血管钙化体外模型研究阿托伐他汀对体外血管平滑肌细胞钙化的影响,将血管平滑肌细胞与补充有各种浓度的阿托伐他汀(2~50μmol/L)的钙化培养基一起培养 2~3 周。阿托伐他汀剂量依赖性地增加血管平滑肌细胞钙化。在大鼠主动脉血管平滑肌细胞血管钙化的体外模型中,阿托伐他汀浓度≥10μmol/L 刺激血管平滑肌细胞钙化,50μmol/L 抑制血管平滑肌细胞增殖,诱导细胞凋亡。由于高浓度的阿托伐他汀具有促细胞凋亡作用,阿托伐他汀的促钙化作用可以通过产生作为钙沉积病灶的凋亡小体来实现。Banach 等[77]对关于他汀类药物治疗对冠状动脉斑块成分的影响进行了系统评价和荟萃分析,纳入 9 项研究,他汀类药物治疗 16 组、830 名参与者,在试验中给予以下他汀类药物剂量:10~80mg/d 阿托伐他汀;10~40mg/d 普伐他汀;20mg/d 辛伐他汀;10~40mg/d 瑞舒伐他汀;60mg/d 氟伐他汀;2~4mg/d 匹伐他汀。一项研究未提及他汀类药物制剂或剂量,他汀类药物干预的持续时间为 6~24 个月,只有 2 项研究是安慰剂对照,另外 7 项仅包括他汀类药物干预组。在 Meta 回归分析中发现,他汀类药物对斑块体积的影响与治疗持续时间无关,未发现他汀类药物诱导的斑块体积减小与LDL-C 减少显著相关,进一步分析未发现他汀类药物引起的斑块体积变化与其他潜在混杂因素[包括年龄、剂量(阿托伐他汀)、男性比例、糖尿病患者比例、吸烟者比例和基线LDL-C]之间有任何显著关联,荟萃分析表明他汀类药物治疗减少斑块,减小外部弹性膜体积及纤维体积,增加致密钙体积,对管腔容积、纤维脂肪和坏死组织体积没有影响。Puri等[76]进行 8 项前瞻性随机试验的事后患者水平分析,冠状动脉疾病患者匹配冠状动脉节段测量冠状动脉粥样硬化斑块体积百分比(PAV)和钙指数(CaI)的连续变化,用连续冠状动脉 IVUS 比较了接受高强度他汀类药物治疗(HIST)、低强度他汀类药物治疗(LIST)和非他汀类药物治疗的患者冠状动脉粥样硬化体积和钙指数(CaI)的变化,他汀类药物不仅具有斑块退行性作用,还能促进冠状动脉粥样硬化钙化,且高剂量和低剂量他汀类药物均可促进钙化。此外荟萃分析通过 IVUS-VH 评估他汀类药物治疗对冠状动脉斑块组成的影响,纳入了涉及 682 例患者的 10 项研究,基线和随访期间纤维体积显著减小,致密钙体积显著增加,在纤维脂肪和坏死核心(NC)体积中未观察到显著变化。在分层分析中，纤维体积显著减少，随访≥12 个月的亚组中致密钙体积增加，而在随访<12 个月的亚组中未观察到显著变化。同样，在高强度他汀类药物治疗的亚组中，纤维体积显著减少和致密钙体积增加，而在低强度他汀类药物治疗的亚组中，纤维和致密钙体积的变化接近统计学意义。

近期，《美国心脏病学会杂志》一项研究纳入了 2002～2009 年通过冠脉 CT 评估了有无 CAC 的 1.4 万人，随访时间 10 年。研究者发现，他汀可使有 CAC 者的心血管事件风险降低 24%。但对无 CAC 的人无效。研究还发现，他汀的作用与钙化的程度有关。如果 CACS <100，钙化 100 人服用他汀 10 年可预防 1 例心血管事件，如果 CACS≥100，12 人服用他汀 10 年就可预防 1 例心血管事件。该研究清楚地表明了他汀的获益与 CAC 成正比。研究者称，没有 CAC 的群体在近 10 年的随访中没有从他汀中获益[79]。

一些研究发现不稳定斑块有更大的富含脂质中心、巨噬细胞、泡沫细胞和含有少量平滑肌的薄层纤维帽，这支持钙化损伤可能与稳定性斑块的关系更大，血管钙化可能起到初始稳定动脉粥样硬化斑块的作用。在灵长类和猪的模型中发现他汀类药物对稳定斑块具有积极作用[80-83]。ACS 患者的影像学研究及心脏猝死患者的尸检研究表明，与稳定斑块相比，不稳定斑块中的钙化较少[84, 85]，这也支持钙化可能增加斑块稳定性的假说。另一方面，其他研究表明钙化与动脉粥样硬化的进展相关性较差[86]。一些证据表明微钙化和钙化结节可能在动脉粥样硬化斑块易损性中起重要作用[87, 88]，微钙化可诱导炎症并促进斑块破裂，宏观钙化是指钙化的片状外观，可作为炎症的屏障并稳定斑块[46]。微钙化可能会产生薄帽纤维粥样瘤（TCFA），增加斑块破裂和主要不良心血管事件（MACE）的风险[89]，临床研究表明他汀类药物治疗可导致冠状动脉斑块纤维帽厚度增加[90]，IVUS-VH 研究的荟萃分析[77]中，观察到与他汀类药物治疗相关的纤维组织全面减少，他汀类药物治疗可能存在两种不同的影响，一方面是帽厚度的局部增加，另一方面是纤维组织的整体减少，这个假设需要进一步研究。此外很少有研究包括评估他汀类药物是否降低了薄层纤维帽 CAC 的含量[91]，也未证明钙化指数与脂蛋白的关系，这提示他汀类药物的促钙作用可能是与脂蛋白代谢无关的多向性机制介导所致，如他汀可增加 *BMP-2* 基因转录，BMP-2 可促进 CAC，这可能有助于他汀类药物提高冠状动脉硬化患者斑块稳定性[92]。基于上述结果推断模式和位置而不是钙化量有助于动脉粥样硬化斑块进展似乎是合理的。虽然 CACS 强烈预测了前瞻性心血管事件，但 CAC 含量变化的临床意义尚未经过验证作为风险改变的标志[93]。

综上所述，CAC 的形成与 LDL（如 ox-LDL、ELDL）诱导平滑肌细胞凋亡、介导平滑肌细胞转化成泡沫细胞和增强成骨细胞基因谱的表型转化，以及通过阻断吞噬性清除凋亡小体的新机制刺激钙化密切相关。CAC 与稳定斑块的关系更为密切，而与不稳定斑块的关系有待进一步研究。他汀类药物治疗与 CAC 进程有关，大量的研究结果也证实了高强度他汀类药物治疗可降低血清 LDL 水平，同时促进血管钙化，但他汀类药物可以对体内细胞钙化途径产生矛盾的影响，这可能解释他汀类药物降低 LDL-C 与促进 CAC 之间的矛盾关系，他汀类药物除了调节脂代谢，还存在与脂代谢无关的促钙化机制，其对 CAC 的影响可能因药物制剂、剂量、治疗持续时间、研究人群、成像方法及斑块定位而显著不同。此外，他汀类药物促进钙化相关因素（如增加 *BMP-2* 基因转录等）与抑制钙化因素（如抑制 ox-LDL 活化 NF-κB 促进 BMP-2 表达等）之间的平衡关系可能最终决定 CAC 的变化。因此，他汀类药物介导 CAC 变化的潜在机制及其临床意义值得进一步研究。

（陈平坤　匡时权）

参 考 文 献

［1］Di Angelantonio E，Gao P，Pennells L，et al. Lipid-related markers and cardiovascular disease prediction. Jama，2012，307（23）：2499-2506.

［2］Goldstein J L，Brown M S. A century of cholesterol and coronaries：from plaques to genes to statins. Cell，2015，161（1）：161-172.

［3］Fredrickson D S，Levy R I，Lees R S. Fat transport in lipoproteins--an integrated approach to mechanisms and disorders. N Engl J Med，1967，276（4）：215-225.

［4］Tirziu D，Dobrian A，Tasca C，et al. Intimal thickenings of human aorta contain modified reassembled lipoproteins. Atherosclerosis，1995，112（1）：101-114.

［5］Guyton J R，Klemp K F，Black B L，et al. Extracellular lipid deposition in atherosclerosis. Eur Heart J，1990，（11 Suppl E）：20-28.

［6］Oorni K，Pentikainen M O，Ala-Korpela M，et al. Aggregation，fusion，and vesicle formation of modified low density lipoprotein particles：molecular mechanisms and effects on matrix interactions. J Lipid Res，2000，41（11）：1703-1714.

［7］Nievelstein P F，Fogelman A M，Mottino G，et al. Lipid accumulation in rabbit aortic intima 2 hours after bolus infusion of low density lipoprotein. A deep-etch and immunolocalization study of ultrarapidly frozen tissue. Arterioscler Thromb，1991，11（6）：1795-1805.

［8］Hoff H F，Morton R E. Lipoproteins containing apo B extracted from human aortas. Structure and function. Ann N Y Acad Sci，1985，45（4）：183-194.

［9］Aviram M，Maor I，Keidar S，et al. Lesioned low density lipoprotein in atherosclerotic apolipoprotein E-deficient transgenic mice and in humans is oxidized and aggregated. Biochem Biophys Res Commun，1995，216（2）：501-513.

［10］Lu M，Gantz D L，Herscovitz H，et al. Kinetic analysis of thermal stability of human low density lipoproteins：a model for LDL fusion in atherogenesis. J Lipid Res，2012，53（10）：2175-2185.

［11］Skalen K，Gustafsson M，Rydberg E K，et al. Subendothelial retention of atherogenic lipoproteins in early atherosclerosis. Nature，2002，417（6890）：750-754.

［12］Morel D W，Hessler J R，Chisolm G M. Low density lipoprotein cytotoxicity induced by free radical peroxidation of lipid. J Lipid Res，1983，24（8）：1070-1076.

［13］Hessler J R，Robertson A L Jr，Chisolm G M. LDL-induced cytotoxicity and its inhibition by HDL in human vascular smooth muscle and endothelial cells in culture. Atherosclerosis，1979，32（3）：213-229.

［14］Hessler J R，Morel D W，Lewis L J，et al. Lipoprotein oxidation and lipoprotein-induced cytotoxicity. Arteriosclerosis，1983，3（3）：215-222.

［15］Henriksen T，Mahoney E M，Steinberg D. Enhanced macrophage degradation of low density lipoprotein previously incubated with cultured endothelial cells：recognition by receptors for acetylated low density lipoproteins. Proc Natl Acad Sci U S A，1981，78（10）：6499-6503.

［16］Henriksen T，Mahoney E M，Steinberg D. Enhanced macrophage degradation of biologically modified low density lipoprotein. Arteriosclerosis，1983，3（2）：149-159.

［17］Maiolino G，Rossitto G，Caielli P，et al. The role of oxidized low-density lipoproteins in atherosclerosis：the myths and the facts. Mediators Inflamm，2013，20（13）：714653.

［18］Chen C，Khismatullin D B. Oxidized low-density lipoprotein contributes to atherogenesis via co-activation of macrophages and mast cells. PLoS One，2015，10（3）：e0123088.

［19］Hoff H F，O'Neil J. Lesion-derived low density lipoprotein and oxidized low density lipoprotein share a lability for aggregation，leading to enhanced macrophage degradation. Arterioscler Thromb，1991，11（5）：1209-1222.

［20］Yoshida H. An Intriguing and important concept relevant to oxidized low-density lipoprotein and atherogenesis is still problematic for its contribution to the better understanding of clinical atherosclerosis. J Atheroscler Thromb，2018，25（10）：1007-1008.

［21］Chellan B，Reardon C A，Getz G S，et al. Enzymatically modified low-density lipoprotein promotes foam cell formation in smooth muscle cells via macropinocytosis and enhances receptor-mediated uptake of oxidized low-density lipoprotein. Arterioscler Thromb Vasc Biol，2016，36（6）：1101-1113.

［22］Lu M，Gursky O. Aggregation and fusion of low-density lipoproteins in vivo and in vitro. Biomol Concepts，2013，5（4）：501-518.

［23］Endo A. A historical perspective on the discovery of statins. Proc Jpn Acad Ser B Phys Biol Sci，2010，86（5）：484-493.

［24］Garattini L，Padula A. Cholesterol-lowering drugs：science and marketing. J R Soc Med，2017，110（2）：57-64.

［25］Jones P H，Davidson M H，Stein E A，et al. Comparison of the efficacy and safety of rosuvastatin versus atorvastatin，simvastatin，and pravastatin across doses（STELLAR Trial）. Am J Cardiol，2003，92（2）：152-160.

［26］Bos S，Yayha R，van Lennep J E. Latest developments in the treatment of lipoprotein（a）. Curr Opin Lipidol，2014，25（6）：452-460.

［27］Ballantyne C M，Andrews T C，Hsia J A，et al. Correlation of non-high-density lipoprotein cholesterol with apolipoprotein B：effect of 5 hydroxymethylglutaryl coenzyme A reductase inhibitors on non-high-density lipoprotein cholesterol levels. Am J Cardiol，2001，88（3）：265-269.

［28］Jones P H，Hunninghake D B，Ferdinand K C，et al. Effects of rosuvastatin versus atorvastatin，simvastatin，and pravastatin on non-high-density lipoprotein cholesterol，apolipoproteins，and lipid ratios in patients with hypercholesterolemia：additional results from the STELLAR trial. Clin Ther，2004，26（9）：1388-1399.

［29］Adams S P，Tsang M，Wright J M. Lipid-lowering efficacy of atorvastatin. Cochrane Database Syst Rev，2015，3：CD008226.

［30］Adams S P，Sekhon S S，Wright J M. Lipid-lowering efficacy of rosuvastatin. Cochrane Database Syst Rev，2014，11：CD010254.

［31］Liao J K. Clinical implications for statin pleiotropy. Curr Opin Lipidol，2006，16（6）：624-629.

［32］Joshi P H，Jacobson T A. Therapeutic options to further lower C-reactive protein for patients on statin treatment. Curr Atheroscler Rep，2010，12（1）：34-42.

［33］Baigent C，Blackwell L，Emberson J，et al. Efficacy and safety of more intensive lowering of LDL cholesterol：a meta-analysis of data from 170 000 participants in 26 randomised trials. Lancet，2010，376（9753）：1670-1681.

［34］Fulcher J，O'Connell R，Voysey M，et al. Efficacy and safety of LDL-lowering therapy among men and women：meta-analysis of individual data from 174 000 participants in 27 randomised trials. Lancet，2015，385（9976）：1397-1405.

［35］Karwowski W，Naumnik B，Szczepanski M，et al. The mechanism of vascular calcification-a systematic review. Med Sci Monit，2012，18（1）：Ra1-11.

［36］Bostrom K I. Where do we stand on vascular calcification? Vascul Pharmacol，2016，（84）：8-14.

［37］Demer L L，Tintut Y. Vascular calcification：pathobiology of a multifaceted disease. Circulation，2008，117（22）：2938-2948.

［38］Rong J X，Shapiro M，Trogan E，et al. Transdifferentiation of mouse aortic smooth muscle cells to a macrophage-like state after cholesterol loading. Proc Natl Acad Sci U S A，2003，100（23）：13531-13536.

［39］Yan J，Stringer S E，Hamilton A，et al. Decorin GAG synthesis and TGF-beta signaling mediate Ox-LDL-induced mineralization of human vascular smooth muscle cells. Arterioscler Thromb Vasc Biol，2011，31（3）：608-615.

［40］Goettsch C，Rauner M，Hamann C，et al. Nuclear factor of activated T cells mediates oxidised LDL-induced calcification of vascular smooth muscle cells. Diabetologia，2011，54（10）：2690-2701.

［41］Taylor J，Butcher M，Zeadin M，et al. Oxidized low-density lipoprotein promotes osteoblast differentiation in primary cultures of vascular smooth muscle cells by up-regulating Osterix expression in an Msx2-dependent manner. J Cell Biochem，2011，112（2）：581-588.

［42］Bear M，Butcher M，Shaughnessy S G. Oxidized low-density lipoprotein acts synergistically with beta-glycerophosphate to induce osteoblast differentiation in primary cultures of vascular smooth muscle cells. J Cell Biochem，2008，105（1）：185-193.

［43］Liao L，Zhou Q，Song Y，et al. Ceramide mediates Ox-LDL-induced human vascular smooth muscle cell calcification via p38 mitogen-activated protein kinase signaling. PLoS One，2013，12（8）：e82379.

［44］Yung L M，Sánchez-Duffhues G，Ten Dijke P，et al. Bone morphogenetic protein 6 and oxidized low-density lipoprotein synergistically recruit osteogenic differentiation in endothelial cells. Cardiovasc Res，2015，108（2）：278-287.

［45］Derwall M，Malhotra R，Lai C S，et al. Inhibition of bone morphogenetic protein signaling reduces vascular calcification and atherosclerosis. Arterioscler Thromb Vasc Biol，2012，32（3）：613-622.

［46］Tang Y，Xu Q，Peng H，et al. The role of vascular peroxidase 1 in ox-LDL-induced vascular smooth muscle cell calcification. Atherosclerosis，2015，243（2）：357-363.

［47］Liberman M，Johnson R C，Handy D E，et al. Bone morphogenetic protein-2 activates NADPH oxidase to increase endoplasmic reticulum stress and human coronary artery smooth muscle cell calcification. Biochem Biophys Res Commun，2011，413（3）：436-441.

［48］Mazière C，Savitsky V，Galmiche A，et al. Oxidized low density lipoprotein inhibits phosphate signaling and phosphate-induced mineralization in osteoblasts. Involvement of oxidative stress. Biochim Biophys

Acta，2010，1802（11）：1013-1019.

［49］Pugliese G，Iacobini C，Blasetti Fantauzzi C，et al. The dark and bright side of atherosclerotic calcification. Atherosclerosis，2015，283（2）：220-230.

［50］Song Y，Hou M，Li Z，et al. TLR4/NF-kappaB/Ceramide signaling contributes to Ox-LDL-induced calcification of human vascular smooth muscle cells. Eur J Pharmacol，2017，794（45）：45-51.

［51］Farrokhi E，Samani K G，Chaleshtori M H. Oxidized low-density lipoprotein increases bone sialoprotein expression in vascular smooth muscle cells via runt-related transcription factor 2. Am J Med Sci，2015，349（3）：240-243.

［52］Farrokhi E，Samani K G，Chaleshtori M H. Oxidized low-density lipoprotein and upregulated expression of osteonectin and bone sialoprotein in vascular smooth muscle cells. Lab Med，2014，45（4）：297-301.

［53］Bhakdi S，Dorweiler B，Kirchmann R，et al. On the pathogenesis of atherosclerosis：enzymatic transformation of human low density lipoprotein to an atherogenic moiety. J Exp Med，1995，182（6）：1959-1971.

［54］Torzewski M，Lackner K J. Initiation and progression of atherosclerosis--enzymatic or oxidative modification of low-density lipoprotein? Clin Chem Lab Med，2006，44（12）：1389-1394.

［55］Twardowski L，Cheng F，Michaelsen J，et al. Enzymatically modified low-density lipoprotein is present in all stages of aortic valve sclerosis：implications for pathogenesis of the disease. J Am Heart Assoc，2015，4（10）：e002156.

［56］Chellan B，Rojas E，Zhang C，et al. Enzyme-modified non-oxidized LDL（ELDL）induces human coronary artery smooth muscle cell transformation to a migratory and osteoblast-like phenotype. Sci Rep，2018，8（1）：11954.

［57］Rodriguez-Carballo E，Gamez B，Ventura F. p38 MAPK signaling in osteoblast differentiation. Front Cell Dev Biol，2016，（4）：40.

［58］Cuadrado A，Nebreda A R. Mechanisms and functions of p38 MAPK signalling. Biochem J，2010，429（3）：403-417.

［59］Cheng F，Twardowski L，Fehr S，et al. Selective p38alpha MAP kinase/MAPK14 inhibition in enzymatically modified LDL-stimulated human monocytes：implications for atherosclerosis. Faseb J，2017，31（2）：674-686.

［60］Schurgers L J，Cranenburg E C，Vermeer C. Matrix Gla-protein：the calcification inhibitor in need of vitamin K. Thromb Haemost，2008，100（4）：593-603.

［61］Proudfoot D，Shanahan C M. Molecular mechanisms mediating vascular calcification：role of matrix Gla protein. Nephrology（Carlton），2006，11（5）：455-461.

［62］Katsuda S，Boyd H C，Fligner C，et al. Human atherosclerosis. III. Immunocytochemical analysis of the cell composition of lesions of young adults. Am J Pathol，1992，140（4）：907-914.

［63］Hofmann Bowman M A，McNally E M. Genetic pathways of vascular calcification. Trends Cardiovasc Med，2012，22（4）：93-98.

［64］Rutsch F，Ruf N，Vaingankar S，et al. Mutations in ENPP1 are associated with 'idiopathic' infantile arterial calcification. Nat Genet，2003，34（4）：379-381.

［65］Zhang M，Zhou S H，Li X P，et al. Atorvastatin downregulates BMP-2 expression induced by oxidized low-density lipoprotein in human umbilical vein endothelial cells. Circ J，2008，72（5）：807-812.

［66］Kougialis S，Skopelitis E，Gialernios T，et al. Atorvastatin therapy is associated with improvement of oxidized low-density lipoprotein cholesterol levels，which correlates with the degree of stenosis in patients with carotid atheromatosis with and without prior angioplasty. Int Angiol，2010，29（4）：338-347.

［67］Ou H C，Lee W J，Lee I T，et al. Ginkgo biloba extract attenuates ox-LDL-induced oxidative functional damages in endothelial cells. J Appl Physiol（1985），2009，106（5）：1674-1685.

［68］Zhang G Q，Tao Y K，Bai Y P，et al. Inhibitory effects of simvastatin on oxidized low-density lipoprotein-induced endoplasmic reticulum stress and apoptosis in vascular endothelial cells. Chin Med J（Engl），2018，131（8）：950-955.

［69］Callister T Q，Raggi P，Cooil B，et al. Effect of HMG-CoA reductase inhibitors on coronary artery disease as assessed by electron-beam computed tomography. N Engl J Med，1998，339（27）：1972-1978.

［70］Budoff M J，Lane K L，Bakhsheshi H，et al. Rates of progression of coronary calcium by electron beam tomography. Am J Cardiol，2000，86（1）：8-11.

［71］Achenbach S，Ropers D，Pohle K，et al. Influence of lipid-lowering therapy on the progression of coronary artery calcification：a prospective evaluation. Circulation，2002，106（9）：1077-1082.

［72］Houslay E S，Cowell S J，Prescott R J，et al. Progressive coronary calcification despite intensive lipid-lowering treatment：a randomised controlled trial. Heart，2006，92（9）：1207-1212.

［73］Arad Y，Spadaro L A，Roth M，et al. Treatment of asymptomatic adults with elevated coronary calcium scores with atorvastatin，vitamin C，and vitamin E：the St. Francis Heart Study randomized clinical trial. J Am Coll Cardiol，2005，46（1）：166-172.

［74］Schmermund A，Achenbach S，Budde T，et al. Effect of intensive versus standard lipid-lowering treatment with atorvastatin on the progression of calcified coronary atherosclerosis over 12 months：a multicenter，randomized，double-blind trial. Circulation，2006，113（3）：427-437.

［75］Nakazato R，Gransar H，Berman D S，et al. Statins use and coronary artery plaque composition：results from the International Multicenter CONFIRM Registry. Atherosclerosis，2012，225（1）：148-153.

［76］Puri R，Nicholls S J，Shao M，et al. Impact of statins on serial coronary calcification during atheroma progression and regression. J Am Coll Cardiol，2015，65（13）：1273-1282.

［77］Banach M，Serban C，Sahebkar A，et al. Impact of statin therapy on coronary plaque composition：a systematic review and meta-analysis of virtual histology intravascular ultrasound studies. BMC Med，2015，（13）：229.

［78］Trion A，Schutte-Bart C，Bax W H，et al. Modulation of calcification of vascular smooth muscle cells in culture by calcium antagonists，statins，and their combination. Mol Cell Biochem，2008，308（12）：25-33.

［79］Mitchell J D，Fergestrom N，Gage B F，et al. Impact of statins on cardiovascular outcomes following coronary artery calcium scoring. J Am Coll Cardiol，2018，72（25）：3233-3242.

［80］Davies M J. The composition of coronary-artery plaques. N Engl J Med，1997，336（18）：1312-1314.

［81］Mintz G S，Popma J J，Pichard A D，et al. Patterns of calcification in coronary artery disease. A statistical analysis of intravascular ultrasound and coronary angiography in 1155 lesions. Circulation，1995，91（7）：1959-1965.

［82］ Stary H C. The development of calcium deposits in atherosclerotic lesions and their persistence after lipid regression. Am J Cardiol，2001，88（2a）：16e-19e.

［83］ Daoud A S，Jarmolych J，Augustyn J M，et al. Sequential morphologic studies of regression of advanced atherosclerosis. Arch Pathol Lab Med，1981，105（5）：233-239.

［84］ Otsuka F，Finn A V，Virmani R. Do vulnerable and ruptured plaques hide in heavily calcified arteries? Atherosclerosis，2013，229（1）：34-37.

［85］ Motoyama S，Kondo T，Sarai M，et al. Multislice computed tomographic characteristics of coronary lesions in acute coronary syndromes. J Am Coll Cardiol，2007，50（4）：319-326.

［86］ Madhavan M V，Tarigopula M，Mintz G S，et al. Coronary artery calcification：pathogenesis and prognostic implications. J Am Coll Cardiol，2014，63（17）：1703-1714.

［87］ Hutcheson J D，Maldonado N，Aikawa E. Small entities with large impact：microcalcifications and atherosclerotic plaque vulnerability. Curr Opin Lipidol，2014，25（5）：327-332.

［88］ Virmani R，Kolodgie F D，Burke A P，et al. Lessons from sudden coronary death：a comprehensive morphological classification scheme for atherosclerotic lesions. Arterioscler Thromb Vasc Biol，2000，20（5）：1262-1275.

［89］ Garcia-Garcia H M，Jang I K，Serruys P W，et al. Imaging plaques to predict and better manage patients with acute coronary events. Circ Res，2014，114（12）：1904-1917.

［90］ Komukai K，Kubo T，Kitabata H，et al. Effect of atorvastatin therapy on fibrous cap thickness in coronary atherosclerotic plaque as assessed by optical coherence tomography：the EASY-FIT study. J Am Coll Cardiol，2014，64（21）：2207-2217.

［91］ Finn A V，Nakano M，Narula J，et al. Concept of vulnerable/unstable plaque. Arterioscler Thromb Vasc Biol，2010，30（7）：1282-1292.

［92］ Emmanuele L，Ortmann J，Doerflinger T，et al. Lovastatin stimulates human vascular smooth muscle cell expression of bone morphogenetic protein-2，a potent inhibitor of low-density lipoprotein-stimulated cell growth. Biochem Biophys Res Commun，2003，302（1）：67-72.

［93］ Libby P. How does lipid lowering prevent coronary events? New insights from human imaging trials. Eur Heart J，2015，36（8）：472-474.

第七节　冠状动脉钙化与维生素 D

维生素的发现及其相关制剂的应用给人类带来了不可估量的健康效益，维生素 D（vitamin D，VD）的应用为治愈佝偻病和成人软骨病开辟了一条成功之路。维生素 D 不仅能够调节钙磷代谢、维持人体骨骼健康，还与多种疾病的发生和发展息息相关。现在越来越多的证据表明，维生素 D 在血管中也发挥重要的生理作用，维生素 D 与血管钙化密切相关。本节详细描述了维生素 D 与血管钙化的相关性。

一、维生素 D 的简介

维生素 D 作为一种人体必需的营养物质被大众熟知，是人类和动物在生长过程中不可或缺的一种维生素，是人体生长发育所需的一种类固醇激素，作为细胞核类固醇家族成员，具有调节人体钙与磷代谢、影响细胞增殖分化、促进骨骼与牙齿的形成、维持血液中氨基酸浓度平衡等作用[1, 2]。人体内若维生素 D 摄取不足，易导致小儿佝偻病、婴儿手足搐搦症、软骨病及老年人骨质疏松。2010 年流行病学研究发现，我国老年骨质疏松发病率高于发达国家 2 倍以上，90%以上老年人群维生素 D 缺乏严重。目前医学研究还表明维生素 D 缺乏还是导致癌症、自发性免疫性疾病、传染病、心血管疾病和精神疾病等多发疾病的危险因素[3, 4]。

（一）维生素 D 的发现

19 世纪末期，佝偻病在英国的发病率很高，特别是在苏格兰，因此，这种疾病又被称为"英国病"。营养学家爱德华·梅兰比对该现象非常感兴趣，他从麦科勒姆的研究中推测佝偻病可能是一种饮食缺乏症。他使用苏格兰人（佝偻病发病率最高的人群）的饮食（主要是燕麦片）喂给犬，并无意中把犬关在远离阳光的室内，犬患上了和人类一样的佝偻病。爱德华·梅兰比又通过使用鱼肝油来治愈这种疾病。因为鱼肝油富含维生素 A，因此他认为维生素 A 有可能预防佝偻病。麦科勒姆一直在研究这一发现，并决定验证维生素 A 有助于治疗佝偻病的假说。鱼肝油能够预防干眼症和维生素 A 缺乏症，并且加热可以破坏鱼肝油中维生素 A 的活性，所以他将加热后的鱼肝油喂食小犬，发现通过这种方法不再能够预防干眼症和维生素 A 缺乏症，但仍然能够治疗佝偻病，说明治疗佝偻病者"另有他物"，治疗佝偻病的是一种新的维生素，称为维生素 D，又称为第四种维生素。在人类生物学中，维生素 D 通常指两种物质：动物源的维生素 D_3（也称为胆钙化醇）和植物源的维生素 D_2（也称为麦角钙化醇）。其他维生素 D 物质（维生素 D_4～维生素 D_7）在人类营养中很少见，具有不同的功效。

（二）维生素 D 的来源与结构

维生素 D 是无色晶体，在脂溶剂及有机溶剂中，化学性质稳定，在中性和碱性溶液中耐热，不易被氧化，但在酸性溶液中则逐渐分解。维生素 D 在水溶液中由于有溶解氧而不稳定，双键还原后使其生物效应明显降低[5]。因此，维生素 D 一般应存于无光、无酸、无氧或氮气的低温环境中。

虽然维生素 D 可以补充，但它通常是通过饮食来源如脂肪丰富的鱼类和蛋类、皮肤合成或从外部获得的。然而，其主要的来源是通过暴露在紫外线辐射下的皮肤合成。维生素 D 都是由相应的维生素 D 原经紫外线照射转变而来。维生素 D 原是环戊烷多氢菲类化合物，可由维生素 D 原经紫外线 270～300nm 激活形成。维生素 D 的家族成员很多，目前结构已经明确的有 4 种，分别为维生素 D_2、维生素 D_3、维生素 D_4 及维生素 D_5，其中维生素 D_2 和维生素 D_3 的生理活性最高，研究者也最多。维生素 D_2 和维生素 D_3 由不同的维生素 D 原经紫外线照射产生，如人体皮肤中内源性的维生素 D 原物质 7-脱氢胆固醇，接受来自太阳光中 280～320nm 的紫外线照射后，其第二个环状结构被打开，形成一种不稳定的脂溶性维生素 D_3 前体，又在人体温度的作用下很快异构化为维生素 D_3，又名胆钙化醇，是人体维生素 D 的主要来源。酵母细胞和蘑菇中的麦角固醇经过紫外线照射后转化形成维生素 D_2 前体，后经热催化异构为维生素 D_2，维生素 D_2 又名麦角钙化醇。大多数高等动物的表皮和皮肤组织中都含 7-脱氢胆固醇，只要阳光或紫外线照射下经光化学反应可转化成维

生素 D_3。维生素 D_3 主要存在于海鱼、动物肝脏、蛋黄和瘦肉、脱脂牛奶、鱼肝油、乳酪、坚果和海产品中。维生素 D_2 主要在植物中合成，酵母、麦角、覃类等含量较多。

（三）维生素 D 的代谢

维生素 D 为脂溶性维生素，是固醇类衍生物。人们发现维生素 D 本身并没有生理功能，必须经历两步羟基化才能转化成为有活性的维生素 D。维生素 D 的活性形式有：$25\text{-}(OH)D$、$1,25\text{-}(OH)_2D$、$1,25\text{-}(OH)_2D_3$ 等，其中以 $1,25\text{-}(OH)_2D$ 为主要形式。图 5-7-1 详细描述了维生素 D 在人体中的整个代谢过程。人体内维生素 D 主要来源于皮肤，在皮肤中 7-脱氢胆固醇经紫外线照射而发生光分解转化成为维生素 D_3，维生素 D_3 在胆汁的作用下，在小肠乳化被吸收入血。从膳食和皮肤两条途径获得的维生素 D_3 与血浆胎球蛋白结合被转运至肝脏后，首先在肝细胞内质网和线粒体中，经 25-羟化酶作用，变成 $25\text{-}(OH)D$。在血液中，维生素 D 和 $25\text{-}(OH)D$ 通常不是游离的，它们与维生素 D 结合蛋白（vitamin D binding protein，DBP）结合形成复合物，经血液循环，$25\text{-}(OH)D$ 被转运到肾脏，在近曲小管上皮细胞线粒体中的 1α-羟化酶（1α-hydroxylase）作用下，在 1 号位加上另一个羟基转化成有生物活性的 $1,25\text{-}(OH)_2D$。$1,25\text{-}(OH)_2D$ 活性比 $25\text{-}(OH)D$ 高 $500\sim1000$ 倍[6]。$1,25\text{-}(OH)_2D$ 只有与维生素 D 受体（vitamin D receptor，VDR）结合后才能发挥其生理功能。$1,25\text{-}(OH)_2D$ 在 DBP 转运蛋白的载运下，经血液到达小肠、骨等靶器官中与靶器官的核受体（VDRn）或膜受体（VDRm）结合，发挥相应的生物学效应。维生素 D 受体也在血管平滑肌细胞[7]、内皮细胞[8]、巨噬细胞[9]和心肌细胞[10]中表达。一些特定的细胞色素 P450 酶（CYP）参与这些激活和失活步骤，如 CYP2R1、CYP27B1 和 CYP24A1。*CYP2R1* 和 *CYP27B1* 基因缺陷导致佝偻病的症状与维生素 D 缺乏症难以区分。*CYP24A1* 基因缺陷可引起高钙血症和肾结石。维生素 D 受体基因缺陷可导致一种罕见的非典型佝偻病。

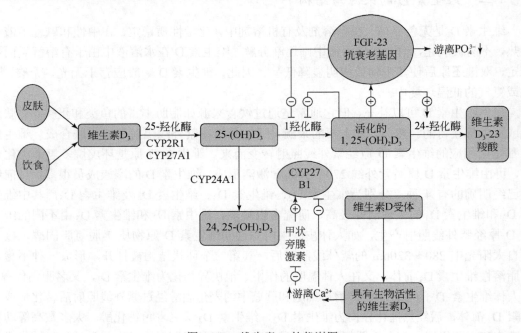

图 5-7-1　维生素 D 的代谢图

（四）维生素 D 的主要生理功能

1. 维持血清钙磷浓度的稳定　众所周知，维生素 D 是参与调节小肠内钙和磷吸收的化合物，调节肾脏从原尿中重吸收钙，以及从骨组织中动员骨中的钙返回到血液，维持血钙和血磷的平衡。具有活性的维生素 D 作用于小肠黏膜细胞的细胞核，促进运钙蛋白的生物合成。运钙蛋白和钙结合成可溶性复合物，从而加速了钙的吸收。维生素 D 促进磷的吸收，可能是通过促进钙的吸收间接产生作用的。因此，活性维生素 D 对钙、磷代谢的总效果为升高血钙和血磷，使血浆钙和血浆磷的水平达到饱和程度，有利于钙和磷以骨盐的形式沉积在骨组织上，促进骨组织钙化。

血钙浓度低时，诱导甲状旁腺激素（parathyroid hormone，PTH）分泌，将其释放至肾及骨细胞。在肾中 PTH 除刺激 1 位羟化酶与抑制 24 位羟化酶外，还促使磷从尿中排出及钙在肾小管中再吸收。在骨中 PTH 与 $1,25\text{-}(OH)_2D$ 具有协同作用，将钙从骨中动员出来。在小肠中 $1,25\text{-}(OH)_2D$ 促进钙的吸收。从这三条途径使血钙恢复到正常水平，又反馈控制 PTH 的分泌及 $1,25\text{-}(OH)_2D$ 的合成。在血钙高时刺激甲状腺 C 细胞，产生降钙素，阻止钙从骨中动员出来，并促使钙及磷从尿中排出。小肠吸收磷为主动吸收，需要能量，钠、葡萄糖、$1,25\text{-}(OH)_2D$ 及血清磷低时（8mg 以下），刺激 $1,25\text{-}(OH)_2D$ 的合成，促进小肠对钙、磷的吸收。由于 PTH 不参加反应，所以钙从尿中排出而磷不排出，从而使血钙略有上升，而磷上升较多，使血磷恢复正常。

2. 促进骨骼生长　维生素 D_3 可以通过增加小肠的钙磷吸收而促进骨的钙化。即使小肠吸收不增加，仍可促进骨盐沉积，可能是维生素 D_3 使 Ca^{2+} 通过成骨细胞膜进入骨组织的结果。维生素 D_3 的缺乏是引起佝偻病的原因，长期缺乏阳光照射的幼儿，由于骨质钙化不足易使骨骼生长不良。单纯增加食物中钙质，如果维生素 D_3 不足，仍然不能满足骨骼钙化的要求。但 $1,25\text{-}(OH)_2D$ 对骨组织的作用具有两重性。生物剂量的 $1,25\text{-}(OH)_2D$ 能提高成骨细胞活性，增加成骨细胞数目，超过生理剂量则提高破骨细胞的活性。

3. 对细胞生长分化的调节　$1,25\text{-}(OH)_2D$ 对白血病细胞、肿瘤细胞及皮肤细胞的生长分化均有调节作用。例如，白血病患者的新鲜骨髓细胞经 $1,25\text{-}(OH)_2D$ 处理后，白细胞的增殖作用被抑制并诱导其分化。$1,25\text{-}(OH)_2D$ 还可使正常人髓样细胞分化为巨噬细胞和单核细胞，这可能是其调节免疫功能的一个环节。$1,25\text{-}(OH)_2D$ 对其他肿瘤细胞也有明显的抗增殖和诱导分化作用。如 $1,25\text{-}(OH)_2D$ 可使种植于小鼠内的肉瘤细胞体积缩小，使小鼠体内结肠癌和黑色素瘤种植物的生长受到明显抑制。对原发性乳腺癌、肺癌、结肠癌、骨髓肿瘤细胞等均有抑制作用。此外，$1,25\text{-}(OH)_2D$ 还能加速巨噬细胞释放肿瘤坏死因子，而后者具有广泛的抗肿瘤效应。另外 $1,25\text{-}(OH)_2D$ 可明显抑制表皮角化细胞和皮肤成纤维细胞的增殖并诱导其分化，故推测 $1,25\text{-}(OH)_2D$ 对某些皮肤过度扩生性疾病可能有治疗作用。

4. 对免疫功能的调节　维生素 D 及其活性代谢产物 $1,25\text{-}(OH)_2D$ 对免疫系统有调节作用。维生素 D 受体在巨噬细胞、树突状细胞及激活的 T 淋巴细胞和 B 淋巴细胞中均有表达，而这些细胞又表达 CYP27B1，故可在细胞内合成 $1,25\text{-}(OH)_2D$。维生素 D 具有免疫调节作用，是一种良好的选择性免疫调节剂。当机体免疫功能处于抑制状态时，$1,25\text{-}(OH)_2D$ 主要是增强单核细胞、巨噬细胞的功能，从而增强免疫功能，当机体免疫功能异常增加时，抑制激活的 T 淋巴细胞和 B 淋巴细胞增殖，从而维持免疫平衡。1, 25-(OH)$_2$D 对免疫功能调节的主要机制：①通过 1, 25-(OH)$_2$D 受体介导；②通过抑制原单核细胞增殖而间接刺激单核细胞增殖，促进单核细胞向有吞噬作用的巨噬细胞转化。维生素 D 对防治自身免疫性脑脊髓炎、类风湿关节炎、多发性硬化症、1 型糖尿病和炎性肠病等有一定疗效，并有报道表明维生素 D 缺乏与一些自身免疫性疾病存在相关关系[11]。

二、维生素 D 缺乏增加心血管疾病和死亡风险

研究表明[12]，循环中 25-(OH)D 浓度降低与血液透析死亡率增加有关[13]。Framingham 子代心血管事件研究表明，维生素 D 缺乏与急性冠脉综合征所致心血管死亡和全因死亡增加相关[14]。许多研究表明，CKD 患者用 1, 25-(OH)$_2$D$_3$（骨化三醇）治疗可降低心血管死亡率[15-17]。一项 Meta 分析结果显示，在绝经后女性补充维生素 D$_3$ 可以使患者死亡率降低 7%。维生素 D 缺乏增加心血管疾病（CVD）和死亡风险可能与 CAC 增加有关。因血管平滑肌细胞中存在 1α-羟化酶，其转化 25-(OH)D 为骨化三醇，表明维生素 D 也可能对血管壁产生直接影响，可能包括预防血管钙化[18, 19]。CAC 是亚临床冠状动脉粥样硬化的敏感指标，也是心血管事件的一个重要危险因素[20]。为此，MESA 研究循环 25-(OH)D 浓度与 CAC 的相关性[21]。MESA 是第一个关于维生素 D 缺乏与 CAC 的大型前瞻性队列研究，包括高加索人、亚洲人、非洲裔美国人或西班牙裔 4 个种群，共纳入了 1370 例参与者：394 例慢性肾脏病患者和 976 例没有慢性肾脏病者［eGFR＜60ml/（min·1.73m^2）］，随访 3 年。基线资料中有 723 例（53%）存在 CAC，采用电子束 CT 评估 CAC，测定 25-(OH)D 浓度。结果显示 25-(OH)D＜10ng/ml 与 CAC 有关。在基线时没有 CAC 的 647 例参与者中，有 135 例在 3 年随访中出现 CAC，较低的 25-(OH)D 浓度与 CAC 事件的风险增加相关。25-(OH)D 每降低 10ng/ml，发生 CAC 的风险增加 23%（P=0.049）。这种关联不随年龄、性别、种族或血清磷酸盐浓度而变化，但在 eGFR 较低的参与者中似乎更强。在存在 CAC 的 723 例患者中，25-(OH)D 浓度与 CAC 无关。25-(OH)D 每降低 10ng/ml，发生 CAC 的风险增加 4%（P=0.50），25-(OH)D 浓度亦与 CAC 进展无关（P=0.90）。另外 350 例 eGFR＜60ml/（min·1.73m^2）参与者中，226 例（65%）在基线时具有普遍的 CAC，而在没有普遍 CAC 的 124 例中有 26 例（21%）在随访期间发生了 CAC 事件。25-(OH)D 降低与 CAC 风险增加的趋势相关。在具有基线 CAC 的 226 例参与者中，骨化三醇浓度与 CAC 严重程度或进展无关。总之，MESA 结果说明 25-(OH)D 浓度降低与新发 CAC 的风险增加有关。亚临床冠状动脉粥样钙化可能导致与低维生素 D 浓度相关的心血管事件和死亡风险增加。需要进一步的研究来证实这些结果并确定维生素 D 干预是否可以预防 CVD 的发展。另一项 Young 等[22] 进行的前瞻性研究，包括 374 例非西班牙裔白种人、1 型糖尿病患者，采用电子束 CT 评估 CAC，测定 25-(OH)D 浓度。患者中 25-(OH)D 浓度正常（＞30ng/ml），不足（20～30ng/ml）和缺乏（＜20ng/ml）分别占 65%、25% 和 10%。结果表明调整年龄、性别和日照时间后，较低水平的维生素 D 与 3 年随访时 CAC 的存在显著相关（OR=0.98，P=0.02）。基因多态性分析结果表明：维生素 D 缺乏对 CAC 的影响可能与遗传因素相关，特别是维生素 D 受体 M1T 多态性所改变。在这个人群中，与最低水平的血清 25-(OH)D 相关的 CC 基因型使 CAC 发展的风险增加。这一发现也与先前报道的 CC 基因型与急性冠脉综合征之间的关联一致[23]。该研究证明 25-(OH)D 参与 CAC 的开始，且与基因多态性

有关。维生素 D 与冠状动脉粥样硬化的交叉节点为 CAC,维生素 D 参与 CAC 的启动[24]。维生素 D 调节肾素-血管紧张素系统[25],并可通过这种机制降低心血管风险。已经在动物模型中证实了 1,25-$(OH)_2$D 治疗的心脏保护作用[26, 27]。维生素 D 对抗原提呈细胞有影响,如树突状细胞和巨噬细胞,用 1,25-$(OH)_2$D 治疗可减少泡沫巨噬细胞并抑制胆固醇摄取[28]。

有大量证据表明,除了维生素 D 对骨和矿物质代谢的作用外,它还对心血管系统产生多效作用。在大量大规模的临床研究和流行病学调查中,维生素 D 缺乏(以骨化二醇的形式)与心血管死亡率的增加有关。这些研究的主要发现是患者的血清骨化二醇浓度与心血管疾病的发病率呈非线性负相关,尤其是骨化二醇浓度低于 24ng/ml 时风险分值最高。在一项前瞻性研究中,住院前患者血清骨化二醇浓度低于 20ng/ml 与 90 天死亡率的增加有关[29]。在老年人群体和女性群体研究中,也表明了维生素 D 缺乏与心血管疾病死亡率之间有显著的相关性。在这些研究中,包括血管钙化在内的复合心血管事件是增加患者死亡率的主要因素,同时也与维生素 D 缺乏有关。这些研究还表明维生素 D 缺乏会促进血管钙化,增加心血管风险,通过补充维生素 D 代谢物、类似物和受体激活剂,可改善患者心血管疾病死亡率。

1,25-$(OH)_2$D 能抑制肾素-血管紧张素系统并改善心肌细胞肥大。循环内活性维生素 D(骨化三醇)或其前体 25-(OH)D 水平较低时,可预测心肌梗死、脑卒中和心血管死亡风险的增加。在横断面分析中,与维生素 D 水平较低相关的心血管疾病包括内皮功能障碍、CAC 和动脉硬化,高血压、糖尿病、肥胖、血脂异常等心血管危险因素也与维生素 D 水平较低有关。已有证据表明,在缺血性心脏病中、高风险的两个人群中,血清中骨化三醇水平与血管钙化呈负相关[30]。也有证据表明,维生素 D 替代品与普通人群的心血管疾病死亡率呈负相关,补充维生素 D 可以抑制血清 TNF-α 水平,增加 IL-10 水平,TNF-α 在内膜动脉粥样硬化和钙化中发挥重要作用,并且 IL-10 具有抗动脉粥样硬化作用。

目前大多数临床研究集中在 CKD 患者的血管钙化。数据显示,即使是自幼患有终末期肾病的年轻人,也存在心血管疾病,其特点是动脉弹性下降、CAC 发生及左室形态改变[31]。这些改变部分可归因于维生素 D 的代谢紊乱。其主要原因是肾功能损害时,血清中骨化三醇浓度降低,在慢性肾衰竭中,由于磷酸盐负荷和活性肾单位的减少,导致肾脏分泌的 1α-羟化酶活性减弱,从而使 1,25-$(OH)_2$D 的生成减少。

García-Canton 等[32]的横断面研究显示 210 例 CKD4 期、CKD5 期患者血清 25-(OH)D 水平与血管钙化呈负相关。根据 Adragao 等[33]和 Kauppila 等[34]的描述,研究所有受试者骨盆、手的 X 线片,计算半定量血管钙化评分。Adragao 评分仅 47 例(22.4%)无血管钙化,120 例(57.1%)评分高于 3 分[32];Kauppila 评分仅 29 例(13.8%)无主动脉钙化,114 例(54.3%)评分高于 7 分[34]。较高的血管钙化评分与年龄、糖尿病、心血管疾病史和较低的 25-(OH)D 水平有关[32]。

在日本和美国终末期肾病患者中进行的两项非常大的回顾性研究表明,维生素 D 受体激活剂治疗相对于无维生素 D 受体激活剂的治疗,分别具有 20% 和 24% 的生存优势。特别是维生素 D 治疗组的心血管死亡率明显低于非维生素 D 治疗组。在一小群日本终末期肾病患者中,与一组不服用 1α-$(OH)D_3$ 的患者相比,服用 1α-$(OH)D_3$ 的患者死于心血管疾病的风险降低了 70%。

血液中正常的 25-(OH)D 水平为 30~80ng/ml(75~200nmol/L),大多数专业人士报告

的维生素 D 抵抗水平为 20～30ng/ml（50～75nmol/L）[35]。对于 CKD 患者，维生素 D 补充剂的剂量通常低于 30ng/ml（75nmol/L），维生素 D 的抵抗性与这些患者较高的死亡率有关。虽然血清 25-(OH)D 与血管钙化的临界值仍存在争议，但是 CKD 患者维生素 D 的抵抗与血管钙化有关。在尿毒症血管钙化中，血清 25-(OH)D 水平低与 CKD 患者更严重的钙化有关[21]，维生素 D 补充剂对尿毒症血管钙化具有保护作用。

三、维生素 D 与血管钙化的基础研究

目前，维生素 D 诱导小鼠钙化被认为是较为稳定的钙化模型，单剂量 5000IU/（kg·d）的小鼠在连续 3 天初始给予维生素 D 后仅 7 天后即可发生严重的主动脉中膜钙化[36]。在另一个实验模型中，连续 7 天给予低剂量维生素 D［100 000IU/（kg·d）］的小鼠在 28 天内出现中度主动脉钙化。同时也有实验研究表明维生素 D 活性的双相反应，即维生素 D 的过量或缺乏均可能导致有害的钙化结果[37, 38]。有相当多的证据表明维生素 D 过量和缺乏都会促进钙化。Ellam 等[38]通过使用敲除 *ApoE* 的小鼠模型，展示了维生素 D 在血管钙化形成过程中的双相特性。当喂食缺乏 25-(OH)D 的小鼠时，小鼠主动脉钙化密度增加，而喂食类似于骨化三醇［1, 25-(OH)₂D］时，小鼠也出现了严重的钙化。

（一）维生素 D 缺乏可加重血管钙化

在非动脉粥样硬化动物模型中，磷酸钙是公认的对动脉钙化的刺激因子。膳食中维生素 D 缺乏会导致动脉弥漫性钙化的大量增加，这种增加的程度类似于服用提高血浆磷酸钙产物的维生素 D 受体激动剂[38]。此外，为骨化二醇［25-(OH)D］缺乏症小鼠补充骨化二醇水平可以降低钙化程度，但未引起全身钙磷酸盐水平的变化。该结果表明维生素 D 衍生物对钙化形成过程的作用存在差异，其中活性维生素 D 代谢物能够通过钙和磷酸盐的刺激诱导钙化，而其前体形式能够通过钙和磷酸盐独立的机制提供对钙化的保护。因此，维生素 D 的其他代谢物和调节成分可能通过不同的作用机制发挥不同的钙化作用。

（二）维生素 D 过量可加重血管钙化

多项维生素 D 动物实验表明亚致死剂量的维生素 D（7.5mg/kg）加上尼古丁可迅速在幼鼠体内产生钙超载，这种剂量可使主动脉钙含量持续增加 10～40 倍，钙沉积的主要部位是管腔附近的内侧弹性纤维。这种剂量导致内侧弹性纤维钙化、破坏，最终引起动脉硬化[39]。在肾功能未受影响的大鼠中，骨化三醇（1mg/kg）可诱导主动脉中膜的血管钙化。此外，在使用方解石（一种碳酸钙矿物）后，小鼠广泛的软组织中也出现钙化。然而，值得注意的是，上述研究中用于产生血管钙化的骨化三醇的剂量远远高于用于治疗的剂量。骨化三醇停药后血管钙化迅速消退，主动脉钙磷在 9 周内下降 75%。

（三）维生素 D 对血管钙化的保护作用

DNA 微阵列技术已经证明，方解石醇和维生素 D 类似物可导致 100 多个基因上调和 50 多个基因下调[40]，这些基因参与细胞周期，抑制细胞增殖和分化诱导。它们的活化和失活分别可降低血栓形成，增加纤维蛋白溶解、血管舒张和内皮细胞再生。早期的研究表明，在维生素 D 受体敲除的小鼠中，缺乏维生素 D 可使血栓形成增强[41]。在多种维生素

D 作用中,有一种生理维生素 D 作用是抑制炎症过程[42]。有证据表明,内皮细胞能表达 1α-羟化酶活性,产生方解石醇,作为内皮细胞激活炎症反应的旁分泌/内皮调节因子[43],在内皮细胞中,方解石醇、骨化三醇一般抑制抗原诱导、细胞因子介导的内皮细胞活化,尤其抑制 TNF-α 诱导的黏附分子表达[44, 45]。这些效应具有重要的生理意义,因为有相当多的证据表明在动脉粥样硬化的早期,黏附分子参与其中。在人动脉粥样硬化病变如内皮细胞中发现的细胞,其表面携带有血管细胞黏附分子[44]。在动物模型中,外源性使用超生理剂量的维生素 D 受体激活剂与血管钙化的发生率和进展相关[46, 47],而生理剂量的维生素 D 受体激活剂能防止主动脉钙化[48]。

四、维生素 D 与血管钙化的机制

有证据表明血管内皮功能障碍是维生素 D 缺乏促进钙化的主要机制。血管内皮被认为是血管稳态的主要调节因子,不仅具有屏障功能,而且具有多种血管保护作用。内皮细胞具有感知体液和血流动力学刺激的内在能力,有助于血管张力和结构的局部调节、控制血管平滑肌细胞的生长和迁移、调节白细胞的黏附和外溢。因此,内皮功能损伤是导致动脉粥样硬化[49]等疾病的主要病理机制。维生素 D 受体具有限制血管内皮细胞活化和炎症的作用。维生素 D 受体在广泛组织中表达[50],维生素 D 与其受体结合可通过改变内皮细胞、血管平滑肌、细胞外基质等一系列途径来影响动脉粥样硬化的发展。维生素 D 可防止内皮细胞的氧化应激,降低与细胞凋亡和自噬相关基因的表达,也可调节乙酰化酶的表达(乙酰化酶是内皮细胞氧化应激和动脉粥样硬化的调控蛋白),从而抑制动脉粥样硬化的形成。

有研究表明维生素 D 在预防血管内皮和血管平滑肌钙化中具有潜在的作用,其机制可能如下:①维生素 D 能够抑制巨噬细胞吞噬胆固醇,减少泡沫细胞对氧化低密度脂蛋白的吸收并且能抑制胆固醇的流出;②维生素 D 可以提供循环 $CD45^- CD117^+ Sca1^+ Flk1^+$ 血管生成骨髓细胞,并且能下调血管平滑肌细胞中的血栓形成细胞因子,从而增强血管再生;③维生素 D 能够抑制肾素-血管紧张素系统,降低 Ca^{2+} 在平滑肌细胞中的积累,抑制血管钙化;④维生素 D 可下调 Runx2 通路,直接抑制血管平滑肌细胞的成骨分化过程[51];⑤基质金属蛋白酶(MMP)是一组蛋白水解酶的家族,受到多种信号的调控,在动脉粥样硬化期间,这些信号介导细胞外基质的变化。过度表达 MMP 激活形式的细胞聚集,可促进动脉粥样硬化内细胞外基质的局部结构破坏,导致斑块不稳定和破裂。人 MMP-9 水平升高可能是血管钙化的原因之一,维生素 D 可抑制 MMP 的表达,与心血管疾病的发生呈负相关关系,并且骨化三醇等维生素 D 类似物可以降低钙化促进剂 MMP-2、MMP-9 和血管内皮生长因子的表达[52, 53]。

炎症反应同样是维生素 D 缺乏促进钙化的重要机制。炎症通过刺激矿物质吸收和破骨活性促进血管细胞矿化。生理水平的维生素 D 可以通过调节炎症来抑制钙化,维生素 D 缺乏会导致促炎活性,进而引起钙化。维生素 D 对免疫系统有重要的影响,能调节免疫细胞的作用,延缓炎症反应的进程,其作用机制如下:①维生素 D 与免疫细胞表面的维生素 D 受体结合后,参与巨噬细胞、淋巴细胞等免疫细胞调节。与维生素 D 受体结合后,炎性强的免疫细胞被抑制,炎性弱的免疫细胞增殖被加强,从而抑制免疫功能和减轻细胞损伤。②细胞因子的产生也受到维生素 D 的调节,不但能抑制促进炎性反应的细胞因子转录,而且能加强具有免疫功能的细胞因子转录,从而减少血管壁的炎性损伤。③炎症因子损伤内皮细胞，介导内皮应激和功能障碍，成为钙化的刺激因素，而维生素 D 对内皮细胞具有保护作用，可抑制钙化的形成。

综上所述，多项动物实验及临床研究表明，维生素 D 在血管钙化过程中起着重要的调节作用，并且还与心血管疾病有密切关系。虽然目前关于维生素 D 对血管钙化的认识主要依赖于肾功能不全患者的实验研究和使用维生素 D 类似物的临床研究，但笔者相信，随着研究的进一步深入，其对血管钙化的预测、治疗及预后判断将具有更重大的意义。

（张志超　陈保林）

参 考 文 献

[1] Tomlinson P B, Joseph C, Angioi M. Effects of vitamin D supplementation on upper and lower body muscle strength levels in healthy individuals. A systematic review with meta-analysis. J Sci Med Sport, 2015, 18 (5): 575-580.

[2] Bikle D D. Vitamin D metabolism, mechanism of action, and clinical applications. Chem Biol, 2014, 21 (3): 319-329.

[3] Holick M F. Vitamin D: extraskeletal health. Rheum Dis Clin North Am, 2012, 38 (1): 141-160.

[4] Ordonez Mena J M, Brenner H. Vitamin D and cancer: an overview on epidemiological studies. Adv Exp Med Biol, 2014, 810: 17-32.

[5] 廖二元. 维生素 D 制剂的药理机制与临床应用. 中南药学, 2003 (2): 98-102.

[6] 熊礼鹏, 闵祥玉, 陈宏础. 维生素 D 及其代谢物研究进展. 国外医学: 临床生物化学与检验学分册, 1991 (4): 163-167.

[7] Chen S, Law C S, Grigsby C L, et al. A role for the cell cycle phosphatase Cdc25a in vitamin D-dependent inhibition of adult rat vascular smooth muscle cell proliferation. J Steroid Biochem Mol Biol, 2010, 122 (5): 326-332.

[8] Talmor Y, Golan E, Benchetrit S, et al. Calcitriol blunts the deleterious impact of advanced glycation end products on endothelial cells. Am J Physiol Renal Physiol, 2008, 294 (5): F1059-1064.

[9] Nelson C D, Reinhardt T A, Beitz D C, et al. In vivo activation of the intracrine vitamin D pathway in innate immune cells and mammary tissue during a bacterial infection. PLoS One, 2010, 5 (11): e15469.

[10] Chen S, Law C S, Grigsby C L, et al. Cardiomyocyte-specific deletion of the vitamin D receptor gene results in cardiac hypertrophy. Circulation, 2011, 124 (17): 1838-1847.

[11] Bikle D D, Ng D, Oda Y, et al. The vitamin D response element of the involucrin gene mediates its regulation by 1, 25-dihydroxyvitamin D_3. J Invest Dermatol, 2002, 119 (5): 1109-1113.

[12] Michos E D, Melamed M L. Vitamin D and cardiovascular disease risk. Curr Opin Clin Nutr Metab Care, 2008, 11 (1): 7.

[13] Sébastien M, Irina S, Caroline L, et al. Vitamin D levels and early mortality among incident hemodialysis patients. Kidney International, 2007, 74 (3): 1004-1013.

[14] Wang T J, Pencina M J, Booth S L, et al. Vitamin D deficiency and risk of cardiovascular disease. Circulation, 2008, 117 (4): 503-511.

[15] Teng M, Wolf M, of sthun M N, et al. Activated injectable vitamin D and hemodialysis survival: a historical

cohort study. J Am Soc Nephrol，2005，16（4）：1115-1125.

［16］Lee G H，Benner D，Regidor D L，et al. Impact of kidney bone disease and its management on survival of patients on dialysis. J Ren Nutr，2007，17（1）：38-44.

［17］Shoben A B，Rudser K D，Boer I H De，et al. Association of oral calcitriol with improved survival in nondialyzed CKD. J Am Soc Nephrol，2008，19（8）：1613.

［18］Somjen D，Weisman Y，Kohen F，et al. 25-hydroxyvitamin D_3-1alpha-hydroxylase is expressed in human vascular smooth muscle cells and is upregulated by parathyroid hormone and estrogenic compounds. Circulation，2005，111（13）：1666-1671.

［19］Andress D L. Vitamin D in chronic kidney disease：a systemic role for selective vitamin D receptor activation. Kidney Int，2006，69（1）：33-43.

［20］Southcombe J H，Ledee N，Perrier d'Hauterive S，et al. Detection of soluble ST2 in human follicular fluid and luteinized granulosa cells. PLoS One，2013，8（9）：e74385.

［21］de Boer I H，Kestenbaum B，Shoben A B，et al. 25-hydroxyvitamin D levels inversely associate with risk for developing coronary artery calcification. J Am Soc Nephrol，2009，20（8）：1805-1812.

［22］Young K A，Snell-Bergeon J K，Naik R G，et al. Vitamin D deficiency and coronary artery calcification in subjects with type 1 diabetes. Diabetes Care，2011，34（2）：454-458.

［23］O'Halloran A M，Stanton A，O'Brien E，et al. The impact on coronary artery disease of common polymorphisms known to modulate responses to pathogens. Ann Hum Genet，2012，70（6）：934-945.

［24］Dastani Z，Richards J B. Is coronary artery calcification at the intersection of vitamin D and coronary artery disease? Arterioscler Thromb Vasc Biol，2010，30（12）：2329-2330.

［25］Li Y C，Kong J，Wei M，et al. 1，25-Dihydroxyvitamin $D_3$is a negative endocrine regulator of the renin-angiotensin system. J Clin Invest，2002，110（2）：229-238.

［26］Natalya B，Juan Carlos A，Steven A，et al. Activated vitamin D attenuates left ventricular abnormalities induced by dietary sodium in Dahl salt-sensitive animals. Proceedings of the National Academy of Sciences of the United States of America，2007，104（43）：16810-16815.

［27］Zhou C，Lu F，Cao K，et al. Calcium-independent and 1，25$(OH)_2$ D_3-dependent regulation of the renin-angiotensin system in 1α-hydroxylase knockout mice. Kidney Int，2008，74（2）：170-179.

［28］Oh J，Weng S，Felton S K，et al. 1，25$(OH)_2$ vitamin d inhibits foam cell formation and suppresses macrophage cholesterol uptake in patients with type 2 diabetes mellitus. Circulation，2009，120（8）：687-698.

［29］Amrein K，Quraishi S A，Litonjua A A，et al. Evidence for a U-shaped relationship between prehospital vitamin D status and mortality：a cohort study. J Clin Endocrinol Metab，2014，99（4）：1461-1469.

［30］Watson K E，Abrolat M L，Malone L L，et al. Active serum vitamin D levels are inversely correlated with coronary calcification. Circulation，1997，96（6）：1755-1760.

［31］Briese S，Wiesner S，Will J C，et al. Arterial and cardiac disease in young adults with childhood-onset end-stage renal disease-impact of calcium and vitamin D therapy. Nephrol Dial Transplant，2006，21（7）：1906-1914.

［32］Garcia-Canton C，Bosch E，Ramírez A，et al. Vascular calcification and 25-hydroxyvitamin D levels in non-dialysis patients with chronic kidney disease stages 4 and 5. Nephrol Dial Transplant，2011，26（7）：

2250-2256.

[33] Adragao T, Pires A, Lucas C, et al. A simple vascular calcification score predicts cardiovascular risk in haemodialysis patients. Nephrol Dial Transplant, 2004, 19 (6): 1480-1488.

[34] Kauppila L I, Polak J F, Cupples L A, et al. New indices to classify location, severity and progression of calcific lesions in the abdominal aorta: a 25-year follow-up study. Atherosclerosis, 1997, 132(2): 245-250.

[35] Pilz S, Verheyen N, Grubler M R, et al. Vitamin D and cardiovascular disease prevention. Nat Rev Cardiol, 2016, 13 (7): 404-417.

[36] Kang Y H, Jin J S, Yi D W, et al. Bone morphogenetic protein-7 inhibits vascular calcification induced by high vitamin D in mice. Tohoku J Exp Med, 2010, 221 (4): 299-307.

[37] Zittermann A, Schleithoff S S, Koerfer R. Vitamin D and vascular calcification. Curr Opin Lipidol, 2007, 18 (1): 41-46.

[38] Ellam T, Hameed A, ul Haque R, et al. Vitamin D deficiency and exogenous vitamin D excess similarly increase diffuse atherosclerotic calcification in apolipoprotein E knockout mice. PLoS One, 2014, 9 (2): e88767.

[39] Niederhoffer N, Lartaud-Idjouadiene I, Giummelly P, et al. Calcification of medial elastic fibers and aortic elasticity. Hypertension, 1997, 29 (4): 999-1006.

[40] Wu-Wong J R, Nakane M, Ma J, et al. Effects of Vitamin D analogs on gene expression profiling in human coronary artery smooth muscle cells. Atherosclerosis, 2006, 186 (1): 20-28.

[41] Aihara K, Azuma H, Akaike M, et al. Disruption of nuclear vitamin D receptor gene causes enhanced thrombogenicity in mice. J Biol Chem, 2004, 279 (34): 35798-35802.

[42] Zittermann A. Vitamin D in preventive medicine: are we ignoring the evidence? Br J Nutr, 2003, 89 (5): 552-572.

[43] Zehnder D, Bland R, Chana R S, et al. Synthesis of 1, 25-dihydroxyvitamin D_3 by human endothelial cells is regulated by inflammatory cytokines: a novel autocrine determinant of vascular cell adhesion. J Am Soc Nephrol, 2002, 13 (3): 621-629.

[44] Equils O, Naiki Y, Shapiro A M, et al. 1, 25-Dihydroxyvitamin D inhibits lipopolysaccharide-induced immune activation in human endothelial cells. Clin Exp Immunol, 2006, 143 (1): 58-64.

[45] Martinesi M, Bruni S, Stio M, et al. 1, 25-Dihydroxyvitamin D_3 inhibits tumor necrosis factor-alpha-induced adhesion molecule expression in endothelial cells. Cell Biol Int, 2006, 30 (4): 365-375.

[46] Bas A, Lopez I, Perez J, et al. Reversibility of calcitriol-induced medial artery calcification in rats with intact renal function. J Bone Miner Res, 2006, 21 (3): 484-490.

[47] Haffner D, Hocher B, Muller D, et al. Systemic cardiovascular disease in uremic rats induced by 1, 25-$(OH)_2D_3$. J Hypertens, 2005, 23 (5): 1067-1075.

[48] Mathew S, Lund R J, Chaudhary L R, et al. Vitamin D receptor activators can protect against vascular calcification. J Am Soc Nephrol, 2008, 19 (8): 1509-1519.

[49] Flammer A J, Anderson T, Celermajer D S, et al. The assessment of endothelial function: from research into clinical practice. Circulation, 2012, 126 (6): 753-767.

[50] Verhave G, Siegert C E. Role of vitamin D in cardiovascular disease. Neth J Med, 2010, 68 (3): 113-118.

[51] Drissi H, Pouliot A, Koolloos C, et al. 1, 25-$(OH)_2$-vitamin D_3 suppresses the bone-related Runx2/Cbfa1 gene

promoter. Exp Cell Res, 2002, 274（2）: 323-333.

[52] Nakagawa K, Sasaki Y, Kato S, et al. 22-Oxa-1alpha, 25-dihydroxyvitamin D_3 inhibits metastasis and angiogenesis in lung cancer. Carcinogenesis, 2005, 26（6）: 1044-1054.

[53] Bao B Y, Yeh S D, Lee Y F. 1alpha, 25-dihydroxyvitamin D_3 inhibits prostate cancer cell invasion via modulation of selective proteases. Carcinogenesis, 2006, 27（1）: 32-42.

第八节　冠状动脉钙化与血尿酸异常

血尿酸是嘌呤代谢的终产物，生理浓度血尿酸具有较强的抗氧化效应，如清除羟自由基、超氧阴离子和单态氧等，抑制活性氧引发的氧化应激损伤。但尿酸增高具有促氧化效应，可诱导氧化应激，对机体产生不利影响。高尿酸血症不仅与痛风、肾功能损害、高血压等有关，还与冠心病有关。CAC 是冠状动脉粥样硬化的标志，与心血管事件和死亡率相关。近年来研究发现血尿酸与 CAC 有关，是 CAC 的危险因素之一。本节对血尿酸与 CAC 关系进行阐述。

一、血尿酸简介

尿酸是一种杂环类有机化合物，分子量为 168kDa，分子式为 $C_5H_4N_4O_3$［7, 9-二氢-1H-嘌呤-2, 6, 8(3H)-三酮］[1]。尿酸是外源性嘌呤和内源性嘌呤代谢的最终产物，外源性的尿酸随饮食不同而有显著差异，尿酸的内源性产生主要来自肝脏、肠道和其他组织（如肌肉、肾脏和血管内皮）[2]，通过与黄嘌呤氧化酶有关的酶促反应排出尿液[3]。

磷酸腺苷在核苷酸酶作用下生成腺苷，腺苷在腺苷酸脱氨酶作用下脱氨生成肌苷。磷酸腺苷也可在脱氨酶作用下脱氨形成肌苷一磷酸（IMP），然后在核苷酸酶作用下去磷酸化形成肌苷。肌苷通过嘌呤核苷磷酸化酶（PNP）进一步转化为次黄嘌呤，次黄嘌呤在黄嘌呤氧化酶作用下生成黄嘌呤。磷酸鸟苷通过核苷酸酶转化为鸟苷，鸟苷在嘌呤核苷酸化酶作用下生成鸟嘌呤，鸟嘌呤在黄嘌呤氧化酶作用下生成黄嘌呤。磷酸腺苷和磷酸鸟苷生成的黄嘌呤在黄嘌呤氧化酶进一步作用下生成尿酸[4]。在生理 pH 下，尿酸是弱酸，以尿酸盐存在。随着血液中尿酸盐浓度的增加，尿酸结晶形成增加。由于缺乏尿酸酶，人类不能将尿酸氧化成更易溶的化合物尿囊素。通常情况下，每日尿酸的处理大多数是通过肾脏排泄[1]。

人血液中尿酸的正常参考区间在女性中为 1.5～6.0mg/dl，在男性中为 2.5～7.0mg/dl。尿酸在水中的溶解度低，在人体血液中，尿酸的平均浓度接近溶解度极限（6.8mg/dl）。当女性尿酸＞6.0mg/dl，男性尿酸＞7.0mg/dl 时定义为高尿酸血症[1]。高尿酸血症的发生是由于尿酸分泌增加、肾尿酸排泄受损，或两者兼而有之[5]。它的特点是血液中尿酸含量高，导致尿酸盐结晶沉积在关节和肾脏中[6]。尿酸盐的血浆水平取决于食物摄入的嘌呤量、合成的尿酸盐量及尿液或胃肠道排泄量之间的平衡。增加尿酸的产生或减少尿酸的排泄可能导致高尿酸血症[7]。高尿酸血症是痛风、肾功能不全、高血压、高脂血症、糖尿病和肥胖症发生的主要危险因素[5]，也是冠心病的危险因素之一。CAC 参与冠状动脉粥样斑块的发生、发展，是心血管事件的危险因素。近年来研究表明，高尿酸血症与 CAC 密切相关。

二、血尿酸与冠状动脉钙化相关性的临床研究

（一）无症状人群

肥胖作为心血管的危险因素之一，也是 CAC 的危险因素。Park 等[8]对 5558 例 20～80 岁［平均年龄（53.0±9.5）岁］没有冠状动脉疾病史的无症状肥胖受试者进行了横断面研究，其中肥胖受试者为 2001 例，非肥胖受试者 3557 例。使用冠状动脉 CT 评估 CAC，测定血尿酸水平，研究血尿酸水平与 CAC 的关系。结果显示 8.5%的受试者 CACS＞100（平均 CACS：36.1±148.9），肥胖受试者和非肥胖受试者的血尿酸分别为（5.9±1.4）mg/dl和（5.2±1.3）mg/dl，肥胖受试者的血尿酸水平明显高于非肥胖受试者（$P<0.05$）。肥胖受试者和非肥胖受试者的 CACS 分别为 46.9±170 和 33.5±142，肥胖受试者的 CACS 明显高于非肥胖受试者（$P<0.05$）。调整性别、年龄和高血压混杂因素后血尿酸是肥胖受试者高 CACS（＞100）的危险因素（OR=1.145，95%CI：1.013～1.294，$P<0.05$），然而，在非肥胖受试者中尿酸与 CACS＞100 无关。因此，血尿酸水平增高是无症状肥胖患者 CAC的独立危险因素。

CAC 是与年龄相关的血管老化过程，在无症状健康体检者中也常被发现。Zhang 等[9]对 2008 年 1 月至 2010 年 12 月期间在韩国首尔三星医疗中心进行体检的男性参与者进行研究，使用门控 16 排 CT 扫描，确定 CAC 并将参与者根据 CACS 分为 5 个风险类别：0、1～10、11～100、101～400 和＞400。较高 CAC 风险类别的参与者血清尿酸水平较高（$P<0.024$）。血尿酸水平较高的受试者 CACS 在 100 以上，尿酸增高与 CACS 增加相关（$P<0.024$）。在单因素分析中，血尿酸增加 1mg/dl（0.06mmol/l）与 CACS 高于 100的风险相关。在调整了年龄、超重、高血压、高胆固醇血症、高三酰甘油血症、低 HDL-C、代谢综合征、hs-CRP、血清肌酐、肝功能、他汀类药物治疗和吸烟状况的多因素分析后，发现血尿酸与 CACS 独立相关。Kiss 等[10]通过对 281 例健康体检（排除有心血管病史）志愿者进行冠状动脉 CT 扫描，评估 CAC。结果显示 102 例（36.3%）受试者没有检测到 CAC，39 例（13.9%）的 CACS＞300。血尿酸与 CACS 呈正相关（$r=0.175$，$P<0.01$）。排除传统危险因素的影响后，血尿酸与 CACS＞300（OR=5.17，$P=0.01$）独立相关，且血清尿酸水平与无症状人群中严重 CAC 有独立关联[11]。

血尿酸不仅可预测 CAC 的发生率，还可预测 CAC 进展。高尿酸血症常见于心血管疾病（CVD）高危人群。Jun 等[12]对 9297 例受试者（在其年度健康检查期间至少两次接受多排 CT 检查）评估 CAC 的进展。结果显示在 4.1 年的中位随访期间，131 例发生了中度钙化事件。CAC 进展受试者和无 CAC 受试者的基线血尿酸水平分别为（6.6±1.3）mg/dl和（5.8±1.3）mg/dl，CAC 进展受试者基线血尿酸水平明显高于无进展受试者（$P<0.001$），说明血尿酸水平能预测 CAC。在调整常规 CVD 危险因素后，血尿酸作为连续变量并且分成四分位数与中度钙化发展的高风险呈正相关。

尿酸增高与冠状动脉疾病有关，CAC 亦与冠状动脉疾病相关。为了研究在冠状动脉疾病中血尿酸与 CAC 的相关性，Grossman 等[13]对 663 例无症状患者（564 例男性，平均年龄 55 岁）评估是否存在 CAC。根据尿酸水平将研究人群分成 3 个三分位数，并比较三分位数之间 CAC 的患病率。在 349 例（53%）患者中检测到 CAC，CAC 患者的尿酸水平显

著高于没有 CAC 的患者［（5.6±1.2）mg/dl 比（5.3±1.3）mg/dl，$P=0.003$］。最高血尿酸患者 CAC 的相对风险是最低血尿酸患者的 1.72 倍。在调整已知的心血管危险因素后，最高的尿酸三分位数仍与 CAC 相关。Berezin 等[14]也对 126 例无症状的冠状动脉疾病的受试者进行研究，结果表明在无症状冠心病患者中，血清尿酸水平的高四分位数（切值为 35.9mmol/L）是检测 CAC 的一个非常重要的预测指标。

为了研究高尿酸血症对 CAC 的影响，Kim 等[15]试图确定血清尿酸水平与 CAC 之间的独立相关性，作为亚临床动脉粥样硬化的标志。通过对 4188 例无冠状动脉疾病或尿酸盐沉积疾病的个体采用多排螺旋 CT 健康检查期间评估 CAC。根据 CACS 将受试者分成 3 组（1组：CACS 为 0；2 组：CACS 1～299；3 组：CACS≥300）。在控制其他混杂因素后，发现血清尿酸水平与 CACS 增加呈正相关（$P=0.001$）。1～3 组 CACS 调整后平均血清尿酸水平分别估计为（5.2±0.1）mg/dl、（5.3±0.1）mg/dl 和（5.6±0.2）mg/dl。随后的亚组分析显示，这种积极的关联仅在男性、相对高龄、低体重及无糖尿病、高血压、吸烟史或肾功能不全的参与者中显著。总之，血清尿酸水平与 CAC 严重程度独立相关。Krishnan 采用 logistic回归模型对 2498 例参与青年冠心病危险发展（CARDIA）研究的受试者数据进行分析，结果显示血尿酸为（297±89）μmol/L［（5.0±1.5）mg/dl］。男性和女性中 CAC 的患病率随着血尿酸浓度的增加而增加。根据年龄、性别、种族、脂蛋白、三酰甘油、吸烟、血压、代谢综合征、C 反应蛋白、腰围、酒精使用、肌酐和血清白蛋白的调整，最高四分位数的血尿酸的血尿酸［男性＞393μmol/L（6.6mg/dl），女性＞274μmol/L（4.6mg/dl）］与最低四分位数的血尿酸［男性＜291μmol/L（4.9mg/dl），女性＜196μmol/L（3.3mg/dl）］的 OR 为 1.87（1.19～2.93）。在任何 CAC 患者中，调整上述协变量后，血尿酸的每个单位增加与 Agatston 评分增加 22%（$P=0.008$）相关[16]。

CAC 是血管老化的一种表现，随着年龄增长，CAC 发生率增加，在自然人群存在这种现象。曹慧丽等[17]为探讨自然人群血尿酸对 CAC 的影响，通过对 2012 年 4～7 月的903 例（男 37～76 岁，女 42～76 岁）北京市西山社区人群进行心血管危险因素调查、血生化检查及 CT 冠状动脉钙化扫描，结果表明，随尿酸水平升高，CAC 风险增加。

（二）慢性肾衰竭人群

高尿酸血症是慢性肾脏病的常见并发症之一[18]。慢性肾脏病患者的肾小球滤过功能及肾小管的重吸收和分泌功能受损，导致肾脏对尿酸的排泄减少，进而出现高尿酸血症。研究显示，早期肾功能不全就可能出现血清尿酸水平升高，而慢性肾衰竭患者则会继发不同程度的高尿酸血症[19]。慢性肾衰竭继发高尿酸血症促进血管钙化是由于慢性肾衰竭患者常常伴随出现钙磷代谢的紊乱[20]，而钙磷代谢紊乱是造成血管钙化的一个直接因素。韩国学者 Kim 等[21]对 74 例透析患者进行研究，采用多层螺旋 CT 评估 CAC，测定尿酸水平。结果显示 CAC 组和非 CAC 组的血尿酸水平分别为（7.5±1.2）mg/dl 和（6.2±1.4）mg/dl，CAC 组明显高于非 CAC 组（$P<0.01$），多元回归分析显示年龄和尿酸水平是在透析开始时无症状慢性肾脏病患者 CAC 和高 CACS 的独立危险因素。Chen 等[22]为探讨慢性肾脏病 5 期维持性透析（CKD5D）患者血尿酸水平与 CAC 的关系。采用多层螺旋 CT 计算CACS，根据血尿酸水平四分位数将患者分为 3 组，比较各组患者冠脉钙化的发生率及严重程度。结果显示该研究 101 例患者中 82 例（81.2%）出现 CAC，中位 CACS 184.3，重

度 CAC（CACS＞400）的患者比例高达 41.6%；低尿酸组、中等尿酸组和高尿酸组患者
CAC 的发生率分别为 76.9%、84% 和 80%。总之，CKD5D 患者 CAC 发生率高，钙化程度
重。田芳等[23]对维持性血液透析患者的研究结果也表明血尿酸水平与 CAC 之间具有密切
联系，且高血尿酸水平是引发患者 CAC 的重要因素。

（三）糖尿病人群

CAC 是糖尿病血管病变的主要并发症之一，增加糖尿病患者的死亡率。Rodrigues 等[24]
利用 1 型糖尿病前瞻性 CAC 研究的数据，对 443 例患有 1 型糖尿病的参与者和 526 例在
基线时未被诊断为冠状动脉疾病的对照受试者采用电子束 CT 测量基线时和随访
（6.0±0.5）年后的 CAC，评估尿酸水平作为 CAC 进展的预测。结果显示在无肾脏疾病的
受试者中，血清尿酸水平可预测 CAC 进展（$P=0.007$），是独立于包括糖尿病和代谢综合
征在内的常规心血管危险因素。Bjornstad 等[25]为了研究糖尿病患者的 CAC 情况，纳入
在 2000～2002 年无 CVD 症状、年龄在 19～56 岁的 1416 例受试者；其中包括 652 例 1 型
糖尿病患者和 764 例非糖尿病患者，在采用电子束 CT 评估 CAC 随访 6 年后，血尿酸预测
在调整年龄、糖尿病病程、HbA1c、HDL-C、SBP、DBP 和抗高血压药物后，发生 CAC
的可能性增加（$OR=1.5$，95%CI：1.1～1.9，$P=0.004$）。

三、血尿酸引起血管钙化的机制

（一）钙磷代谢紊乱

高尿酸血症是慢性肾脏病（CKD）患者肾功能不全的并发症和标志之一，且研究表明高
尿酸血症促进了 CKD 的发生、发展，且别嘌醇治疗可延缓 CKD 的进展[26, 27]。CKD 患者广
泛存在血管钙化，且 50% 的 CKD 患者在进入透析前已出现血管钙化[28]。在 CKD 患者中的
血管钙化与磷酸盐、钙、PTH 和 FGF-23 水平的升高有关，并可能直接促进钙化[29-35]。大量
的实验和临床研究表明，钙磷稳态等矿物质代谢紊乱可引起和促进 CKD 患者的血管钙化[36]。
高磷血症和高钙血症增加了人血管平滑肌细胞基质小泡的分泌，这可能启动骨细胞外基质的
矿化[37]。此外，高磷酸盐诱导细胞凋亡，这与细胞外磷酸盐诱导的血管平滑肌细胞钙化有关[37]。
血尿酸可能促进 CKD 的发生、发展，进而引起钙磷代谢紊乱，从而导致血管钙化。

血尿酸通过甲状旁腺激素水平的升高引起钙磷代谢紊乱，从而引起血管钙化。有研究
表明尿酸水平与 PTH 水平呈正相关[38]。而 PTH 的生理作用是促使血浆钙离子浓度升高、
血磷浓度下降。它动员骨钙入血，促进肾小管对钙离子（Ca^{2+}）的重吸收和磷酸盐的排泄，
使血钙浓度增加和血磷浓度下降。如果 PTH 的分泌过于旺盛，则血钙升高导致血管钙化。
最近一项针对继发性甲状旁腺功能亢进（SHPT）血液透析患者的临床研究表明，甲状旁
腺切除术（PTX）可能会阻止或延缓血管钙化的进展。它还可以降低磷、钙磷产物浓度，
减少 PTH 和炎症因子，从而减少血管钙化促进因子，并控制血管钙化[39]。

（二）血管平滑肌细胞表型转分化

大量研究证实，在炎症、氧化应激、高磷等条件诱导下，众多炎症因子及生物活性因
子使血管平滑肌细胞丢失收缩型表型，向成骨细胞样表型转化，继而合成、分泌基质小泡，

增加磷灰石晶体沉积，促使血管钙化发生[40]。目前研究发现，尿酸可上调血管钙化相关基因的表达，促进炎症因子释放，激活肾素-血管紧张素系统（RAS），诱导血管平滑肌细胞向成骨样细胞转化，进而促进血管钙化的发生[41]。近年研究发现，尿酸可通过促进Wnt-3a/β-catenin 信号通路进而促进骨髓间充质干细胞向成骨细胞增殖和分化，具有浓度依赖性[42]。对体外培养的血管平滑肌细胞以不同浓度尿酸和 Wnt/β-catenin 通路抑制剂Dkk-1 与 Wnt/β-catenin 通路激活剂 CHIR 刺激后，结果显示加 Wnt/β-catenin 通路抑制剂Dkk-1 后，ALP 活性明显降低，Runx2 和 BMP-2 的 mRNA 及蛋白表达较单纯尿酸+成骨诱导剂组均明显降低；加入 Wnt/β-catenin 通路激活剂 CHIR 后，ALP 活性略有升高，Runx2和 BMP-2 的 mRNA 及蛋白表达较单纯尿酸明显升高，说明尿酸部分通过激活Wnt/β-catenin 通路促进血管平滑肌细胞向成骨样细胞分化[43]。

炎症使血管平滑肌细胞丢失收缩表型，向成骨细胞样表型转化。研究表明，IL-6 和TNF-α随着尿酸水平的升高而显著增加，外周血尿酸升高可导致血管内皮细胞结构和功能紊乱，引起白细胞黏附和激活，进一步努力产生促炎细胞因子，引发炎症连锁反应，导致内皮功能障碍的恶性循环[44, 45]。Ye 等[46]证实在体外，LPS 和 TNF-α都能促进成骨细胞的分化和血管平滑肌细胞的钙化，如 ALP 活性、Runx2 和 I 型胶原表达的增加及基质中的钙沉积。故尿酸可能通过促进炎症因子的激活引起 Runx2、ALP、I 型胶原表达的增加，从而导致血管平滑肌细胞向成骨细胞样表型转化。

（三）血管内皮功能损伤

血管内皮功能损伤是心血管疾病发生的重要早期环节，亦是血管钙化的重要因素之一[41]。内皮损伤可能是高尿酸血症引起 CVD 的潜在机制之一[47]。Li 等[48]曾用人脐静脉内皮细胞（ECS）与不同浓度尿酸共孵育，分别加入或不加入 NF-κB 抑制剂，结果显示在体外培养的内皮细胞中，尿酸通过时间和剂量依赖性方式显著抑制了 NO 的表达，而尿酸也增加了炎症细胞因子 IL-6、IL-8 和 TNF-α的表达。这些异常与尿酸诱导的转录因子NF-κB 活化有关，并且 NF-κB 抑制剂阻止了尿酸诱导的 NO 减少和炎症细胞因子增加，表明高尿酸血症通过 NF-κB 通路减少 NO 和增加炎症细胞因子的表达，导致内皮损伤和血管功能障碍。高剂量尿酸显著增加培养的内皮细胞（EC）中的血管紧张素 II 水平和氧化应激，这进一步促使 EC 衰老和凋亡。到目前为止，增加炎症和减少 NO 是内皮功能障碍的特征[45]。总之，这些数据表明，通过减少 NO 和炎症细胞因子的表达，NF-κB 通路介导高尿酸血症诱导的内皮损伤和血管功能障碍[47]。高浓度的尿酸增加血管内皮细胞 ROS 水平，增强蛋白激酶 C 依赖的内皮型一氧化氮合酶（eNOS）信号通路，使得 eNOS 磷酸化并介导细胞氧化应激和内质网应激，从而降低 eNOS 活性和减少 NO 的产生，诱导内皮细胞功能障碍或凋亡[48]。血管内皮功能障碍通过氧化应激、炎症等导致血管钙化。

四、总结

总之，高尿酸血症与 CAC 密切相关，是 CAC 的独立危险因素。维持尿酸水平正常对预防或延缓 CAC、预防心血管事件、降低冠心病患者死亡率有重要意义。

（杜双青　吴新华）

参 考 文 献

［1］ Yang F. Uric acid，hyperuricemia and vascular diseases. Front Biosci，2012，17（1）：656-669.

［2］ Chaudhary K，Malhotra K，Sowers J，et al. Uric Acid-key ingredient in the recipe for cardiorenal metabolic syndrome. Cardiorenal Medi，2013，3（3）：208-220.

［3］ Maiuolo J，Oppedisano F，Gratteri S，et al. Regulation of uric acid metabolism and excretion. Int J Cardiol，2016，213：8-14.

［4］ Garcia Puig J，Mateos F A. Clinical and biochemical aspects of uric acid overproduction. Pharm World Sci，1994，16（2）：40-54.

［5］ Su J，Wei Y，Liu M，et al. Anti-hyperuricemic and nephroprotective effects of Rhizoma Dioscoreae septemlobae extracts and its main component dioscin via regulation of mOAT1，mURAT1 and mOCT2 in hypertensive mice. Arch Pharm Res，2014，37（10）：1336-1344.

［6］ Wu X H，Zhang J，Wang S Q，et al. Riparoside B and timosaponin J，two steroidal glycosides from Smilax riparia，resist to hyperuricemia based on URAT1 in hyperuricemic mice. Phytomedicine，2014，21（10）：1196-1201.

［7］ Alexander S，Bernard T. Uric acid transport and disease. J Cli Invest，2010，120（6）：1791.

［8］ Park H C，Choi A R，Bae S C，et al. Fp002 serum uric acid is an independent risk factor for coronary artery calcification in asymptomatic obese individuals. Nephrol Dial Transplant，2015，20（1）：108-113.

［9］ Zhang Z，Bian L，Choi Y. Serum uric acid. Angiology，2011，63（6）：420-428.

［10］ Kiss L Z，Bagyura Z，Csobay-Novak C，et al. Serum uric acid is independently associated with coronary calcification in an asymptomatic population. J Cardiovasc Transl Res，2018：10. 1007/s12265-018-9843-8.

［11］ Detrano R，Guerci A D，Carr J J，et al. Coronary calcium as a predictor of coronary events in four racial or ethnic groups. N Engl J Med，2008，358（13）：1336-1345.

［12］ Jan J E，Lee Y B，Lee S E，et al. Elevated serum uric acid predicts the development of moderate coronary artery calcification independent of conventional cardiovascular risk factors. Atherosclerosis，2018，272：233-239.

［13］ Grossman C，Shemesh J，Koren-Morag N，et al. Serum uric acid is associated with coronary artery calcification. J Clin Hypertens，2014，16（6）：424-428.

［14］ Berezin A E，Kremzer A A. Serum uric acid as a marker of coronary calcification in patients with asymptomatic coronary artery disease with preserved left ventricular pump function. Cardiol Res Pract，2013，2013：129369.

［15］ Kim H，Kim S H，Choi A R，et al. Asymptomatic hyperuricemia is independently associated with coronary artery calcification in the absence of overt coronary artery disease：a single-center cross-sectional study. Medicine（Baltimore），2017，96（14）：e6565.

［16］ Krishnan E，Pandya B J，Chung L，et al. Hyperuricemia and the risk for subclinical coronary atherosclerosis-data from a prospective observational cohort study. Arthritis Res Ther，2011，13（2）：R66.

［17］ 曹慧丽，吕滨，陈雄彪，等. 尿酸与冠状动脉钙化：北京社区自然人群横断面调查. 中华流行病学杂志，2013，34（6）：566-568.

［18］ Jalal D I，Chonchol M，Chen W，et al. Uric acid as a target of therapy in CKD. Am J Kidney Dis，2013，

61（1）：134-146.

[19] Chang H Y，Lee P H，Lei C C，et al. Hyperuricemia as an independent risk factor of chronic kidney disease in middle-aged and elderly population. Am J Med Sci，2010，339（6）：509-515.

[20] Jono S，Mckee M D，Murry C E，et al. Phosphate regulation of vascular smooth muscle cell calcification. Circ Res，2000，87（7）：10-17.

[21] Lee J E，Lee Y K，Choi E J，et al. Usefulness of multidetector row computed tomography for predicting cardiac events in asymptomatic chronic kidney disease patients at the initiation of renal replacement therapy. Scientific World Journal，2013，2013：916354.

[22] Chen Y，Wang X F，Zhu W W. The relationship between uric acid and coronary artery calcification in dialysis patients. Chinese Journal of Integrated Traditional and Western Nephrology，2018，10.

[23] 田芳，李浩，刘雪梅，等. 维持性血液透析患者血尿酸与冠脉钙化的相关性研究. 中国中西医结合肾病杂志，2018，19（04）：45-47.

[24] Rodrigues T C，Maahs D M，Johnson R J，et al. Serum uric acid predicts progression of subclinical coronary atherosclerosis in individuals without renal disease. Diabetes Care，2010，33（11）：2471-2473.

[25] Bjornstad P，Maahs D M，Rivard C J，et al. Serum uric acid predicts vascular complications in adults with type 1 diabetes：the coronary artery calcification in type 1 diabetes study. Acta Diabetologica，2014，51（5）：783-791.

[26] Toyama T，Furuichi K，Shimizu M，et al. Relationship between serum uric acid levels and chronic kidney disease in a japanese cohort with normal or mildly reduced kidney function. PLos One，2015，10（9）：e0137449.

[27] Bose B，Badve S V，Hiremath S S，et al. Effects of uric acid-lowering therapy on renal outcomes：a systematic review and meta-analysis. Nephrol Dial Transplant，2014，29（2）：406.

[28] Zhang K. Malnutrition，a new inducer for arterial calcification in hemodialysis patients? J Transl Med，2013，11（1）：1-8.

[29] Goodman W G，Goldin J，Kuizon B D，et al. Coronary-artery calcification in young adults with end-stage renal disease who are undergoing dialysis. N Engl J Med，2000，342（20）：1478-1483.

[30] Paolo R，Amy B，Scott C T，et al. Cardiac calcification in adult hemodialysis patients. A link between end-stage renal disease and cardiovascular disease? J Am Coll Cardiol，2002，39（4）：695-701.

[31] Anna B P，Peter O，Strom T M，et al. An FGF23 missense mutation causes familial tumoral calcinosis with hyperphosphatemia. Hum Mol Genet，2005，14（3）：385-390.

[32] Nasrallah M M，El-Shehaby A R，Salem M M，et al. Fibroblast growth factor-23（FGF-23）is independently correlated to aortic calcification in haemodialysis patients. Nephrol Dial Transplant，2010，25（8）：2679-2685.

[33] Guillaume J，Eric B，Jean-Claude T，et al. Peripheral vascular calcification in long-haemodialysis patients：associated factors and survival consequences. Nephrol Dial Transplant，2009，24（3）：948-955.

[34] Tentori F，Blayney M J，Albert J M，et al. Mortality risk for dialysis patients with different levels of serum calcium，phosphorus，and PTH：the Dialysis Outcomes and Practice Patterns Study（DOPPS）. Am J Kidney Dis，2008，52（3）：519-530.

[35] Adeney K L，Siscovick D S，Ix J H，et al. Association of serum phosphate with vascular and valvular

calcification in moderate CKD. J Am Soci Nephrol，2009，20（2）：381-387.

[36] Palit S Kendrick J. Vascular calcification in chronic kidney disease：role of disordered mineral metabolism. Curr Pharm Des，2014，20（37）：5829-5833.

[37] West S L，Swan V J D，Jamal S A. Effects of calcium on cardiovascular events in patients with kidney disease and in a healthy population. Clin J Am Soc Nephrol，2010，5 Suppl 1（Supplement 1）：S41-S47.

[38] Chin K Y，Nirwana S I，Ngah W Z. Significant association between parathyroid hormone and uric acid level in men. Clin Interv Aging，2015，10：1377-1380.

[39] Bleyer A J，Burkart J，Piazza M，et al. Changes in cardiovascular calcification after parathyroidectomy in patients with ESRD. Am J Kidney Dis，2005，46（3）：464-469.

[40] 冯雷雨，黄辉，刘品明，等. 生物活性小分子在血管钙化演进中的作用. 中华心血管病杂志，2015，43（6）：471-475.

[41] 吴永娣，张坤，高静伟，等. 高尿酸血症与血管钙化的关系. 中华心血管病杂志，2017，45（10）：902.

[42] 张山山. 尿酸对人骨髓间充质干细胞成骨分化中 Cbfα1/Runx2 表达的影响. 青岛：青岛大学，2013.

[43] 刘聿秀. 高尿酸诱导血管钙化的机制研究. 青岛：青岛大学，2015.

[44] Liang W Y，Zhu X Y，Zhang J W，et al. Uric acid promotes chemokine and adhesion molecule production in vascular endothelium via nuclear factor-kappa B signaling. Nutr Metab Cardiovasc Dis，2015，25（2）：187-194.

[45] Cai W，Duan X M，Liu Y，et al. Uric acid induces endothelial dysfunction by activating the HMGB1/RAGE signaling pathway. Bio Med Res Int，2017，2017：4391920.

[46] Ye Y，Bian W，Fu F，et al. Selenoprotein S inhibits inflammation-induced vascular smooth muscle cell calcification. J Biol Inorg Chem，2018，23（5）：739-751.

[47] Zhen H，Gui F. The role of hyperuricemia on vascular endothelium dysfunction. Biomed Rep，2017，7（4）：325-330.

[48] Li P，Zhang L，Zhang M，et al. Uric acid enhances PKC-dependent eNOS phosphorylation and mediates cellular ER stress：a mechanism for uric acid-induced endothelial dysfunction. Int J Mol Med，2016，37（4）：989-997.

第九节　冠状动脉钙化与华法林

华法林是临床上最常用的抗凝药物之一，广泛应用于心房颤动、脑卒中、肺栓塞、深静脉血栓、风湿性心脏瓣膜病等血栓性疾病。华法林发挥抗凝作用通过抑制维生素 K 在肝脏细胞内合成凝血因子Ⅱ、Ⅶ、Ⅸ、Ⅹ而实现。华法林在抗凝过程中阻断维生素 K 循环，从而导致维生素 K 降低甚至缺乏，增加发生血管钙化的风险。血管钙化尤其是 CAC 与心血管事件和死亡率相关，近年来华法林引起血管钙化受到了广泛关注。本节对华法林与 CAC 关系进行阐述，以便此类患者更好地使用华法林或其他抗凝药物。

一、华法林简介

（一）华法林的药理作用及药代动力学

华法林是双香豆素衍生物，分子式为 $C_{19}H_{16}O_4$，化学结构为 3-(α-苯基丙酮)-4-羟基香豆素。自 20 世纪 50 年代以来，华法林被广泛应用于血栓和血栓栓塞性疾病的防治[1]。华法林存在两种对映体，R-华法林为外消旋对映体，S-华法林为内消旋对映体。这两种对映体在抗凝血效力、代谢和消除及与多种药物的相互作用方面存在差异。维生素 K 依赖蛋白凝血因子 Ⅱ、Ⅶ、Ⅸ、Ⅹ 由肝脏产生，通过谷氨酸残基的羧化作用转化为具有生物活性的凝血因子，这一过程需要通过维生素 K 实现。华法林通过抑制维生素 K 循环减少维生素 K 的合成，进而间接干扰羧化过程，起到抗凝作用。

华法林具有较高的生物利用度，健康人口服华法林后 1.5 小时后即可达到最大血药浓度。具有消旋分子结构的华法林，半衰期为 36～42 小时，华法林在血浆中主要和白蛋白结合[2]。华法林可通过胎盘屏障，孕妇若服用华法林药物，胎儿体内血药浓度和母体基本一致。华法林不通过乳汁排泄，哺乳期妇女若服用华法林，其乳汁中基本没有华法林[3]。华法林最主要的代谢途径是经肝脏代谢，其代谢终产物具有一定的抗凝效果。排泄部位主要是肾脏，只有极少量的华法林通过胆汁代谢，还有一小部分以尿液排出体外。一般认为华法林最主要的副作用是出血，最近越来越多的动物和临床试验证明华法林可能引起 CAC。

（二）华法林的临床应用

华法林应用主要涉及以下几个方面[4, 5]：①预防静脉血栓。妇产术后口服华法林，凝血酶原时间的国际标准化比值（INR）维持在 2.0～3.0，可抑制静脉血栓的形成，也可以降低妇女出现大出血现象的概率。Bern 等通过临床研究发现接受留置导管治疗的患者给予低剂量华法林后可以有效预防锁骨下静脉发生血栓。但临床试验结果也证实了大型矫形手术后口服低剂量华法林不能预防静脉血栓。②治疗深静脉血栓和肺栓塞。口服华法林能有效预防静脉血栓复发，使危险性降低约 90%。口服华法林最佳时期由出血危险性、静脉血栓复发危险性决定，治疗过程中大出血的发生率约 3%，死亡率约 0.6%，静脉血栓复发率约 12%，致死率约 7%。③心房颤动。流行病学临床试验结果证实，心房颤动患者发生脑卒中危险系数较高，特别是年龄 75 岁以上、心力衰竭、高血压、高血糖、中重度左心室收缩功能降低的患者。所有接受华法林药物治疗的患者发生缺血性脑卒中危险的概率降低了 4/5，颅内出血、大出血发生概率基本没有差异。因此，伴随以上危险因素的心房颤动患者可以考虑口服华法林治疗。

二、华法林与维生素 K

（一）维生素 K 与维生素 K 循环

维生素 K 是由丹麦科学家 Henrik Dam 于 20 世纪 30 年代初发现的。自然存在两种形式的脂溶性维生素 K：维生素 K_1（叶绿醌）和维生素 K_2（甲基萘醌）。维生素 K_1 是更常见的摄入形式，食品中的维生素 K_1 主要来源于绿色蔬菜或植物油。维生素 K_2 主要存在于肉类、蛋黄和乳制品中[6]。维生素 K 在谷氨酸残基羧化过程中起重要作用，谷氨酸残基在谷氨酰羧化酶作用下生成钙结合 γ-羧基谷氨酸，维生素 K 是谷氨酰羧化酶最重要的辅助因子。维生素 K 参与凝血过程，在肝脏凝血酶原因子 Ⅱ、Ⅶ、Ⅸ、Ⅻ 等多种凝血因子的合成中起关键作用。当维生素 K 缺乏时，血液中凝血因子均减少，凝血时间延长，发生皮下、肌肉及胃肠道出血[7]。除此之外，维生素 K 还参与其他肝外维生素 K 依赖蛋白氨基酸残基的羧化，如骨钙素和血管壁 MGP，从而对动脉钙化起到保护作用[8]。

维生素 K 在肠道中被吸收，以维生素 K-醌（K）的形式由脂蛋白转运。在成为活性辅助因子之前，维生素 K 需要被还原为氢醌形式（KH$_2$），这种还原是由维生素 K-环氧还原酶（VKOR）等酶进行的。KH$_2$ 为谷氨酰羧化反应提供能量，反应结束后 KH$_2$ 转变为维生素 K 2,3-环氧化物（KO）。KO 可重新转化为稳定的维生素 K-醌（K）。生成的维生素 K-醌类可能再次进入羧化反应。这样，维生素 K 可以循环利用上千次[9]。

（二）华法林与维生素 K

华法林不干扰维生素 K 的吸收、转运，但通过抑制 VKOR 使维生素 K 再生减少。研究表明，华法林抑制维生素 K 在肝脏中还原为维生素 K 对苯二酚，对苯二酚是凝血因子 Ⅱ、Ⅶ、Ⅸ、Ⅹ 形成过程中谷氨酸残基羧化所需的辅助因子。辅助因子减少或缺乏导致凝血因子羧化不全，使凝血因子不具有生物活性而不能产生凝血作用。维生素 K 依赖凝血因子不仅参与止血，还参与许多其他关键的细胞过程，如细胞凋亡、骨形成、血管钙化、信号转导和生长调节[9, 10]。Chatrou 等[9] 首先证明了华法林的使用导致了大鼠体内环氧基维生素 K 的显著增加。研究者假设维生素 K 拮抗剂（VKA）通过抑制 KO 产生而干扰维生素 K 循环。Bell 等首先证明了 KO 的活性[9]。在之后研究者又花了大约 30 年的时间鉴定了 *VKOR* 基因。2004 年，Li[11] 等和 Rost 等[12] 实验室在《自然》杂志上连续发表了 *VKOR* 基因编码的纯化。

华法林通过抑制维生素 K 影响凝血因子活性发挥抗凝作用，但钙化抑制剂 MGP 活化需要维生素 K 参与，钙化抑制剂减少会促进血管钙化，从而可能会增加患者心血管事件发生风险。

三、华法林与冠状动脉钙化

大量研究表明 CAC 与心血管事件有关，在前文中已进行详细阐述，这里就不再赘述。动物实验证明华法林可引起 CAC。Howe 等[13] 将 17 只 SD 大鼠分为华法林/维生素 K$_1$ 处理组及空白对照组。处理组大鼠每天皮下注射华法林钠（100mg/kg）和维生素 K$_1$（10mg/kg），这种处理方式导致大鼠肝外维生素 K 缺乏，但不影响依赖维生素 K 的凝血因子。在进行干预后 5 周、7 周、12 周后处死动物并对大鼠的血管系统行茜素红染色液切片染色，结果显示大部分华法林及维生素 K$_1$ 干预大鼠冠状动脉出现钙化，且钙化主要位于动脉中膜，而未进行干预的大鼠未出现钙化。干预 12 周，然后停止给药 9 个月，CAC 动脉仍然存在，提示停药后钙化未消退。该实验证明了华法林可以导致大鼠 CAC，同时华法林干预大鼠动脉系统钙化现象与 MGP 敲除小鼠的情况基本一致[14]，这与华法林导致 MGP 生成减少或 MGP 功能障碍有关。

临床试验也表明华法林可引起 CAC。Koos 等[15] 通过多层螺旋 CT 检查对存在 84 名主动脉硬化并狭窄患者进行 CAC 研究，23 例患者长期接受华法林治疗，结果显示华法林组与未给予华法林组的 Agatston 评分分别为 1561±1141 和 738±978，长期口服华法林患者 CACS 要明显高于未接受华法林抗凝的患者（$P=0.024$）。多元线性回归分析显示，长期华法林抗凝治疗不仅是瓣膜钙化评分的唯一独立预测因子（$P<0.001$），也是 CACS 的独立预测因子（$P=0.011$）。该观察性研究结果表明：经多层 CT 评估，在主动脉病变患者中，长期华法林抗凝治疗与瓣膜和 ACA 增加有关。华法林在瓣膜病变患者应用广泛，在心房颤动患者中也是常用的抗凝药物。心房颤动与血栓栓塞疾病密切相关，可以增加缺血性卒中的风险，对于有高脑卒中风险的心房颤动患者，需要使用华法林等药物强化卒中预防治疗。为了研究心房颤动患者使用华法林对 CAC 的影响，Weijs 等[16]对 157 例低危心房颤动患者（其中 71 例患者解长期接受华法林治疗）使用多层螺旋 CT 评估 CAC 情况。结果显示未接受抗凝治疗组的患者与接受华法林抗凝治疗的患者中位 CACS 差异显著（$P=0.001$），且平均 CACS 随华法林使用时间的延长而升高（$P=0.001$）。该研究结果表明华法林可引起 CAC，且具有时间依赖性。冠心病患者出现冠状动脉瘤样扩张、心房颤动、心室血栓等情况时常需使用华法林治疗。Andrews 等[17]对 8 项研究进行 Meta 分析，共包括了 4300 例患者，其中长期接受长期口服华法林治疗的患者共有 171 例，接受治疗时间为 18 至 24 个月不等，未接受华法林治疗组患者共有 4129 例。华法林治疗组钙化指数较基线明显增加 0.04（$P<0.001$），华法林治疗组 CAC 的进展（钙化指数的年化率）明显高于未给予华法林组（$P<0.001$），在多变量模型中，华法林与 CAC 指数的增加独立相关（$P=0.003$），该项研究表明华法林治疗与 CAC 进展有关。

四、华法林导致血管钙化机制

动脉钙化是一种复杂的病理生理过程，涉及促进或抑制其过程的因素。近年来有大量的动物及临床试验证明华法林可以导致动脉钙化，其机制与多种钙化调节基质蛋白相关，其中 MGP 的作用尤为突出。

MGP 是一种维生素 K 依赖蛋白，它的谷氨酸残基需要完成依赖维生素 K 作为辅酶的 γ-羧化过程才能具有生物活性。羧化的 MGP 对钙化的抑制作用至关重要，具有抑制钙离子在软骨、血管壁和其他软组织发生异常沉积的作用，其水平越高，则抑制钙离子异常沉积的作用越强[18]。华法林通过干扰维生素 K 循环，使维生素 K 水平降低或缺乏，阻断 MGP 依赖维生素 K 的羧化过程，导致活化的 MGP 不足，从而增加血管钙化的风险[19]。当发现 MGP 的钙化抑制功能依赖维生素 K 后，引发了大量维生素 K 拮抗剂——华法林治疗与血管钙化相关性的研究。在小鼠模型中，华法林迅速增加钙化动脉和心脏的弹性层[20]，后来在大鼠的相关实验表明[17]，这一现象同时以时间和剂量依赖的方式发生。大鼠在高剂量和长时间使用华法林后，多组织钙化程度增加。华法林治疗的小鼠也出现了具有易损斑块表型的冠状动脉疾病。Schurgers[21]和他的同事在大鼠模型中使用维生素 K 来预防甚至逆转血管钙化，这支持了维生素 K 对 MGP 功能至关重要的理论。

华法林、MGP 和血管钙化之间的关系在人类中也被发现。在健康的女性中，MGP 检测的维生素 K 水平较低与较高的血管钙化率有关[22]，作为维生素 K 拮抗剂的华法林可以减少维生素 K 的生成，该研究从侧面证明了华法林通过减少羧化 MGP 导致血管钙化的机制。Tantisattamo 等[23]比较了接受华法林治疗的女性与年龄和糖尿病状况匹配的对照组之间的乳房 X 线照片。在这一人群接受华法林治疗后，治疗组钙化血管的发生率比对照组高50%。对于使用华法林治疗 5 年以上的患者，血管钙化患病率增加到近 75%。钙化模型和CT 结果发现华法林影响 MGP 在动脉中的表达。主动脉疾病患者长期服用华法林可以降低欠羧化 MGP（ucMGP）和 MGP 在血液循环中的表达水平，并且增加瓣膜钙化和 CAC 的风险[15]。华法林通过影响 MGP 的血清水平和功能，从而促进和加速血管钙化。Gas6 与MGP 类似，也是一种重要的血管保护维生素 K 依赖蛋白，可抑制血管钙化，华法林阻断血管中 Gas6 的羧化和活化，通过凋亡机制导致血管钙化[24]。另外的研究表明华法林可能影响骨钙素的羧化而促进血管钙化。

五、总结

总之，华法林通过影响维生素 K 导致 CAC，CAC 又与心血管事件密切相关。但目前关于华法林引起 CAC 的研究样本量小，缺乏大样本研究及随机临床试验（RCT）研究，扩大样本量及进行 RCT 研究能更深入了解华法林与 CAC 的关系，同时需要对机制进行深入研究。临床上应用华法林药物抗凝时，需全面综合考虑华法林所带来的风险和药效。

（李昊洋　陈章荣）

参 考 文 献

［1］Douketis J D，Berger P B，Dunn A S，et al. The perioperative management of antithrombotic therapy：American college of chest physicians evidence based clinical practice guidelines（8th Edition）. Chest，2008，133（6）：299-339.

［2］Weitz J I. Anticoagulant，thrombolytic，and antiplatelet drugs// Hardman JG，Limbird LE. Goodman & Gilma's The Pharmacological Basis of Therapeutics. 12th ed，New York：McGraw-Hill，2011：849-876.

［3］郑远征，杜忠东. 华法林联合阿司匹林治疗对川崎病合并巨大冠状动脉瘤预后的影响. 中华实用儿科临床杂志，2013，28（9）：649-652.

［4］Buller H，Agnelli G，Hull R，et al . Antithrombotic therapy for venous thromboembolic disease：the Seventh ACCP Conference on 5. antithrombotic and thrombolytic therapy. Chest, 200 4，126（3）：401-428.

［5］Chowdhury P，Lewis W R，Schweikert R A，et al. Ablation of atrial fibrillation：what can we tell our patients. Cleve Clin J Med，2009，76（9）：543-550.

［6］Schearer M J，Newman P. Metabolism and cell biology of vitamin K. Thromb Haemost，2008，100（4）：530-547.

［7］El Asmar M S，Naoum J J，Arbid E J. Vitamin K dependent proteins and the role of vitamin K_2 in the modulation of vascular calcification：a review. Oman Med J，2014，29（3）：172-177.

［8］Palaniswamy C，Aronow W S，Sekhri A，et al. Warfarin use and prevalence of coronary artery calcification assessed by multislice computed tomography. Am J Ther，2012，21（3）：148-151.

［9］Chatrou M L L，Winckers K，Hackeng TM，et al. Vascular calcification：the price to pay for anticoagulation therapy with vitamin K-antagonists. Blood Rev，2012，26（8）：155-166.

［10］Palaniswamy C，Sekhri A，Aronow WS，et al. Association of warfarin use with valvular and vascular calcification：a review. Clin Cardiol，2011，34（2）：74-81.

［11］Li T，Chang C，Jin D，et al. Identification of the gene forvitamin K epoxide reductase. Nature，2004，42（7）：541-544.

［12］Rost S，Fregin A，Ivaskevicius V，et al. MutationsinVKORC1 cause warfarin resistance and multiple coagulation factor defi-ciency type 2. Nature，2004，42（7）：537-541.

［13］Howe A M，Webster W S. Warfarin exposure and calcification of the arterial system in the rat. Int J Exp Pathol，2010，81（1）：51-56.

［14］Luo G，Ducy P，McKee M D，et al. Spontaneous calcification of arteries and cartilage in mice lacking matrix GLA protein. Nature，1997，386（6620）：78-81.

［15］Koos R，Mahnken A H，Mühlenbruch G，et al. Relation of oral anticoagulation to cardiac valvular and coronary calcium assessed by multislice spiral computed tomography. Am J Cardiol，2005，96（6）：747-749.

［16］Weijs B，Blaauw Y，Rennenberg RJ，et al. Patients using vitamin K antagonists show increased levels of coronary calcification：an observational study in low-risk atrial fibrillation patients. Eur Heart，2011，32（20）：2555-2562.

［17］Andrews J，Psaltis P J，Bayturan O，et al. Warfarin use is associated with progressive coronary arterial calcification：insights from serial intravascular ultrasound. JACC Cardiovasc Imaging，2017，11（9）：1315-1323.

［18］Eg V D H，van Schoor N M，Lips P，et al. Circulating uncarboxylated matrix Gla protein，a marker of vitamin K status，as a risk factor of cardiovascular disease. Maturitas，2014，77（2）：137-141.

［19］Cranenburg E C，Schurgers L J，Vermeer C. Vitamin K：the coagulation vitamin that became omnipotent. Thromb Haemost，2007，98（7）：120-125.

［20］Price P A，Faus S A，Williamson M K. Warfarin causes rapid calcification of the elastic lamellae in rat arteries and heart valves. Arterioscler Thromb Vasc Biol，1998，18（9）：1400-1407.

［21］Schurgers L J，Cranenburg E C，Vermeer C. Matrix Gla-protein：the calcification inhibitor in need of vitamin K. Thromb Haemost，2008，100（4）：593-603.

［22］Dalmeijer G W，van der Schouw Y T，Magdeleyns E J，et al. Circulating species of matrix gla protein and the risk of vascular calcification in healthy women. Int J Cardiol，2013，68（6）：168-170.

［23］Tantisattamo E，Han K H，O'Neill W C. Increased vascular calcification in patients receiving warfarin. Arterioscler Thromb Vasc Biol，2015，35（1）：237-242.

［24］Zak-Golab A，Okopien B，Chudek J. Vitamin K，bonemetabolism and vascular calcification in chronic kidney disease. Przegl Lek，2011，68（1）：629-632.

缩 略 语

A

ABCC6	ATP binding box subfamily C6	ATP 结合盒亚家族 C6
acLDL	acetylated low density lipoprotein	乙酰化低密度脂蛋白
ACP	amorphous calcium phosphate	无定形磷酸钙
ACS	acute coronary syndrome	急性冠脉综合征
ADP	adenosine diphosphate	腺苷二磷酸
AGE	advanced glycation end product	晚期糖基化终产物
AHSG	α₂-Heremans-Schmid glycoprotein	α₂-Heremans-Schmid 糖蛋白（胎球蛋白 A）
AKT	serine/threonine kinase	丝氨酸/苏氨酸激酶
ALK1	actin receptor-like kinase1	活化素受体样激酶 1
ALP	alkaline phosphatase	碱性磷酸酶
AMI	acute myocardial infarction	急性心肌梗死
AMP	adenosine monophosphate	腺苷一磷酸
An-Ⅵ	annexinⅥ	膜联蛋白Ⅵ
Ang1	angiopoietin1	血管生成素 1
AngⅡ	angiotensinⅡ	血管紧张素Ⅱ
ANK	progressive ankylosis protein	渐进性强直蛋白
AOC	aggregation of cluster	前体成核复合物聚集体
ApoB	apolipoprotein B	载脂蛋白 B
ApoE	apolipoprotein E	载脂蛋白 E
AS	atherosclerosis	动脉粥样硬化
ASBMR	America Society for Bone and Mineral Research	美国骨与矿物质研究协会
ASCVD	atherosclerotic cardiovascular disease	动脉粥样硬化性心血管疾病
ATF	activating transcription factor	转录激活因子
ATF4	activating transcription factor 4	转录激活因子 4
ATF6	activated transcription factor 6	转录激活因子 6

ATP	adenosine triphosphate	腺苷三磷酸

B

BAEC	bovine aortic endothelial cell	牛颈动脉内皮细胞
Bak	Bcl-2 homologous antagonist	Bcl-2 同源拮抗剂
BALP	bone-specific alkaline phosphatase	骨特异性碱性磷酸酶
Bax	Bcl-2 associated x protein	Bcl-2 相关的 x 蛋白
BMD	bone mineral density	骨密度
BMI	body mass index	体重指数
BMP	bone morphogenetic protein	骨形成蛋白
BMP-2	bone morphogenetic protein 2	骨形成蛋白 2
BMPR	bone morphogenetic protein receptor	骨形成蛋白受体
BMS	bare-metal stent	裸金属支架
BRS	bioresorbable scaffold	生物可吸收支架
BSP	bone salivary protein	骨涎蛋白

C

Ca	calcium	钙
CABG	coronary artery bypass grafting	冠状动脉搭桥术
CAC	coronary artery calcification	冠状动脉钙化
CACS	coronary artery calcification score	冠状动脉钙化积分
CAD	coronary artery disease	冠状动脉疾病
CaI	calcium index	钙指数
CALU	calumenin	钙腔蛋白
cAMP	cyclic adenosine monophosphate	环腺苷酸
CaN	calcineurin	钙调磷酸酶
CAVD	calcified aortic valve disease	钙化主动脉瓣病
Cbfa1	core-binding factor a1	核心结合因子
CD44	cluster of differentiation 44	白细胞分化抗原 44
CE-MRA	contrast-enhanced MRA	增强磁共振血管成像
cGMP	cyclic guanosine monophosphate	环鸟苷酸
CHD	coronary heart disease	冠心病
CKD	chronic kidney disease	慢性肾脏病

cMGP	carboxylated MGP	完全羧基化 MGP
CMRA	magnetic resonance angiography of coronary artery	冠状动脉磁共振血管造影
COMP	cartilage oligomeric matrix protein	软骨寡聚基质蛋白
CPD	calciumphosphate deposition	磷酸钙盐沉积
CRF	chronic renal failure	慢性肾衰竭
CRP	C-reactive protein	C 反应蛋白
CT	computed tomography	计算机断层扫描
CTO	chronic total occlusion	慢性完全闭塞
CV	cardiovascular	心血管
CVC	calcifying vascular cell	钙化血管细胞
CVD	cardiovascular disease	心血管疾病

D

DBD	DNA binding domain	DNA 结合域
DBP	vitamin D binding protein	维生素 D 结合蛋白
DES	drug-eluting stent	药物洗脱支架
DG	diacylglycerol	二酰甘油
DISC	death inducing signal complex	死亡诱导信号复合体
DM	diabetes mellitus	糖尿病
DMSO	dimethyl sulfoxide	二甲基亚砜
DNA	deoxyribonucleic acid	脱氧核糖核酸
dpMGP	dephospho MGP	非磷酸化 MGP

E

EBCT	electron beam computed tomography	电子束计算机断层扫描
EC	endothelial cell	内皮细胞
ECM	extracellular matrix	细胞外基质
EGF	endothelial growth factor	内皮生长因子
eGFR	estimated glomerular filtration rate	肾小球滤过率估计数
eIF2α	eukaryotic initiation factor 2α	真核细胞起始因子 2α
ELCA	excimer laser coronary atherectomy	准分子激光冠状动脉斑块消融术
ELDL	enzyme-modified low density lipoprotein	酶修饰的非氧化低密度脂蛋白

ELISA	enzyme-linked immunosorbent assay	酶联免疫吸附测定
EMT	epithelial-mesenchymal transition	上皮间充质转化
End	endothelin	内皮素
ENPP1	ecto-nucleotide pyrophosphatase/phosphodiesterase	膜外核苷酸焦磷酸酶/磷酸二酯酶 1
EPA	eicosapentaenoic acid	二十碳五烯酸
EPC	endothelial progenitor cell	内皮祖细胞
ER	endoplasmic reticulum	内质网
ER	estrogen receptor	雌激素受体
ERK	extracellular signal-regulated kinase	胞外信号调节激酶
ERM	ezrin radixin moesin	埃兹蛋白-根蛋白-膜突蛋白
ERS	endoplasmic reticulum stress	内质网应激
ESRD	end-stage renal disease	终末期肾病
Ets-1	early t-cell activation gene 1	T 淋巴细胞活性基因-1

F

FA	fetuin A	胎球蛋白 A
FC	foam cell	泡沫细胞
FGF	fibroblast growth factor	成纤维细胞生长因子
FGF-21	fibroblast growth factor-21	成纤维细胞生长因子 21
FGF-23	fibroblast growth factor-23	成纤维细胞生长因子 23
FOXO	fork head box protein	叉头盒蛋白

G

GACI	generalized arterial calcification in infancy	婴儿期广泛性动脉钙化
Gas6	growth arrest-specific gene 6	生长停滞特异性基因 6
GC	gene cluster	基因簇
GDF	growth differentiation factor	生长分化因子
GFR	glomerular filtration rate	肾小球滤过率
GGCX	gamma-glutamyl carboxylase	γ-谷氨酸羧化酶
GPER	G protein-coupled estrogen receptor	G 蛋白偶联雌激素受体
GRP78	glucose-regulated protein 78	葡萄糖调节蛋白 78

H

H_2O_2	hydrogen peroxide	过氧化氢

HAEC	human aortic endothelial cell	人主动脉内皮细胞
HAP	hydroxyapatite	羟基磷灰石
HASMC	human aortic smooth muscle cell	人主动脉平滑肌细胞
HCASMC	Human coronary artery smooth muscle cell	人冠状动脉平滑肌细胞
HDL-C	high-density lipoprotein cholesterol	高密度脂蛋白胆固醇
HFD	high fat diet	高脂饮食
HIF	hypoxia-inducible factor	缺氧诱导因子
HIF-1α	hypoxia-inducible factor 1 alpha	缺氧诱导因子-1α
HIST	high-intensity statin therapy	高强度他汀类药物治疗
HMG-CoA	3-hydroxy-3-methylglutaryl coenzyme A	β-羟基-β-甲戊二酸单酰辅酶 A
HP	high phosphate diet	高磷酸盐饮食
hs-CRP	high sensitivity C-reactive protein	高敏 C 反应蛋白

I

IDL	intermediate density lipoprotein	中密度脂蛋白
IFN	interferon	干扰素
IGF-1	insulin-like growth factor 1	胰岛素样生长因子-1
Ihh	Indian hedgehog	印度刺猬因子
IL	interleukin	白细胞介素
IL-1	Interleukin-1	白细胞介素-1
IL-10	Interleukin-10	白细胞介素-10
IL-12	Interleukin-12	白细胞介素-12
IL-4	Interleukin-4	白细胞介素-4
IL-6	Interleukin-6	白细胞介素-6
ILK	integrin-linked kinase	整合素连接激酶
iNOS	inducible nitric oxide synthase	诱导型一氧化氮合酶
Int	integrin	整合素
IP$_3$	inositol-1，4，5-triphosphate	三磷酸肌醇
IR	insulin receptor	胰岛素受体
IRE1	inositol-requiring kinase 1	需肌醇激酶 1
IRS	insulin receptor substrate	胰岛素受体底物

IS	indole sulfate	硫酸吲哚
ISR	in-stent restenosis	支架内再狭窄
IVUS	intravascular ultrasound	血管内超声
IVUS-VH	virtual histology intravascular ultrasound	血管内超声虚拟组织学成像

J

| JNK | C-Jun N-terminal kinase | C-Jun N 端激酶 |

K

| KLF-4 | kruppel-like factor 4 | kruppel 样转录因子 4 |
| Klo | Klotho | 抗衰老因子 |

L

LBD	ligand binding domain	配体结合域
LDL	low density lipoprotein	低密度脂蛋白
LDL-C	low-density lipoprotein cholesterol	低密度脂蛋白胆固醇
LGE-MRI	late gadolinium enhancement magnetic resonance imaging	延迟钆增强磁共振成像
LIST	low-intensity statin therapy	低强度他汀类药物治疗
Lp（a）	lipoprotein（a）	脂蛋白（a）
LPS	lipopolysaccharide	脂多糖
LRP	low-density lipoprotein receptor-related protein	低密度脂蛋白受体相关蛋白

M

MA	Meta-analysis	Meta 分析
Mac	macrophage	巨噬细胞
MACE	major adverse cardiovascular event	主要不良心血管事件
MAP	mitogen-activated protein	丝裂原激活蛋白
MAPK	mitogen-activated protein kinase	丝裂原激活蛋白激酶
MCP	monocyte chemoattractant protein	单核细胞趋化蛋白
MD	metabolic disorder	代谢障碍
Mef2c	myocyte-specific enhancer-binding factor 2c	肌细胞增强因子 2c
MESA	multi-ethnic study of atherosclerosis	多种族动脉粥样硬化研究
MGP	matrix γ-carbocyl glutamic acid protein	基质γ-羧基谷氨酸蛋白
MH	maintenance hemodialysis	维持性血液透析
MHC- I	major histocompatibility complex- I	主要组织相容性复合体- I

Min	mineralization	矿化
MIP	macrophage inflammatory ptotein	巨噬细胞炎症蛋白
miRNA	microRNA	微小 RNA
MMP	matrix metalloproteinase	基质金属蛋白酶
MMP-2	matrix metalloproteinase	基质金属蛋白酶-2
MnSOD	manganese superoxide dismutase	锰超氧化物歧化酶
MO	mature osteoblasts	成熟的成骨细胞
mRNA	messenger RNA	信使核糖核酸
MSC	mesenchyma stem cell	间充质干细胞
Msx	muscle segment homeobox	肌节同源盒基因
Msx2	muscle segment homeobox gene 2	肌节同源盒基因 2
mTOR	mammalian target of rapamycin	哺乳动物西罗莫司靶蛋白
MV	matrix vesicle	基质小泡
MVB	multivesicular body	多泡体

N

NADPH	reduced nicotinamide adenine dinucleotide phosphate	还原型烟酰胺腺嘌呤二核苷酸磷酸
NaPi-3	type 3 family of sodium-dependent Pi cotransporter	钠依赖的磷共转运体 3 型
NCKX4	K^+-dependent Na^+/Ca^{2+} exchanger 4	钾依赖的钠钙交换体亚型 4
NCX1	Na^+-Ca^{2+} exchanger isoform 1	钠钙交换体亚型 1
NFAT	nuclear factor of activated T cells	激活 T 细胞核因子
NFIA	nuclear factor 1 A	核因子 1 A
NK-κB	nuclear factor kappa B	核因子κ B
NLS	nuclear localization site	核定位位点
NO	nitric oxide	一氧化氮
N-SMase	neutral sphingomyelinase	中性鞘磷脂酶
NSP	Notch signaling pathway	Notch 信号通路

O

OC	osteocalcin	骨钙素
OCIF	osteoclastogenesis inhibitory factor	破骨细胞生成抑制因子
OCP	octacalcium phosphate	磷酸八钙

OCT	optical coherence tomography	光学相干断层成像
ODF	osteoclast differentiation factor	破骨细胞分化因子
OPG	osteoprotegerin	骨保护素
OPN	osteopontin	骨桥蛋白
ORF	open reading frame	可读框
ORS	retrospective study	回顾性研究
Osterix	osteoblast-specific transcription factor	成骨细胞特异性转录因子
OVX	ovariectomy	去卵巢
ox-LDL	oxidized low density lipoprotein	氧化低密度脂蛋白

P

P	phosphorus	磷
p38MAPK	p38 mitogen-activated protein kinase	p38 丝裂原激活蛋白激酶
PA	pre-lamin A	前体核纤层蛋白 A
PAV	percent atheroma volume	动脉粥样硬化斑块体积百分比
PCD	programmed cell death	细胞程序性死亡
PCI	percutaneous coronary intervention	经皮冠脉介入术
PDGF	platelet-derived growth factor	血小板衍生生长因子
PDK-1	Pyruvate dehydrogenase kinase-1	丙酮酸脱氢酶激酶-1
PDK-4	Pyruvate dehydrogenase kinase-4	丙酮酸脱氢酶激酶-4
PDWI	proton density weighted image	质子密度加权像
PERK	protein kinase R-like endoplasmic reticulum kinase	蛋白激酶 R 样内质网激酶
PET	positron emission tomography	正电子发射断层成像
PFK-1	phosphofructokinase-1	磷酸果糖激酶-1
Pi	inorganic phosphate	无机磷酸盐
PI3K	phosphatidyl inositol 3-kinase	磷脂酰肌醇 3-激酶
PIP_2	phosphatidylinositol diphosphate	4, 5-二磷酸磷脂酰肌醇
Pit-1	sodium-phosphate cotransporter-1	钠磷共转运体-1
PKB	protein kinase B	蛋白激酶 B
PKC	protein kinase C	蛋白激酶 C
PLC	phospholipase C	磷脂酶 C

PMCA1	plasma membrane Ca^{2+} pump 1	细胞膜钙泵亚型 1
pMGP	phosphorylated MGP	磷酸化 MGP
PNC	pre-nucleation cluster	前体成核复合物
PPi	pyrophosphate	焦磷酸盐
PTCA	percutaneous transluminal coronary angioplasty	经皮腔内冠状动脉成形术
PTH	parathyroid hormone	甲状旁腺激素
PTH1R	PTH1 receptor	甲状旁腺激素 1 受体
PTH2R	PTH2 receptor	甲状旁腺激素 2 受体
PTH3R	PTH3 receptor	甲状旁腺激素 3 受体
PTHR	parathyroid hormone receptor	甲状旁腺受体
PTHrP	parathyroid hormone-related peptide	甲状旁腺激素相关肽
PUMA	p53 up-regulated modulator of apoptosis	p53 上调凋亡调节物
PXE	pseudoxanthoma elasticum	弹性假黄色瘤

R

RA	rotational atherectomy	旋磨治疗
RAGE	receptor of advanced glycation end product	晚期糖基化终产物受体
RANK	receptor activator of NF-κB	核因子κB 受体激活蛋白
RANKL	receptor activator of nuclear factor-κB ligand	核因子κB 受体激活蛋白配体
RAS	renin-angiotensin system	肾素-血管紧张素系统
RCT	randomized controlled trial	随机对照试验
RISC	RNA-induced silencing complex	RNA 诱导沉默复合体
RNA	ribonucleic acid	核糖核酸
ROS	reactive oxygen species	活性氧
RTK	receptor tyrosine kinase	受体酪氨酸激酶
RT-PCR	reverse transcription-polymerase chain reaction	反转录聚合酶链反应
Runx	Runt-related transcription factor	Runt 相关转录因子
Runx2	Runt-related transcription factor-2	Runt 相关转录因子 2

S

S100A12	S100 calcium-binding protein A12	S100 钙结合蛋白 A12
SAP	stable angina pectoris	稳定型心绞痛

SAPK	stress-activated protein kinase	应激活化的蛋白激酶
SC siRNA	scrambled small interfering RNA	置乱的干扰小 RNA
SHPT	secondary hyperparathyroidism	继发性甲状旁腺功能亢进
siRNA	small interfering RNA	干扰小 RNA
SM22α	smooth muscle 22α	平滑肌 22α
SMC	smooth muscle cell	平滑肌细胞
SNP	single nucleotide polymorphism	单核苷酸多态性
SPECT	single photon emission computed tomography	单光子发射计算机断层成像
SSFP	steady state free precession sequence	三维稳态自由进动序列

T

T_1WI	T_1weighted image	T_1 加权像
T_2WI	T_2weighted image	T_2 加权像
TCFA	thin-cap fibroatheromas	薄帽纤维粥样瘤
TGF	transforming growth factor	转化生长因子
TGF-β	transforming growth factor-β	转化生长因子β
TIMP	tissue inhibitor of metalloproteinase	金属蛋白酶组织抑制物
TLR	target lesion revascularization	靶病变再次血运重建
TLR4	Toll like receptor 4	Toll 样受体 4
TNAP	tissue-nonspecificity alkaline phosphatase	组织非特异性碱性磷酸酶
TNF	tumor necrosis factor	肿瘤坏死因子
TNF-α	Tumor necrosis factor-α	肿瘤坏死因子α
TRAIL	TNF-related apoptosis inducing ligand	肿瘤坏死因子相关凋亡诱导配体
TRANCE	TNF-related activation-induced cytokine	肿瘤坏死因子相关的活化诱导细胞因子
TRPV5	transient receptor potential cation channel subfamily V member 5	瞬时受体电位阳离子通道亚族 V 成员 5

U

UAP	unstable angina pectoris	不稳定型心绞痛
ucMGP	undercarboxylated MGP	欠羧基化 MGP
UDPG	uridine diphosphate glucose	尿苷二磷酸葡萄糖

V

| VC | vascular calcification | 血管钙化 |

VEGF	vascular endothelial growth factor	血管内皮生长因子
VIC	valvular interstitial cell	瓣膜间质细胞
VitD，VD	vitamin D	维生素 D
VitD$_3$	vitamin D$_3$	维生素 D$_3$
VKA	vitamin K antagonist	维生素 K 拮抗剂
VLDL	very low density lipoprotein	极低密度脂蛋白
VPO1	vascular peroxidase 1	血管过氧化物酶 1
VSMC	vascular smooth muscle cell	血管平滑肌细胞

X

| X-CT | X-ray computed tomography | X 线计算机断层扫描 |

其他

| α-SMA | α smooth muscle actin | α平滑肌肌动蛋白 |
| 2ME2 | 2-methoxyestradiol | 2-甲氧雌二醇 |